Claes Lundgren (Hrsg.), Wilhelm-Bernhard Niebling, Andy Maun (dt. Hrsg.)

Arzneimitteltherapie im Alter

Claes Lundgren

Arzneimitteltherapie im Alter

Deutsche Herausgeber:
Prof. Dr. Wilhelm-Bernhard Niebling, Freiburg
Dr. Andy Maun, Freiburg

Unter Mitarbeit von: Klaus Böhme, Freiburg (Kap. 4.13); Joachim Fessler, Flörsheim (Kap. 8.9); Andrea Fräulin, Bad Krozingen (Kap. 8.1, 8.2); Jürgen Herbers, Pleidelsheim (Kap. 6.1); Klaus Herlan, Bötzingen (Kap. 2.1, 2.3, 3.3, 7.3, 9.1); Thomas Heyer, Stuttgart (Kap. 4.11, 4.12); Armin Mainz, Korbach (Kap. 2.5–2.8); Andy Maun, Freiburg (Kap. 1); Wilhelm-Bernhard Niebling, Freiburg (Kap. 1, 2.2, 8.12); Uwe Popert, Kassel (Kap. 5.1, 5.2); Frank Schröder, Gernsbach (Kap. 7.1, 7.2, 8.13, 8.14); Joachim Seffrin, Weiterstadt (Kap. 8.5, 8.6, 8.10); Irmgard Streitlein-Böhme, Freiburg (Kap. 3.2, 8.3, 8.4); Ewald Unteregger, Freiburg (Kap. 4.9, 4.10, 8.7, 8.11); Gert Vetter, Frankfurt (Kap. 3.4–3.6); Hans-Otto Wagner, Lübeck (Kap. 4.1–4.8); Michael Waschkies, Freiburg (Kap. 8.8)

Gutachten (Kap. 2.4, 3.1): Helmut Horn, Schiltach

Übersetzt von: Philipp Kubens, Wittnau

ELSEVIER

ELSEVIER
Hackerbrücke 6, 80335 München, Deutschland
Wir freuen uns über Ihr Feedback und Ihre Anregungen an books.cs.muc@elsevier.com

Titel der Originalausgabe
Fas ut

ISBN: 978-91-633-7637-5

This translation of Fas ut, Att utvärdera, ifrågasätta och skonsamt avsluta läkemedelsbehandling 3rd revised edition by Claes Lundgren was undertaken by Elsevier GmbH and is published by arrangement with Claes Lundgren, In Question AB

Diese Übersetzung von Fas ut, Att utvärdera, ifrågasätta och skonsamt avsluta läkemedelsbehandling [3. überarbeitete Auflage] von Claes Lundgren wird durch die Elsevier GmbH ausgeführt und in Absprache mit Claes Lundgren, In Question AB veröffentlicht.

ISBN 978-3-437-21521-6
eISBN 978-3-437-18052-1

Wichtiger Hinweis für den Benutzer
Die Übersetzung und Adaption wurde von Philipp Kubens, Wilhelm-Bernhard Niebling und Andy Maun eigenverantwortlich ausgeführt. Ärzte/Praktiker und Forscher müssen sich bei der Bewertung und Anwendung aller hier beschriebenen Informationen, Methoden, Wirkstoffe oder Experimente stets auf ihre eigenen Erfahrungen und Kenntnisse verlassen. Bedingt durch den schnellen Wissenszuwachs insbesondere in den medizinischen Wissenschaften sollte eine unabhängige Überprüfung von Diagnosen und Arzneimitteldosierungen erfolgen. Im größtmöglichen Umfang des Gesetzes wird von Elsevier, den Autoren, Redakteuren oder Beitragenden keinerlei Haftung in Bezug auf die Adaption oder für jegliche Verletzung und/oder Schäden an Personen oder Eigentum, im Rahmen von Produkthaftung, Fahrlässigkeit oder anderweitig, übernommen. Dies gilt gleichermaßen für jegliche Anwendung oder Bedienung der in diesem Werk aufgeführten Methoden, Produkte, Anweisungen oder Konzepte.

Für die Vollständigkeit und Auswahl der aufgeführten Medikamente übernimmt der Verlag keine Gewähr.
Geschützte Warennamen (Warenzeichen) werden in der Regel besonders kenntlich gemacht (®). Aus dem Fehlen eines solchen Hinweises kann jedoch nicht automatisch geschlossen werden, dass es sich um einen freien Warennamen handelt.
Hinweise zu Diagnose und Therapie können sich von den in Deutschland üblichen Standards unterscheiden.
Achtung: Die bei den genannten Arzneimitteln angegebenen Dosierungen und Anwendungshinweise können von der deutschen Zulassung abweichen.

Bibliografische Information der Deutschen Nationalbibliothek
Die Deutsche Nationalbibliothek verzeichnet diese Publikation in der Deutschen Nationalbibliografie; detaillierte bibliografische Daten sind im Internet über http://www.d-nb.de/ abrufbar.

18 19 20 21 22 5 4 3 2 1

Um den Textfluss nicht zu stören, wurde bei Patienten und Berufsbezeichnungen die grammatikalisch maskuline Form gewählt. Selbstverständlich sind in diesen Fällen immer Frauen und Männer gemeint.

Planung: Uta Lux, München
Projektmanagement: Martina Gärtner, München
Redaktion: Michaela Mohr/Michael Kraft, mimo-booxx|textwerk. – Büro für Verlagsdienstleistungen, Augsburg
Satz: abavo GmbH, Buchloe
Druck und Bindung: Drukarnia Dimograf Sp. z o. o., Bielsko-Biała/Polen
Umschlaggestaltung: SpieszDesign, Neu-Ulm
Titelfotografie: Colourbox.com

Aktuelle Informationen finden Sie im Internet unter www.elsevier.de

Vorwort zur 1. deutschen Ausgabe

Eine zunehmende Anzahl an Patienten in Deutschland ist von dem Problem der Multimedikation betroffen. Häufig sind es die Hausärzte, die vor der schwierigen Aufgabe stehen, die Angemessenheit der Arzneimitteltherapie älterer Patienten individuell zu bewerten. Sie müssen abwägen, ob die Weiterverordnung eines Präparates tatsächlich noch einen Nutzen verspricht oder ob eher die Risiken oder Nachteile der Behandlung überwiegen und ein behutsames Absetzen indiziert ist. Letzteres bedarf genauer Überlegungen und die damit verbundenen Komplikationen sollten dem Arzt bekannt sein. Dieses Handbuch richtet sich an alle Ärzte, die sich in ihrer täglichen Arbeit dieser Herausforderung stellen müssen und denen bisher eine strukturierte Zusammenstellung von Evidenz, Erfahrungen und Empfehlungen zum Bewerten, Abwägen und behutsamen Absetzen von Arzneien gefehlt hat.

Claes Lundgren, Allgemeinmediziner und Palliativmediziner, ist der Autor der schwedischen Originalausgabe „FAS UT", die inzwischen in der 3. Auflage erschienen ist. Sie gehört zu den Standardwerken der schwedischen Allgemeinmedizin und wird wegen ihrer Bedeutsamkeit den Hausärzten in vielen Teilen des Landes von den regionalen Gesundheitsbehörden kostenlos zur Verfügung gestellt. Das erklärte Ziel dieses 2005 in der ersten Auflage erschienenen Handbuches ist es, die Arzneimitteltherapie im Individualfall so zu optimieren, dass sich die Lebensqualität verbessert, der Pflege- und Behandlungsaufwand wenn möglich reduziert wird und die Arzneimitteltherapie kosteneffizient ist. Mehr als ein Jahrzehnt lang hat Claes Lundgren, in Kooperation mit den regionalen Arzneimittelkommissionen, die Evidenz, Erfahrungen und Empfehlungen für ein behutsames Absetzen der häufigsten Medikamente zusammengetragen. Für die Erstellung der deutschen Ausgabe haben Verlag, Autor und das Herausgeberteam eng miteinander zusammengearbeitet, um die Kapitel der 3. Auflage des Originaltitels zu aktualisieren und durch neue Kapitel der demnächst in Schweden erscheinenden 4. Auflage zu ergänzen. Bei einem solchen „Transfer" über eine Ländergrenze hinweg entstehen durch unterschiedliche Zulassungsverfahren und Verordnungstraditionen erfahrungsgemäß Diskrepanzen, die nicht immer lückenlos zu schließen sind. Wir möchten uns deswegen an dieser Stelle ganz herzlich bei unseren Kollegen bedanken, die uns geholfen haben, diese Herausforderung zu bewältigen, und mit ihren Erfahrungen die einzelnen Kapitel dieses Buches gegengelesen und ergänzt haben, um das vorliegende Handbuch für Ärztinnen und Ärzte in Deutschland alltagstauglich zu machen: Klaus Böhme, Joachim Fessler, Andrea Fräulin, Jürgen Herbers, Klaus Herlan, Thomas Heyer, Helmut Horn, Armin Mainz, Uwe Popert, Frank Schröder, Joachim Seffrin, Irmgard Streitlein-Böhme, Ewald Unteregger, Gert Vetter, Hans-Otto Wagner und Michael Waschkies. Des Weiteren möchten wir uns bei Angela Kotterer für die stetige Unterstützung bedanken. Unser Dank gilt auch Philipp Kubens, der nicht nur die schwedischen Kapitel ins Deutsche übersetzt hat, sondern auch der initiale Ideengeber für dieses Projekt war.

Nicht zuletzt gilt unser Dank Frau Martina Gärtner und Frau Uta Lux vom Elsevier-Verlag und Herrn Michael Kraft von mimo-booxx|textwerk, die unser Vorhaben stets kenntnisreich und tatkräftig unterstützt haben.

Wir hoffen, mit diesem Werk eine Lücke in der deutschsprachigen Fachliteratur schließen zu können und allen Hausärztinnen und Hausärzten ein hilfreiches Werkzeug für ihre herausfordernde Arbeit im Berufsalltag an die Hand geben zu können.

Freiburg, den 13.12.2017
Wilhelm-Bernhard Niebling, Andy Maun

Vorwort der 3. schwedischen Ausgabe

Fünf Jahre sind nun vergangen, seitdem die erste Auflage von FAS UT von der Arzneimittelkommission der Region Västerbotten herausgegeben wurde. Das Handbuch wurde durchweg positiv aufgenommen und die Leserreaktionen zeigten, welch großer Bedarf darin bestand, mittels guter informativer Unterstützung medikamentöse Therapien kontrollieren, infrage stellen und bei Bedarf schonend absetzen zu können.

Nach einigen Jahren wurde die zweite Auflage veröffentlicht, die nun durch eine dritte Version von FAS UT abgelöst wird. Zielsetzung für diese Neuauflage war es, die nationale Zusammenarbeit so breit wie möglich zu gestalten. So kooperierten schließlich 14 regionale Arzneimittelkommissionen mit dem Autor. Die Arbeit an dieser dritten Ausgabe erstreckte sich über das gesamte Jahr 2010 und wurde von der Arzneimittelkommission in Halland koordiniert. Die maßgebliche Unterstützung der teilnehmenden Kommissionen erfolgte durch deren Expertengruppen. Sie haben die Texte zu den 36 Arzneimittelkapiteln inhaltlich überprüft und kommentiert. Diese Zusammenarbeit habe ich als sehr fruchtbar empfunden, da sie den Inhalt mit zahlreichen klinischen Erfahrungen, aber auch wichtigen wissenschaftlichen Ergänzungen grundlegend geprägt hat.

Dank des großen Vertrauens in das FAS-UT-Projekt und der nachhaltigen Unterstützung der Arzneimittelkommission in Västerbotten und ihres früheren Vorsitzenden Rune Dahlqvist hatte ich Zugang zu Ressourcen des Arzneimittelzentrums in Umeå und konnte die hier vorhandene Kompetenz für das Projekt nutzen. Besonders möchte ich ELINOR (Zentrum für Arzneimittelinformation im Norden [schwed.: enheten för läkemedelsinformation in norr, Anm. d. Übers.]) erwähnen, mit dem ich über mehrere Jahre eng in Fragen des Absetzens und Umstellens von medikamentösen Therapien zusammengearbeitet habe.

Mit großem Einsatz und Geschick beim Auffinden wissenschaftlicher Dokumentationen hat Torbjörn Nordkvist (früher ELINOR-Mitglied), Umeå, viel zum stabilen Fundament des Inhalts in diesem Buch beigetragen.

Michael Borg, Pharmazeut mit Spezialisierung auf geriatrische Patienten, der im „Modell Halland“ erfolgreich Medikamentenrevisionen eingeführt und entwickelt hat, hat mit seinem Engagement dazu angeregt und beigetragen, FAS UT auf eine breitere Basis zu stellen und weiter zu verbessern. Das Handbuch FAS UT wird seit einigen Jahren in der Ausbildung des Pflegepersonals der Region Halland eingesetzt.

Zu guter Letzt möchte ich mich herzlich bei Mikael Lundborg, Björn Johansson und Halina Arvidsson für die überaus wertvolle und kompetente Unterstützung bei der Koordinierung während des gesamten Projektverlaufs bedanken.

Skellefteå 28. September 2010
Claes Lundgren

Herausgeber

Claes Lundgren, MD: Facharzt für Allgemeinmedizin und Palliativmedizin, Institut für Pharmakologie und Klinische Neurowissenschaften an der Universitätsklinik Umeå (Schweden)

Prof. Dr. med. Wilhelm-Bernhard Niebling: Facharzt für Allgemeinmedizin, Leiter des Lehrbereichs Allgemeinmedizin an der Albert-Ludwigs-Universität Freiburg i. Br. sowie niedergelassener Allgemeinarzt; stellvertretender Vorsitzender der Arzneimittelkommission der deutschen Ärzteschaft (AkdÄ) seit 2016

Dr. Andy Maun (Ph.D.): Facharzt für Allgemeinmedizin und Versorgungsforscher; Wissenschaftlicher Mitarbeiter im Lehrbereich Allgemeinmedizin und Forschungsbereichsleiter in der Sektion Versorgungsforschung und Rehabilitationsforschung des Instituts für Medizinische Biometrie und Statistik am Universitätsklinikum Freiburg

Deutsche Bearbeitung

Dr. med. Klaus Böhme
Elsässer Str. 2 m
79110 Freiburg

Dr. med. Joachim Fessler
Grabenstr. 60
65439 Flörsheim

Dr. med. Andrea Fräulin
Bahnhofstr. 23
79189 Bad Krozingen

Dr. med. Jürgen Herbers
Im Vogelsang 1
74385 Pleidelsheim

Dr. med. Klaus Herlan
Hauptstr. 4
79268 Bötzingen

Dr. med. Thomas Heyer
Kreuzotterweg 15
70499 Stuttgart

Dr. med. Helmut Horn
Schramberger Str. 1
77761 Schiltach

Dr. med. Armin Mainz
Am Berndorfer Tor 5
34497 Korbach

Dr. Andy Maun, (Ph.D)
Elsässer Str. 2 m
79110 Freiburg

Prof. Dr. Wilhelm-Bernhard Niebling
Elsässer Str. 2 m
79110 Freiburg

Dr. med. Uwe Popert
Goethestr. 70
34119 Kassel

Dr. med. Frank Schröder
Schwarzwaldstr. 12
79593 Gernsbach

Dr. med. Joachim Seffrin
Georgenstraße 13
64331 Weiterstadt

Dr. med. Irmgard Streitlein-Böhme
Elsässer Str. 2 m
79110 Freiburg

Dr. med. Ewald Unteregger
Zähringer Str. 331a
79108 Freiburg

Dr. med. Gert Vetter
Schneckenhofstraße 29
60596 Frankfurt

Dr. med. Hans-Otto Wagner
Engelswisch 59
23552 Lübeck

Dr. med. Michael Waschkies
Grenzstraße 27
79110 Freiburg

Abkürzungen

A

ACE	Angiotensin Converting Enzyme
ADH	antidiuretisches Hormon
ADL	Activities of Daily Life
ALAT	Alaninaminotransferase
aPTT	Gerinnungszeit im Plasma
ARB	Angiotensin-Rezeptor-Blocker
ASS	Azetylsalizylsäure
AUC	Area under the Curve
AZCERT	Arizona Center for Education and Research on Therapeutics

B

BDI	Beck's Depression Inventory
BMI	Body-Mass-Index
BNF	The British National Formulary
BPH	benigne Prostatahyperplasie
BPSD	behaviorale und psychologische Symptome der Demenz
BSG	Blutkörperchensenkungsgeschwindigkeit
bzw.	beziehungsweise

C

CAMCOG	Cambridge Cognitive Examination
CK	Kreatininkinase
C_{max}	maximale Plasmakonzentration
CRP	C-reaktives Protein

D

d	Tag/e
DESS	Discontinuation Emergent Signs and Symptoms
d.h.	das heißt
DHT	Dihydrotestosteron
dl	Deziliter

E

ECL	enterochromaffine Zellen
EKT	Elektrokrampftherapie
EMA	Europäische Arzneimittel-Agentur
EPAR	European Public Assessment Report
EPO	Erythropoetin
ESA	Erythropoiesis Stimulating Agents
evtl.	eventuell/e

F

FDA	Food and Drug Administration (USA)
FOBT	Fecal Occult Blood Test

G

GABA	Gamma-Aminobuttersäure
G-BA	Gemeinsamer Bundesausschuss
GERD	gastroösophageale Refluxkrankheit
GFR	glomeruläre Filtrationsrate
ggf.	gegebenenfalls
GIP	glukoseabhängiges insulinotropisches Polypeptid
GKV	gesetzliche Krankenversicherung
GLP-1	Glucagon-like Polypeptide-1

H

h	Stunde/n
HADS	Hospital Anxiety and Depression Scale
Hcy	Homocystein
HIT	heparininduzierte Thrombozytopenie

I

IBS	Irritable Bowel Syndrome (Colon irritabile)
i.d.R.	in der Regel
IF	Intrinsic Factor
i.m.	intramuskulär
INR	International Normalized Ratio
IPSS	International Prostatic Symptom Score
i.v.	intravenös

J

J.	Jahr/e

K

KV	kassenärztliche Vereinigung
KVT	kognitive Verhaltenstherapie

L

Lj.	Lebensjahr/e

LUTS	Lower Urinary Tract Symptoms

M

MADRS	Montgomery-Asberg Depression Rating Scale
MAO	Monoaminoxidase
max.	maximal
min	Minute/n
mind.	mindestens
mg	Milligramm
ml	Milliliter
MMA	Methylmalonsäure
MMT	Mini Mental Test
MOH	Medication Overuse Headache
Mon.	Monat/e

N

NARI	Noradrenalin Reuptake Inhibitor
NMH	niedermolekulare/s Heparin/e
NNH	Number needed to harm
NPI	Neuropsychiatric Inventory Questionnaire
NRS	numerische Ratingskala
NSAR	nichtsteroidale antiinflammatorische Substanz/en
NSTEMI	Nicht-ST-Hebungs-Myokardinfarkt

P

PCI	Percutaneous Coronary Intervention (Koronarangioplastie)
p.o.	peroral
PPI	Protonenpumpeninhibitor/-hemmer (Proton Pump Inhibitor)
PRCA	Erythroblastopenie (Pure Red Cell Aplasia)
PTA	perkutane transluminale Angioplastie
PTBS	posttraumatische Belastungsstörung
PTCA	perkutane transluminale koronare Angioplastie
PTH	Parathormon

R

RAAS	Renin-Aldosteron-Angiotensin-System
RCT	randomisierte kontrollierte Studie (Randomized Controlled Trial)

S

s.	siehe
SBU	Schwedische Agentur für Gesundheitsbewertung und Bewertung von Sozialleistungen (schwedisch: Statens beredning för medicinsk och social utvärdering)
SERM	selektive/r Östrogenrezeptor-Modulator/en
SH	Sulfonylharnstoff/e
SIADH	Syndrom der inadäquaten ADH-Sekretion
SLE	systemischer Lupus erythematodes
SNRI	Serotonin-Noradrenalin-Reuptake-Inhibitor/en
sog.	sogenannt/e/er
SSRI	selektive Serotonin-Wiederaufnahmehemmer
STEMI	ST-Hebungs-Myokardinfarkt

T

Tbl.	Tablette/n
TCA	trizyklisches Antidepressivum
TG	Triglyzerid/e
tgl.	täglich
TIA	transitorische ischämische Attacke
TL	Teelöffel
tNSAR	traditionelle NSAR
TVT	tiefe Venenthrombose

U

u.a.	unter anderem
u.a.m.	und andere mehr
UFH	unfraktionierte/s Heparin/e

V

v.a	vor allem
V.a.	Verdacht auf
VAS	visuelle Analogskala
VTE	venöse thromboembolische Erkrankung/en

W

Wo.	Woche/n
WPW	Wolff-Parkinson-White-Syndrom

Z

Z.n.	Zustand nach

Inhaltsverzeichnis (Auflistung nach ATC-Code)

1 Multimedikation – bewerten, abwägen, ausschleichen

Wilhelm-Bernhard Niebling und Andy Maun

1.1 Arzneimittelbehandlung bewerten und hinterfragen

Eine Arzneimittelbehandlung bietet große Möglichkeiten, die Lebensdauer trotz einer schweren Erkrankung zu verlängern und damit eine bessere Lebensqualität zu erreichen. Die meisten Medikamente müssen jedoch nicht für den Rest des Lebens eingenommen werden. Der Nutzen eines Medikaments muss immer wieder neu bewertet und im Hinblick auf schädliche Nebeneffekte abgewogen werden. Mit der Zeit kann das Gleichgewicht zwischen nützlichem Effekt und schädlichen Nebenwirkungen derart verschoben worden sein, dass die Arzneimittelbehandlung infrage gestellt werden muss.

Die Anwendung evidenzbasierter Leitlinien führt tendenziell insbesondere bei der Behandlung multimorbider Patienten zu einer wachsenden Anzahl der eingenommenen Medikamente. Da ältere Menschen in klinischen Studien schlecht repräsentiert sind, sind die zu erreichenden Ziele für diese Patientengruppe nicht immer therapeutisch geeignet. Leitlinien basieren auf Studienergebnissen, die mit ausgewählten Gruppen sowohl von Kranken als auch Gesunden durchgeführt wurden. Durch diese Selektion werden Personen z. B. mit Demenz, hohem Alter, psychischer Erkrankung, reduzierter Nierenfunktion, Kinder sowie Frauen im gebärfähigen Alter oft ausgeschlossen. Im klinischen Alltag treffen wir jedoch auf alle Arten von Patienten, nicht zuletzt diejenigen, die in Arzneimittelstudien ausgeschlossen werden.

Jede länger andauernde Behandlung sollte nach **klar definierten Zielen** und zu **genau festgelegten Zeitpunkten,** die mit dem Patienten vor Behandlungsbeginn fixiert werden, auf den Prüfstand gestellt werden. Dabei ist es wichtig, dem Patienten zu verdeutlichen, dass die Behandlung beendet werden sollte, wenn diese Ziele nicht erreicht werden. Eine Behandlung mit Medikamenten hat meist keine Berechtigung, wenn sie die Lebensqualität verschlechtert, auch wenn das Behandlungsziel erreicht wurde. Ausnahme kann z. B. eine Zytostatikabehandlung sein, die die Lebensdauer trotz schwerer Nebenwirkungen verlängern kann. Eine derartige Behandlung ist jedoch ethisch nicht verantwortbar, wenn der Patient nicht ausführlich darüber aufgeklärt wurde, wie groß die mögliche Lebensverlängerung ist und wie hoch demgegenüber das Risiko für eine Verschlechterung der Lebensqualität einzuschätzen ist.

1.2 Nutzenabwägung

Bei Patienten deren medikamentöse Behandlung nicht umfassend bewertet wurde, empfiehlt es sich, dem in ▶ Tab. 1.1 aufgeführten Schema zu folgen. Kurative Therapien (z. B. gegen Infektionen) sind in diesem Vorschlag nicht berücksichtigt, da hier die Bewertung und Dokumentation oft klar ist. Um die Bewertung zu vereinfachen, kann die **Indikation der medikamentösen Behandlung** eines Patienten in **drei Gruppen** eingeteilt werden:

1. Eindeutiger Nutzen
2. Unsicherer Nutzen
3. Kein Nutzen

Diese Einteilung bietet einen guten Ausgangspunkt für den behandelnden Arzt, um zusammen mit Patient, Angehörigen und engagiertem Pflegepersonal die weitere Behandlungsstrategie zu diskutieren.

Tab. 1.1 Nutzenabwägung einer medikamentösen Behandlung

	Eindeutiger Nutzen	Unsicherer Nutzen	Kein Nutzen
Symptomlindernde Indikation	Fortsetzen der Therapie, evtl. mit korrigierter Dosis	Neubewertung, evtl. mit kurzer Behandlungsunterbrechung	Direktes Abbrechen/Ausschleichen Versuch einer anderen Therapie
Präventive Indikation	Fortsetzen der Therapie, evtl. mit korrigierter Dosis	Suche nach besserer Alternative	Direktes Abbrechen/Ausschleichen Erwägen einer anderen Therapie
Zweifelhafte oder nicht akzeptable Indikation	Erwägen einer anderen Therapie oder Fortsetzen, falls wichtige Gründe vorliegen	Suche nach besserer Alternative mit akzeptabler Indikation	Direktes Abbrechen/Ausschleichen evtl. Versuch einer anderen Therapie

1.2.1 Symptomlindernde Indikation

Ein Medikament, mit dem es dem Patienten genau an diesem Tag gut geht (= Symptomlinderung), hat oft eine klare Berechtigung, ist aber nicht immer optimal für die Situation des Patienten. Es kann zu stark oder zu schwach dosiert sein oder klinisch relevante Interaktionen oder unerwünschte Wirkungen mit sich bringen. Die Dosis kann also geändert, interagierende Medikamente können abgesetzt oder eine Alternative gewählt werden, um diese Probleme zu vermeiden. Diese Gruppe der Medikamente ist gut zu bewerten, da sie deutliche Effekte auf Symptome, Beschwerden und Lebensqualität haben.

1.2.2 Präventive Indikation

Medikamente, die in präventiver Absicht gegeben werden, werden meist unter Zuhilfenahme von Leitlinien verschrieben. Dies bedeutet oftmals, dass eine mehr oder weniger große Gruppe von Individuen mit oder ohne Krankheitssymptomen mit einem bestimmten Medikament behandelt wird, um das Risiko z. B. für Tod, Kompressionsfraktur von Wirbelkörpern oder Schlaganfall zu verringern. Die Motivation und damit auch die Adhärenz zu diesem verschriebenen Medikament hängen davon ab, ob dieser „Aufwand" individuell als gerechtfertigt erachtet wird. Wird nun die Lebensqualität durch Nebenwirkungen beeinträchtigt, ist das Medikament etwa schwer zu schlucken oder ist es schwierig, sich genau an den festgelegten Zeitpunkt der Einnahme zu halten, lässt die Motivation nach. Wenn nun der behandelnde Arzt keine Alternativbehandlung mit weniger „Aufwand" vorschlagen kann, sind viele Patienten dazu bereit, ein höheres Risiko ohne dieses Medikament einzugehen, um sich zunächst erst einmal besser zu fühlen. Besonders wichtig wird diese medikamentenfreie Alternative, wenn der Patient eine andere schwere Erkrankung hat, die die Lebenserwartung deutlich beeinträchtigt. Leider kommt es vor, dass Patienten z. B. mit malignen Erkrankungen am Lebensende weiter starke blutdrucksenkende Tabletten oder Statine einnehmen, wenn die Kachexie schon erkennbar vorliegt. Eine Erklärung – wenn auch keine Entschuldigung – für diese Tatsache könnte die Angst davor sein, dass man eine solche Behandlung nicht abbrechen will, wenn der Patient noch keinen klaren Bescheid darüber bekommen hat, dass eine Heilung der Krebserkrankung voraussichtlich nicht möglich ist.

1.2.3 Zweifelhafte oder nicht akzeptable Indikation

Die dritte Gruppe von Medikamenten, Arzneimittel mit zweifelhafter oder ohne klare Indikation, kann leicht vermieden werden. Starke Nebenwirkungen, klinisch relevante Interaktionen oder Kontraindikationen sind ein weiterer Grund dafür, diese ungeeigneten Medikamente abzusetzen. Diese Gruppe von Medikamenten hat oft keinerlei Berechtigung im Rahmen der Arzneimitteltherapie. Ihre Gabe sollte dementsprechend im Einverständnis mit dem Patienten beendet werden.

Merke
Bleibt der gewünschte Arzneimitteleffekt aus, sollte die Behandlung abgebrochen und das Ergebnis dieser Maßnahme beurteilt werden. Treten die Beschwerden oder Symptome erneut auf, entscheidet man von Neuem, ob diese Behandlung wieder aufgenommen werden kann oder ob es eine bessere Alternative gibt.

1.3 Infrage stellen

Ein **sehr wichtiger medizinethischer Standpunkt** ist, dass eine medikamentöse Behandlung ohne klare Indikation nicht weiter fortgeführt werden darf. Nachstehend einige wichtige Situationen, in denen es von Bedeutung ist, eine laufende Behandlung infrage zu stellen:

- Wenn eine zugelassene oder dokumentierte Behandlungsursache fehlt
- Wenn der Effekt nach einer gewissen Behandlungsdauer nicht untersucht oder nachgewiesen wurde
- Wenn belastende oder ernste Nebenwirkungen auftreten
- Wenn eine schädliche Arzneimittelinteraktion vorliegt
- Bei ungenügender Beachtung der Nieren- oder Leberfunktion
- Wenn das Medikament dem Patienten keinen Nutzen mehr bringt
- Wenn der Patient nicht motiviert ist, die Behandlung fortzusetzen

Oftmals ist es von Nachteil, wenn mit 10–12 Medikamenten gleichzeitig behandelt wird. Aber es gibt auch Situationen, in denen dies berechtigt ist, z. B. wenn der Patient an Diabetes, Herzinsuffizienz und COPD leidet. Für einen anderen Patienten mit 3–4 Medikamenten hingegen sind diese jedoch möglicherweise bereits zu viele und die falsche Wahl.

Aus Sicht des Behandlers und des Patienten kann es hilfreich sein, die Behandlung mit Medikamenten als ein Produkt mit begrenzter Haltbarkeit anzusehen bzw. diese als eine Angelegenheit mit einem Mindesthaltbarkeitsdatum zu betrachten. Dies kann sowohl vor Behandlungsbeginn als auch bei einer späteren Bewertung hilfreich sein.

1.4 Vorteile durch das Abschließen einer medikamentösen Behandlung

Eine laufende medikamentöse Behandlung zu ändern oder zu beenden, sei es, weil sich die Indikation geändert hat, zunehmendes Alter und Schwäche des Patienten die Situation verändert haben oder weil der Effekt zweifelhaft erscheint, erzeugt beim behandelnden Arzt oft ein größeres Unbehagen, als eine Behandlung zu beginnen. Es erfordert Wissen, Erfahrung und Mut, eine laufende Behandlung zu beenden. Die Behandlung einfach fortzuführen, kann daher oft der einfachste Weg sein, obwohl die beste klinische Entscheidung der Abbruch gewesen wäre. Das Wissen, eine Arzneimittelbehandlung richtig und schonend zu beenden, wird in der Fachliteratur, in Leitlinien oder von Pharmafirmen nicht besonders häufig vermittelt, was sicher auch daran liegt, dass von ärztlicher Seite selten danach gefragt wird.

Mit **steigendem Alter** verändern sich die Rezeptorsysteme, was wiederum das **Risiko für Nebenwirkungen** und andere unerwünschte Effekte erhöht. Je mehr Medikamente eingenommen werden, desto höher wird das Risiko der Nebenwirkungsproblematik und schädlicher Interaktionen. Außerdem sinkt der Anteil des Körperwassers mit steigendem Alter, während sich der Anteil des Körperfetts erhöht. Fettlösliche Pharmaka bekommen so ein größeres Volumen, in dem sie sich verteilen können, was wiederum dazu führt, dass sie länger im Körper verbleiben als bei Jüngeren.

Psychopharmaka sind eine wichtige Gruppe der fettlöslichen Medikamente. Schlafmittel und Benzodiazepine erhalten so eine längere Wirkdauer. Die Funktion der Leber und der Blutfluss verringern sich mit zunehmendem Alter und einige der Enzyme, die Arzneimittel verstoffwechseln, werden weniger aktiv. Dies verlangsamt die Eliminierung von fettlöslichen Medikamenten, die erst zu wasserlöslichen Medikamenten umgewandelt werden müssen, bevor sie über die Niere ausgeschieden werden können. Physiologisch gealterte Nieren, die z. B. durch Gefäßerkrankungen in ihrer Funktion weiter verschlechtert werden können, führen zu einer immer geringeren Kapazität, wasserlösliche Medikamente oder Metaboliten von fettlöslichen Medikamenten auszuscheiden.

Die Wirkung von **Neuroleptika, Benzodiazepinen, Opioiden** und **Schlafmitteln** auf das zentrale Nervensystem nimmt mit höherem Alter zu. Dadurch erhöht sich das Risiko für Nebenwirkungen wie Müdigkeit, kognitive Störungen und Stürze. Das Gehirn bei Älteren ist außerdem empfindlicher für **Medikamente mit anticholinergen Eigenschaften,** die die Wirkung der Transmittersubstanz Acetylcholin blockieren. Kognitive Prozesse werden u. a. durch cholinerge Nervenbahnen im Gehirn beeinflusst. Medikamente mit anticholinerger Wirkung können also kognitive Störungen von leichteren Gedächtnisstörungen bis hin zur Verwirrung verursachen. Das Risiko ist besonders hoch bei Älteren mit Demenzerkrankung, da hier die Kognition bereits durch Degeneration in den cholinergen Nervenbahnen vermindert ist. Substanzen mit anticholinergem Effekt sind z. B. Medikamente gegen Inkontinenz, trizyklische Antidepressiva und bestimmte Neuroleptika.

Auch die **Blutdruckregulierung** verschlechtert sich mit zunehmenden Alter. Der Baroreflex, der den Blutdruck bei Änderung der Körperlage aufrechterhält, wird zunehmend unempfindlicher, was zu Orthostaseproblemen führen kann. Dies äußert sich in Schwindel, Gleichgewichtsproblemen, kognitiven Störungen und Synkopen. Diese Alterungserscheinung bewirkt eine erhöhte Empfindlichkeit für Präparate mit blutdrucksenkenden Eigenschaften. Dies gilt besonders für Präparate, die die Blutgefäße erweitern und die bei Herzinsuffizienz, Angina pectoris und hohem Blutdruck verwendet werden. Das Gleiche gilt für Diuretika oder Arzneimittel gegen Parkinson, für Neuroleptika und trizyklische Antidepressiva. Der Schleimhautschutz des Magens lässt mit dem Alter nach, was das Risiko erhöht, dass Medikamente wie NSAID die Schleimhaut reizen und Ulzera und Blutungen verursachen können. Besonders, wenn NSAID oder Azetylsalizylsäure mit Glukokortikoiden kombiniert werden, erhöht sich dieses Risiko.

Die Publikation der schwedischen Gesundheitsbehörde zu Qualitätsindikatoren (aus der ein Teil der oben angeführten Information stammt) beleuchtet mehrere Aspekte, die bei der Arzneimittelbehandlung bei Älteren wichtig sind. Zusätzlich werden Medikamente genannt, die für eine Weiterbehandlung ungeeignet sein können und bei denen sich ein Absetzen lohnt.

Ein gründliches **Überprüfen und Optimieren der Arzneimittelbehandlung,** inklusive des Absetzens von ungeeigneten Arzneimitteln, kann folgende **Vorteile** mit sich bringen:

- Eine bessere Lebensqualität für den Patienten, wenn Nebenwirkungen, mögliche Interaktionen und praktische Probleme bei der Medikamenteneinnahme beseitigt werden
- Eine Verringerung aller Kosten, die sich aus der medikamentösen Behandlung für Gesellschaft und Patient ergeben, d. h. durch arzneimittelbedingte Krankenhausaufenthalte oder Arztbesuche
- Verringerung aller Pflegekosten, die sich aus der Arzneimittelbehandlung für Gesellschaft und Patient ergeben
- Verringerung der Arzneimittelkosten

1.5 Medikamente schonend absetzen

Ein häufiger Grund, warum Arzneimittelbehandlungen nicht beendet werden, obwohl es einen guten Grund dafür gäbe, ist, dass der behandelnde Arzt den Patienten keinem eventuellen Risiko aussetzen will. Deshalb braucht es Kenntnisse, wie man dieses **Risiko beim Absetzen** bei nachlassendem oder verschwindendem Effekt vermeiden kann. Wenn das Medikament nicht korrekt abgesetzt wird und beim Patienten Beschwerden auftreten, kann möglicherweise die Adherence des Patienten bei späteren Absetzversuchen beeinträchtigt werden. Auch beim verschreibenden Arzt kann in solchen Situationen Unsicherheit entstehen, ob nun die medikamentöse Behandlung wirklich verändert werden soll. Eine weitere Gefahr besteht darin, dass Absetzbeschwerden sowohl vom Patienten als auch vom Arzt so gedeutet werden, als wären Krankheitssymptome wieder aufgetreten, und daraus die fälschliche Annahme folgt, die Behandlung besser wieder aufzunehmen und fortzusetzen. Falls mehrere Arzneimittel abgesetzt werden müssen, sollte dies stets nur nacheinander erfolgen. Fehlt das nötige Wissen oder die Erfahrung, ein Medikament direkt abzusetzen, lässt sich die Wahrscheinlichkeit für Absetzreaktionen durch **langsames Ausschleichen** verringern.

Folgende Probleme sollten beim Absetzen vermieden werden:

1.5.1 Reboundphänomene

Hierbei handelt es sich um eine **vorübergehende Verstärkung der Symptome,** die Tage bis Monate dauern kann. Bei abruptem Absetzen von Betablockern lässt sich z. B. eine Verschlechterung der Beschwerden verglichen mit der Situation vor Ansetzen des Betablockers beobachten. Ein anderes Beispiel ist das Absetzen von Protonenpumpenhemmern (PPI) nach einigen Monaten der kontinuierlichen Einnahme. Hier kann die Salzsäureproduktion im Magen einige Wochen deutlich erhöht sein und dem Patienten säurebedingte Probleme bescheren. Dies lässt sich dadurch erklären, dass während der Einnahme von PPI die Gastrinproduktion kompensatorisch erhöht ist und die Magensäureproduktion einige Wochen nach Absetzen wieder zu stark stimuliert wird. Die beste Methode, ein Reboundphänomen zu vermeiden, ist, das aktuelle **Medikament vorsichtig auszuschleichen** und dem Patienten gleichzeitig zu erklären, welche Probleme auftreten können. PPI müssen manchmal über Monate ausgeschlichen werden, um sicherzugehen, dass die Absetzbeschwerden so gering wie möglich bleiben; bei Betablockern genügt meist ein Monat.

1.5.2 Entzugserscheinungen

Beschwerden, die nicht den Krankheitssymptomen vor Behandlungsbeginn entsprechen, nennt man **Entzugserscheinungen.** Diese werden vom Patienten (manchmal auch vom medizinischen Personal) als Rückfallsymptome in die ursprüngliche Krankheit gedeutet. Das Pharmakovigilanzzentrum der WHO beschreibt zahlreiche Entzugssymptome bei SSRI wie z. B. Schwindel, Übelkeit, verschwommenes Sehen, Kopfschmerzen, Kribbeln im Körper und Schlafstörungen. Entzugssymptome können zudem entstehen, wenn der Patient vergisst, sein Medikament einen oder mehrere Tage einzunehmen, oder es bewusst nicht mehr einnimmt.

Andere häufig gemeldete Substanzen mit hohem Risiko für Entzugssymptome sind z. B. starke Opioide, Benzodiazepine, Zopiclon, Zolpidem, Codein und Tramadol.

Um eine solche Entzugssymptomatik zu vermeiden, empfiehlt sich ein sehr vorsichtiges Vorgehen beim Ausschleichen.

1.5.3 Kombinierte Reaktionen

Es kommen auch kombinierte Reaktionen vor, d. h. sowohl Reboundphänomene als auch Entzugssymptome, beispielsweise wenn ein starkes Opioid wie Morphin im Rahmen der Schmerzbehandlung nicht zum richtigen Zeitpunkt oder in der richtigen Dosis gegeben wird. Dann können 1–2 Stunden nach der übersprungenen Dosis starke Schmerzen auftreten. Wird ein Benzodiazepin nach mehreren Wochen abrupt abgesetzt, kommt es neben Entzugserscheinungen erneut zum vermehrten Auftreten von Ängsten im Sinne eines Reboundphänomens.

1.5.4 Beendeter Interaktionseffekt

Der Metabolismus für Phenprocoumon wird von einigen Substanzen verstärkt, wie z. B. Carbamazepin, aber auch von pflanzlichen Substanzen wie Johanniskraut. Wird nun die Behandlung einer dieser sogenannten **Induktoren** beendet, ohne die Dosis von Phenprocoumon kompensatorisch zu senken, erhöht sich das Risiko für Blutungskomplikationen!

Umgekehrt kann das Absetzen eines Inhibitors der Metabolisierung von Phenprocoumon (z. B. Paracetamol) eine verminderte Wirkung von Phenprocoumon zur Folge haben. Einige Neuroleptika werden in ihrem Metabolismus sehr ähnlich beeinflusst. Interaktionen mit anderen Substanzen, die durch Dosisanpassungen ausgeglichen wurden, können nun beim Absetzen einer dieser interagierenden Substanzen wieder problematisch werden. Vor dem Absetzen eines Medikaments sollten also Informationen über klinisch relevante Interaktionen vorliegen oder leicht zugänglich sein. So kann eine veränderte oder beendete Wechselwirkung vorhergesehen und ausgeglichen werden, ohne dass der Patient unnötige Risiken eingehen muss.

1.5.5 Risiko für einen Zwischenfall

Es liegen auffällig wenige Studien zu der Fragestellung vor, ob ein Abbruch oder eine Reduktion einer medikamentösen Behandlung aufgrund von Nebenwirkungen oder reduzierten Risikofaktoren durch einen neuen Lebensstil das Risiko möglicherweise erhöhen. Bei der **Blutdruckbehandlung** liegen jedoch Daten vor, die dafür sprechen, dass ein Abbruch der medikamentösen Behandlung erfolgen kann, ohne dass sich die Sterblichkeit oder das Risiko eines vaskulären Ereignisses erhöht. Der Einsatz von Betablockern, ACE-Hemmern und Spironolacton bei schwerer Herzinsuffizienz sollte auch hinterfragt werden, falls sie die Lebensqualität beeinträchtigen. Die Patienten ziehen es in einer solchen Situation möglicherweise vor, weniger Medikamente oder geringere Dosen einzunehmen, auch wenn sich dadurch das Risiko erhöht.

Für die Beurteilung der **thrombosevorbeugenden Medikamente** gibt es in den Leitlinien gute Vorgaben zur notwendigen Behandlungsdauer. Im Hinblick auf die möglichen ernsten Nebenwirkungen dieser Medikamente sollte diese Behandlungsdauer nicht überschritten werden.

1.5.6 Rückkehr der Erkrankung

Wird ein Medikament probehalber abgesetzt, kann es vorkommen, dass die Krankheitsbeschwerden wieder auftreten, sei es, dass sich der Blutdruck nach einer Weile wieder erhöht oder dass sich bei Alzheimer-Demenz die Kognition wieder verschlechtert. Daher ist es wichtig, Patienten, Angehörige und betreuendes Personal zu informieren und anzuhalten, hinsichtlich wieder auftretender Krankheitssymptome wachsam zu sein. Möglicherweise lässt sich ein besseres Behandlungsergebnis erzielen, wenn ein Medikament in anderer Dosis wieder angesetzt oder ein anderes Präparat gewählt wird.

1.6 Beachtung einer reduzierten Nierenfunktion

Die Nierenfunktion beginnt sich nach dem 30. Lebensjahr langsam zu verschlechtern, im Alter von 80 Jahren besitzen die Nieren noch etwa die Hälfte ihres ursprünglichen Filtrationsvermögens. Dies ist v. a. wichtig bei **wasserlöslichen Medikamenten,** die direkt über die Niere ausgeschieden werden, ohne vorher von der Leber metabolisiert zu werden. Eine verminderte Ausscheidungsfähigkeit kann zu höheren Medikamentenkonzentrationen (aktive Substanz oder evtl. Metabolit) führen und damit das Risiko für Nebenwirkungen erhöhen.

Merke
Mit der zunehmenden Reduktion der Nierenfunktion steigt die Empfindlichkeit der Nieren gegenüber Medikamenten.

Die Gruppe der NSAID kann die Nierenperfusion verändern, was zu Flüssigkeitsretention führen oder eine Niereninsuffizienz verursachen kann. Die Fähigkeit des Körpers, Arzneimittel zu eliminieren, wird mit dem Begriff der **Clearance** als ein Maß für den Durchfluss (ml/min) beschrieben und zeigt an, welches Volumen an Blut z. B. von einem Medikament pro Zeiteinheit gereinigt wird. Clearance ist die Summe der metabolen Kapazität der Leber, ein Medikament zu verstoffwechseln (Leber-Clearance), und der Nierenkapazität, ein Medikament auszuscheiden (Nieren-Clearance). Ein Teil der Medikamente kann in manchen Fällen in der Blutbahn enzymatisch abgebaut werden. Fettlösliche Medikamente werden meist zunächst in wasserlösliche Metaboliten umgewandelt, um danach über die Niere ausgeschieden zu werden. Wasserlösliche Medikamente werden zum großen Teil in unveränderter Form direkt über die Niere ausgeschieden.

Der Blutfluss der Niere beträgt ca. 1,2 l/min, der der Leber ca. 1,5 l/min. Diese Perfusionen steuern die Kapazität der Körpers, Medikamente auszuscheiden. Bei Medikamenten mit großem Distributionsvolumen (großer Anteil des Medikaments wird in die peripheren Gewebe verteilt) und/oder bei geringer Clearance ist die **Halbwertszeit** hoch. Ein Medikament muss i. d. R. nicht häufiger gegeben werden, als seine Halbwertszeit lang ist. Mit zunehmendem Alter sinkt die Clearance und damit ändert sich auch die faktische Halbwertszeit. Um bei Älteren das Risiko der Akkumulierung einer Substanz zu verhindern, lässt sich das **Dosierungsintervall** vergrößern oder die **Tagesdosis** verringern. Medikamente, die zu relativ gleichen Anteilen sowohl in der Leber metabolisiert als auch unverändert über die Niere ausgeschieden werden, sollten bevorzugt verwendet werden, da sich hier der Effekt einer verringerten Nierenfunktion weniger stark auswirkt.

Das **Serumkreatinin** wird häufig als ein Maß für die Nierenfunktion verwendet, auch wenn der Wert nicht linear mit der nachlassenden Nierenfunktion steigt. Dies erklärt sich dadurch, dass beim normalen Alterungsprozess durch einen langsameren Abbau der Muskulatur weniger Kreatinin anfällt und parallel dazu die Nierenfunktion abnimmt, wodurch im Endeffekt das Serumkreatinin über die Lebensdauer relativ konstant bleibt.

Das Maß, welches die mit dem Alter nachlassende Nierenfunktion besser abbildet, ist die **Kreatinin-Clearance.** Sie besitzt eine deutlich höhere Zuverlässigkeit als das Serumkreatinin, ist aber in den Fällen, in denen die Nierenfunktion sehr gering ist, auch nicht sicher aussagekräftig. In den allermeisten Fällen ist die Berechnung der Kreatinin-Clearance mittels Alter, Geschlecht, Gewicht und S-Kreatinin die **wichtigste Aussage zur Nierenfunktion.** Diese Berechnung kann bei der Wahl eines Medikaments und der richtigen Dosierung v. a. bei Älteren eine wichtige Unterstützung darstellen. Medikamente, die zu 70 % und mehr über die Niere ausgeschieden werden, sollten bei nachlassender Nierenfunktion in ihrer Dosis angepasst werden.

Die Kreatinin-Clearance kann leicht über das S-Kreatinin mittels **Cockroft-Gault-Formel** errechnet werden:

- Männer ≥ 20 J.:

$$\text{Kreatinin-Clearance} = (1{,}23 \times [140-\text{Alter}] \times \text{Gewicht})/\text{S-Kreatinin}$$

- Frauen ≥ 20 J.:

$$\text{Kreatinin-Clearance} = (1{,}04 \times [140-\text{Alter}] \times \text{Gewicht})/\text{S-Kreatinin}$$

1.7 Interaktionen, Schwangerschaft, Stillzeit

1.7.1 Interaktionen zwischen Arzneimitteln – klinische Bedeutung

Interaktionen zwischen zwei Arzneimitteln werden von Janusmed (einer Kooperation zwischen der klinischen Pharmakologie des Karolinska Universitätskrankenhauses und der öffentlichen Gesundheitsverwaltung der Provinz Stockholm) nach ihrer klinischen Bedeutung (A, B, C oder D; ▶ Tab. 1.2) eingestuft. Diese Klassifikation basiert auf der Arbeit von Folke Sjöqvists (A new classification system for drug interactions. Eur J Clin Pharmacol 52 [suppl] Abstract 377a 1997).

Tab. 1.2 Klassifikation von Interaktionen (Sjöqvist, 1997)

Klassifizierungscode	Klinische Bedeutung der Klassifikation
A	Die Interaktion hat mit hoher Wahrscheinlichkeit keine klinische Bedeutung.
B	Eine klinische Bedeutung der Interaktion wurde noch nicht sicher festgestellt.
C	Die Interaktion kann zu einer veränderten Wirkung oder Nebenwirkungen führen, ist aber durch eine individuelle Dosierung und/oder durch Bestimmung der Plasmakonzentration der Arznei beherrschbar. Die Kombination kann eine Dosisanpassung erfordern.
D	Die Interaktion kann zu schweren klinischen Konsequenzen in Form von schweren Nebenwirkungen oder mangelnder Wirksamkeit führen oder ist ansonsten schwer mit individueller Dosierung zu beherrschen. **Die Kombination sollte daher vermieden werden.**

In diesem Buch werden nur Interaktionen vom **Typ C und D** aufgeführt.

Die Informationen zu Interaktionen basieren auf einer systematischen Recherche der wissenschaftlichen Literatur und anderer Interaktionsdatenbanken (▶Tab. 1.2). Eine unabhängige Expertengruppe, bestehend aus klinischen Pharmakologen und Apothekern, die auf Interaktionen spezialisiert sind, wertet die zusammengetragene Dokumentation, einschließlich der schwedischen Fachinformationen der Hersteller (Summary of Product Characteristics), aus. Vor der Veröffentlichung werden die Texte von klinischen Pharmakologen überprüft, die über umfangreiche Erfahrung auf diesem Gebiet verfügen. Obwohl Fachinformationen der Hersteller in diese Beurteilung einfließen, können sich die Schlussfolgerungen manchmal teilweise oder vollständig von den Beurteilungen in den Fachinformationen der Hersteller unterscheiden.

Liste der Literaturquellen und Datenbanken hinter Janusmed

1. **PubMed:** Biomedizinische Datenbank der National Library of Medicine, USA.
2. **Drug Line:** Eine Abfrage/Antwort-Datenbank von Karolic (Pharmazeutisches Informationszentrum der Abteilung für Klinische Pharmakologie, Huddinge, Schweden). Drug-Line enthält Textdokumente mit bewerteten problemorientierten Patientenfällen mit Fokus auf die medikamentöse Behandlung.
3. **DrugReax:** DrugReax wird von Micromedex bereitgestellt und enthält Dokumente über Wechselwirkungen zwischen Arzneimitteln.
4. **Stockley's Drug Interactions:** Eine Datenbank mit Wechselwirkungen zwischen Arzneimitteln, ihren Mechanismen, ihrer klinischen Bedeutung und ihrem Management. Bereitgestellt von Pharmaceutical Press.
5. **European Public Assessment Report (EPAR):** Der EPAR beschreibt die wissenschaftlichen Schlussfolgerungen, die im Rahmen des zentralisierten Evaluierungsprozesses innerhalb der EMA entwickelt werden.
6. **Fachinformationen der Hersteller** (Summary of Product Characteristics)**:** Fachinformationen der Hersteller, die durch die schwedische Arzneimittelbehörde zugelassen wurden.
7. **Pharmaca Fennica:** Herausgegeben vom pharmazeutischen Informationszentrum in Finnland (Lääketietokeskus Oy).

8. **Europäische Arzneimittel-Agentur (EMA):** Monografien für pflanzliche Heilmittel.
9. **Stockley's Herbal Medicines Database:** Eine Datenbank mit Interaktionsmonografien für pflanzliche Heilmittel. Bereitgestellt von Pharmaceutical Press.
10. **AZCERT QT Drugs List:** Eine Liste mit Medikamenten, die ein Risiko für eine QT-Verlängerung und von Arrhythmien darstellen können; zusammengestellt und aktualisiert durch das Arizona Center for Education and Research on Therapeutics (AZCERT). Bereitgestellt von CredibleMeds.
11. **University of Liverpool:** Eine Datenbank zu Interaktionen mit Arzneimitteln zur Behandlung von HIV sowie zu Interaktionen mit Arzneimitteln zur Behandlung von Hepatitis.

1.7.2 Gruppierung von Arzneimitteln nach Risiken während der Schwangerschaft

Die Einnahme einiger Arzneimittel kann während der Schwangerschaft ungeeignet sein. In diesem Buch sind die Arzneimittel den sechs in Schweden gebräuchlichen Kategorien zugeordnet, basierend auf dem erwarteten Risiko.

- **Kategorie A:** Arzneimittel, von denen angenommen werden kann, dass sie von einer erheblichen Zahl von schwangeren Frauen und Frauen im gebärfähigen Alter eingenommen wurden, ohne dass bisher jegliche Art von Störung des Reproduktionsprozesses, wie eine Häufung von Fehlbildungen oder andere negative Auswirkungen auf den Föten, festgestellt worden ist.
- **Kategorie B:** Arzneimittel, von denen angenommen werden kann, dass sie nur von einer begrenzten Anzahl von schwangeren Frauen und Frauen im gebärfähigen Alter eingenommen wurden, ohne dass bisher jegliche Art von Störung des Reproduktionsprozesses festgestellt worden ist. Beachte folgende Untergruppierungen:
  - **Kategorie B1:** Studien zur Reproduktionstoxizität bei Tieren haben kein erhöhtes Auftreten von fetalen Schäden oder andere schädliche Auswirkungen auf den Reproduktionsprozess gezeigt.
  - **Kategorie B2:** Studien zur Reproduktionstoxizität bei Tieren sind unzureichend oder fehlen, aber die vorliegenden Daten zeigen kein erhöhtes Auftreten von fetalen Schäden oder andere schädliche Auswirkungen auf den Reproduktionsprozess.
  - **Kategorie B3:** Studien zur Reproduktionstoxizität bei Tieren haben ein erhöhtes Auftreten von fetalen Schäden oder anderen schädlichen Wirkungen auf den Reproduktionsprozess gezeigt, deren Bedeutung für den Menschen ist jedoch unsicher.
- **Kategorie C:** Arzneimittel, bei denen beim Menschen durch ihre aufgetretenen pharmakologischen Wirkungen oder durch begründete Annahmen ein Risiko für den Fötus und/oder das Neugeborene besteht, ohne direkt Fehlbildungen hervorzurufen.
- **Kategorie D:** Arzneimittel, die beim Menschen zu einer erhöhten Häufung von Fehlbildungen oder anderen Formen eines dauerhaften Schadens des Fötus geführt haben oder bei denen diese Wirkung vermutet wird. Zu dieser Kategorie gehören Arzneimittel mit primär teratogenen Effekten. Wenn das Arzneimittel zusätzlich schädliche pharmakologische Wirkungen mit direkten oder indirekten negativen Folgen für Föten hat, wird dies ebenfalls angegeben.

1

1.7.3 Gruppierung von Arzneimitteln nach Risiken während der Stillzeit

Einige Arzneimittel können während der Stillzeit ungeeignet sein. In diesem Buch sind die Arzneimittel in die in Schweden gebräuchlichen fünf Gruppen eingeordnet, basierend auf dem geschätzten Risiko und den verfügbaren Daten.

- **Gruppe I:** Die Substanz geht nicht in die Muttermilch über.
- **Gruppe II:** Die Substanz geht in die Muttermilch über, aber das Risiko für eine Gefährdung des Kindes ist bei therapeutischen Dosen unwahrscheinlich.
- **Gruppe III:** Die Substanz geht in einer Größenordnung in die Muttermilch über, sodass es ein Risiko für eine Gefährdung des Kindes bei therapeutischen Dosen gibt.
- **Gruppe IVa:** Es ist nicht bekannt, ob die Substanz in die Muttermilch übergeht.
- **Gruppe IVb:** Informationen über die Passage der Substanz in die Muttermilch sind nicht ausreichend, um das Risiko für eine Gefährdung des Kindes zu beurteilen.

Literatur

Alvan G., Danielsson B. R., Kihlström I., Lundborg P., Sannerstedt R., Prame B., Ridley E. Classification of medicinal products for use during pregnancy and lactation. The Swedish systems. Stockholm 1993.

Alvan G., Danielsson B. R., Kihlström I., Lundborg P., Sannerstedt R., Prame B., Ridley E. Classification of drugs for teratogenic risk. Eur J Clin Pharmacol 48: 177–178, 1995.

Berglund F., Flodh H., Lundborg P., Prame B., Sannerstedt R. Drug use during pregnancy and breast-feeding. Acta Obstet. Gynecol. Scand. Suppl. 126, 1984.

Briggs G. G., Freeman R. K., Yaffe S. J. Drugs in Pregnancy and Lactation: a reference guide to fetal and neonatal risk. 9:e utgåvan. Philadelphia: Wolters Kluwer/Williams & Wilkins, 2011.

Sannerstedt R., Lundborg P., Danielsson B. R., Kihlström I., Alvan G., Prame B., Ridley E. Drugs during pregnancy. An issue of risk classification and information to prescribers. Drug Safety 14(2): 69–77, 1996.

Sannerstedt R., Lundborg P., Danielsson B. R., Kihlström I., Alvan G., Prame B., Ridley E. Drugs in Pregnancy. Classification Systems. J Paediatr. Obstet. Gynaecol nov/dec (Suppl) 31–36, 1996.

Stephansson O., Granath F., Svensson T., Haglund B., Ekblom A., Kieler H. Drug use in pregnancy in Sweden – assessed by the Prescribed Drug Register and the Medical Birth Register. Clinical Epidemiology 3: 43–50, 2011.

2 Alimentäres System und Stoffwechsel

Klaus Herlan, Helmut Horn, Armin Mainz und Wilhelm-Bernhard Niebling

2.1 Histamin-H2-Rezeptorantagonisten A02BA

Ranitidin, Famotidin

2.1.1 Indikationen

Duodenalulkus, benigne Magenulzera, Refluxösophagitis und Zollinger-Ellison-Syndrom. Prophylaktische Behandlung bei chronisch-rezidivierendem Duodenalulkus. Symptomatische Kurzzeittherapie bei Sodbrennen und saurem Aufstoßen bei gastroösophagealer Refluxkrankheit. Langzeitbehandlung bei Patienten mit Refluxösophagitis. Prophylaxe gegen Blutung aus Ulzera oder Erosionen in Magen oder Duodenum, die im Zusammenhang mit größeren Verbrennungen, Neurotraumata, neurochirurgischen Eingriffen, respiratorischer Insuffizienz oder Polytrauma entstehen können.

2.1.2 Wirkmechanismus

Kompetitive Hemmung des Histamineffekts an den H2-Rezeptoren. Die basale und die stimulierte Magensaftsekretion verringern sich sowohl an Volumen als auch an Gehalt an Salzsäure. Auch die totale Pepsinogensekretion verringert sich. Laut den Produktmonografien vermindern sich jedoch nicht der Gastrinspiegel im Plasma und die Sekretion von Intrinsic Factor. Studien über den Gastrinspiegel vor und nach Behandlung mit Ranitidin und Famotidin zeigten nach mehrwöchiger Gabe und direkt nach abgeschlossener Behandlung signifikant erhöhte Spiegel.

2.1.3 Empfohlene Tagesdosen und Dosisbereiche

▶ Tab. 2.1.

Tab. 2.1 Dosierungsempfehlungen für Ranitidin und Famotidin

	Dosisintervall	Symptomatische Kurzzeittherapie (saures Aufstoßen)	Duodenalulkus	Gutartiges Magenulkus	Refluxösophagitis	Dauerbehandlung
Ranitidin	12–24 h	150–300 mg, 2–4 Wo.	300–600 mg, 4–8 Wo.	300–600 mg, 4–8 Wo.	300–600 mg, 4–8 (–12) Wo.	300 mg
Famotidin	12–24 h	10–20 mg, max. 2 Wo.	40 mg, 4–8 Wo.	40 mg, 4–8 Wo.	40 mg (80 mg bei Ulzera), 6–8 Wo.	40 mg, max. 6 Mon.

2.1.4 Nebenwirkungen

Häufige Nebenwirkungen

Kopfschmerzen, Müdigkeit, Schwindel, Durchfall und unspezifische Hautreaktionen. Zudem wurden vorübergehend erhöhte Serum-Kreatininwerte und reversible Leberfunktionsbeeinträchtigungen beobachtet.

Bei **älteren Menschen** (v.a. > 70 Jahre) und bei Personen mit reduzierter Nierenfunktion, Demenz, Z.n. Stroke oder anderer zerebraler Schädigung besteht ein erhöhtes Risiko für Verwirrtheit und Depression sowie für eine ambulant erworbene Pneumonie.

Ernsthafte Nebenwirkungen

Agranulozytose, Anaphylaxie und Hepatitis können in sehr seltenen Fällen vorkommen.

2.1.5 Wichtige Interaktionen

Antazida

Die Resorption aus dem Magen verschlechtert sich bei gleichzeitiger Einnahme von Antazida oder hohen Dosen von Sucralfat (≥ 2 g). Ranitidin/Famotidin sollten daher mind. 2 Stunden vor solchen Substanzen eingenommen werden.

Merke
Ranitidin kann die Plasmakonzentration von **Glipizid, Midazolam** und **Triazolam** erhöhen. Auch die Plasmakonzentrationen von Theophyllin und Phenytoin scheinen sich möglicherweise zu erhöhen, weshalb eine gute Überwachung und eine eventuelle Dosisanpassung notwendig werden können.

Antibiotika

Cefpodoxim Bei gleichzeitiger Gabe von Antazida, H2-Rezeptorantagonisten oder Protonenpumpenhemmern verringert sich die Absorption von Cefpodoxim. Diese Kombination sollte vermieden und ein anderes Cephalosporin gewählt werden.

Enoxazin Die Bioverfügbarkeit von p. o. verabreichtem Enoxazin und damit auch dessen klinischer Effekt verringern sich deutlich. Die Pharmakokinetik von i. v. verabreichtem Enoxazin wird nicht von Ranitidin beeinträchtigt. H2-Rezeptorantagonisten und Protonenpumpenhemmer sollten nicht mit peroralem Enoxazin kombiniert werden.

Antimyotika

Itraconazol, Ketoconazol H2-Rezeptorantagonisten erhöhen den pH-Wert im Magen, was die Absorption von Itraconazol und Ketoconazol stark verringern und damit einen unzureichenden Effekt dieser Präparate bewirken kann. Diese Kombination sollte nach Möglichkeit vermieden werden. Bei gleichzeitiger Gabe sollte zwischen der Einnahme beider Präparate ein möglichst langes Intervall liegen. Itraconazol oder Ketoconazol sollten zusammen mit sauren Getränken gegeben werden, um die Resorption zu verbessern.

Antineoplastische Mittel

Melphalan H2-Rezeptorhemmung und erhöhter pH im Magen verringern die Resorption von Melphalan, wodurch sich dessen Effekt abschwächt. Diese Kombination sollte vermieden werden; ist die Behandlung mit Melphalan dennoch notwendig, sollte mit der Behandlung mit H2-Rezeptorantagonisten pausiert werden.

Gichtmittel

Probenecid Hemmt die tubuläre Sekretion von Famotidin in den Nieren und kann die Plasmakonzentration von Famotidin um 50 % erhöhen.

Mittel zur Behandlung der Hyperkaliämie und Hyperphosphatämie

Sevelamer Eine gleichzeitige Gabe kann die Wirkung von Sevelamer verringern.

Prokinetika

Metoclopramid Ranitidin kann die Plasmakonzentration von Metoclopramid und damit das Risiko für extrapyramidale Nebenwirkungen erhöhen. Hier empfiehlt sich ein Wechsel zu Protonenpumpenhemmern.

2.1.6 Kontraindikationen

Bekannte **Überempfindlichkeit** gegen H2-Rezeptorantagonisten.

2.1.7 Warnhinweise

- Schwere Leberfunktionsstörung, herabgesetzte Nierenfunktion.
- Brausetabletten sollten bei Herzinsuffizienz, Niereninsuffizienz und Hypertonie wegen ihres Natriumgehalts vermieden werden.
- Bei älteren Menschen > 70 Jahren sollten H2-Rezeptorantagonisten wegen des großen Risikos der kognitiven Beeinträchtigung wie z. B. Verwirrtheit nicht gegeben werden.

Tritt nach kurzer Behandlung mit H2-Rezeptorantagonisten die Symptomatik wieder auf, besonders bei Personen > 50 Jahren, sollte eine weitere Diagnostik veranlasst werden, um eine eventuell ursächliche **maligne Erkrankung des oberen Gastrointestinaltrakts** auszuschließen. In mehreren Studien konnte gezeigt werden, dass bei normaler Dosierung eine herabgesetzte Nierenfunktion das Risiko für Nebenwirkungen um das 2- bis 4-Fache erhöht. Die Dosis sollte bei herabgesetzter Nierenfunktion entsprechend der Empfehlung in ▶ Tab. 2.2 angepasst werden.

2.1.8 Pharmakologische Angaben

Tab. 2.2 Pharmakologische Angaben für Ranitidin und Famotidin

	Halbwertszeit	Wirkdauer	Funktionseinschränkung der		Schwangerschaft	Stillzeit	Einnahme zur Mahlzeit	Aktiver Metabolit
			Leber	Nieren				
Ranitidin	3 h	12 h	Erhöht die Serumkonzentration	Bei GFR < 50 ml/min max. 150 mg/d	B:1	III	Kein Einfluss	Nein
Famotidin	3 h	12 h	Kaum Einfluss	Halbe Dosierung bei GFR < 30 ml/min	B:1	III	Kein Einfluss	Nein

In mehreren Studien konnte gezeigt werden, dass bei normaler Dosierung eine herabgesetzte Nierenfunktion das Risiko für Nebenwirkungen um das 2- bis 4-Fache erhöht. Die Dosis sollte bei herabgesetzter Nierenfunktion lt. ▶ Tab. 2.2 angepasst werden.

2

2.1.9 Therapiekontrolle

H2-Rezeptorantagonisten sind bei **säurebedingten dyspeptischen Beschwerden** gut wirksam. Oft schon nach einigen Stunden und bereits nach Einnahme der ersten Tablette stellt sich eine merkliche Linderung dieser Beschwerden ein, im Gegensatz zu **Protonenpumpenhemmern** (PPI), bei denen der Effekt weniger rasch eintritt. Besteht V.a. säurebedingte dyspeptische Beschwerden, sollte eine probatorische Behandlung mit einem der aktuellen H2-Rezeptorantagonisten erfolgen. Bei zweifelhafter Wirkung sollten H2-Rezeptorantagonisten abgesetzt und der Effekt des Absetzens ausgewertet werden. Eine probatorische Behandlung mit H2-Rezeptorantagonisten empfiehlt sich nur bei jüngeren oder mittelalten Patienten; bei Älteren (v.a. > 70 Jahre) steigt die Gefahr kognitiver Nebenwirkungen.

2.1.10 Alternative Behandlungen

Veränderungen des Lebensstils

Bei **gastroösophagealer Refluxkrankheit** (GERD) sind **Veränderungen des Lebensstils** immer einen Behandlungsversuch wert, auch wenn die wissenschaftliche Datenlage keine Evidenz bietet. Empirisch belegt ist jedoch, dass ein veränderter Lebensstil diese Beschwerden bessern und zudem einer Verschlechterung der Symptomatik entgegenwirken kann. Folgende Maßnahmen können dem Einzelnen helfen, die Beschwerden zu lindern oder eine begonnene medikamentöse Behandlung zu unterstützen:

- Gewichtsabnahme bei Übergewicht, besonders bei Bauchfett
- Vermeidung oder Verringerung von fettem und stark gewürztem Essen
- Vermeidung von Tabak, Alkohol und Koffein
- Vermeidung von Obstipation
- Letzte Mahlzeit des Tages > 3 Stunden vor dem Zubettgehen
- Erhöhung des Bettkopfendes

Schädliche Wirkungen anderer Medikamente

Medikamente, die die Schleimhäute des oberen Gastrointestinalkanals beeinträchtigen wie z.B. NSAR und Azetylsalizylsäure, sollten vermieden werden. Anticholinergika, Theophyllin, Kalziumantagonisten, Benzodiazepine und Beta-2-Agonisten beeinflussen die ösophageale Motilität und können somit einen gastroösophagealen Reflux verursachen oder verstärken.

Alternative Medikamente

Protonenpumpenhemmer sind nicht in gleichem Maße wie H2-Rezeptorantagonisten von einer guten Nierenfunktion abhängig und häufig die wirksamste Alternative bei gleicher Indikation. Bedarf es einer medikamentösen Alternative ist ein PPI (z.B. Omeprazol) speziell bei älteren Patienten > 70 Jahren oder bei herabgesetzter Nierenfunktion geeignet. Für Patienten mit Dyspepsie ohne nachweisbare organische Ursache gibt es keine effektive Therapieoption. Eine säurehemmende Behandlung hat grundsätzlich keine Wirkung, solange die dyspeptischen Beschwerden des Patienten nicht säurebedingt sind.

2.1.11 Beschwerden beim Absetzen

Nach einer gewissen Dauer einer regelmäßigen Behandlung kann durch einen Säureüberschuss ein Reboundphänomen auftreten. Wird eine acht Wochen dauernde

Behandlung mit Ranitidin beendet, kann schon einen Tag später eine deutlich erhöhte Säuresekretion im Magen festgestellt werden. **Dyspeptische Reboundsymptome** in Form von Sodbrennen, Magenschmerzen und Übelkeit scheinen einige Tage nach einer beendeten Behandlung am ausgeprägtesten zu sein. Ergebnisse verschiedener Studien deuten darauf hin, dass diese Reboundsymptome vom ersten Tag bis 10–28 Tage nach Beenden der Behandlung auftreten.

2.1.12 Behandlung beenden

Bis zu einer Therapiedauer von 1 Monat kann das Medikament direkt abgesetzt werden. Treten dennoch Reboundsymptome auf, sollte der H2-Rezeptorantagonist wieder mit der ½ Tagesdosis über 1 Woche eingenommen und danach erneut abgesetzt werden.

Falls das Medikament länger als 1 Monat eingenommen wurde, empfiehlt es sich, die Tagesdosis über weitere 2 Wochen zu halbieren und das Medikament danach abzusetzen. Bei Bedarf kann ein Antazidum eingenommen werden.

Begleitend zum Ausschleichen sollten Lebensstilveränderungen besprochen und angeboten werden.

Dabei ist es wichtig, den Patienten darüber zu informieren, dass eventuell auftretende **Absetzsymptome** vorübergehender Natur sind und nicht als Zeichen einer erneuten Erkrankung gedeutet werden sollten.

2.1.13 Am Lebensende

H2-Rezeptorantagonisten können bei **älteren und schwer kranken Patienten** im palliativen Stadium Verwirrung und eine kognitive Dysfunktion hervorrufen und sollten daher nicht gegeben werden.

- Falls eine klare Indikation zur Hemmung der Magensäuresekretion vorliegt, sollten PPI verschrieben werden.
- Falls eine unsichere oder keine Indikation für eine Säurehemmung vorliegt, sollte Famotidin oder Ranitidin mit ½ Tagesdosis über 2 Wochen ausgeschlichen und dann abgesetzt werden. Treten in dieser Phase Reboundsymptome auf, kann ein PPI in niedriger Dosierung (z. B. Omeprazol mit 10 mg 1 ×/d) über 1 Woche verordnet werden. Danach sollte der PPI erneut über 1 Woche jeden zweiten Tag gegeben und danach abgesetzt werden.
- Falls kognitive Einschränkungen vorliegen, sollte Ranitidin/Famotidin direkt abgesetzt und – wie in den beiden obigen Indikationen – durch einen PPI ersetzt werden.

2.1.14 Sonstiges

Reboundsymptome treten klinisch einige Tage nach dem abrupten Absetzen auf und sistieren nach ca. 4 Wochen. Bei PPI-Behandlung beobachtet man diese Symptomatik erst nach ca. 2 Wochen. Sie sistiert erfahrungsgemäß nach insgesamt 2 Monaten.

Es konnte gezeigt werden, dass sich nach 1–2 Wochen der Einnahme von Ranitidin eine gewisse Toleranz in Form einer erhöhten Säureproduktion entwickelt. Dieser Effekt scheint jedoch keine klinischen Konsequenzen zu haben, außer einer nachlassenden Wirkung über den Tag bei Refluxösophagitis.

Werden Patienten mit herabgesetzter Nieren- oder Leberfunktion mit einem H2-Rezeptorantagonisten behandelt, sollte die Dosis reduziert werden. Bei älteren Patienten > 70 Jahren und allen Patienten mit schwerer Erkrankung in palliativer Behandlung sollte diese Medikamentengruppe mit Hinblick auf die möglichen kognitiven Nebenwirkungen ganz ausgeschlossen werden. Es liegen mehrere Studien vor, die die Häufigkeit von **Konfusion, Desorientierung und Halluzinationen** im Zusammenhang mit einer Behandlung mit H2-Rezeptorantagonisten bei älteren Menschen belegen.

Die Aufnahme von Eisen und Kalzium erfordert einen ausreichend sauren pH im Magen. Ob eine länger andauernde Einnahme von H2-Rezeptorantagonisten (besonders bei Älteren) die Entwicklung einer Anämie oder eine verminderte Mineralisierung des Skelettes begünstigt, ist zum derzeitigen Zeitpunkt nicht zu beantworten, da dies bislang nicht untersucht wurde. Andererseits ist es wichtig, derartige Risiken zu vermeiden, indem eine Behandlung mit PPI oder H2-Rezeptorantagonisten abgesetzt wird, falls diese offensichtlich keinen klaren Nutzen zeigt.

Eine große epidemiologische Studie konnte ein **erhöhtes Risiko** für die Entwicklung einer **ambulant erworbenen Pneumonie** bei Patienten unter Behandlung mit einem H2-Rezeptorantagonisten im Vergleich zu Patienten mit bereits beendeter Einnahme eines H2-Rezeptorantagonisten zeigen. Das korrigierte relative Risiko betrug 1,63 (95 % Konfidenzintervall 1,07–2,48). Dieses erhöhte Risiko trat v. a. bei älteren Patienten und prädisponierten Patienten mit einer Lungenerkrankung, Diabetes, Herzinsuffizienz oder einer Immunschwächeerkrankung auf. In derselben Studie lag das erhöhte Risiko für eine ambulant erworbene Pneumonie bei einer Behandlung mit PPI bei 1,89 (95 % Konfidenzintervall 1,36–2,62), also noch etwas höher.

Referenzartikel und andere Quellen

el-Omar E, Banerjee S, Wirz A, Penman I, Ardill JE, McColl KE. Marked rebound acid hyper secretion after treatment with ranitidine. Am J Gastroenterology. 1996 Feb; 91(2): 355–359.

Fullarton GM, Macdonald AM, McColl KE. Rebound hyper secretion after H2-antagonist withdrawal – a comparative study with nizatidine, ranitidine and famotidine. Aliment Pharmacol Ther. 1991 Aug; 5(4): 391–398.

Laheij RJ, Sturkenboom MC, Hassing RJ, Dieleman J, Stricker BH, Jansen JB. Risk of community-acquired pneumonia and use of gastric acid-suppressive drugs. JAMA. 2004 Oct 27; 292(16): 1955–1960.

Manlucu J, Tonelli M, Ray JG, Papaioannou A, Youssef G, Thiessen-Philbrook HR, Holbrook A, Garg AX. Dose-reducing H2 receptor antagonists in the presence of low glomerular filtration rate: a systematic review of the evidence. Nephrol Dial Transplant. 2005 Nov; 20(11): 2376–2384.

McRorie JW, Kirby JA, Miner PB. Histamine2-receptor antagonists: Rapid development of tachyphylaxis with repeat dosing. World J Gastrointest Pharmacol Ther. 2014 May 6;5(2): 57–62.

Nwokolo CU, Smith JT, Sawyerr AM, Pounder RE. Rebound intragastric hyperacidity after abrupt withdrawal of histamine H2 receptor blockade. Gut. 1991 Dec; 32(12): 1455–1460.

Parikh N, Howden CW. The safety of drugs used in acid-related disorders and functional gastrointestinal disorders. Gastroenterol Clin North Am. 2010 Sep; 39(3): 529–542.

Smith AD, Gillen D, Cochran KM, El-Omar E, McColl KE. Dyspepsia on withdrawal of ranitidine in previously asymptomatic volunteers. Am J Gastroenterology. 1999 May; 94(5): 1209–1213

Wilder-Smith CH, Ernst T, Gennoni M, Zeyen B, Halter F, Merki HS. Tolerance to oral H2-receptor antagonists. Dig Dis Sci. 1990 Aug; 35(8): 976–983.

Yuan RY, Kao CR, Sheu JJ, Chen CH, Ho CS. Delirium following a switch from cimetidine to famotidine. Ann Pharmacother. 2001 Sep; 35(9): 1045–1048.

2.2 Protonenpumpenhemmer A02BC

Omeprazol, Pantoprazol, Lansoprazol, Rabeprazol, Esomeprazol

Protonenpumpenhemmer (PPI = Proton Pump Inhibitor) kombiniert mit Antibiotika zur Behandlung von helicobacterbedingtem Magen- und Duodenalulkus (sog. Eradikationstherapie) sind hier nicht berücksichtigt, da diese nur über eine kurze und begrenzte Zeit gegeben werden.

2.2.1 Indikationen

Alle Protonenpumpenhemmer (PPI)

Auf dem deutschen Arzneimittelmarkt sind sechs PPI erhältlich (Omeprazol, Esomeprazol, Pantoprazol, Lansoprazol, Rabeprazol und Dexlanoprazol). Sie sind dosisabhängig zugelassen für die

- Behandlung und Rezidivprophylaxe von Ulcus ventriculi und duodeni,
- Behandlung und Prophylaxe von NSAR-assoziierten Ulzera,
- Behandlung und Langzeittherapie der Refluxösophagitis,
- symptomatische Behandlung der gastroösophagealen Refluxkrankheit,
- Behandlung des Zollinger-Ellison Syndroms sowie
- Helicobacter-pylori-Eradikation.

Selbstmedikation

Omeprazol-, Esomeprazol- und Pantoprazol-haltige Präparate sind in geringerer Dosierung und kleinen Abgabemengen zur **Kurzzeitbehandlung von Refluxsymptomen** (z. B. Sodbrennen) **nicht rezeptpflichtig** und können im Rahmen der Selbstmedikation in der Apotheke erworben werden. Die Einzel- und Tagesdosis dieser Präparate ist auf 20 mg und die Abgabemenge auf 7 bzw. 14 Stück begrenzt.

Kommentar: Die Einnahme von Glukokortikoiden stellt keine Indikation zur prophylaktischen PPI-Behandlung dar, da sie nicht ulzerogen sind. Liegt jedoch eine frühere Ulkuskrankheit, Nikotinkonsum oder eine gleichzeitige Behandlung mit NSAR/ASS vor, ergibt sich eine Indikation zur präventiven PPI-Behandlung.

2.2.2 Wirkmechanismus

Die Salzsäuresekretion im Magen wird durch Protonenpumpenhemmer (PPI) durch deren spezifischen Effekt auf die Protonenpumpen der Parietalzellen gehemmt. PPI wirken hemmend auf das Enzym H^+/K^+-ATPase, welches die basale und die stimulierte Sekretion der Parietalzellen reguliert. Dies ist der letzte Schritt der Säureproduktion und bei Hemmung dieses Schritts erhöht sich der pH-Wert im Magen. Bereits wenige Tage der Behandlung bewirken eine deutliche Minderung des Säuregrads im Magen.

Dieser hemmende Effekt ist dosisabhängig und wirkt sowohl auf die basale als auch auf die stimulierte Säuresekretion, unabhängig von der Art der Stimulierung. PPI wirken nicht auf cholinerge oder histaminerge Rezeptoren. Ebenso wie H2-Rezeptorantagonisten reduziert die Behandlung mit PPI die Azidität im Magen. Proportional zur Säurereduktion steigt die Gastrinproduktion reversibel an. Bei länger andauernder Behandlung mit PPI kann die Häufigkeit von glandulären Zysten im Magen etwas ansteigen. Diese Veränderungen sind physiologisch, gutartig und reversibel und eine Folge der Hemmung der Säuresekretion. Motilitätsstörungen des Magen-Darm-Kanals können durch PPI nicht beeinflusst werden.

2

2.2.3 Empfohlene Tagesdosen und Dosisbereiche

In ihren Standarddosen haben alle PPI eine gleichwertige Wirkung. Als Grundbehandlung wird bei den meisten Indikationen Omeprazol 20 mg/d empfohlen (nach Einschätzung der schwedischen Aufsichtsbehörde für Arzneimittelbewertung im Jahr 2006, ▶ Tab. 2.3).

Tab. 2.3 Dosierungsempfehlungen für PPI

	Dosis-intervall	GERD	Prophylaxe bei erhöhtem Risiko für Nebenwirkungen durch NSAR	Zollinger-Ellison-Syndrom (Startdosis)
Esomeprazol	24 h	20 mg/d	20 mg/d	80 mg/d
Lansoprazol	24 h	30 mg/d	15 mg/d	60 mg/d
Omeprazol	24 h	20 mg/d	20 mg/d	60 mg/d
Pantoprazol	24 h	40 mg/d	20 mg/d	80 mg/d
Rabeprazol	24 h	20 mg/d	Keine Indikation	60 mg/d

Refluxösophagitis

Die Therapie sollte je nach Ausprägung der Erkrankung **individuell dosiert** werden. Zur Abheilung einer Refluxösophagitis reichen nach der aktuellen Datenlage 20 mg Omeprazol pro Tag über 4–8 Wochen in den meisten Fällen aus. Bei schwerer Ösophagitis oder bei vorliegenden ösophagealen Geschwüren kann eine höhere Dosis notwendig sein, z. B. 20 mg Omeprazol 2 ×/d über 3–4 Wochen.

Symptomatische Behandlung bei Refluxbeschwerden ohne Ösophagitis

Nicht alle Patienten benötigen eine Dauerbehandlung. Auch eine **Bedarfsmedikation** kann gut funktionieren; meist reichen 10–20 mg Omeprazol aus. Dabei ist Omeprazol 20 mg/d die erste Therapiewahl. Eine Gabe jeden zweiten oder dritten Tag kann ebenso versucht werden. Grundsätzlich sollten **PPI vor dem Frühstück** eingenommen werden, da die Säurestimulation den pharmakologischen Effekt erhöht. Bei vorübergehendem und kurzfristig andauerndem Sodbrennen kann die Behandlung mit dem H2-Rezeptorantagonisten **Ranitidin** eine mögliche Alternative sein.

Prophylaktische Behandlung bei niedrig dosierter Gabe von Azetylsalizylsäure (ASS)

Wird ein Patient mit einer früheren Ulkuskrankheit oder Blutung aus dem oberen Gastrointestinaltrakt aktuell mit niedrig dosiertem ASS behandelt, sollte prophylaktisch mit einem PPI behandelt werden; hier wird Omeprazol 20 mg 1 × 1 pro Tag empfohlen. Bei gleichzeitiger Behandlung von ASS und NSAR sollte eine prophylaktische Behandlung mit PPI erwogen werden, ebenso bei der Kombination eines dieser Präparate mit einem Kortikosteroid.

Risikofaktoren für die Entwicklung eines NSAR-bedingten Magenulkus

- Hohes Alter
- Früheres Magenulkus
- Gleichzeitige Einnahme von Antikoagulanzien oder Glukokortikoiden

Mit zunehmendem Alter steigt das Risiko. Bei Patienten mit erhöhtem gastrointestinalen Blutungsrisiko sollte zuerst eine Alternativbehandlung zu einem NSAR erwogen werden. Wird die Behandlung mit NSAR fortgesetzt und liegen ein oder mehrere Risikofaktoren vor, sollte eine PPI-Behandlung erwogen werden.

Bei älteren Patienten muss die Dosis eines PPI i. d. R. nicht angepasst werden, außer bei **Lansoprazol,** bei dem die höchste empfohlene Tagesdosis bei 30 mg liegt.

Eine Dauerbehandlung sollte nur bei klar vorliegender Indikation erfolgen.

2.2.4 Nebenwirkungen

Häufige Nebenwirkungen

- Kopfschmerzen
- Schwindel
- Durchfall
- Magenschmerzen
- Flatulenz
- Obstipation
- Meteorismus
- Müdigkeit
- Urtikaria
- Übelkeit

Ernsthafte Nebenwirkungen

- Enzephalopathie bei schwerer Lebererkrankung
- Leberversagen
- Hepatitis
- Angioödem
- Anaphylaktischer Schock
- Bronchospasmen
- Interstitielle Nephritis

2.2.5 Wichtige Interaktionen

Antimykotika

Itraconazol Wird Itraconazol als Kapsel verabreicht, kann sich die Plasmakonzentration bei gleichzeitiger Gabe eines PPI reduzieren. Wird der Patient mit einem PPI behandelt, sollte Itraconazol als orale Lösung verabreicht werden, um diese Interaktion zu vermeiden.

Ketoconazol Bei gleichzeitiger Gabe eines PPI kann sich der Ketoconazolspiegel und damit auch der klinische Effekt verringern. In diesem Fall sollte Ketoconazol mit einem sauren Getränk eingenommen werden, um die Absorption zu erhöhen; der klinische Effekt sollte kontrolliert werden.

Antineoplastische Mittel

Melphalan Ein erhöhter pH-Wert im Magen verringert die Melphalankonzentration, was die klinische Wirkung verschlechtern kann. Melphalan sollte **nicht mit einem Säurehemmer** zusammen gegeben werden.

Antithrombotische Mittel

Clopidogrel Diese Kombination **sollte vermieden werden,** da die Wirkung von Clopidogrel abgeschwächt werden kann. H2-Rezeptorantagonisten wie Ranitidin können alternativ zu Esomeprazol gegeben werden. Muss dennoch ein PPI gegeben werden, sollte Pantoprazol vorgezogen werden.

Antivirale Mittel

Atazanavir Diese Kombination sollte **unbedingt vermieden** werden, da die Bioverfügbarkeit von Atazanavir markant absinken kann.

Immunsuppressiva

Tacrolimus Bei einzelnen Patienten kann die Serumkonzentration ansteigen. Daher sollte der Tacrolimus-Spiegel bei Beginn und Beendigung der PPI-Behandlung kontrolliert werden.

Mittel zur Behandlung der Hyperkaliämie und Hyperphosphatämie

Sevelamer Hohe Dosen von Medikamenten, die den pH-Wert im Magen erhöhen, sollten vermieden werden.

Zytostatika

Methotrexat Bei parenteral verabreichtem Methotrexat kann sich der Serumspiegel erhöhen. Hier sollte die Behandlung mit **Ranitidin** anstelle eines PPI erwogen werden.

Merke
Eine **Dauerbehandlung mit PPI** kann möglicherweise die Resorption von zweiwertigem Eisen hemmen.

2.2.6 Kontraindikationen

PPI sollten **nicht zusammen mit Atazanavir** gegeben werden (▸ Kap. 2.2.5).

Rabeprazol ist während der Schwangerschaft und der Stillzeit **kontraindiziert.**

2.2.7 Warnhinweise

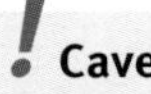

Cave
Vorsicht bei eingeschränkter Leberfunktion.

Bei der Behandlung eines diagnostizierten oder verdächtigen **Magengeschwürs** muss immer ein malignes Geschehen ausgeschlossen werden, da eine PPI-Behandlung die Symptomatik maskieren und damit die Diagnosestellung eines möglichen Magenkarzinoms verzögern kann. Verändert sich die Symptomatik unter fortlaufender PPI-Behandlung (z.B. Gewichtsverlust, Erbrechen, Meläna, Hämatemesis), muss ein malignes Geschehen ausgeschlossen werden.

Es findet sich eine Assoziation von lang dauernder PPI-Einnahme mit einem erhöhten Risiko für Demenz, chronische Niereninsuffizienz und Herzinfarkt. Der einheitliche Pathomechanismus ist möglicherweise eine Funktionsstörung von Endothelzellen durch PPI.

2.2.8 Pharmakologische Angaben

▶ Tab. 2.4.

Tab. 2.4 Pharmakologische Angaben für PPI

	Halbwertszeit	Aktiver Metabolit	Eingeschränkte Funktion der		Schwangerschaft	Stillzeit	Gleichzeitige Mahlzeit	Sonstiges
			Leber	Niere				
Esomeprazol	80 min	Nein	Vorsichtige Dosierung	Ohne Einfluss	B:1	IVa	Kein Einfluss	Tablette nicht zerteilen
Lansoprazol	1–2 h	Nein	Vorsichtige Dosierung	Ohne Einfluss	B:1	IVa	Verminderte Aufnahme (50 %)	Auch als Schmelztablette
Omeprazol	40 min	Nein	Vorsichtige Dosierung	Ohne Einfluss	A	IVb	Kein Einfluss	Tablette nicht zerteilen
Pantoprazol	1 h	Ja	Vorsichtige Dosierung	Ohne Einfluss	B:3	IVa	Verzögert leicht die Aufnahme	Tablette nicht zerteilen
Rabeprazol	1 h	Nein	Vorsichtige Dosierung	Ohne Einfluss	B:2	IVa	Kein Einfluss	Tablette nicht zerteilen

2.2.9 Therapiekontrolle

Die Beurteilung einer Ulcus-ventriculi-Behandlung sollte nach Möglichkeit durch eine Gastroskopie erfolgen. Bei den weiteren Indikationen wie z. B. Refluxösophagitis kann die Verlaufsbeurteilung auch klinisch erfolgen, wenn die Symptomatik deutlich nachgelassen hat oder sogar verschwunden ist. Etwa 10 % der Patienten mit chronischer gastroösophagealer Refluxkrankheit sprechen nicht auf eine PPI-Behandlung an.

Auch wenn die PPI-Behandlung aufgrund einer Diagnose ohne Gastroskopie oder durch eine NSAR-Behandlung veranlasst wurde, sollte das Behandlungsergebnis ebenfalls überprüft werden. Dies kann in vielen Fällen durch einen schonenden Absetzversuch geschehen (▶ Tab. 2.4).

2.2.10 Alternative Behandlungen

▶ Kap. 2.1.9.

! Cave

Bei älteren oder schwer kranken Personen werden manchmal **Obstipationsbeschwerden** als Dyspepsie fehlgedeutet. Fälschlicherweise wird hier mit einem PPI behandelt.

Bei säurebedingten Beschwerden wie z. B. bei kurz dauerndem Sodbrennen bei gastroösophagealem Reflux können H2-Rezeptorantagonisten eine Alternative zur Behandlung sein. Die Symptomatik wird schneller gelindert als mit bedarfsweise gegebenen Protonenpumpenhemmern (on demand) und eventuell auftretende Absetzbeschwerden sind leichter zu behandeln.

Eine säurehemmende Behandlung zeigt prinzipiell keine Wirkung, wenn die Beschwerden des Patienten nicht säurebedingt sind. Ein großer Teil der mit PPI oder H2-Rezeptorantagonisten behandelten Patienten erhalten diese ohne adäquate Behandlungsindikation. In mehreren Studien wird die korrekte Indikation der Behandlung mit einem PPI bei 37–63 % der untersuchten Patienten infrage gestellt.

2.2.11 Beschwerden beim Absetzen

Alle Protonenpumpenhemmer senken schon nach einigen Tagen der Einnahme effektiv die Säureproduktion im Magen. Dies wird kompensiert durch eine erhöhte Gastrinproduktion, was wiederum beim Absetzen eines PPI Probleme bereiten kann. In Studien lässt sich 14 Tage nach einer 90 Tage andauernden Einnahme von Omeprazol eine Säuresekretion nachweisen, die höher ist als vor der Behandlung. Die klinische Erfahrung zeigt, dass viele Patienten nach dem Absetzen eines PPI ohne langsame Reduktion säurebedingte Beschwerden bekommen. Dies kann dazu führen, dass der Protonenpumpenhemmer erneut eingenommen wird, obwohl der Therapie keine ursächliche Indikation zugrunde lag oder die auslösende Ursache nicht mehr nachweisbar ist.

Bei Einnahme eines PPI lassen sich erhöhte Gastrinspiegel nachweisen, die wiederum die Anzahl der enterochromaffinen Zellen (ECL) in der Magenschleimhaut erhöhen und diese zu einer erhöhten Histaminfreisetzung stimulieren. Die Parietalzellen reagieren auf den erhöhten Reiz des Histamins auf die H2-Rezeptoren mit einer verstärkten Salzsäureproduktion. Besteht ein erhöhter Gastrinspiegel weiter, wird das Wachstum sowohl der Parietal- als auch der ECL-Zellen stimuliert. Dieser Mechanismus scheint zu erklären, warum eine Reboundhypersekretion über mehr als 8, aber weniger als 26 Wochen nach einer mind. 1-jährigen PPI-Behandlung bestehen bleibt. 4 Wochen nach einer abgebrochenen Therapie hat sich die Gastrinproduktion spürbar verringert.

2.2.12 Behandlung beenden

Protonenpumpenhemmer, die regelmäßig über mind. 2 Monate eingenommen wurden, sollten vorsichtig nach dem beigefügten Schema ausgeschlichen werden, um ein Reboundphänomen zu vermeiden. Der erhöhte Gastrinspiegel bleibt noch eine längere Zeit nach einer beendeten PPI-Behandlung bestehen. Die Anzahl der ECL- und Parietalzellen scheint sich erst nach Verringerung des Gastrinspiegels zu normalisieren. Diese Mechanismen erklären, warum nach dem Absetzen eine längere Zeit Reboundphänomene auftreten und bestehen bleiben können.

Dabei ist es wichtig, dem Patienten zu erklären, dass eventuell auftretende dyspeptische Beschwerden nicht bedeuten, dass ein PPI weiter eingenommen werden muss.

Folgende Vorschläge vermindern das Risiko von Absetzbeschwerden und verdeutlichen dem Patienten, wie wichtig es ist, diese Aufgabe ernsthaft anzugehen. Für eine kosteneffektive Ausschleichphase sollte Omeprazol verwendet werden.

Bei einer Behandlungszeit von 1–2 Monaten kann Schritt 3 übersprungen werden und Schritt 1 und 2 können auf jeweils 2 Wochen abgekürzt werden (▶ Tab. 2.5).

Bei einer Behandlungszeit von < 1 Monat und wahrscheinlich auch bei bedarfsmäßiger Einnahme besteht ein nur geringes Risiko für Reboundphänomene und die Einnahme kann direkt beendet werden.

Bei Schritt 4 können bei Bedarf zusätzlich 150 mg Ranitidin gegeben werden, falls die Reboundsymptomatik nicht komplett mit Antazida behoben werden kann. Der Vorteil einer solchen Behandlung im Vergleich zur Einnahme eines PPI liegt darin, dass die Symptomatik schnell gelindert (meist innerhalb einer Stunde) und ein Rückfall in eine medizinisch nicht motivierbare PPI-Behandlung verhindert wird. H2-Rezeptorantagonisten wie Ranitidin sollten jedoch bei älteren Patienten (> 70. Lj.) wegen möglicher kognitiver Nebenwirkungen vermieden werden

Tab. 2.5 Absetzschema für Protonenpumpenhemmer (PPI)

Schritt	Medikament	Dosierung	Zeitdauer	Kosteneffektive Alternative
1	PPI	Halbe ursprüngliche PPI-Dosis 1 ×/d oder ganze Dosis jeden 2. d	4 Wo.	Omeprazol 10 mg 1 ×/d Veränderungen des Lebensstils
2	PPI	Halbe ursprüngliche Dosis jeden 2. d	4 Wo.	Omeprazol 10 mg jeden 2. d Veränderungen des Lebensstils
3	PPI	Halbe ursprüngliche Dosis jeden 4. d	4 Wo.	Omeprazol 10 mg jeden 4. d Veränderungen des Lebensstils
4	Antazida	Bei Bedarf	4 Wo.	Magnesium- + Aluminiumhydroxid oder Kalziumkarbonat + Magnesiumhydroxid Veränderungen des Lebensstils

2.2.13 Am Lebensende

Eine tageweise Unterbrechung z. B. aufgrund von Übelkeit oder Erbrechen kann meist problemlos erfolgen. Zeigt sich allerdings in einer palliativen Situation, dass kein klarer klinischer Nutzen vorliegt, sollte eine PPI-Behandlung schonend beendet werden, d. h. ohne Reboundsymptome hervorzurufen. Hat die Behandlung 1 Monat oder länger gedauert, sollten über 2 Wochen 50 % und danach wieder über 2 Wochen 25 % der ursprünglichen Dosis gegeben werden. Danach kann die Behandlung versuchsweise beendet werden. Auch wenn das Risiko für das Auftreten von Nebenwirkungen während einer PPI-Behandlung gering ist, sollte eine wirkungslose Behandlung abgebrochen werden. Da sich bei Schwerkranken die Schluckfunktion verschlechtert, wird es von diesen als sehr belastend empfunden, unnötige Tabletten einzunehmen. Wird dennoch eine PPI-Behandlung in einer Palliativsituation nötig, in der dem Patienten ein Medikament nicht mehr gut per os oder über eine Magensonde verabreicht werden kann, kann Omeprazol/Esomeprazol in der gleichen Tagesdosis jeden zweiten Tag injiziert werden.

2.2.14 Sonstiges

Ein klarer Zusammenhang zwischen Säuregehalt im Magen und Magenbeschwerden ist bislang nicht bekannt (Ausnahme: Zollinger-Ellison Syndrom). Vermutlich hat ein niedriger pH-Wert im Magen allein nur geringe Wirkung; hingegen kann Säure in der Speiseröhre oder an einer Magenschleimhaut, die z. B. durch ein NSAR vorgeschädigt ist, Beschwerden verursachen. Daher sollten funktionelle dyspeptische Beschwerden nicht mit einem PPI probatorisch behandelt werden.

Merke
Funktionelle Dyspepsie = diffuse Schmerzen oder Unwohlsein im Epigastrium bei normaler Gastroskopie ohne gleichzeitige Refluxbeschwerden.

Die Mehrheit solcher Beschwerden ist nicht säurebedingt und PPI sind nicht wirksamer als ein Placebo. Eine probatorische Behandlung mit einem PPI kann dabei leicht in eine Dauerbehandlung münden. Wird eine solche Behandlung dann abgebrochen, können wiederum leicht Reboundsymptome auftreten, die eben diejenigen Beschwerden zeigen, die initial behandelt werden sollten, d. h. Hypersekretion von Magensäure.

In einer kleineren Studie mit Patienten, die länger als ein Jahr mit einem PPI behandelt worden waren, zeigten sich Reboundbeschwerden in Form von Hypersekretion von Magensäure über mehr als 8 Wochen, aber weniger als 26 Wochen. Untersucht wurden ebenfalls Unterschiede der Absetzbeschwerden bei verschiedenen Patientengruppen. Patienten mit GERD schienen größere Probleme beim Absetzen zu haben als diejenigen ohne GERD. Bei Patienten ohne eine starke Indikation für eine PPI-Behandlung scheint ein schonendes Absetzen eher möglich zu sein.

Bei Gesunden liegt der pH-Wert im Magen bei 2 und bei PPI-Einnahme bei > 4 während der meisten Zeit des Tages. Diese pH-Wert-Erhöhung kann die Resorption von Medikamenten und Nahrungsmitteln beeinflussen, die ein saures Milieu für eine gute Resorption benötigen; sie kann aber auch das Wachstum von Mikroorganismen begünstigen, die bei normalem pH-Wert nicht im Magen vorkommen.

Folgende **Nachteile einer PPI-Behandlung** werden in verschiedenen Studien zitiert:

Bakterien wie S. aureus und E. coli sowie Candida albicans können im Magensaft nach einer 4-wöchigen PPI-Behandlung nachgewiesen werden. Säurehemmende Medikamente wie z. B. PPI verdreifachen das Risiko einer bakteriellen Durchfallerkrankung. Campylobacter können pH-Werte < 4 nicht überleben, bei einer PPI-Behandlung steigt das Risiko einer Infektion mit diesem Bakterium. Auch Durchfall verursacht durch Clostridium difficile und Salmonellen ist während einer PPI-Behandlung häufiger. Mehrere Studien zeigen, dass das Risiko einer **ambulant erworbenen Pneumonie** bei Erwachsenen und bei Kindern gleichermaßen während der Einnahme von PPI steigt. Die **Bioverfügbarkeit von Eisen** aus der Nahrung verringert sich durch die Einnahme von PPI. Eisen fällt im Darm als unlösliches Präzipitat aus. Inwiefern eine verschlechterte Eisenaufnahme (besonders bei Älteren) durch eine länger dauernde PPI-Einnahme eine **Anämie** bewirken kann, ist zurzeit noch nicht zu beantworten. Dennoch ist es wichtig, ein solches Risiko zu vermeiden, indem eine PPI-Behandlung mit zweifelhaftem Nutzen oder ohne klare Indikation beendet wird. Auch die Aufnahme von Kalzium verringert sich, wenn der pH-Wert im Magen und Duodenum nicht ausreichend sauer ist. Diese verminderte Kalziumaufnahme führt wahrscheinlich zu sekundärem Hyperparathyreoidismus, dieser wiederum zu Entkalkung des Skeletts mit Osteoporose als Folge. Eine große retrospektive Studie konnte ein signifikant erhöhtes Frakturrisiko durch eine Behandlung mit PPI nach 7 Jahren feststellen. Bei Personen mit geringer Aufnahme von Vitamin B_{12} über die Nahrung kann die Einnahme eines PPI ein großes Risiko für einen Vitamin-B_{12}-Mangel beinhalten.

Merke

Protonenpumpenhemmer sind eine der häufigsten Medikamentengruppen bei Älteren, selbst bei Personen > 85 Jahren, obwohl hier säurebedingte Beschwerden eigentlich ungewöhnlich sind. Auch Dauerbehandlungen sind bei Älteren häufig.

Referenzartikel und andere Quellen

Björnsson E, Abrahamsson H, Simrén M, et al. Discontinuation of proton pump inhibitors in patients on long-term therapy: a double-blind, placebo-controlled trial. Aliment Pharmacol Ther. 2006 Sep 15; 24(6): 945–954.

Choudhry MN, Soran H, Ziglam HM. Overuse and inappropriate prescribing of proton pump inhibitors in patients with Clostridium difficile-associated disease. QJM. 2008 Jun; 101(6): 445–448. Epub 2008 Apr 14.

Fossmark R, Johnsen G, Johanessen E, Waldum HL. Rebound acid hypersecretion after long-term inhibition of gastric acid secretion. Aliment Pharmacol Ther. 2005 Jan 15; 21(2): 149–154.

Clew CM, Rentler RJ. Use of proton pump inhibitors and other acid suppressive medications in newly admitted nursing facility patients. J Am Med Dir Assoc. 2007 Nov; 8(9): 607–609.

Gomm W, von Holt K, Thomé F, Broich K, Maier W, Fink A, et al. Association of proton pump inhibitors with risk of dementia: a pharmacoepidemiological claims data analysis. JAMA neurology. 2016; 73(4): 410–416.

Haastrup P, Paulsen MS, Begtrup LM, et al. Strategies for discontinuation of proton pump inhibitors: a systematic review. Fam Pract. 2014 Dec; 31(6): 625–630.

Inadomi JM, Jamal R, Murata GH, et al. Step-down management of gastroesophageal reflux disease. Gastroenterology. 2001 Nov; 121(5): 1095–1100.

Insogna KL. The effect of proton pump-inhibiting drugs on mineral metabolism. Am J Gastroenterol. 2009 Mar; 104 Suppl 2: S2–4.

Laine L, Ahnen D, McClain C, et al. Review article: potential gastrointestinal effects of long-term acid suppression with proton pump inhibitors. Aliment Pharmacol Ther. 2000 Jun; 14(6): 651–668.

Nardino RJ, Vender RJ, Herbert PN. Overuse of acid-suppressive therapy in hospitalized patients. Am J Gastroenterol. 2000 Nov; 95(11): 3118–3122.

Naunton M, Peterson GM, Bleasel MD. Overuse of proton pump inhibitors. J Clin Pharm Ther. 2000 Oct; 25(5): 333–340.

Niklasson A, Lindström L, Simrén M, et al. Dyspeptic symptom development after discontinuation of a proton pump inhibitor: a double-blind placebo-controlled trial. Am J Gastroenterol. 2010 Jul; 105(7): 1531–1537.

Niv Y. Gradual cessation of proton pump inhibitor (PPI) treatment may prevent rebound acid secretion, measured by the alkaline tide method, in dyspepsia and reflux patients. Med Hypotheses. 2011 Sep; 77(3): 451–452.

O'Keefe SJ. Tube feeding, the microbiota, and Clostridium difficile infection.World J Gastroenterol. 2010 Jan 14; 16(2): 139–142.

Strid H, Simrén M, Björnsson ES. Overuse of acid suppressant drugs in patients with chronic renal failure. Nephrol Dial Transplant. 2003 Mar; 18(3): 570–575.
Targownik LE, Lix LM, Metge CJ, et al. Use of proton pump inhibitors and risk of osteoporosis-related fractures. CMAJ. 2008 Aug 12; 179(4): 319–326.
van Vliet EP, Otten HJ, Rudolphus A, et al. Inappropriate prescription of proton pump inhibitors on two pulmonary medicine wards. Eur J Gastroenterol Hepatol. 2008 Jul; 20(7): 608–612.

2.3 Laxanzien A06A

Bisacodyl, Ispaghula (Flohsamen), Ispaghula + Sennosid, Lactitol, Lactulose, Macrogol, Macrogol-Kombinationen, Natriumpicosulfat, Sennaglykoside

In diesem Kapitel werden nur Laxanzien mit der Indikation Obstipation berücksichtigt, hingegen nicht solche mit der Indikation präoperative oder prädiagnostische Darmreinigung. Alle Substanzen in diesem Kapitel werden peroral verabreicht.

2.3.1 Indikationen

- Funktionelle oder kurzfristige Obstipation (bei allen)
- Unterstützend zur Defäkation bei Hämorrhoiden, Analfissuren etc. (Bisacodyl)
- Adjuvant bei der Behandlung des Colon irritabile (IBS), Analfissuren und Hämorrhoiden (Ispaghula)
- Hepatische Enzephalopathie (Lactitol, Lactulose)
- Adjuvant bei der Behandlung von Durchfall beim IBS (Ispaghula)

2.3.2 Wirkmechanismus

Quellmittel

Ispaghula Besteht aus getrockneter Schleimepidermis der reifen Samenschale der Plantago ovata (Flohsamen). Diese Substanz bindet Wasser und verhindert dadurch eine allzu starke Wasserresorption aus dem Darmlumen, wodurch sich wiederum das Darmvolumen vergrößert (Quelleffekt).

Osmotisch aktive Substanzen

Lactitol ist ein Disaccharid aus Galaktose und Sorbitol, welches praktisch nicht resorbiert wird und bis ins Kolon gelangt. Dort wird es durch Darmbakterien in organische Säuren wie z. B. Essigsäure abgebaut. Dieser Abbau steigert den osmotischen Druck im Dickdarm, erhöht also den Wassergehalt und das Volumen des Stuhls und wirkt dadurch laxierend. Außerdem vermindert die Ansäuerung des Darminhalts die Absorption von Ammoniak.

Lactulose Der Wirkmechanismus und darmregulierende Effekt des Disaccharids aus Galaktose und Fruktose entspricht dem des Lactitols.

Macrogol besteht aus langen und geraden Polymeren, an die sich Wassermoleküle binden. Nach der peroralen Einnahme erhöhen sie das Volumen des Darminhalts. Durch das Volumen der nicht absorbierten Darmflüssigkeit erreicht die Macrogol-Lösung seine laxierende Eigenschaft.

Darmirritierende und die Peristaltik stimulierende Substanzen

Bisacodyl wirkt durch eine direkte Einwirkung auf die Darmwand und erhöht dadurch die Peristaltik. Zusätzlich werden durch antiresorptive Effekte Wasser und Elektrolyte im Kolon angesammelt. Dadurch werden die Defäkation angeregt, die Passagezeit verkürzt und der Stuhl weicher.

Natriumpicosulfat ist ein lokal wirksames Laxans aus der Gruppe der Triarylmethangruppe und somit ein Derivat von Bisacodyl. Nach der bakteriellen Spaltung im Dickdarm beeinflusst es analog zu Bisacodyl die Dickdarmschleimhäute und erhöht dort die Peristaltik.

Sennaglykoside erhöhen die Dickdarmperistaltik.

2.3.3 Empfohlene Tagesdosen und Dosisbereiche

Die in ▶ Tab. 2.6 genannten empfohlenen Tagesdosen können für manche Patienten initial etwas zu stark ausfallen, weshalb eine etwas geringere Anfangsdosierung empfohlen wird. Dies gilt insbesondere für diejenigen Substanzen, die die Peristaltik anregen. Beispielsweise kann bei Natriumpicosulfat mit 5–6 Tropfen am Abend begonnen werden.

Falls bei der höchsten empfohlenen Tagesdosis der Effekt ausbleibt oder nur unzureichend eintritt, sollten zwei Laxanzien mit verschiedenen Wirkmechanismen kombiniert werden. Eine osmotisch wirkende Substanz kann dabei mit einer die Peristaltik anregenden Substanz kombiniert werden.

Tab. 2.6 Dosierungsempfehlungen für Laxanzien

	Zeitpunkt der Einnahme	Dauer bei Selbstmedikation	Empfohlene Tagesdosis	Art der Wirkung
Ispaghula	1–3 ×/d	Bis auf Weiteres	3,25–10,25 g	Quellend
Lactitol	Abends oder morgens	Bis auf Weiteres	10–20 g	Erhöht den osmotischen Druck im Dickdarm
Lactulose	Morgens	Bis auf Weiteres	1–2 ×/d 7,5–15 ml	Erhöht den osmotischen Druck im Dickdarm
Macrogol	Morgens	Bis auf Weiteres	(1 Beutel = ca 13,5 g) Initial 1–3 Beutel/d, dann auf 1–2 Beutel/d reduzieren	Erhöht den osmotischen Druck im Dickdarm
Bisacodyl	Abends	Höchstens 1 Wo.	Orale Dosis 5–10 mg	Stimuliert die Peristaltik
Natriumpicosulfat	Abends	Höchstens 1 Wo.	10–20 Tropfen	Stimuliert die Peristaltik
Sennaglykoside	Abends	Höchstens 1 Wo.	24–48 mg	Stimuliert die Peristaltik

2

2.3.4 Nebenwirkungen

Häufige Nebenwirkungen

Als häufige Nebenwirkungen von Laxanzien treten v.a. Bauchschmerzen und Durchfall auf. Außerdem kommt es häufiger zu Meteorismus, Flatulenz, Völlegefühl, Übelkeit und Magenkrämpfen.

Beschwerden bei der Behandlung mit Laxanzien sind oftmals Folge einer zu hohen Dosierung, werden aber immer wieder fälschlicherweise als Nebenwirkungen gedeutet. Daher sollten diese Substanzen vorsichtig eindosiert werden, da dieselbe Dosis bei verschiedenen Individuen sehr unterschiedliche Wirkungen haben kann. Um Nebenwirkungen aufgrund einer **Überdosierung zu vermeiden,** kann es sehr hilfreich sein, dass der jeweilige Patient einem klaren **Dosierungsschema** folgt, das zuvor durch genaue Beobachtung unterschiedlicher Tagesdosen ermittelt wurde.

Ernsthafte Nebenwirkungen

Ernsthafte Nebenwirkungen treten **sehr selten** auf. Angioödem und allergische Reaktionen sind allerdings beschrieben. Durch eine Überdosierung kann es sehr selten zu einer Perforation des Dickdarms kommen. Nebenwirkungen wie Diarrhö können sekundär zu Elektrolytstörungen führen, nicht zuletzt auch zu Hypokaliämie.

2.3.5 Wichtige Interaktionen

Laxanzien

Antibiotika Bei gleichzeitiger Gabe von Antibiotika kann sich die Wirkung von Natriumpicosulfat verringern.

Herzglykoside: Digoxin Die Kombination von Digoxin und Bisacodyl kann zu einer moderaten Verringerung der Digoxinkonzentration führen. Digoxin und Bisacodyl sollten daher mit mind. 2 Stunden Abstand eingenommen werden. Hohe Dosen von Bisacodyl (gilt auch bei Natriumpicosulfat) und Diuretika oder Kortikosteroiden können Elektrolytstörungen bewirken, die wiederum die Empfindlichkeit auf Digoxin erhöhen.

Dickdarm-pH abhängige Arzneien Lactulose senkt den pH-Wert im Dickdarm, wodurch die Absorption von Arzneimitteln, deren Freisetzung vom Dickdarm-pH abhängt, beeinflusst werden kann (z.B. Mesalazin).

2.3.6 Kontraindikationen

Ileus, Darmverschluss, akutes Abdomen z.B. bei akuter Appendizitis, starke Magenschmerzen mit Übelkeit und Erbrechen als mögliches Zeichen einer schwereren Erkrankung sind klare Kontraindikationen für Laxanzien. Auch inflammatorische Darmerkrankungen (z.B. Morbus Crohn und Colitis ulcerosa) und Zustände mit starker Dehydratation, Flüssigkeits- und Elektrolytverlusten, besonders bei Hypokaliämie, stellen ebenfalls Kontraindikationen für die Anwendung dieser Substanzen dar.

Quellmittel sind ungeeignet bei Schluckstörungen und Motilitätsstörungen in der Speiseröhre sowie zur Obstipationsprophylaxe bei der Behandlung mit Opioiden.

2.3.7 Warnhinweise

Anhaltender Gebrauch kann zu Störungen im Flüssigkeits- und Elektrolythaushalt einschließlich Hypokaliämie führen. Besteht ein regelmäßiger und täglicher Bedarf über einen längeren Zeitraum, sollte immer die Ursache der Verstopfung eruiert werden. Obstipation kann Symptom einer zugrunde liegenden malignen Erkrankung sein.

Bei Patienten, die Bisacodyl oder Natriumpicosulfat einnehmen, sind auch Schwindel und/oder Synkopen beobachtet worden. Es liegt der Verdacht nahe, dass es sich dabei um Defäkationssynkopen (im Zusammenhang mit Anstrengung bei der Defäkation) und/oder eine vasovagale Reaktion aufgrund von Bauchschmerzen handelt, die durch eine starke Bauchperistaltik ausgelöst werden.

2.3.8 Pharmakologische Angaben

Die in ▶Tab. 2.7 aufgeführten Substanzen werden nicht oder nur sehr geringfügig aus dem Magen-Darm-Kanal resorbiert. Bei herabgesetzter Leber- oder Nierenfunktion liegt keine Kontraindikation vor. Es sollte jedoch beachtet werden, dass eine allzu intensive Behandlung mit Laxanzien den Elektrolythaushalt stören und somit auch die Behandlung einer schweren Niereninsuffizienz beeinträchtigen kann.

Tab. 2.7 Pharmakologische Angaben für Laxanzien

	Zeit bis Wirkbeginn	Schwangerschaft	Stillzeit
Bisacodyl	6–12 h	A	IVb
Ispaghula	Einige Tage	A	I
Sennaglykoside	12 h	B:1	III
Lactitol	12 h	B:1	IVb
Lactulose	12–24 h	A	I
Macrogol	24–48 h	B:1	I
Macrogol-Kombinationen	24–48 h	B:2	IVa
Natriumpicosulfat	6–12 h	B:1	I

2.3.9 Therapiekontrolle

Eine begonnene Behandlung mit Laxanzien sollte weiter beobachtet und immer wieder ausgewertet werden. Behandlungsziel ist es, Beschwerden wie eine funktionelle Obstipation zu lindern. Ein Maß für die Wirksamkeit ist dabei:

- Die Stuhlkonsistenz hat sich von hart zu weich gewandelt.
- Das Drang- oder Druckgefühl im Rektum hat nachgelassen oder ist verschwunden.
- Schmerzen bei der Defäkation haben nachgelassen.
- Die Anzahl der Tage zwischen den Defäkationen hat sich verringert.
- Die Rektumampulle konnte sich komplett entleeren (digitale rektale Kontrolle).

Kann das Rektum komplett von Stuhl entleert werden, verringert sich auch das Risiko für eine Stuhlinkontinenz des Patienten.

2.3.10 Alternative Behandlungen

Um Verstopfung oder eine träge Verdauung zu vermeiden, sind bei den meisten Menschen körperliche Aktivität, ein aufmerksamer und achtsamer Umgang mit den Defäkationssignalen und eine geeignete Ernährung die wirksamsten Maßnahmen. Je älter die Patienten sind, desto größer sollte der positive Effekt dieser Maßnahmen sein.

Die Erfahrungen mit der Behandlung von obstipierten Patienten zeigen, dass regelmäßige (am besten tägliche) **körperliche Aktivität** in Form eines schnellen Spaziergangs einen positiven Effekt auf Verstopfung hat. Menschen, die eine Achtsamkeit bezüglich ihres Körpers entwickeln, stellen oft auch ihre **Ernährungsgewohnheiten** sinnvoll um, hier insbesondere auf ballaststoffreiche Ernährung. Der Anteil der Ballaststoffe sollte zwischen 20–35 g/d liegen (▶ Kap. 2.3.14 **Pajala-Brei**).

Vermehrte Flüssigkeitszufuhr zeigt nur bei einer vorhandenen Dehydrierung einen evidenten Effekt auf eine Obstipation. Allerdings liegt bei vielen, v. a. älteren Patienten ohnehin ein gewisses Maß einer Dehydrierung vor. Auf der anderen Seite können entwässernde Medikamente jedoch Obstipationsbeschwerden auslösen, wahrscheinlich aufgrund ihres anticholinergen Nebeneffekts.

2.3.11 Beschwerden beim Absetzen

Es liegen keine Erkenntnisse darüber vor, dass das Beenden einer Laxanzienbehandlung Reboundphänomene in Form von Obstipation auslösen kann.

Flüssigkeits- oder Elektrolytverluste aufgrund von Diarrhö können nach einer lang dauernden Behandlung mit Laxanzien zu einer Hypokaliämie führen und einen sekundären Hyperaldosteronismus auslösen. Wird nun die Laxanzienbehandlung beendet, können vorübergehend durch den sekundären Hyperaldosteronismus bedingte Ödeme entstehen. In der Regel legt sich dieses Phänomen nach einigen Wochen; in einzelnen Fällen kann jedoch die Behandlung mit einem Schleifendiuretikum notwendig werden, falls die Ödembeschwerden störend sind. In dieser Situation sollte der Kaliumspiegel fortlaufend kontrolliert werden.

Einzelne Fallberichte dokumentieren Herzinsuffizienz oder kardiale Arrhythmien, die bei Beendigung einer hoch dosierten peristaltikfördernden Medikation entstanden sind. Derart gefährliche Situationen entstehen meist im Zusammenhang mit Essstörungen und **Laxanzienmissbrauch.** Eine Überdosierung oder ein Missbrauch von Laxanzien ist bei diesen Patienten assoziiert mit einem Unzufriedenheitsgefühl mit dem eigenen Körper und dem fixen Wunsch abzunehmen, unabhängig, ob Übergewicht vorliegt oder nicht.

2.3.12 Behandlung beenden

Früher herrschte die Meinung vor, dass Laxanzien und hier speziell peristaltikstimulierende Arzneimittel nicht über eine längere Zeit gegeben werden sollten. Man nahm an, dass ein gewöhnender Effekt eintrete, der die Darmperistaltik erschlaffen lassen. Wissenschaftlich gibt es hierfür keinen Beleg. Es zeigte sich vielmehr, dass Patienten, die bis zu 20 Jahre lang diese Substanzen eingenommen hatten, keine Toleranz mit nachfolgend notwendiger Dosiserhöhung entwickelt hatten.

Hat ein Patient Laxanzien hoch dosiert über längere Zeit eingenommen, sollte die Dosierung schrittweise reduziert werden, bis eine optimale Wirkung eintritt (z. B. bei funktioneller Obstipation). Wurden bisher peristaltikstimulierende Präparate verwendet, sollte die Behandlung umgestellt werden auf Eigenmaßnahmen und

Quellmittel. **Peristaltikstimulierende Substanzen** sind v.a. indiziert als „Notlösung", wenn Obstipationsbeschwerden über mehrere Tage akut zugenommen haben und nun Beschwerden im Kolon und Rektum auslösen.

2.3.13 Am Lebensende

Obstipation ist ein häufiges Problem in der Palliativmedizin, teilweise als Nebenwirkung bei der medikamentösen Behandlung mit z.B. Opioiden oder Spasmolytika, teilweise als Folge von ernsthaften Erkrankungen wie z.B. Bauchtumoren oder M. Parkinson. Obstipation wird dabei zusätzlich durch falsche Ernährung und geringe körperliche Aktivität verstärkt. Internationale Studien zeigen, dass die Obstipationsbehandlung immer wieder durch unzureichende Verordnungen ineffektiv ist und ein hohes Risiko für eine weiterhin bestehende Obstipationsproblematik trotz laufender Behandlung besteht.

Bei der Behandlung von Obstipation in der Palliativmedizin besteht immer wieder Unsicherheit. Das wichtigste Behandlungsprinzip ist jedoch, dass der Patient weder in der frühen noch späten palliativen Phase durch Verstopfungsbeschwerden leidet. Beim Auftreten eines nicht behandelbaren Ileus empfiehlt sich häufig die Gabe eines **anticholinergen Präparats,** z.B. Butylscopolamin, um so die Peristaltik zu dämpfen und dadurch Tenesmen und Bauchschmerzen zu vermeiden. Diese Behandlung kann auch Übelkeit und Erbrechen lindern, die bei einem Ileus sehr häufig vorkommen.

Arzneimittel mit guter palliativer Wirkung wie z.B. Opioide bei Schmerzen sind trotz ihrer obstipierenden Nebenwirkung klar indiziert. Tritt bei Opioiden oder anderen obstipationsfördernden Substanzen wie z.B. Ondansetron Obstipation auf, sollte diese rasch und effektiv behandelt werden. Traten in der frühen palliativen Phase wenig Obstipationsbeschwerden auf, bereitet i.d.R. auch die späte palliative Phase wenig Beschwerden.

Bei einem mechanischen oder paralytischen Hindernis sind Laxanzien ungeeignet. Ausnahme hiervon sind Schmerzen und Druckgefühl im Rektum. Hier eignet sich ein mildes und nur lokal wirkendes Präparat. Es empfiehlt sich jedoch, zuvor lokal mit Xylocain Gel 2 % zu betäuben.

In der Palliativmedizin sollte am ehesten ein osmotisch aktives statt eines quellenden Laxans gewählt werden. Unter den osmotisch wirksamen Präparaten wird Lactulose von Patienten wegen des süßen Geschmacks oftmals ungern eingenommen, außerdem zeigt sich häufig Gasbildung und dadurch ein Meteorismus als Nebenwirkung. Dies trifft zum Teil ebenso für Lactitol, jedoch nicht für Macrogol zu.

Letzteres bereitet auch oft wegen seines bitteren Geschmacks Probleme bei der Einnahme, wohingegen Lactitol einen neutraleren Geschmack hat. Patienten sollten hier selbstständig verschiedene Präparate ausprobieren. Auch peristaltikfördernde Substanzen können bevorzugt gegeben werden, entweder als Hauptpräparat oder in Kombination mit einem osmotisch wirksamen Laxans. Natriumpicosulfat kann in Tropfenform gegeben und somit leichter titriert werden. Bei schwerer opioidbedingter Obstipation hilft parenteral gegebenes Methylnaltrexon, die Darmentleerung zu beschleunigen.

Bei einem Palliativpatienten ist die vermehrte Gabe von Ballaststoffen selten hilfreich; besonders bei Darmobstruktion oder Bauchtumoren kann dies zu einer gefährlichen zusätzlichen Verstopfung bis hin zum Ileus führen. Bei quellenden Laxanzien kann bei zu geringem Flüssigkeitsgehalt das Pulver im gesamten Magen-Darm-Kanal einen geleeartigen Pfropfen verursachen und dadurch die Problematik verschlimmern.

Generell besteht in der Palliativmedizin das Ziel nicht darin, dem Patienten um jeden Preis in seinen letzten Lebenstagen eine Darmentleerung zu ermöglichen, es sei denn, die Obstipation verursacht massive Beschwerden und die Behandlung derselben löst keine neuen Beschwerden aus. So würde z. B. ein Einlauf einem sterbenden Patienten eher schaden als nützen.

2.3.14 Sonstiges

Obstipation wird von verschiedenen Personen unterschiedlich aufgefasst. Der Stuhlgang kann zu hart oder zu gering in der Menge, die Stuhlentleerung zu schwer oder zu selten in der Frequenz sein, oder der Patient empfindet, dass der Enddarm nicht vollständig entleert wird. Bei älteren Menschen scheint Obstipation laut Interviewstudien eine Prävalenz von 20–30 % zu haben, und Arzneimittelstudien zeigen einen Laxanziengebrauch bei 20–30 % bei den über 65-Jährigen. Obstipation scheint Frauen 2- bis 3-mal häufiger zu betreffen als Männer.

Geistig behinderte Menschen haben deutlich häufiger Verstopfungsbeschwerden als Gleichaltrige ohne eine solche Behinderung (ca. 30 %). Als praktisches Maß der Obstipation dient die Stuhlgangshäufigkeit, der Normbereich liegt zwischen 3 Stühlen/Woche und 3 Stühlen/d.

Entsprechend den Rom-II-Kriterien lautet die **Definition für Obstipation:**

Auftreten von mind. 2 der folgenden 6 Kriterien über wenigstens 12 Wochen während der letzten 12 Monate:

- Pressen bei mind. 25 % der Darmentleerungen
- Kleine Stuhlknoten oder harter Stuhlgang bei mind. 25 % der Darmentleerungen
- Gefühl der unvollständigen Darmentleerung bei mind. 25 % der Darmentleerungen
- Gefühl der anorektalen Blockade bei mind. 25 % der Darmentleerungen
- Manuelle Hilfe notwendig (Druck gegen das Perineum, digitale rektale Ausräumung), um die Entleerung zu erleichtern, bei mind. 25 % der Darmentleerungen
- Weniger als 3 Darmentleerungen pro Woche

Die Ursache für eine **chronische Verstopfung** ist unbekannt. Dieser Zustand beginnt meist in der Pubertät und tritt am häufigsten bei Frauen auf. Bei Untersuchungen der Darmmotorik zeigte sich ein Mangel der motorikstimulierenden gastrointestinalen Hormone Gastrin, Cholecystokinin und Motilin, die jeweils nach der Mahlzeit ausgeschüttet werden.

Eine **lang dauernde Überdosierung** von Laxanzien kann zu chronischer Diarrhö, Bauchschmerzen, Hypokaliämie, sekundärem Hyperaldosteronismus und Nierensteinen führen. Auch Schädigungen an den Nierentubuli, metabolische Alkalose und Muskelschwäche als Folge einer Hypokaliäme wurden beschrieben.

Leider liegen zu wenige vergleichende Studien zu den verschiedenen Laxanziengruppen sowie zu deren Kombinationen vor. Daher ist es häufig schwierig, ein spezielles Präparat zu empfehlen. Hierzu sollten der Wirkmechanismus, mögliche Kontraindikationen, Nebenwirkungen sowie eventuelle Einnahmeschwierigkeiten beachtet und gegeneinander abgewogen werden. Geschmack, Konsistenz und das einzunehmende Volumen können immer wieder Probleme bei der Adhärenz bereiten.

Einige Medikamente können eine Obstipation mitverursachen (▶ Tab. 2.8). Es sollte erwogen werden, diese gegebenenfalls durch nicht obstipationsfördernde andere Substanzen zu ersetzen, die Dosis zu reduzieren oder das Medikament gar ganz abzusetzen. Sollte dies nicht möglich sein, ist selbstverständlich eine Behandlung der Nebenwirkung Obstipation erforderlich.

Tab. 2.8 Beispiele für Substanzen, die häufig Verstopfung auslösen

Substanzgruppe	Hohes Risiko einer Obstipation (> 1/10)	Mäßig hohes Risiko einer Obstipation (> 1/100, < 1/10)
Antidepressiva	Reboxetin	Amitriptylin, Paroxetin
Eisenpräparate	Zweiwertiges Eisen als Tablette	
Neuroleptika	Clozapin	Olanzapin, Quetiapin, Risperidon
Opioide	Fentanyl, Morphin, Oxycodon, Hydromorphon, Pethidin, Buprenorphin, Codein	Tramadol
Antihypertensiva	Verapamil	Clonidin, Diltiazem, Hydralazin
Antazida		Aluminiumhydroxid, Kalziumkarbonat
Diuretika		Furosemid, Torasemid, Hydrochlorothiazid
Anticholinergika	Darifenacin, Oxybutynin	Atropin (auch Augentropfen), Solifenacin, Tolterodin, Fesoterodin
Antihistaminika		Diphenhydramin, Hydroxyzin
Mittel gegen Osteoporose		Kalziumkarbonat, Alendronat

Adaptiert nach: Ginsberg DA, Phillips SE, Wallace J, Josephson KL. Evaluating and managing constipation in the elderly. Urol Nurs. 2007; 27(3): 191–200, 212, quiz 201

Rezept für den Pajala-Brei[1], 4–6 Portionen

0,5 dl	Leinsamen
0,5 dl	Rosinen
0,5 dl	getrocknete Pflaumen
0,5 dl	getrocknete Aprikosen
½ TL	Salz
7 dl	Wasser
1 dl	Haferkleie
2 dl	Haferflocken

Außer der Haferkleie und den Haferflocken alle Zutaten über Nacht in Wasser einweichen. Morgens die Kleie und die Flocken dazugeben und 3–5 Minuten unter ständigem Umrühren kochen lassen. Der fertige Brei kann bis zu einer Woche im Kühlschrank aufbewahrt und portionsweise in der Mikrowelle aufgewärmt werden.

[1] Pajala ist eine schwedische Stadt am Polarkreis.

Referenzartikel und andere Quellen

Basilisco G, Coletta M. Chronic constipation: a critical review. Dig Liver Dis. 2013 Nov; 45(11): 886–893.

Bosshard W et al. The treatment of chronic constipation in elderly people: an update. Drugs Aging. 2004; 21(14): 911–930.

Chassagne P et al. Does treatment of constipation improves faecal incontinence in institutionalized elderly patients? Age Ageing. 2000 Mar; 29(2): 159–164.

De Giorgio R, Ruggeri E, Stanghellini V, et al. Chronic constipation in the elderly: a primer for the gastroenterologist. BMC Gastroenterol. 2015 Oct 14; 15: 130.

Ginsberg DA, Phillips SE, Wallace J, Josephson KL. Evaluating and managing constipation in the elderly. Urol Nurs. 2007 Jun; 27(3): 191–200, 212; quiz 201.

Klaschik E, Nauck F, Ostgathe C. Constipation – modern laxative therapy. Support Care Cancer. 2003 Nov; 11(11): 679–685. Review.

Mihaylov S et al. Stepped treatment of older adults on laxatives. The STOOL trial. Health Technol Assess. 2008 May; 12(13): iii-iv, ix-139.

Miles CL et al. Laxatives for the management of constipation in palliative care patients. Cochrane Database Syst Rev. 2006 Oct 18; (4): CD003448.

Muller-Lissner SA et al. Myths and misconceptions about chronic constipation. Am J Gastroenterol. 2005; 100:232–42.

Romero Y, Evans JM, Fleming KC, Phillips SF, 1996. Constipation and fecal incontinence in the elderly population. Mayo Clin Proc; 71: 81–92.

Ryu HS, Choi SC.Recent Updates on the Treatment of Constipation. Intest Res. 2015 Oct; 13(4): 297–305.

Sturtzel B, Mikulits C, Gisinger C, Elmadfa I. Use of fiber instead of laxative treatment in a geriatric hospital to improve the wellbeing of seniors. J Nutr Health Aging. 2009 Feb; 13(2): 136–139.

Tariq SH. Constipation in long-term care. J Am Med Dir Assoc. 2007 May; 8(4): 209–218.

Van Winckel M et al. Use of laxatives in institutions for the mentally retarded. Eur J Clin Pharmacol (1999) 54: 965±969

2.4 Antidiabetika (exklusive Insuline) A10B

Metformin (Biguanid), Glibenclamid (Sulfonylharnstoffe), Sitagliptin (Gliptine/DPP-4-Inhibitoren), Empagliflozin (Gliflozine/SGLT-2-Hemmer)

2.4.1 Indikationen

Info-Box

Vereinfachte Behandlungsempfehlung

Gemäß DEGAM-Anwenderversion der NVL Diabetes mellitus Typ 2 vom August 2013 (Revision geplant August 2017)

Stufe 1: Basistherapie (Schulung, Ernährungstherapie, Bewegung)

Wenn individuelles Ziel (HbA1c: 6,5–7,5 %) nach 3–6 Mon. nicht erreicht wird:

Stufe 2: Mittel der ersten Wahl Monotherapie mit Metformin oder bei Metformin-Unverträglichkeit oder Kontraindikationen Monotherapie mit Insulin oder Glibenclamid

Wenn individuelles Ziel nach 3–6 Mon. nicht erreicht wird:

Stufe 3: Zweifachkombination oder Insulin als Monotherapie (individualisierte Therapie):

- Metformin + Insulin (insbesondere bei Adipositas)
  - Nachteil: Hypoglykämie, Gewichtszunahme
  - Insulin als Monotherapie bei Metformin-Unverträglichkeit

- Metformin + Glibenclamid
  - Vorteil: oral
  - Nachteil: höhere kardiovaskuläre Sterblichkeit, Hypoglykämie, Gewichtszunahme
- Metformin + DPP-4-Inhibitor
  - Vorteil: oral, geringe Hypoglykämiegefahr, gewichtsneutral
  - Nachteil: studienmäßig kein Zusatznutzen, zusätzliche HbA1c-Senkung nicht mehr als 0,5 %, Wirkverlust wahrscheinlich bei langer Diabetesdauer

Wenn individuelles Ziel nach 3–6 Mon. nicht erreicht wird: Intensivierung der Therapie mit Insulin.

Wenn bei Stufe 3 relevante Nachteile wie Unverträglichkeit oder Hypo-/Hyperglykämie trotz adäquatem HbA1c auftreten:

- Insulin: präprandial (SIT), konventionell (CT) oder intensiviert (ICT).
- Adipöse Patienten erhalten zusätzlich Metformin.

Metformin Diabetes mellitus Typ 2, insbesondere bei übergewichtigen Patienten, deren erhöhter Blutzucker sich durch Diät und vermehrte körperliche Aktivität alleine nicht kontrollieren lässt. Bei Erwachsenen kann Metformin als Monotherapie oder in Kombination mit anderen oralen Antidiabetika oder mit Insulin gegeben werden. Es ist das Mittel der ersten Wahl (s. Info-Box).

Glibenclamid Nicht insulinabhängiger Diabetes mellitus Typ 2, bei dem Diät, Gewichtsreduktion und vermehrte körperliche Aktivität keine zufriedenstellende Wirkung erzielen konnten. In Kombination mit Metformin oder als Monotherapie bei Kontraindikationen gegen Metformin (s. Info Box).

Sitagliptin Bei Erwachsenen mit Diabetes mellitus Typ 2 zur Verbesserung der glykämischen Stoffwechsellage. In Behandlungsstufe 3 in Kombination mit Metformin; nicht als Monotherapie empfohlen (s. Info-Box, ▶Kap. 2.4.14 [G-BA-Beschlüsse]).

Empagliflozin Behandlung von Erwachsenen mit manifester kardiovaskulärer Erkrankung, die mit Medikamenten zur Behandlung kardiovaskulärer Risikofaktoren behandelt werden, bei unzureichender Kontrolle des Diabetes mellitus/bei unzureichender Blutzuckerkontrolle; in Kombination mit mind. einem weiteren oralen Antidiabetikum und/oder mit Insulin (▶Kap. 2.4.14 [G-BA Beschlüsse])

2.4.2 Wirkmechanismus

Metformin Ist ein Biguanid, welches sowohl basal als auch postprandial einen erhöhten Blutzuckerspiegel senkt. Metformin wirkt über **drei Mechanismen:**

- Es reduziert die Glukoseproduktion in der Leber.
- Es erhöht die Insulinempfindlichkeit und verbessert peripher die Glukoseaufnahme und -verwertung in der Muskulatur.
- Es verzögert die intestinale Glukoseresorption.

Glibenclamid Gehört zur Gruppe der Sulfonylharnstoffe, die die Empfindlichkeit der Betazellen auf Glukose senken, dadurch die Insulinfreisetzung erhöhen und somit den Glukosespiegel im Blut senken. Sulfonylharnstoffe verbessern die Empfindlichkeit des peripheren Gewebes auf Insulin und verringern die Insulinaufnahme in der Leber. Bei Diabetes Typ 2 sind sie Mittel der zweiten Wahl und werden heutzutage in Monotherapie bei Unverträglichkeit von Metformin oder in Kombination mit Metformin oder Insulin verwendet.

Sitagliptin Gehört zur Gruppe der DPP4 (Dipeptidylpeptidase-4)-Hemmer. Die bei Sitagliptin beobachtete Verbesserung der glykämischen Kontrolle wird am ehesten durch erhöhte Inkretinspiegel vermittelt. Die Inkretine GIP (glukoseabhängiges insulinotropisches Polypeptid) und GLP-1 (Glucagon-like Polypeptide 1) werden im Dünndarm und Kolon während des ganzen Tages sezerniert, mit erhöhten Spiegeln zu den Mahlzeiten. Bei normalen oder erhöhten Blutzuckerwerten erhöhen GLP-1 und GIP sowohl die Insulinsynthese als auch die Insulinfreisetzung aus den Betazellen des Pankreas. GLP-1 senkt zusätzlich die Glukagonsekretion aus den Alphazellen des Pankreas. Eine verringerte Glukagonkonzentration und ein erhöhter Insulinspiegel verringern die Glukoseproduktion der Leber, was wiederum den Blutzuckerspiegel senkt. Durch das Enzym DDP4 wird die Aktivität von GLP-1 und GIP durch rasche Hydrolyse zu inaktiven Substanzen begrenzt. Sitagliptin verhindert diese Hydrolyse.

Empagliflozin Gehört zur Gruppe der SGLT2-Hemmer, die die Glukoseausscheidung über den Urin erhöhen, indem sie die Rückresorption von Glukose in der Niere hemmen. Empagliflozin senkt so den Glukosespiegel im Blut und verringert über eine relativ starke Glukosurie die durch diese Glukose gelieferte Energiezufuhr. Die Menge an Glukose, die über die Nieren ausgeschieden wird, hängt vom Glukosespiegel im Blut und von der Nierenfunktion ab. Empagliflozin führt auch über eine erhöhte Natriumausscheidung zu einer osmotischen Diurese und einem verminderten intravasalen Volumen.

2.4.3 Empfohlene Tagesdosen und Dosisintervalle

▶Tab. 2.9.

Tab. 2.9 Dosierungsempfehlungen für Antidiabetika

	Dosisintervall	Einnahme zu den Mahlzeiten	Diabetes Typ 2
Metformin	8–12 h	Verringert die Aufnahme etwas	500–3.000 mg
Glibenclamid	(12–)24 h	Ohne Einfluss auf die Aufnahme	1,75–10,5 mg
Sitagliptin	24 h	Ohne Einfluss auf die Aufnahme	100 mg
Empagliflozin	24 h	Verringert die Aufnahme etwas	10(–25) mg

Glibenclamid sollte unmittelbar vor dem Frühstück eingenommen werden, um einen maximalen Effekt zu erreichen. Bei Tagesdosen > 7 mg sollte die restliche Dosis zum Abendessen eingenommen werden.

Die gastrointestinalen Nebenwirkungen von Metformin treten meist zu Beginn der Einnahme auf, können jedoch häufig durch eine geringe Anfangsdosis und ein langsames Aufdosieren verhindert werden. Bei Zuständen, die das Risiko einer Stoffwechselentgleisung erhöhen (Gastroenteritis mit Flüssigkeitsverlusten, schwere fieberhafte Infekte), sollte mit der Meformineinnahme pausiert werden. Des Weiteren sollte mit der Metformineinnahme 2 Tage vor einer Röntgenaufnahme mit einem jodhaltigen Kontrastmittel oder einer Operation in Allgemeinanästhesie pausiert werden, da die intravaskuläre Anwendung jodhaltiger Kontrastmittel zu einer kontrastmittelinduzierten Nephropathie führen kann. Eine Fortführung der Metformineinnahme erhöht das Risiko einer Metforminkumulation und einer eventuellen Laktatazidose. Erst 48 Stunden nach der Kontrastaufnahme bzw. der Operation und wenn die Nierenfunktion wieder ein akzeptables Niveau erreicht hat, kann Metformin wieder eingenommen werden.

2.4.4 Nebenwirkungen

Häufige Nebenwirkungen

Metformin Geschmacksveränderungen (bitterer Metallgeschmack), Übelkeit, Erbrechen, Durchfall, Bauchschmerzen und Appetitlosigkeit.

Glibenclamid Hypoglykämie und Gewichtszunahme.

Sitagliptin Hypoglykämie und Kopfschmerzen.

Empagliflozin Hypoglykämie bei Anwendung zusammen mit einem Sulfonylharnstoff oder Insulin, Durst, vaginale Candida-Infektion, Vulvovaginitis, Balanitis und andere genitale Infektionen, Harnwegsinfektionen, Polyurie, Juckreiz.

Bedrohliche Nebenwirkungen

Metformin Laktatazidose.

Glibenclamid Hämolytische Anämie, Agranulozytose, Leberversagen, allergische Vaskulitis (potenziell lebensbedrohlich). Bei Behandlung mit Glibenclamid oder anderen Sulfonylharnstoffen können **lebensbedrohliche Hypoglykämien** auftreten. Diese entstehen meist durch eine zu hohe Dosierung in Relation zum Schweregrad der Erkrankung oder bei zu geringer Nahrungsaufnahme. Meist sind ältere Diabetiker mit eingeschränkter Nierenfunktion von dieser Art der schweren Hypoglykämie betroffen.

Sitagliptin Anaphylaxie, Angioödeme, interstitielle Lungenerkrankung, akutes Nierenversagen, akute hämorrhagische und nekrotisierende Pankreatitis.

Empagliflozin Ketoazidose.

2.4.5 Wichtige Interaktionen

Metformin

Alkohol Eine Alkoholvergiftung ist mit einem erhöhten Risiko für eine Laktatazidose assoziiert, insbesondere in Zusammenhang mit Fasten, Mangelernährung oder Leberfunktionsstörung. Alkoholkonsum und alkoholhaltige Arzneimittel sind zu meiden.

H2-Rezeptorantagonisten (Cimetidin) Bei gleichzeitiger Einnahme kann es zu höheren Plasmaspiegeln von Metformin kommen und somit erhöht sich die Gefahr von gastrointestinalen Nebenwirkungen und einer Laktatazidose. Diese Kombination vermeiden. Anstelle von Cimetidin kann ein PPI oder Ranitidin gegeben werden.

Röntgenkontrastmittel (Amidotrizoesäure, Iobitridol, Iodixanol, Iohexol, Iomeprol, Iopromid, Ioversol) Das Risiko einer metformininduzierten Laktatazidose ist bei gleichzeitiger Einnahme erhöht. Mit der Einnahme von Metformin sollte (wenn möglich) am selben Tag und bis 48 Stunden nach Kontrastmittelgabe pausiert werden. Bei wieder normalisierter Nierenfunktion kann Metformin wieder eingenommen werden.

Sonstige NSAR einschließlich selektiver Cyclooxygenase(COX)-2-Hemmer sowie ASS können die Nierenfunktion ungünstig beeinflussen und dadurch das Risiko einer Laktatazidose erhöhen. Eine engmaschige Überwachung der Nierenfunktion ist auch in Kombination mit ACE-Hemmern, Angiotensin-II-Rezeptorantagonisten und Diuretika, insbesondere Schleifendiuretika, erforderlich.

Glibenclamid

Antibiotika Bei gleichzeitiger Behandlung mit Clarithromycin, Sulfamethoxazol oder Tetrazyklin kann die Plasmakonzentration von Sulfonylharnstoffen ansteigen. Die gleichzeitige Behandlung sollte vermieden werden. Anstelle von Clarithromycin kann auch Azithromycin oder Roxithromycin gegeben werden. Ist eine Kombination dennoch notwendig, bedarf es häufiger Blutzuckerkontrollen.

Antimykotika (Fluconazol, Miconazol) Die Konzentration der Sulfonylharnstoffe steigt bei gleichzeitiger Behandlung mit Fluconazol und Miconazol deutlich an; dies verstärkt den hypoglykämischen Effekt. Eine gleichzeitige Behandlung wird nicht empfohlen. Statt Fluconazol kann Itraconazol, das nicht die CYP2C9-abhängige Ausscheidung der Sulfonylharnstoffe hemmt, gegeben werden. Bei der Behandlung einer oralen Candidose sollte anstelle von Miconazol-Gel Amphotericin oder Nystatin gegeben werden.

Betablocker Nicht selektive Betablocker (Carvedilol, Pindolol, Sotalol, Timolol) können die hypoglykämische Wirkung verstärken und somit die Gefahr einer Hypoglykämie erhöhen, besonders bei jüngeren und nüchternen Patienten. Betablocker können Zeichen (Tremor, Tachykardie) einer Hypoglykämie maskieren. Darüber sollte der Patient informiert werden. Auf eine ausreichende Blutzuckerkontrolle sollte geachtet werden. Beta1-selektive Betablocker sollten bevorzugt werden.

Metformin In der UKPDS-Studie (UK Prospective Diabetes Study) zeigte sich in der Kombination Metformin und Glibenclamid ein signifikanter Anstieg Diabetes-bezogener Todesfälle im Vergleich zur Monotherapie mit Glibenclamid. Die „Nationale Versorgungs-Leitlinie Diabetes mellitus Typ 2“ rät zur Vorsicht bei dieser Kombination. Die evidenzbasierte Leitlinie „Antihyperglykämische Therapie des Diabetes mellitus Typ 2“ der DDG rät sogar von der gemeinsamen Verordnung von Glibenclamid und Metformin ab.

Tuberkulosemittel (Rifampicin, Isoniazid) Die Plasmakonzentration von Sulfonylharnstoffen kann sich bei gleichzeitiger Gabe verringern und die blutzuckersenkende Wirkung somit nachlassen. Kann eine gleichzeitige Gabe nicht vermieden werden, sollte der Blutzucker sorgfältig kontrolliert und ggf. die Dosis des Sulfonylharnstoffs angepasst werden.

Sonstige Hypoglykämische Reaktionen als Ausdruck einer Wirkungsverstärkung des Arzneimittels können auftreten bei gleichzeitiger Behandlung mit: oralen Antidiabetika und Insulin, ACE-Hemmern, anabolen Steroiden und männlichen Sexualhormonen, Antidepressiva (wie z. B. Fluoxetin, MAO-Hemmer), Chinolon-Derivaten, Chloramphenicol, Clofibrat und Analoga, Cumarin-Derivaten, Disopyramid, Fenfluramin, Paraaminosalizylsäure, Pentoxifyllin, parenteral hoch dosiert, Perhexilin, Pyrazolon-Derivaten, Probenecid, Salizylaten, Tetrazyklinen, Tritoqualin, Zytostatika vom Cyclophosphamidtyp.

Unter Clonidin, Guanethidin und Reserpin kann die Wahrnehmung der Warnzeichen einer Unterzuckerung wie bei Betablockern beeinträchtigt werden.

Hyperglykämische Reaktionen als Ausdruck einer Wirkungsabschwächung des Arzneimittels können auftreten bei gleichzeitiger Behandlung mit Acetazolamid, Betarezeptorenblockern, Barbituraten, Kortikoiden, Diazoxid, Diuretika, Glukagon, Isoniazid, Nikotinaten, Phenothiazin-Derivaten, Phenytoin, Schilddrüsenhormonen, weiblichen Sexualhormonen (Gestagene, Östrogene), Sympathomimetika.

Sitagliptin

Potente CYP3A4-Inhibitoren (z. B. Ketoconazol, Itraconazol, Ritonavir, Clarithromycin) können die Pharmakokinetik von Sitagliptin bei Patienten mit schwerer Nierenfunktionsstörung oder einer Nierenerkrankung im Endstadium verändern. Insgesamt aber ist die Wahrscheinlichkeit von klinisch relevanten Wechselwirkungen bei gleichzeitiger Anwendung anderer Arzneimittel gering.

Empagliflozin

Antidiabetika Insuline und Sulfonylharnstoffe können das Risiko einer Hypoglykämie erhöhen. Daher kann eine niedrigere Dosis des Insulins oder des insulinotropen Wirkstoffs erforderlich sein.

Diuretika Der diuretische Effekt von Thiazid- und Schleifendiuretika kann verstärkt werden. Damit besteht ein erhöhtes Risiko für Dehydrierung und Hypotonie.

2.4.6 Kontraindikationen

Metformin
- Diabetische Ketoazidose, diabetisches Präkoma
- Moderate und schwere Niereninsuffizienz (GFR < 30 ml/min)
- Akute Zustände, die die Nierenfunktion beeinträchtigen können (Dehydratation, schwere Infektion, Schock)
- Erkrankungen, die eine Gewebehypoxie verursachen können (dekompensierte Herzinsuffizienz, respiratorische Insuffizienz, frischer Myokardinfarkt)
- Leberinsuffizienz, akute Alkoholintoxikation, Alkoholismus
- Schwangerschaft und Stillzeit

Glibenclamid
- Insulinabhängiger Diabetes Typ 1
- Diabetisches Koma
- Ketoazidose
- Schwere Nieren- oder Leberfunktionsstörung, Wechsel auf Insulin notwendig
- Mangelernährung
- Schwangerschaft und Stillzeit

Sitagliptin Schwangerschaft und Stillzeit

Empagliflozin
- Patienten ≥ 85 Jahre
- Glomeruläre Filtrationsrate < 60 ml/min
- Schwere Leberfunktionsstörung
- Schwangerschaft und Stillzeit

2.4.7 Warnhinweise

Metformin Bei unspezifischen Beschwerden wie Muskelkrämpfen, Bauchschmerzen, schwerer Asthenie und Hypothermie sollte die Gefahr einer Laktatazidose in Betracht gezogen werden. Patienten mit Herzinsuffizienz haben ein erhöhtes Risiko einer Hypoxie oder Niereninsuffizienz. Bei Patienten mit stabiler chronischer Herzinsuffizienz kann Metformin gegeben werden, solange die Herz- und Nierenfunktion regelmäßig kontrolliert werden. Intravaskuläre Gaben von jodhaltigen Kontrastmitteln zu radiologischen Untersuchungen können zu Niereninsuffizienz führen, wodurch sich Metformin akkumuliert und sich die Gefahr einer Laktatazidose erhöht.

Vor Beginn der Behandlung mit metforminhaltigen Arzneimitteln und danach sollte mindestens einmal jährlich die GFR ermittelt werden. Bei Patienten mit erhöhtem Risiko einer weiteren Progression der Nierenfunktionsstörung und bei älteren Patienten sollte die Nierenfunktion häufiger, z. B. alle 3–6 Monate, kontrolliert werden.

Glibenclamid Da der Hauptmetabolit eine gewisse blutzuckersenkende Wirkung aufweist, sollte bei herabgesetzter Nierenfunktion Vorsicht gelten. Wird eine Langzeitbehandlung mit Kortikosteroiden geplant, sollte auf Insulin umgestellt werden.

Sitagliptin Sitagliptin sollte nicht bei Diabetes mellitus Typ 1 oder Ketoazidose gegeben werden. Je nach Nierenfunktion werden niedrigere Dosen empfohlen (50 mg/d bei KrCl ≥ 30 bis < 50 ml/min, 25 mg/d bei KrCl < 30 ml/min). Da die Dosierung der jeweiligen Nierenfunktion anzupassen ist, wird empfohlen, diese vor der Einstellung auf Sitagliptin und in regelmäßigen Abständen danach zu untersuchen.

In der Behandlung mit Sitagliptin wurden schwere Überempfindlichkeitsreaktionen mit Anaphylaxie, Angioödemen und exfoliativen Hautreaktionen inklusive Stevens-Johnsons-Syndrom berichtet.

Empagliflozin Empagliflozin darf nicht bei Diabetes mellitus Typ 1, bei Ketoazidose oder bei Patienten ≥ 85 Jahren gegeben werden. Auch bei einer GFR < 60 ml/min sollte eine Therapie mit Empagliflozin nicht begonnen werden. Bei Patienten, die Empagliflozin tolerieren und deren GFR konstant < 60 ml/min liegt, sollte die Dosis bei 10 mg/d verbleiben oder entsprechend angepasst werden. Bei einer GFR < 45 ml/min sollte Empagliflozin abgesetzt werden.

Eine regelmäßige Kontrolle der Nierenfunktion wird deshalb vor Therapie, regelmäßig während der Behandlung und vor Beginn einer Begleittherapie, die die Nierenfunktion beeinträchtigen kann, empfohlen.

Eine osmotische Diurese nach therapeutischer Glukosurie kann den Blutdruck senken. Daher sollte in Situationen Vorsicht gelten, in denen eine durch Empagliflozin induzierte Blutdrucksenkung problematisch werden könnte (z. B. bei Herzgefäßerkrankungen, begleitender antihypertensiver Therapie oder bei Personen > 75 Jahren). Eine Unterbrechung der Behandlung ist bei Flüssigkeitsverlust, z. B. bei einer gastrointestinalen Erkrankung, und bei komplizierten Harnwegsinfekten zu erwägen.

Die Erfahrungen bei Patienten mit NYHA I–II sind begrenzt; zur Behandlung mit Empagliflozin bei Patienten mit NYHA III–IV liegen keine klinischen Studien vor.

2.4.8 Pharmakologische Angaben

Metformin wird nicht metabolisiert und unverändert über die Nieren ausgeschieden.

Der Hauptmetabolit von Glibenclamid hat eine gewisse blutzuckersenkende Wirkung, jedoch ohne klinische Bedeutung bei normaler Nierenfunktion.

Sitagliptin sollte bei Patienten mit moderat eingeschränkter Nierenfunktion (GFR ≥ 30 bis < 50 ml/min) mit 50 mg einmal täglich gegeben werden. Bei stark eingeschränkter Nierenfunktion (GFR < 30 ml/min) werden 25 mg/d empfohlen.

Für Empagliflozin ist die klinische Erfahrung mit Patienten mit herabgesetzter Nierenfunktion begrenzt, daher wird es bei dieser Gruppe nicht empfohlen. Eine Behandlung mit Empagliflazon sollte nicht begonnen werden, wenn die GFR < 60 ml/min liegt, und spätestens abgesetzt werden, wenn die GFR konstant < 45 ml/min fällt (▶ Tab. 2.10).

Tab. 2.10 Pharmakologische Angaben für Antidiabetika

	Wirkdauer	Halbwertszeit	Bei herabgesetzter Funktion der		Schwangerschaft	Stillzeit	Aktiver Metabolit
			Leber	Niere			
Metformin	6 h	1,5–4,5 h	Bei Leberinsuffizienz nicht verordnen	Bei GFR < 30 ml/min nicht verordnen	B:1	IVb	Nein
Glibenclamid	ca. 1 h	2–3 h	Bei schwerer Leberinsuffizienz nicht verordnen	Bei GFR < 30 ml/min nicht verordnen	C	IVa	Ja
Sitagliptin	ca. 1 d	12,4 h	Vorsichtig dosieren	Dosierung nach Nierenfunktion	B:3	IVa	Nein
Empagliflozin	ca. 1 d	12,4 h	Bei schwerer Leberinsuffizienz nicht verordnen	Bei GFR < 45 ml/min nicht verordnen	B:3	IVa	Nein

2.4.9 Therapiekontrolle

Der Behandlungserfolg wird initial durch Blutzuckermessungen zu verschiedenen Tageszeiten (am ehesten vor und 1,5–2 Stunden nach einer Mahlzeit) beobachtet. Hypoglykämien gibt es unter Glibenclamid typischerweise in den späten Vormittagsstunden, sodass hier am besten vor dem Mittagessen kontrolliert werden sollte. Werden die als Behandlungsziele formulierten Glukose- und HbA1c-Werte erreicht, ist die aktuelle Dosierung ausreichend. Zu weiteren Empfehlungen verweisen wir auf die DEGAM-Anwenderversion der NVL Diabetes mellitus Typ 2.

2.4.10 Alternative Behandlungen

Körperliche Aktivität zeigt sowohl bei Diabetes mellitus Typ 1 als auch Typ 2 positive Effekte und kann gegen Diabetes Typ 2 vorbeugen. Die Insulinempfindlichkeit und die Sauerstoffaufnahme der Zellen sowie das HDL-Cholesterin erhöhen sich, LDL-Cholesterin, Triglyzeride und Blutdruck verringern sich.

Wird eine **Langzeitbehandlung mit Kortikosteroiden** geplant, sollte eine Umstellung auf Insulin diskutiert werden. Dies gilt auch nach Unfällen, bei schweren Infektionen, kardiovaskulären Läsionen sowie bei Operationen, in denen sich die Blutzuckerregulierung verschlechtern kann.

Bei **sehr ausgeprägter Diabetessymptomatik** mit hohen Blutzuckerwerten ist auch initial bei Diabetes mellitus Typ 2 eine Insulintherapie indiziert. Diese kann dann zu einer raschen Symptomlinderung und Verbesserung der Betazellfunktion sowie des

Allgemeinzustands führen. Die Indikation für ein frühes Ansetzen von Insulin wird gestärkt, wenn der Patient nicht übergewichtig ist oder der C-Peptidwert nüchtern < 0,3 nmol/l und < 0,7 nmol/l nach Stimulierung nach dem Frühstück ist. Zeigt sich der Diabetes Typ 2 erstmals durch ein hyperglykämisch-hyperosmoläres Syndrom, muss im akuten Geschehen Insulin gegeben werden.

2.4.11 Beschwerden beim Absetzen

Nach dem Absetzen von oralen Antidiabetika steigt der Blutzucker. Da Metformin eine relativ kurze Wirkdauer aufweist, steigt der Blutzucker bereits nach etwa 6 Stunden. Die weiteren Substanzen führen erst nach etwa 1 Tag nach Absetzen zu erhöhten Blutzuckerwerten.

Wird die Einnahme aufgrund eines bestehenden Hypoglykämierisikos geplant beendet, ergeben sich keine weiteren Konsequenzen als die dann gewünschte Erhöhung der Blutzuckerwerte nach 1–2 Tagen.

2.4.12 Behandlung beenden

Orale Antidiabetika können und sollten meist direkt abgesetzt werden. Dies gilt insbesondere, wenn schwere Hypoglykämien und andere Nebenwirkungen die Therapie verkomplizieren. Durch Kontrolle des Blutzuckerwerts nach dem Absetzen und Vorbereitung von geeigneten Maßnahmen kann eine eventuelle Hyperglykämie vermieden werden. Diese Maßnahmen sind entweder eine Bedarfsmedikation mit kurz wirksamem Insulin und/oder die Umstellung auf ein anderes orales Antidiabetikum.

2.4.13 Am Lebensende

Am Lebensende richtet sich das **Ziel der Diabetesbehandlung** darauf, das Wohlbefinden zu fördern, Beschwerden zu lindern, Dehydratation zu vermeiden und Würde und Lebensqualität zu erhalten. Blutzuckerkontrollen werden derart reduziert, dass nur die wichtigsten Informationen zu einer eventuellen Hypoglykämie oder einer symptomatischen Hyperglykämie gesammelt werden und diese gegebenenfalls behandelt wird. Blutzuckerwerte zwischen 140 und 320 mg/dl sind in dieser Situation tolerierbare Werte, können aber den Patienten oder die Angehörigen verunsichern, wenn diese nicht darüber informiert worden sind, dass die wichtigste Aufgabe darin besteht, Unterzucker zu vermeiden.

Die Diabetestherapie mit oralen Antidiabetika fortzuführen, kann sich als Nachteil erweisen. Zum einen, weil einige Substanzen Hypoglykämien auslösen können, zum anderen, weil Schwierigkeiten beim Schlucken der bisher über lange Zeit eingenommenen Tabletten vom Patienten als beängstigend empfunden werden können. Erfahrungsgemäß reduziert sich der Bedarf an antidiabetischer Therapie, je mehr die lebensbegrenzende Erkrankung fortschreitet. Die Nahrungsaufnahme verringert sich, das Körpergewicht nimmt ab und somit auch die Blutzuckerwerte. Bei vielen Patienten, die sich im späten Palliativstadium befinden, geht der Metabolismus zunehmend in eine katabole Phase über und eine blutzuckersenkende Medikation wird immer weniger benötigt.

2.4.14 Sonstiges

Beim **Diabetes mellitus Typ 2** entsteht häufig eine deutliche **Insulinresistenz** zusammen mit einer schrittweise **abnehmenden Betazellfunktion.** Die Insulinresistenz zeigt sich in einer verminderten Glukoseaufnahme in der Skelettmuskulatur und einer erhöhten Glukoseproduktion in der Leber. Vermutlich lässt sich die stufenweise Aufdosierung, die mit zunehmender Therapiedauer bei den meisten Patienten notwendig wird, durch diesen zunehmenden Verlust der Insulinproduktion bei Diabetes Typ 2 erklären. Das übergreifende **Ziel der Diabetestherapie** ist es, bei gleichbleibend hoher Lebensqualität akute und langfristige Komplikationen zu vermeiden. Auch die Linderung von Beschwerden wie Müdigkeit, Durst, Polyurie und Sehstörungen ist ein primäres Therapieziel.

Bei älteren Menschen können die klassischen Diabetessymptome fehlen, was nicht selten dazu führt, dass die Erkrankung später entdeckt wird als bei jüngeren Patienten. Stattdessen können Dehydrierung, Verwirrtheit, Inkontinenz und Diabeteskomplikationen wie Neuropathie oder Nierenschädigungen bei Älteren Signale eines Diabetes sein. Hierbei sind jedoch die laborchemischen Kriterien die gleichen wie bei jungen Patienten.

Randomisierte Studien konnten zeigen, dass eine intensive Blutzuckerkontrolle das Risiko für langfristige Komplikationen verringern kann, sich jedoch auch das Risiko für schädliche Effekte wie Hypoglykämien erhöht. Bei der Erstellung eines Behandlungsplans müssen also Vorteile und Nachteile einer solchen Behandlung abgewogen werden. Während bei einigen Personen die Vorteile einer strengen Blutzuckerkontrolle überwiegen können, kann es bei anderen Personen wichtiger sein, Behandlungsschäden zu vermeiden. Es gibt bisher keine Einigkeit darüber, wie Behandlungsschemata bei Älteren mit mehreren Erkrankungen und Risikofaktoren am besten individualisiert werden können.

Laut einer Cochrane Review von 2010 gibt es keine Evidenz aus prospektiven vergleichenden Studien oder aus Beobachtungsstudien dafür, dass Metformin verglichen mit anderen antihyperglykämischen Therapien mit einem erhöhten Risiko einer Laktatazidose oder erhöhten Laktatwerten einhergeht. Die amerikanische FDA und die europäische EMA haben 2016 eine frühere Warnung bezüglich der Behandlung mit Metformin bei chronischer Niereninsuffizienz revidiert und die untere Behandlungsgrenze bei einer GFR von 30 ml/min angesetzt. Regelmäßige und sorgfältige **GFR-Kontrollen** werden hierbei empfohlen. Es gibt begrenzte Evidenz dafür, dass Metformin bei chronischer Niereninsuffizienz, Herzinsuffizienz und chronischer Leberfunktionsstörung die Mortalität senkt.

Demenz erhöht die Empfindlichkeit für eine schwere Hypoglykämie und prädisponiert möglicherweise eine schwere Hypoglykämie. Der Zusammenhang zwischen Hypoglykämie, Muskelabbau und Demenz scheint wechselseitig zu sein und kann in einen Teufelskreis münden. Viele gebrechliche Ältere mit Diabetes scheinen einem unnötig strengen Blutzuckerregime mit Antidiabetika zu folgen. Besonders die Behandlung mit Sulfonylharnstoffen und Insulin prädisponiert für die Entstehung einer Hypoglykämie.

Beschlüsse des Gemeinsamen Bundesausschusses (G-BA) zu oralen Antidiabetika, Stand: Juni 2017

Antidiabetika mit gesicherter günstiger Beeinflussung klinischer Endpunkte[1]:
- Metformin
- Sulfonylharnstoffe (SH)
- Glibenclamid und Gliclazid
- Insulin

Antidiabetika ohne gesicherte günstige Beeinflussung klinischer Endpunkte:
- Alpha-Glukosidasehemmer
- DPP-4-Inhibitoren (Dipeptidyl-Peptidase-4-Inhibitoren, Gliptine)
- SGLT2-Inhibitoren (Gliflozine), außer Empagliflozin in der unten genannten Indikation[2]
- Glinide[3]
- GLP-1-Rezeptoragonisten (Inkretinmimetika, GLP-1-Analoga)
- Andere Antidiabetika (z B. Glimepirid)

1 Bei der Wirkstoffauswahl zur antidiabetischen Therapie sind neben der Beachtung von Zulassung, Verordnungsfähigkeit und Kontraindikationen prinzipiell folgende Kriterien zu berücksichtigen: a) Beleg der Wirksamkeit anhand klinisch relevanter mikro- und makrovaskulärer Endpunkte; b) Eignung von Wirkungsmechanismus, Wirkungs- und Nebenwirkungsprofil (z. B. Risiko von Hypoglykämien und Gewichtszunahme), Arzneimittelinteraktionen und Pharmakokinetik für die individuelle Indikationsstellung; c) individuelle Wirkung und Verträglichkeit; d) Patientensicherheit; e) individuelle Patientenbedürfnisse im Sinne eines Shared Decision Making. Kontrollierte Studien mit klinischen Endpunkten (Tod, Infarkt, Herzinsuffizienz, Niereninsuffizienz, Amputation u. a.) sind das wichtigste Instrument zum Wirksamkeitsnachweis einer Therapie und daher auch wichtigste Grundlage aller Therapieentscheidungen.

2 Patienten mit manifester kardiovaskulärer Erkrankung, die mit Medikamenten zur Behandlung kardiovaskulärer Risikofaktoren behandelt werden, können bei unzureichender Kontrolle des Diabetes mellitus/bei unzureichender Blutzuckerkontrolle von Empagliflozin in Kombination mit mind. einem weiteren oralen Antidiabetikum und/oder mit Insulin profitieren.

3 Glinide (Nateglinid, Repaglinid) zur Behandlung des Diabetes mellitus Typ 2 („Zuckerkrankheit") können nur noch in medizinisch begründeten Einzelfällen zulasten der gesetzlichen Krankenversicherung (GKV) verordnet werden.

Referenzartikel und andere Quellen

Abdelhafiz AH, McNicholas E, Sinclair AJ. Hypoglycemia, frailty and dementia in older people with diabetes: Reciprocal relations and clinical implications. J Diabetes Complications. 2016 Nov–Dec; 30(8): 1548–1554.

Crowley MJ, Diamantidis CJ, McDuffie JR, Cameron CB, et al. Clinical Outcomes of Metformin Use in Populations with Chronic Kidney Disease, Congestive Heart Failure, or Chronic Liver Disease: A Systematic Review. Ann Intern Med. 2017 Feb 7; 166(3): 191–200.

EMA/603690/2016, Use of metformin to treat diabetes now expanded to patients with moderately reduced kidney function Recommendations for patients with kidney impairment updated in product information, www.ema.europa.eu/docs/en_GB/document_library/Press_release/2016/10/WC500214248.pdf.

Eurich DT, Weir DL, Majumdar SR, Tsuyuki RT, et al. Comparative safety and effectiveness of metformin in patients with diabetes mellitus and heart failure: systematic review of observational studies involving 34,000 patients. Circ Heart Fail. 2013 May; 6(3): 395–402.

Gemeinsamer Bundesausschuss, Tragende Gründe zum Beschluss des Gemeinsamen Bundesausschusses über die 7. Änderung der DMP-Anforderungen Richtlinie (DMP-A-RL): Änderung der Anlage 1 (DMP Diabetes mellitus Typ 2), vom 20. April 2017; www.g-ba.de/downloads/40-268-4342/2017-04-20_DMP-A-RL_Aenderung-Anlage-1_DMP-Diabetes-mellitus_TrG.pdf (letzter Zugriff: 12. November 2017).

Hemmingsen B, Schroll JB, Lund SS, Wetterslev J, et al. Sulphonylurea monotherapy for patients with type 2 diabetes mellitus. Cochrane Database Syst Rev. 2013 Apr 30; (4): CD009008.

Inzucchi SE, Lipska KJ, Mayo H, Bailey CJ, McGuire DK. Metformin in patients with type 2 diabetes and kidney disease: a systematic review. JAMA. 2014 Dec 24–31; 312(24):2668–2675.

Lindskog M, Kärvestedt L, Fürst CJ. Glycaemic control in end-of-life care. Curr Opin Support Palliat Care. 2014 Dec; 8(4): 378–382.

Lipska KJ, Krumholz H, Soones T, Lee SJ. Polypharmacy in the Aging Patient: A Review of Glycemic Control in Older Adults With Type 2 Diabetes. JAMA. 2016 Mar 8; 315(10): 1034–1045.

Lipska KJ, Ross JS, Miao Y, Shah ND, et al. Potential overtreatment of diabetes mellitus in older adults with tight glycemic control. JAMA Intern Med. 2015 Mar;175(3):356–62.

McCoubrie R, Jeffrey D, Paton C, Dawes L. Managing diabetes mellitus in patients with advanced cancer: a case note audit and guidelines. Eur J Cancer Care (Engl). 2005 Jul; 14(3): 244–248.

Munshi MN, Florez H, Huang ES, Kalyani RR, et al. Management of Diabetes in Long-term Care and Skilled Nursing Facilities: A Position Statement of the American Diabetes Association. Diabetes Care. 2016 Feb; 39(2): 308–318.

Salpeter SR, Greyber E, Pasternak GA, Salpeter EE. Risk of fatal and nonfatal lactic acidosis with metformin use in type 2 diabetes mellitus. Cochrane Database Syst Rev. 2010 Apr 14; (4): CD002967.

Sinclair AJ, Rodriguez-Mañas L. Diabetes and Frailty: Two Converging Conditions? Can J Diabetes. 2016 Feb; 40(1): 77–83.

Tuttle KR. Back to the Future: Glomerular Hyperfiltration and the Diabetic Kidney. Diabetes. 2017 Jan; 66(1): 14–16.

2.5 Vitamine (außer Vitamin D) A11

Vitamin B_1 (Thiamin), Vitamin B_2 (Riboflavin); Vitamin B_3 (Niacin); Vitamin B_5 (Pantothensäure); Vitamin B_6 (Pyridoxin); Vitamin B_9 (Folsäure); Vitamin B_{12} (Cyanocobolamin); Vitamin C (Ascorbinsäure); Vitamin D_3 (Cholecalciferol); Vitamin E (Tocopherol)

In diesem Kapitel werden ausschließlich die Präparate für Erwachsene und keine mit Eisenzusatz oder zur intravenösen Verabreichung behandelt. Vitamin D wird zusätzlich in ▶ Kap. 2.6 besprochen.

Vitamin B_{12} und Folsäure (Vitamin B_9) werden ebenfalls zusätzlich in einem gesonderten Kapitel besprochen, da sie eine spezifische Indikation bei megaloblastären Anämien haben (▶ Kap. 3.5).

2.5.1 Indikationen

Die Vitaminpräparate dieses Kapitels haben recht ähnliche Indikationen. Diese sind Mangelzustände aufgrund von Malabsorption oder die Vorbeugung von Vitaminmangel bei einer unzureichenden oder einseitigen Ernährung. Folgende Vitamine haben darüber hinaus speziellere Indikationen:

- **Vitamin B_1** Diagnostizierter Mangel an Vitamin B_1 wie bei Beri-Beri; Morbus Wernicke.
- **Vitamin B_1, B_2, B_6 und B_{12} in Kombination** Krankheitsbedingte Mangelzustände, z. B. bei Malabsorption oder Anorexie; Alkoholismus; Polyneuropathie bei oben beschriebenen Zuständen.
- **Vitamin C** Diagnostizierter Mangel an Vitamin C.
- **Vitamin E** Krankheitsbedingter Mangelzustand, z. B. bei Malabsorption von Vitamin E

2.5.2 Wirkmechanismus

Vitamin B_1 (Thiamin) wird sowohl durch aktiven Transport als auch durch passive Diffusion in Jejunum und Ileum absorbiert. Danach wird es im Gehirn enzymatisch zur aktiven Pyrophosphatform umgewandelt. Es wird über die Niere hauptsächlich als 4-Methylthiazol-5-Essigsäure oder als freies Vitamin ausgeschieden.

Vitamin B_2 (Riboflavin) wird aktiv aus dem proximalen Dünndarm absorbiert, liegt intrazellulär in der FMN/FAD-Form vor und wird hauptsächlich über die Nieren ausgeschieden.

Vitamin B_3 (Niacin) wird sowohl durch aktiven Transport als auch über passive Diffusion aus dem Magen und dem Dünndarm absorbiert. Es ist Bestandteil von NADH/NADPH. Es wird unverändert oder als inaktivierter Metabolit 1-Methylnicotinamid über die Niere ausgeschieden.

Vitamin B_5 (Pantothensäure) wird sowohl über aktiven Transport als auch passive Diffusion im Dünndarm absorbiert. Es fungiert als Bestandteil des Coenzym A. Es wird hauptsächlich in unveränderter Form über die Niere ausgeschieden.

Vitamin B_6 (Pyridoxin, Pyridoxal und Pyridoxamin) wird über passive Diffusion im Dünndarm absorbiert und hauptsächlich als Metabolit 4-Pyridoxinsäure über die Nieren ausgeschieden. **Pyridoxin** ist eine natürlich vorkommende Substanz und hat dieselbe biologische Aktivität, die bei Vitamin B_6 beschrieben wird. Pyridoxin wird im Körper zu Pyridoxal umgewandelt, um als ein wichtiger Baustein in Enzyme des Proteinmetabolismus eingebaut zu werden. Pyridoxin wirkt bei der Umwandlung von Aminosäuren zu biogenen Aminen wie z. B. Serotonin. Mangelzustände kommen selten vor. In seltenen Fällen entwickeln Kinder eine hypochrome Anämie oder Krämpfe.

Vitamin B_9 (Folsäure) wird über aktiven Transport im proximalen Dünndarm absorbiert und in der Membran der Schleimhautzellen aktiviert. Es wird vor allem in der Leber abgelagert. Über den enterohepatischen Kreislauf zirkulieren ca. 200 µg/d. Der Hauptmetabolit ist die 5-Methyl-Tetrahydrofolsäure, die über die Nieren ausgeschieden wird. Folsäure wird in der DNA- und RNA-Synthese benötigt; ein Folsäuremangel kann dieselben megaloblastären Anämien auslösen wie ein Mangel an Vitamin B_{12}. Die empfohlene tägliche Zufuhr an Folsäure beträgt 300 µg (▶ Kap. 3.5).

Vitamin B_{12} (Cyanocobolamin) wird an den Intrinsic Factor gebunden, ein Glykoprotein aus den Parietalzellen des Magens. Es wird aktiv im Ileum absorbiert, kann aber auch zu einem geringen Teil passiv diffundieren. Es kann in der Leber abgelagert werden, wird an Plasmaproteine gebunden und hauptsächlich über die Galle ausgeschieden. Über den enterohepatischen Kreislauf wird ein Großteil rückresorbiert. Vitamin B_{12} wird zur DNA-und RNA-Synthese benötigt (▶ Kap. 3.5).

Vitamin C (L-Ascorbinsäure) ist von großer Bedeutung für Stoffwechselvorgänge im Körper wie z. B. die Zellatmung, die Neubildung von Kollagen, die Hormonproduktion in der Nebennierenrinde und den Abbau von nicht körpereigenen Stoffen. Vitamin C erhöht auch die Eisenabsorption aus der Nahrung. Es ist ein wasserlösliches Antioxidans und kann freie Radikale abfangen.

Vitamin E (Tocopherol) Das natürlich vorkommende d-alpha-Tocopherolacetat hat eine um 36 % höhere biologische Aktivität als das synthetisch hergestellte Vitamin E. Der Wirkmechanismus ist nicht genau geklärt, Untersuchungen legen jedoch die Vermutung nahe, dass es sich um ein fettlösliches Antioxidans handelt, das freie Radikale abfangen kann. Zudem schützt es mehrfach ungesättigte Fettsäuren vor der Peroxidation.

2.5.3 Empfohlene Tagesdosen und Dosisbereiche

Die **empfohlene tägliche Zufuhr** ist definiert als die Menge, die nach aktuellem Wissensstand den vorliegenden Bedarf abdeckt und bei praktisch allen gesunden Personen einen guten Ernährungszustand erhält (▶ Tab. 2.11).

Tab. 2.11 Dosierungsempfehlungen für Vitamine

	Männer	Frauen	Schwangere	Stillende
Vitamin B_1 (Thiamin)	1,1–1,3 mg	1,0 mg	1,2–1,3 mg	1,3 mg
Vitamin B_2 (Riboflavin)	1,3–1,4 mg	1,0–1,1 mg	1,3–1,4 mg	1,4 mg
Vitamin B_6 (Pyridoxin)	1,4–1,6 mg	1,2 mg	1,9 mg	1,9 mg
Vitamin B_9 (Folsäure)	300 µg	300 µg	550 µg	450 µg
Vitamin B_{12} (Cyanocobolamin)	3,0 µg	3,0 µg	3,5 µg	4,0 µg
Vitamin B_3 (Niacin)	14–16 mg	11–13 mg	14–16 mg	16 g
Vitamin D (Calciferol)	20 µg	20 µg	20 µg	20 µg
Vitamin C (Ascorbinsäure)	110 mg	95 mg	105 mg	125 mg
Vitamin E (Tocopherol)	12–15 mg	11–12 mg	13 mg	17 mg

Quelle: Referenzwerte der Deutschen Gesellschaft für Ernährung e. V.

2.5.4 Nebenwirkungen

Bei den empfohlenen Zufuhrmengen entstehen keine unerwünschten Nebenwirkungen. Die Symptome bei Unter- oder Überdosierung sowie die Nahrungsquellen werden in ▶ Tab. 2.12 dargestellt.

2

Tab. 2.12 Symptome bei Vitaminmangel bzw. -überdosierung

	Symptome bei Mangel	Symptome bei Überdosierung	Wichtige Quelle des Vitamins
Vitamin B_1 (Thiamin)	Müdigkeit, Depression, Muskelkrämpfe, Übelkeit	Kopfschmerzen, Reizbarkeit, Schlafstörungen	Fleisch, Nüsse, Fisch, Hülsenfrüchte
Vitamin B_2 (Riboflavin)	Müdigkeit, Schwäche, Schleimhautulzera	Angioödem, allergische Hautreaktionen	Fleisch, Milchprodukte, Nüsse
Vitamin B_6 (Pyridoxin)	Schwäche, Verwirrtheit, Insomnie, Anämie	Neuropathien	Fleisch, Fisch, Eier, Milch
Vitamin B_9 (Folsäure)	Anämie, verminderte Leukosynthese und Antikörperproduktion	Appetitlosigkeit, Erregung, Depression	Leber, Bohnen, Nüsse
Vitamin B_{12} (Cyanocobolamin)	Anämie, Müdigkeit, Neuropathien	Allergische Reaktionen	Fleisch, Fisch, Eier, Milchprodukte
Vitamin B_3 (Niacin)	Hauterkrankung Pellagra, Ekzem, Schlafstörungen	Leberschäden	Leber, Rindfleisch, Fisch (Lachs, Thunfisch), Sonnenblumenkerne, Erdnüsse
Vitamin D (Calciferol)	Osteoporose, Gelenk-, Muskelschmerzen	Herzrhythmusstörungen, Bewusstseinsstörungen, Nierensteine	Fetter Fisch (Lachs, Makrele), Margarine
Vitamin C (Ascorbinsäure)	Entzündung und Blutung des Zahnfleischs, verzögerte Wundheilung, Nasenbluten, herabgesetzte Immunabwehr	Nierensteine, Magenbeschwerden	Zitrusfrüchte, grüne Paprika, Tomaten
Vitamin E (Tocopherol)	Muskelschwäche	Übelkeit, Diarrhö, Sehstörungen	Nüsse, Samen, Weizenkeime, Vollkornprodukte, Eier, Gemüse

2.5.5 Wichtige Interaktionen

Vitamin B_3 (Niacin)

- Antihypertensiva Verstärkte Blutdrucksenkung.
- Antikoagulanzien Verstärkte Blutungsneigung.
- Cholesterinsynthesehemmer Erhöhung des Myopathie-Risikos.
- Carbamazepin, Primidon Verminderung der renalen Clearance.

Vitamin B_6:

- Levodopa Wirkungshemmung von Levodopa (keine Wechselwirkung bei Kombinationspräparaten mit den Wirkstoffen Carbidopa oder Benserazid).

Vitamin C

- Eisen Verstärkte Resorption.

Für Interaktionen zu Vitamin D, Folsäure oder Vitamin B_{12} ▶ Kap. 2.6 bzw. ▶ Kap. 3.5.

2.5.6 Kontraindikationen

Bei einer Überempfindlichkeit gegen einen Wirkstoff ist die Verordnung zu vermeiden. Hoch dosiertes **Vitamin C ist kontraindiziert** bei Thalassämie, sideroblastischer Anämie und Hämochromatose.

2.5.7 Warnhinweise

Eine überhöhte Zufuhr an Vitamin C kann den Oxalsäurespiegel im Urin anheben; in der Folge können sich Kalziumoxalatsteine bilden. Bei Patienten mit einer Herzinsuffizienz sollte bei der Einnahme von Brausetabletten die damit verabreichte Flüssigkeitsmenge beachtet werden.

Diagnostik: Hohe Dosen können falsch negative Ergebnisse beim FOBT verursachen.

2.5.8 Pharmakologische Angaben

Die **Bioverfügbarkeit** der Vitamine hängt u. a. von der Nahrungsbeschaffenheit und -zusammensetzung ab.

2.5.9 Therapiekontrolle

Mit einer gezielten Substitution können klinisch relevante Vitaminmangelzustände relativ unproblematisch ausgeglichen werden.

2.5.10 Alternative Behandlungen

Da alle Vitamine (außer Vitamin D) ausschließlich über die Nahrung zugeführt werden können, ist es wichtig, eine zu geringe Vitaminzufuhr so gut wie möglich über eine optimierte Ernährung auszugleichen. Diätassistenten können Patienten in diesen Fragen zusätzlich kompetent beraten.

2.5.11 Beschwerden beim Absetzen

Beim Absetzen von dauerhaft eingenommenen Vitaminergänzungen sind keine Beschwerden zu erwarten. Die Ausnahme bildet Vitamin D bei der Behandlung des Hypoparathyreoidismus (▶ Kap. 2.6).

2.5.12 Behandlung beenden

Mit Ausnahme von Vitamin D können alle Vitamingaben direkt ohne jegliche Konsequenzen beendet werden. Gegebenenfalls kann die Vitaminzufuhr über die Ernährung gesteigert werden.

Zur Überprüfung oder Beendigung einer Behandlung mit Folsäure und Vitamin B_{12} wegen einer megaloblastären Anämie können die Präparate abgesetzt und die Laborparameter kontrolliert werden. Zu beachten ist, dass nach einer Substitutionsbehandlung die Speicher von Vitamin B_{12} und Folsäure oft über mehrere Monate noch gut gefüllt sind.

2.5.13 Am Lebensende

In dieser palliativen Phase hat die Substitution mit den in diesem Kapitel aufgeführten Vitaminen keinen nachgewiesenen Nutzen. Die einzige Ausnahme könnte Vitamin D sein, was ausführlicher in ▶Kap. 2.6 besprochen wird.

2.5.14 Sonstiges

Vitamine sind für unseren Organismus unverzichtbar, um normale biochemische und physiologische Funktionen aufrechtzuerhalten. Normalerweise müssen sie mit der Nahrung aufgenommen werden, ein Teil kann jedoch auch im Körper oder durch Darmbakterien synthetisiert werden. Vitamine werden in fett- und wasserlösliche unterteilt. Es liegt bisher **kein wissenschaftlicher Beleg** dafür vor, dass zusätzlich zu einer ausgewogenen Ernährung eingenommene Antioxidanzien in Form von **Ergänzungspräparaten** Krankheiten vorbeugen helfen. **Manche Ergänzungspräparate können sogar negative gesundheitliche Effekte haben.**

Bei der gesunden Bevölkerung in Deutschland sind klinische Symptome durch Mangel an Vitaminen, Mineralien oder Spurenelementen selten, mit Ausnahme von Eisenmangel bei Frauen im fertilen Alter und Vitamin-B_{12}-Mangel bei Älteren. Bei Krankheiten jedoch, bei denen die Nahrungszufuhr eingeschränkt ist, ein erheblicher Verlust oder erhöhter Bedarf an Vitaminen vorliegt, können Mangelzustände auftreten.

Referenzartikel und andere Quellen

Ashor AW, Siervo M, Lara J, et al. Effect of vitamin C and vitamin E supplementation on endothelial function: a systematic review and meta-analysis of randomised controlled trials. Br J Nutr. 2015 Apr 28; 113(8): 1182–1194.

Att förebygga sjukdom med antioxidanter. Stockholm: SBU, Statens beredning för medicinsk utvärdering. 1997.

Bjelakovic G, Nikolova D, Gluud LL, et al. Antioxidant supplements for prevention of mortality in healthy participants and patients with various diseases. Cochrane Database Syst Rev. 2012 Mar 14; (3): CD007176.

Jain A, Mehta R, Al-Ani M, et al. Determining the Role of Thiamine Deficiency in Systolic Heart Failure: A Meta-Analysis and Systematic Review. J Card Fail. 2015 Dec; 21(12): 1000–1007.

Läkemedelsboken 2009–2010. Apoteket AB.

Nordic Nutrition Recommendations 2012, 5th edition. © Nordic Council of Ministers 2014. www.nordic-ilibrary.org/social-issues-migration-health/nordic-nutrition-recommendations-2012_nord2014-002

Odigwe CC, Smedslund G, Ejemot-Nwadiaro R, et al. Supplementary vitamin E, selenium, cysteine and riboflavin for preventing kwashiorkor in preschool children in developing countries. Cochrane Database Syst Rev. 2010 Apr 14; (4): CD008147.

Roman-Campos D, Cruz JS. Current aspects of thiamine deficiency on heart function. Life Sci. 2014 Mar 7; 98(1): 1–5.

Salam RA, Zuberi NF, Bhutta ZA. Pyridoxine (vitamin B6) supplementation during pregnancy or labour for maternal and neonatal outcomes. Cochrane Database Syst Rev. 2015 Jun 3; (6): CD000179.

Svenska näringsrekommendationer. Fjärde upplagan, Livsmed-elsverket 2005.

Traber MG. Vitamin E inadequacy in humans: causes and consequences. Adv Nutr. 2014 Sep; 5(5): 503–514.

2.6 Vitamin D A11CC

Alfacalcidol, Dihydrotachysterol, Calcitriol, Cholecalciferol

2.6.1 Indikationen

Alfacalcidol Krankheiten, bei denen durch eine verminderte Synthese von 1,25-Dihydroxyvitamin D_3 der Kalziummetabolismus gestört ist. Dies sind Osteodystrophie, Osteomalazie verschiedener Genese und idiopathischer und postoperativer Hypoparathyreoidismus.

Dihydrotachysterol Postoperativer Hypoparathyreoidismus, idiopathischer Hypoparathyreoidismus, Vitamin-D-refraktäre Rachitis, renale Osteodystrophie.

Calcitriol Krankheiten, bei denen es durch eine verminderte endogene Synthese von 1,25-Dihydrocholecalciferol zu einer gestörten Kalziumaufnahme und -homöostase kommt: renale Osteodystrophie, Osteomalazie, idiopathischer und postoperativer Hypoparathyreoidismus und Pseudohypoparathyreoidismus. Ebenso Erkrankungen wie Vitamin-D-abhängige Rachitis, Vitamin-D-Mangel-Rachitis und Vitamin-D-resistente Rachitis.

Cholecalciferol (Vitamin D_3) Vorbeugung von Vitamin-D-Mangel und Rachitis, Therapie von Rachitis und Osteomalazie bei Vitamin-D-Mangel, unterstützend bei Osteoporose.

2.6.2 Wirkmechanismus

Vitamin D spielt eine wichtige Rolle bei der Resorption von Kalzium, Phosphaten und Magnesium. Zusammen mit Parathormon reguliert es die Kalzium- und Phosphatkonzentration im Blut. Weiter ist Vitamin D am Aufbau der organischen Bestandteile und der Kalzifizierung des Knochens beteiligt.

Alfacalcidol ist ein potentes Vitamin-D-Analogon und wird in der Leber schnell zu 1,25-Dihydrocholecalciferol (Calcitriol), dem aktiven Metaboliten von Vitamin D_3, umgewandelt. Dieser Metabolit bewirkt eine erhöhte Kalzium- und Phosphatresorption im Darm und eine erhöhte tubuläre Rückresorption von Kalzium und Phosphat in der Niere und reguliert die Mineralisierung des Knochens. Alfacalcidol eignet sich zur Behandlung von Störungen des Kalziummetabolismus, die durch eine zu geringe endogene Bildung von 1,25-Dihydrocholecalciferol entstehen können. Bei Patienten mit einer chronischen Niereninsuffizienz bewirkt eine Substitutionsbehandlung mit Calcitriol eine Normalisierung der erniedrigten Kalziumkonzentration, der Kalziumresorption und eine Verbesserung der Beschwerden eines sekundären Hyperparathyreoidismus. Bei Skelettdemineralisation erhöht es den Mineralisationsgrad.

2.6.3 Empfohlene Tagesdosen und Dosisbereiche

▶ Tab. 2.13.

Tab. 2.13 Dosierungsempfehlungen für Vitamin D

	Hypokalzämie, Anfangsdosis	Hypokalzämie, Unterhaltungsdosis	Verlaufskontrollen des S-Kalziums während der Behandlung
Alfacalcidol	1 µg 1 ×/d	0,25–2,0 µg 1 ×/d	Ca. 2–4 Wo. (abhängig von den Grunderkrankungen; anfangs engere Kontrollen, später 3-Monats-Intervalle ausreichend; vorausgesetzt, die Werte und der klinische Zustand sind stabil)
Dihydrotachysterol	0,5–1,5 mg 1 ×/d max. 7 d	0,2–1,5 mg 1 ×/d	
Calcitriol	0,25 µg 1 ×/d 14 d	0,5–2,0 µg 1 ×/d	
Cholecalciferol	500–1000 I. E./d	500–3000 I. E./d	Ca. 2–4 Wo.

2.6.4 Nebenwirkungen

Häufige Nebenwirkungen

Die häufigsten Nebenwirkungen ergeben sich aus den Beschwerden einer entstehenden **Hyperkalzämie.** Dabei kann es zu Diarrhö, Verstopfung, Übelkeit, Erbrechen, Mundtrockenheit, Metallgeschmack im Mund, Juckreiz, Kopfschmerzen, Schwindel, Verwirrtheit, Myalgien, Herzarrhythmien und Müdigkeit kommen.

Ernsthafte Nebenwirkungen

Diese können bei einer hyperkalzämischen Krise durch eine Überdosierung von Vitamin D entstehen.

2.6.5 Wichtige Interaktionen

Antiepileptika

Carbamazepin, Phenobarbital, Phenytoin, Primidon Die Plasmakonzentration von Vitamin D und seiner Analoga kann sich verringern, eine Dosiserhöhung von Vitamin D oder eines Analogons kann nötig werden.

Diuretika

Thiaziddiuretika können die Ausscheidung von Kalzium über die Niere verringern und damit bei Patienten mit Hypoparathyreoidismus und einer Vitamin-D-Behandlung eine Hyperkalzämie verursachen.

Mineralstoffe

Magnesium Es können erhöhte Magnesiumkonzentrationen entstehen. Eine gleichzeitige Behandlung sollte vermieden werden oder der Patient sollte auf Symptome einer Hypermagnesiämie (Lethargie, Schwäche, Hyporeflexie und Hypertonie) hin überwacht werden.

2.6.6 Kontraindikationen

Hyperkalzämien.

2.6.7 Warnhinweise

Patienten, die mit Vitamin D oder einem Analogon behandelt werden, sollten über die Symptomatik einer eventuellen Hyperkalzämie informiert werden und ihnen gegenüber aufmerksam sein. Dies sind z. B. Übelkeit, Unwohlsein, Mundtrockenheit, Verstopfung, Muskelschmerzen, Metallgeschmack im Mund, nächtliche Polyurie, Gewichtsverlust, Lichtempfindlichkeit und Juckreiz. Eine über längere Zeit unbehandelte Hyperkalziämie kann zu arterieller Hypertonie führen und dadurch später Nieren und Herz schädigen. Bei einer Nierenschädigung verringert sich zunächst das Konzentrationsvermögen, später die glomeruläre Filtrationsrate und schließlich kann eine chronische Niereninsuffizienz resultieren.

2.6.8 Pharmakologische Angaben

▶Tab. 2.14.

Tab. 2.14 Pharmakologische Angaben für Vitamin D

	Schwangerschaft	Stillzeit	Einnahme zu den Mahlzeiten
Alfacalcidol	B:2	IVa	Ohne Einfluss
Dihydrotachysterol	B:3	III	Ohne Einfluss
Calcitriol	B:2	IVa	Ohne Einfluss
Cholecalciferol	B:3	II	Ohne Einfluss

2.6.9 Therapiekontrolle

Bei kontinuierlicher Behandlung müssen die **Serumwerte von Kalzium, Kreatinin und Phosphat** regelmäßig kontrolliert werden, auch bei Patienten, die schon über eine längere Zeit behandelt wurden und mit ihrer Medikation gut eingestellt zu sein scheinen. Sobald sich der Mineralisationsprozess normalisiert hat, erhöht sich das Risiko einer Hyperkalzämie markant. Daher sollte die Unterhaltungsdosis reduziert werden, sobald sich Anzeichen für eine Ausheilung der für die Behandlung mit Vitamin D ursächlichen Skeletterkrankung zeigen. Der Kalziumwert im Urin sollte einmal im Jahr kontrolliert werden.

2.6.10 Alternative Behandlungen

Die wichtigste Quelle für die Vitamin-D-Zufuhr ist die **Sonneneinstrahlung auf den Körper.** Vitamin D_3 (Cholecalciferol) wird in der Haut unter der Einwirkung von UV-B-Strahlung synthetisiert. Die Anzahl der Sonnenstunden in Deutschland ist während der Zeit von März bis Oktober ausreichend. Bei dunkelhäutigen und älteren Menschen ist die Syntheseleistung der Haut herabgesetzt. In der Leber wird Cholecalciferol zu 25-Hydroxy-Vitamin-D (Calcidiol) umgewandelt. Die Serumkonzentration von Calcidiol ist während der Monate Januar und Februar am niedrigsten und von Juli bis September am höchsten. In den Nieren wird Calcidiol zu aktivem 1,25-Dihydroxy-Vitamin-D umgewandelt. Dieser Syntheseschritt wird von Parathormon (PTH) stimuliert. Die Hauptaufgabe von Calcitriol besteht darin, die Absorption von Kalzium und Phosphat aus dem Dünndarm zu erhöhen und außerdem an der Knochensynthese mitzuwirken. Da in unseren Breitengraden die Sonneneinstrahlung während der Wintermonate nicht ausreicht, um ausreichend Vitamin D zu bilden, sind wir auf die zusätzliche Zufuhr über die Ernährung und die in der Leber bestehenden Reserven angewiesen. Wichtige Vitamin-D-Quellen sind fetter Fisch, Schalentiere, Eier, Margarine und Milchprodukte.

2.6.11 Beschwerden beim Absetzen

Wird die Behandlung mit Vitamin D (z. B. gegen Hypoparathyreoidismus) kurzfristig und abrupt abgesetzt, entsteht allmählich eine Hypokalzämie. Die biologische Wirkung des aktiven Metaboliten Calcitriol bleibt über 3–5 Tage nach der letzten Einnahme bestehen. Das bedeutet, dass sich durch eine Einnahmepause von einigen Tagen keine negativen Auswirkungen ergeben und ein endgültiges Absetzen frühestens nach 1 Woche zu Beschwerden einer Hypokalzämie führen kann. Diese äußert sich z. B. in Form von Kribbeln, Verwirrtheit und Krampfneigung.

2.6.12 Behandlung beenden

Liegt eine Hyperkalzämie mit einem korrigierten S-Kalzium > 2,6 mmol/l vor, sollte die Behandlung mit Vitamin D unmittelbar abgebrochen und jedwede Einnahme von Kalzium als Medikament oder über die Nahrung so weit wie möglich begrenzt werden. Hierauf sinkt der S-Kalziumspiegel i. d. R. rasch innerhalb von einigen Tagen auf normale Werte ab. Dabei korreliert die Ausprägung der Symptomatik nicht immer direkt mit den Serumwerten.

Im Vitamin-D-freien Intervall sollten die S-Kalzium-Werte regelmäßig kontrolliert werden; liegt das S-Kalzium wieder im normalen Bereich, sollte die Indikation zur weiteren Behandlung mit Vitamin D überprüft werden.

Eine schwere Hyperkalzämie kann sich in Form einer hyperkalzämischen Krise äußern. Diese liegt bei Werten > 3,7 mmol/l vor (korrigiert mit dem S-Albumin-Wert) und äußert sich in Übelkeit, Verstopfung, Dehydratation, Polyurie, Müdigkeit, depressiver Verstimmung und Verwirrtheit. Zur Linderung der hyperkalzämischen Symptomatik ist die Behandlung mit reichlich Flüssigkeit, oft auch die intravenöse Gabe von isotonen Kochsalzlösungen, eine forcierte Diurese mit Schleifendiuretika und die Gabe von Glukokortikoiden wichtig.

2.6.13 Am Lebensende

Verschiedene maligne Erkrankungen im späten Stadium bringen ein erhöhtes Risiko für die Entwicklung einer Hyperkalzämie mit sich. Wird der Patient schon seit längerer Zeit mit Vitamin D z. B. gegen einen Hypoparathyreoidismus behandelt, steigt das Risiko einer symptomatisch werdenden Hyperkalzämie weiter an. Daher ist die Kontrolle der S-Kalzium-Werte besonders wichtig, um gegebenenfalls schnell die Einnahme von Vitamin D und Kalzium abbrechen zu können. Bei Patienten mit schweren Krebserkrankungen kann eine hyperkalzämische Krise schon bei mäßig erhöhten Kalziumwerten entstehen. Bei Werten ≥ 3,0 mmol/l können bereits Übelkeit, Erbrechen, Müdigkeit und Verwirrtheit auftreten.

2

2.6.14 Sonstiges

Um einem Vitamin-D-Mangel vorzubeugen, ist es wichtig, während der Sommermonate die Sonnenexposition auszunutzen. Hierbei gilt es abzuwägen zwischen den nützlichen Effekten der Sonneneinstrahlung einerseits und ihren schädlichen Folgen in Form eines erhöhten Risikos für die Entwicklung maligner Melanome andererseits. Die UV-Exposition je nach geografischer Lage und Hauttyp optimal zu gestalten, also ausreichend Vitamin D zu bilden, ohne das Hautkrebsrisiko zu erhöhen, entwickelt sich also zu einer interessanten Herausforderung.

Die Behandlung mit Vitamin D und Kalzium verringert das Risiko für Hüft- und andere Frakturen bei älteren Frauen, die in Heimen wohnen (außer für Wirbelfrakturen, hier reicht die wissenschaftliche Datenlage nicht für eine eindeutige Beurteilung aus). Auf der anderen Seite konnten mehrere große Studien bei Frauen < 80 Jahren, die zu Hause wohnen, keinen primär- oder sekundärpräventiven Effekt durch die Kombinationsbehandlung von Vitamin D und Kalzium auf die Inzidenz von neuen Frakturen zeigen.

Die Einnahme von Vitamin D allein konnte keine Risikominderung für Frakturen bei älteren Frauen zeigen.

Die Einnahme von Vitamin D oder eines Analogons erhöht das Risiko der Entstehung einer Hyperkalzämie im Vergleich zu Kalzium oder Placebo. Diese Risikoerhöhung ergibt sich im Grunde allein durch Calcitriol, weshalb eine Behandlung mit anderen Substanzen und v. a. nicht aktivem Vitamin D mit einem absoluten Risiko von $\frac{1}{400}$ (nicht signifikant) beinahe risikofrei erscheint.

Patienten mit einer Kortisonbehandlung zeigen bei der zusätzlichen Gabe von Vitamin D und Kalzium einen geringeren Verlust ihrer Knochenmasse.

Die Einnahme von Vitamin D und Kalzium kann das Risiko für Nierensteine leicht erhöhen.

Referenzartikel und andere Quellen

Avenell A, Mak JC, O'Connell D. Vitamin D and vitamin D analogues for preventing fractures in post-menopausal women and older men. Cochrane Database Syst Rev. 2014 Apr 14; (4): CD000227.

Bolland MJ, Grey A, Gamble GD, Reid IR. The effect of vitamin D supplementation on skeletal, vascular, or cancer outcomes: a trial sequential meta-analysis. Lancet Diabetes Endocrinol. 2014 Apr; 2(4): 307–320.

Burgaz A, Akesson A, Michaëlsson K, Wolk A. 25-hydroxyvitamin D accumulation during summer in elderly women at latitude 60 degrees N. J Intern Med. 2009 Nov; 266(5): 476–483. Epub 2009 Apr 27.

Cantorna MT, Zhu Y, Froicu M, Wittke A. Vitamin D status, 1,25-dihydroxyvitamin D3, and the immune system. Am J Clin Nutr 2004; 80(Suppl. 6): 1717S–1720S.

Chung M, Lee J, Terasawa T, et al. Vitamin D with or without Calcium supplementation for prevention of cancer and fractures: an updated meta-analysis for the U. S. Preventive Services Task Force. Ann Intern Med. 2011 Dec 20; 155(12): 827–838.

Forman JP, Bischoff-Ferrari HA, Willett WC, Stampfer MJ, Curhan GC. Vitamin D intake and risk of incident hypertension: results from three large prospective cohort studies. Hypertension 2005; 46: 676–682.

Grant WB. An estimate of premature cancer mortality in the U. S. due to inadequate doses of solar ultraviolet-B radiation. Cancer 2002; 94: 1867–1875.

Holick MF, Binkley NC, Bischoff-Ferrari HA, et al. Guidelines for preventing and treating vitamin D deficiency and insufficiency revisited. J Clin Endocrinol Metab. 2012; 97: 1153–1158.

Mathieu C, Badenhoop K. Vitamin D and type 1 diabetes mellitus: state of the art. Trends Endocrinol Metab 2005; 16: 261–266.
Moyer VA, U. S. Preventive Services Task Force. Vitamin D and Calcium supplementation to prevent fractures in adults: U. S. Preventive Services Task Force recommendation statement. Ann Intern Med 2013; 158: 691–696.

2.7 Kalzium A12A

Kalziumkarbonat, Kalziumacetat, Kalziumkarbonat + Cholecalciferol

2.7.1 Indikationen

- Prophylaxe und Behandlung bei Kalziummangel (Kalziumkarbonat)
- Ergänzung bei der spezifischen Prophylaxe und Behandlung der Osteoporose (Kalziumkarbonat)
- Zur Bindung von Phosphat bei Hyperphosphatämie (Kalziumkarbonat, Kalziumacetat)

2.7.2 Wirkmechanismus

Kalzium wirkt als Baustein in Skelett und Zähnen und ist bei verschiedenen neuromuskulären und metabolen Funktionen sowie bei der Blutgerinnung von Bedeutung. Um die Wirkung optimal zu gestalten, wird die extrazelluläre Kalziumionenkonzentration in einem engen Intervall gehalten. Weiter hat Kalzium eine Reihe anderer und bisher noch ungeklärter Funktionen.

Die Gabe von Kalzium ist v. a. bei Störungen des Kalziumhaushalts indiziert, die zu Mangelerscheinungen führen.

2.7.3 Empfohlene Tagesdosen und Dosisbereiche

Empfohlene tägliche Zufuhr über die Ernährung: 800 mg für Frauen und 900 mg für Männer, Schwangere und Stillende (▶ Tab. 2.15).

Tab. 2.15 Dosierungsempfehlungen für Kalzium

	Dosisintervall	Bei Kalziummangel	Bei Hyperphosphatämie
Kalziumkarbonat	6–24 h	Nicht indiziert	1.200–2.400 mg Ca^{2+}/d
Kalziumglukonat	8–24 h	500–1.500 mg	Nicht indiziert
Kalziumacetat	8–24 h	Nicht indiziert	3–4 ×/d 1.000–2.000 mg (zu den Mahlzeiten)

2.7.4 Nebenwirkungen

Häufige Nebenwirkungen

- Kalziumacetat: Übelkeit und Erbrechen.
- Kalziumkarbonat: Obstipation.
- Andere Substanzen: Nebenwirkungen sind selten, ansonsten in Form von Übelkeit und Bauchschmerzen.

Ernsthafte Nebenwirkungen

Hyperkalzämie und Hyperkalzurie.

2.7.5 Wichtige Interaktionen

Antibiotika

Ciprofloxacin Kalzium verringert die Absorption von Ciprofloxacin und kann zu subtherapeutischen Konzentrationen von Ciprofloxacin und einer Therapieresistenz führen. Kalzium sollte nicht zusammen mit Ciprofloxacin eingenommen werden. Falls eine gleichzeitige Behandlung nicht vermieden werden kann, sollten mind. 2 Stunden zwischen der Einnahme beider Substanzen liegen.

Doxycyclin Bei gleichzeitiger Gabe von Kalzium, Antazida oder einer kalziumreichen Kost kann sich die Bioverfügbarkeit von Doxycyclin signifikant verringern. Kalzium sollte frühestens 3 Stunden nach der Einnahme von Doxycyclin eingenommen werden. Antazida, die Kalzium enthalten, können durch H2-Rezeptorblocker ersetzt werden.

Levofloxacin Kalzium verzögert die Absorption von Levofloxacin, gelegentlich kann die Plasmakonzentration von Levofloxacin leicht gesenkt werden (um 10–25 %). Dies führt zwar wahrscheinlich zu keiner klinisch bedeutsamen Interaktion, dennoch wird diese Kombination nicht empfohlen. Bei Infektionen durch Erreger mit geringer Antibiotikaempfindlichkeit kann es in diesen Fällen zu einem Therapieversagen kommen. Kalzium und Levofloxacin sollten mit einem Abstand von 2 Stunden eingenommen werden.

Norfloxacin Kalzium verringert die Absorption von Norfloxacin und kann zu einem Therapieversagen führen. Diese Kombination sollte vermieden werden.

Ofloxacin Die Wirkung von höheren Dosen Kalzium auf die Absorption von Ofloxacin ist nicht bekannt. Bei der gleichzeitigen Einnahme von Ofloxacin und kalziumhaltigen Lebensmitteln scheint keine klinisch relevante Interaktion zu bestehen. Wird Ofloxacin zusammen mit höheren Dosen Kalzium (> 500 mg) eingenommen, sollte ein Intervall von 2 Stunden zwischen der Einnahme beider Substanzen liegen. Kalziumhaltige Lebensmittel beinhalten i. d. R. geringere Dosen an Kalzium (< 500 mg).

Oxitetrazyklin, Tetrazyklin Die Bioverfügbarkeit von Tetrazyklinen kann bei gleichzeitiger Einnahme von Kalzium, kalziumhaltigen Lebensmitteln sowie Antazida verringert werden. Dadurch kann sich der Effekt von Tetrazyklinen verringern. Um dies zu vermeiden, sollte Kalzium 2 Stunden nach der Einnahme von Tetrazyklinen eingenommen werden. H2-Rezeptorblocker können als Alternative zu kalziumhaltigen Antazida gegeben werden.

Antineoplastische Mittel

Estramustin Die Bioverfügbarkeit und die maximale Plasmakonzentration von Estramustin verringern sich bei der gleichzeitigen Einnahme von Kalzium. Estramustin sollte nicht mit kalziumhaltigen Substanzen oder Lebensmitteln zusammen eingenommen werden.

Bisphosphonate und Strontiumranelat

Alendronat, Clodronat, Etidronat, Ibandronat, Pamidronat, Risedronat, Strontiumranelat Bisphosphonate und Strontiumranelat können mit Kalzium, Antazida und anderen Substanzen, die metallische Kationen enthalten, Komplexe bilden. Dies kann zu einer verminderten Absorption von Bisphosphonaten, Strontiumranelat oder Kalzium führen und somit ihren Effekt verringern. Um eine solche Interaktion zu vermeiden, wird daher empfohlen, Bisphosphonate oder Strontiumranelat morgens und Kalzium und andere metallische Substanzen, die Kationen enthalten, abends einzunehmen. Das Intervall zwischen den gegebenen Substanzen sollte mind. 2 Stunden betragen.

Nahrungsmittel

Oxalsäure und Phytinsäure **Oxalsäure** (kommt in Spinat und Rhabarber vor) und **Phytinsäure** (in Vollkornhaferflocken) können unlösliche Verbindungen mit Kalzium eingehen und somit die Kalziumabsorption hemmen.

Diuretika

Thiaziddiuretika können die Kalziumausscheidung verringern und damit bei Patienten mit Hypoparathyreoidismus und der gleichzeitigen Einnahme von Dihydrotachysterol eine Hyperkalzämie verursachen.

Immunsuppressiva

Mycophenolat-Mofetil Die Absorption von Mycophenolat-Mofetil kann sich bei gleichzeitiger Einnahme von Kalzium verringern; hierdurch verringert sich die Plasmakonzentration mit der Gefahr einer unzureichenden Immunsuppression. Kalzium sollte mit mind. 4 Stunden Abstand zu Mycophenolat-Mofetil eingenommen werden.

Mineralstoffe

Eisen Antazida und andere Substanzen, die Aluminium, Magnesium, Kalzium oder Natriumbikarbonat enthalten, verringern die Absorption von Eisen. Indem diese Präparate im Abstand von mind. 2 Stunden zur Gabe von Eisen eingenommen werden, kann dieser Effekt vermieden oder zumindest verringert werden.

Protonenpumpenhemmer (PPI)

Protonenpumpenhemmer (PPI) verringern die Absorption von Kalzium bei gleichzeitiger Einnahme. Bei dauerhafter Einnahme, v. a. bei höheren Dosen über mehrere Jahre, erhöht sich die Gefahr für Frakturen.

Schilddrüsenpräparate

Levothyroxin, Liothyronin Kalziumkarbonat kann die Absorption von Levothyroxin/Liothyronin verringern und damit deren Effekt leicht abschwächen. Diese Wechselwirkung kann dadurch vermieden werden, indem Kalzium und Levothyroxin/Liothyronin mit 4 Stunden Abstand zueinander eingenommen werden. Die Schilddrüsenfunktion sollte engmaschig kontrolliert werden.

2.7.6 Kontraindikationen

- Krankheiten und/oder Zustände, die eine Hyperkalzämie und/oder eine Hyperkalzurie auslösen
- Nierensteinleiden

2.7.7 Warnhinweise

Bei der Behandlung mit hoch dosiertem Kalzium und besonders bei der gleichzeitigen Behandlung mit Vitamin D besteht die Gefahr einer Hyperkalzämie und darauf folgender Nierenfunktionseinschränkung. Bei diesen Patienten bedarf es regelmäßiger Kontrollen von S-Kalzium und der Nierenfunktion.

Patienten mit einer leichten Hyperkalzurie (> 300 mg/d oder 7,5 mmol/d) oder mit bereits bekanntem Nierensteinleiden bedürfen regelmäßiger Kontrollen der Kalziumausscheidung im Urin. Bei Bedarf erfolgt die Reduktion oder der Abbruch der Kalziumeinnahme. Bei Patienten mit einer Neigung zu Nierensteinen empfiehlt sich eine erhöhte Flüssigkeitszufuhr.

Bei einer herabgesetzten Nierenfunktion sollte eine ergänzende Kalziumzufuhr unter ärztlicher Aufsicht mit regelmäßigen Kontrollen des S-Kalziums und S-Phosphats erfolgen.

Studien deuten auf eine mögliche Erhöhung der Aluminiumabsorption während der Einnahme von Zitratsalzen (z. B. in Brausetabletten) hin.

Patienten mit Herz- oder Niereninsuffizienz sollten keine Medikation in Form von Brausetabletten einnehmen, da diese die Natriumsalzzufuhr bedenklich erhöhen können.

2.7.8 Pharmakologische Angaben

▶ Tab. 2.16.

Tab. 2.16 Pharmakologische Angaben für Kalzium

	Schwangerschaft	Stillzeit	Einnahme zu den Mahlzeiten
Kalziumkarbonat	A	II	Besonders bei Hyperphosphatämie
Kalziumlactogluconat	A	II	Wird empfohlen, jedoch nicht bei oxalsäurehaltigem Essen
Kalziumacetat	B:2	IVa	Besonders bei Hyperphosphatämie

25–50 % einer eingenommenen Tablettendosis werden v. a. im proximalen Dünndarm resorbiert und dem extraossären Kalziumspeicher zugeführt. 99 % des im Körper enthaltenen Kalziums (insgesamt ca. 1.000 g) sind in Skelett und Zähnen gebunden, das restliche 1 % in intra- und extrazellulärer Flüssigkeit. Im Blut sind etwa 40 % des gesamten Kalziumgehalts an Proteine gebunden (hauptsächlich Albumin) und 50 % liegen als aktives ionisiertes Kalzium vor. 10 % sind in Komplexen mit Zitrat, Phosphat oder anderen Anionen gebunden.

Kalzium wird über den Darm, den Urin und den Schweiß ausgeschieden. Die Ausscheidung über die Nieren ist abhängig von der glomerulären Filtrationsrate und der tubulären Kalziumrückresorption.

Kalziumacetat bildet mit Phosphat aus der Nahrung das schwer lösliche Kalziumphosphat, das über den Darm wieder ausgeschieden wird. Kalziumacetat wird v. a. bei urämischen Patienten eingesetzt, da diese Phosphat nicht in ausreichender Weise über die Nieren ausscheiden können und dadurch Gefahr laufen, eine **Hyperphosphatämie** zu entwickeln. Da hier oftmals eine phosphatarme Diät oder die Entfernung von Phosphat durch die Dialyse nicht ausreicht, werden phosphatbindende Substanzen eingesetzt, um die gastrointestinale Phosphatabsorption zu verringern.

2.7.9 Therapiekontrolle

Die Einnahme von höheren Dosen Kalzium über längere Zeit birgt die Gefahr der **Entstehung von Nierensteinen.** Die gleichzeitige Behandlung mit Vitamin D kann erhöhte Kalziumwerte in Serum und Urin bedingen. Patienten mit einem bekannten Nierensteinleiden sollten nur sehr restriktiv zusätzlich Vitamin D zu einer Kalziumbehandlung verordnet bekommen. Darüber hinaus sollte Kalzium zur Mahlzeit eingenommen werden, um die Ausfällung von Oxalat im Urin zu vermeiden. Vor Beginn einer Kalziumbehandlung sollten die Ausgangswerte von Kalzium in Urin und Serum kontrolliert werden. Während einer fortlaufenden Substitutionsbehandlung mit Kalzium sollte der Kalziumwert im Serum jeden 3. Monat und im Urin jedes Jahr kontrolliert werden. Ebenso sollten das S-Phosphat und die Nierenfunktion über das S-Kreatinin kontrolliert werden. Vor allem bei älteren Patienten mit Digoxin und/oder Diuretika sowie bei Patienten mit einem bekannten Nierensteinleiden sind regelmäßige Kontrollen besonders wichtig.

Bei Hyperkalzämie ist i. d. R. auch der S-Harnstoff erhöht, während die S-Phosphatkonzentration oft erniedrigt ist. Bisweilen ist auch der S-Natriumwert erhöht und der S-Kaliumwert erniedrigt, was kardiovaskuläre Konsequenzen haben kann.

2.7.10 Alternative Behandlungen

In Lebensmitteln ist Kalzium vor allem in **Milch, Joghurt** und **Käse** enthalten; deren Verzehr deckt i. d. R. etwa 60 % des täglichen Bedarfs. Andere Kalziumquellen sind u. a. Erbsen, Bohnen, Grünkohl, Fisch mit hohem Fettanteil, Sardinen, Schalentiere, Weizenbrot und helle Schokolade. Wird der basale Kalziumbedarf nicht ausreichend gedeckt, kann dies zu einem sekundären Hyperparathyreoidismus führen, der wiederum eine häufige Ursache für die Osteoporose ist.

2.7.11 Beschwerden beim Absetzen

Beim Absetzen von Kalziumpräparaten in der Behandlung der Osteoporose sind keine Beschwerden oder andere unmittelbare Folgen beschrieben. Zwar kann durch den Übergang zur Kalziumsubstitution allein über die Ernährung auf Dauer eine Hypokalzämie entstehen. Dies geschieht jedoch schneller, wenn der Patient bereits an einem latenten Hypoparathyreoidismus leidet. Möchte der Patient nicht mit Kalziumtabletten weiterbehandelt werden, sollte eine **ausführliche diätetische Beratung** erfolgen und die **Serumwerte** sollten genau kontrolliert werden (▶ Kap. 2.6).

2.7.12 Behandlung beenden

Liegt eine Hyperkalzämie vor (korrigiertes S-Kalzium > 2,6 mmol/l), sollte die Behandlung mit Vitamin D sofort abgebrochen und die Einnahme von Kalzium in Tablettenform oder über die Ernährung so weit wie möglich begrenzt werden. Hierdurch normalisiert sich der Kalziumwert im Serum i. d. R. innerhalb einiger Tage. Bei einer schweren Hyperkalzämie muss auch eine eventuelle Behandlung mit Thiaziddiuretika, Digoxin, Lithium oder Vitamin A infrage gestellt werden. In einer solchen Situation müssen jedoch Medikationsänderungen gründlich abgewogen werden, um schädliche Auswirkungen zu vermeiden.

Nicht immer korreliert die Ausprägung der klinischen Symptomatik mit dem S-Kalziumwert, i. d. R. beginnen die Symptome einer Hyperkalzämie bei Werten zwischen 3,0 und 3,5 mmol/l korrigiertem S-Kalzium.

Im Vitamin-D-freien Intervall sollte der S-Kalziumwert kontrolliert werden; liegt der Wert im Normbereich, sollte über die weitere Indikation zur Behandlung mit Vitamin D nachgedacht werden.

Eine **schwere Hyperkalzämie** kann sich in Form einer hyperkalzämischen Krise äußern. Diese liegt bei S-Kalziumwerten (korrigiert mit S-Albumin) > 3,7 mmol/l vor und zeigt sich in folgender **Symptomatik:** Übelkeit, Verstopfung, Dehydratation, Polyurie, Müdigkeit, Depressivität und Verwirrtheit. Um die Symptome einer schweren Hyperkalzämie zu lindern, bedarf es einer ausreichenden peroralen Flüssigkeitszufuhr, der Gabe von intravenöser isotoner Kochsalzlösung, einer forcierten Diurese durch Schleifendiuretika und Glukokortikoiden. Extreme Hyperkalzämie kann zu Koma und Tod führen. Länger andauernde erhöhte Kalziumwerte können zu irreversiblen Nierenschäden und Kalkeinlagerungen in verschiedenen Weichteilen führen.

2.7.13 Am Lebensende

Verschiedene maligne Erkrankungen in ihrem späten Stadium bergen die Gefahr der Hyperkalzämie. Wird der Patient zusätzlich z. B. aufgrund eines bestehenden Hypoparathyreoidismus mit Vitamin D behandelt, erhöht sich das Risiko einer symptomatischen Hyperkalzämie. Daher ist es von großer Bedeutung, die S-Kalziumwerte zu kontrollieren, um gegebenenfalls rasch eine Behandlung mit Kalzium oder Vitamin D abbrechen zu können. Schwer krebskranke Patienten können bereits bei mäßig erhöhtem S-Kalziumwert symptomatisch werden. Die Beschwerden, die bereits bei Werten ≥ 3,0 mmol/l auftreten können, sind Übelkeit, Erbrechen, Müdigkeit und Verwirrtheit.

Eine Osteoporosebehandlung mit Kalzium und Vitamin D sowie gegebenenfalls mit Bisphosphonat sollte beendet werden, da diese Behandlung am ehesten auf die mittelfristige Frakturvermeidung zielt und am Lebensende keine unmittelbare Symptomlinderung bewirkt. Des Weiteren können diese Präparate Patienten mit Schluckstörungen weitere unnötige Unannehmlichkeiten bereiten.

2.7.14 Sonstiges

Die Kalziumkonzentration im Blut wird v. a. durch Parathormon (PTH) und Calcitriol gesteuert. Bei einer peroralen Nettozufuhr von 1.000 mg Kalzium pro Tag werden etwa 200 mg absorbiert. Bei Menschen mit einem ausgeglichenen Kalziumhaushalt werden außerdem 500 mg Kalzium zwischen Skelett und extraossärem Gewebe ausgetauscht. Für eine normale S-Kalziumkonzentration ist eine normale Nierenfunktion von großer Bedeutung: Etwa 10.000 mg Kalzium werden täglich glomerulär filtriert und 9.800 mg tubulär rückresorbiert, v. a. durch den Einfluss von PTH. Die Nettoausscheidung im Urin entspricht 200 mg/d. Steigt die Kalziumzufuhr aus dem Darm oder aus dem Skelett (z. B. erhöhte Kalziumzufuhr, Thyreotoxikose, Immobilisierung oder osteolytische Metastasen) und können die Nieren die entsprechende Menge Kalzium nicht ausscheiden, entsteht eine Hyperkalzämie.

Ein Cochrane Review kam zu dem Ergebnis, dass kein eindeutiger kausaler Zusammenhang zwischen einer ergänzenden Kalziumeinnahme und der Höhe des Blutdrucks besteht. Die Qualität der 13 beurteilten Studien ließ keine Bewertung des Effekts von ergänzender Kalziumeinnahme auf den Blutdruck und auf Herz und Gefäße zu.

Das **Milch-Alkali-Syndrom** (**Burnett-Syndrom**) zeichnet sich durch eine Hyperkalzämie, herabgesetzte Nierenfunktion und Alkalose aus. Bei hyperkalzämischen Patienten ohne einen Hyperparathyreoidismus oder eine Malignität als Ursache kann ein Milch-Alkali-Syndrom vorliegen. Bei einer frühzeitigen Entdeckung ist der Zustand reversibel, indem das Kalzium und die Alkaliquelle rasch beseitigt werden.

Referenzartikel und andere Quellen

Bolland MJ, Leung W, Tai V, et al. Calcium intake and risk of fracture: systematic review. BMJ 2015; 351: h4580

Dickinson HO, Nicolson DJ, Cook JV, Campbell F, Beyer FR, Ford GA, Mason J. Calcium supplementation for the management of primary hypertension in adults. Cochrane Database Syst Rev. 2006 Apr 19;(2): CD004639. Review.

Irtiza-Ali A, Waldek S, Lamerton E, Pennell A, Kalra PA. Milk alkali syndrome associated with excessive ingestion of Rennie: case reports. J Ren Care. 2008 Jun; 34(2): 64–67.

Legrand SB. Modern management of malignant hypercalcemia. Am J Hosp Palliat Care. 2011 Nov; 28(7): 515–517.

Tai V, Leung W, Grey A, et al. Kalzium intake and bone mineral density: systematic review and meta-analysis. BMJ 2015;351: h4183

2.8 Kalium A12B

Kaliumchlorid, Kaliumzitrat

2.8.1 Indikationen

- Hypokaliämie
- Prophylaktisch bei Diuretikabehandlung (nur Kaliumchlorid)
- Prophylaktische Kaliumbehandlung ergänzend zur Diuretikabehandlung, v. a. in Kombination mit Digitalispräparaten (nur Kaliumzitrat)

2.8.2 Wirkmechanismus

Kalium wird schnell gastrointestinal absorbiert, die Ausscheidung erfolgt hauptsächlich über die Nieren. Bei Depottabletten erfolgt die Freisetzung von Kaliumchlorid im Gastrointestinalkanal langsam über 6–8 Stunden.

Kalium ist ein wichtiger Bestandteil für den normalen Ablauf zellulärer Funktionen und hat regulierende Funktionen u. a. in Nerven- und Muskelzellen, im Säure-Basen-Haushalt und beim Blutdruck. Es scheint auch in der Steuerung der Blutglukose mitzuwirken.

2.8.3 Empfohlene Tagesdosen und Dosisbereiche

▶Tab. 2.17.

Tab. 2.17 Dosierungsempfehlungen für Kalium

	Dosisintervall	Prophylaxe	Sonstiges
Kaliumchlorid	8–24 h	16–24 mmol/d K^+	Während oder nach der Mahlzeit
Kaliumzitrat	12–24 h	40–100 mmol/d K^+	Während oder nach der Mahlzeit

15 ml Kaliumzitrat enthalten 0,5 g K^+, dies entspricht etwa 1 g Kaliumchlorid.

Die Dosierung wird durch Kontrollen des S-Kaliums gesteuert, dessen Werte zwischen 3,5–5,0 mmol/l liegen sollten. Eine länger andauernde Hypokaliämie kann das Risiko einer verringerten Glukosetoleranz erhöhen und sollte daher vermieden werden (Thiaziddiuretika ▶ Kap. 4.4).

2.8.4 Nebenwirkungen

Häufige Nebenwirkungen

Übelkeit, Erbrechen, Bauchschmerzen, Diarrhö, Juckreiz mit oder ohne Hautausschlag, Urtikaria.

Ernsthafte Nebenwirkungen

Seltene, aber ernste Nebenwirkungen sind Ösophagusobstruktion, -ulzera und -striktur, Dünndarmulcera, -perforation und -stenose (bei Kaliumchlorid als Tablette).

Eine Hyperkaliämie kann sich allmählich zu einer ernsthaften Nebenwirkung entwickeln, besonders bei einer herabgesetzten Nierenfunktion.

2.8.5 Wichtige Interaktionen

Diuretika

Amilorid Die Kombination von Kaliumsubstitution und kaliumsparendem Diuretikum kann zu einer Hyperkaliämie und zu kardialen Arrhythmien führen. Amilorid und Kaliumsubstitution sollten vermieden werden. Die Kaliumkonzentration sollte gut überwacht werden.

Eplerenon, Spironolacton Die Kombination eines kaliumsparenden Diuretikums mit einem kaliumsubstituierenden Präparat kann zu Hyperkaliämie und kardialen Arrhythmien führen und sollte vermieden werden. Die Kaliumkonzentration sollte gut überwacht werden.

ACE-Hemmer und Angiotensin-II-Rezeptorantagonisten erhöhen das Risiko einer Hyperkaliämie. Auch die Kombination von Kaliumpräparaten und Tacrolimus oder Trimethoprim kann zu einer Hyperkaliämie führen. Bei diesen Substanzen sollten Kaliumpräparate mit Vorsicht gegeben werden.

2.8.6 Kontraindikationen

Niereninsuffizienz, primäre und sekundäre Hyperkaliämie, unbehandelter Morbus Addison, metabolische Azidose. Ösophagusstrikturen und/oder obstruierende Veränderungen im Verdauungstrakt (bei Kaliumchlorid als Tablette).

2.8.7 Warnhinweise

Besteht eine Herz- oder Nierenerkrankung, bedarf es regelmäßiger Kontrollen des S-Kaliums. Bei gleichzeitiger Einnahme von Medikamenten zur Senkung der Darmmotilität ist ebenfalls Vorsicht geboten.

Bei manifester Hypokaliäme mit Alkalose sollte Kaliumchlorid statt Kaliumzitrat gegeben werden.

Kalium Verla® enthält Invertzucker (Glukose + Fruktose), was bei der Behandlung von Diabetikern beachtet werden sollte.

2.8.8 Pharmakologische Angaben

▶ Tab. 2.18.

Tab. 2.18 Pharmakologische Angaben für Kalium

	Bei eingeschränkter Funktion der		Schwangerschaft	Stillzeit
	Leber	Nieren		
Kaliumchlorid	Keine Einschränkung	Vorsicht bei Niereninsuffizienz	A	I
Kaliumzitrat	Keine Einschränkung	Vorsicht bei Niereninsuffizienz	B:2	IVb

2.8.9 Therapiekontrolle

Der beste Verlaufsparameter einer Kaliumbehandlung ist die **regelmäßige Kontrolle des S-Kaliums.** Die Kontrollabstände sollten in einem Verlaufsplan enthalten sein, der durch die Behandlungsindikation und die S-Kaliumwerte gesteuert wird. Studien zeigen, dass verhältnismäßig viele Patienten mit Diuretikatherapie nicht ausreichend häufig monitoriert werden und dadurch Gefahr laufen, hypokaliämisch zu werden oder schlecht antihypertensiv eingestellt zu bleiben.

2.8.10 Alternative Behandlungen

Entsteht eine Hypokaliämie durch eine unzureichende Zufuhr über die Nahrung und liegt kein erhöhter Kaliumverlust vor, empfiehlt sich zunächst ein Ausgleich über die Ernährung. Die empfohlene tägliche Zufuhrmenge liegt für Männer bei 3,3–3,6 g und für Frauen bei 2,9–3,1 g. **Kaliumreiche Lebensmittel** sind Bohnen, Nüsse, Kartoffeln und Früchte wie Bananen, Feigen und Orangen. 1 Banane kann bis zu 0,5 g Kalium enthalten, was 1 g Kaliumchlorid entspricht. Es gibt **Kaliumsalze,** die den Gebrauch von NaCl beim Kochen ersetzen können. Durch Ernährungsumstellung lässt sich auf ungefährliche und effektive Weise einer Hypokaliämie vorbeugen, beispielsweise beim Einsetzen einer diuretischen Medikation.

Wichtig zu beachten ist jedoch, dass Ernährungsempfehlungen keine effektive Maßnahme zur Behandlung einer Hypokaliämie mit gleichzeitigen Chloridverlusten (z. B. durch Diuretika, Erbrechen) darstellen, da das über die Nahrung zugeführte Kalium hauptsächlich an Phosphat gebunden ist.

2.8.11 Beschwerden beim Absetzen

Liegt beim Absetzen der Kaliumbehandlung keine schwere Hypokaliäme vor, treten keine unmittelbaren Beschwerden auf.

2.8.12 Behandlung beenden

Es empfiehlt sich, bei Erreichen normaler S-Kaliumwerte die Kaliumsubstitution schrittweise zu reduzieren und begleitend mit jeder Reduktion den Kaliumwert zu kontrollieren, um so eine eventuelle unerwünschte Hypokaliämie zu entdecken.

Liegt jedoch eine Hyperkaliämie vor, sollte die Kaliumbehandlung direkt beendet und der S-Kaliumwert kontrolliert werden.

2.8.13 Am Lebensende

In dieser Lebensphase ist es ratsam, symptomatische Hypokaliämien (< 3,0 mmol/l) zu vermeiden.

Ursachen hierfür können große intestinale Kaliumverluste oder eine diuretische Behandlung gegen Ödeme oder Dyspnoe sein. Lassen sich derartige Kaliumverluste nicht vermeiden, empfehlen sich kaliumsparende Präparate wie Amilorid. Die beste Maßnahme ist i. d. R. die parenterale Kaliumzufuhr via Infusion mit so geringer Flussgeschwindigkeit und Volumen wie nötig. Zielwert ist hierbei ein S-Kaliumwert von 3,0 mmol/l oder leicht darüber.

Eine Hyperkaliämie bedarf bis zu einem Wert von 5,5 mmol/l keiner Behandlung. In diesem Fall werden alle kaliumerhöhenden Medikamente unmittelbar abgesetzt.

2.8.14 Sonstiges

Die häufigsten **Ursachen einer Hypokaliämie** sind Medikamente, v. a. harntreibende Präparate wie z. B. Furosemid oder Thiazide. Andere Ursachen für erniedrigte Kaliumwerte können Salzverluste sein, z. B. durch starke Diarrhö oder Erbrechen. **Symptome einer Hypokaliämie** sind unter anderem Muskelschwäche, kardiale Arrhythmien, Depression, Müdigkeit, Übelkeit, Hypoglykämie und Verwirrtheit.

Eine Hypokaliämie (S-Kalium < 3,5 mmol/l) liegt bei 20 % aller stationär behandelten Patienten und bei 10–40 % aller ambulant mit Diuretika behandelten Patienten vor.

Bei Patienten mit Herzinsuffizienz, Niereninsuffizienz oder beiden Erkrankungen zusammen ist eine Hypokaliämie assoziiert mit einer erhöhten Mortalität und vermehrten Krankenhausaufenthalten, auch bei nur leichter Hypokaliämie. Daher ist es bei diesen Patientengruppen ratsam, große Diuretikadosen zu vermeiden, um eine nicht erwünschte Hypokaliämie zu vermeiden. Auch unterstreicht diese Tatsache die Bedeutung regelmäßiger S-Kaliumkontrollen besonders bei Patienten mit Herz- oder/und Niereninsuffizienz.

Auch eine **Kaliumüberdosierung** birgt Risiken; die tödliche Dosis für Kaliumzitrat wird mit 20 g und für Kaliumchlorid mit 47 g angegeben. Bei einem S-Kalium von 5,5–6,5 mmol/l liegt eine leichte bis mäßige, zwischen 6,5–8,0 mmol/l eine schwere und > 8,0 mmol/l eine sehr schwere Intoxikation vor. **Symptome einer Hyperkaliämie** sind unter anderem Hypotension, Bradykardie, Ventrikelarrhythmien, Tremor, Muskelschwäche, Muskelkrämpfe, Parästhesien, Azidose und Atemdepression.

Eine vermehrte Kaliumzufuhr über die Ernährung galt längere Zeit als eine mögliche Therapie der Hypertonie. Eine Cochrane-Übersicht aus dem Jahr 2006 konnte diesen Zusammenhang jedoch nicht belegen. Aktuelle Richtlinien und internationale Guidelines zur Behandlung der Hypertonie enthalten keine Empfehlung zu einer ergänzenden Kaliumzufuhr, allerdings wird die reichliche Einnahme von Obst und Gemüse empfohlen.

Thiazide können die Glukosetoleranz verschlechtern und den Beginn einer Diabeteserkrankung beschleunigen. Bei der Durchsicht von 59 klinischen Studien, die sowohl S-Kalium als auch Veränderungen im Glukosestoffwechsel bei Patienten mit Thiazidbehandlung untersuchten, zeigte sich ein starker Zusammenhang zwischen einer Hypokaliäme und einer erniedrigten Glukosetoleranz. Durch eine Behandlung der Hypokaliäme unter bestehender Thiazidtherapie lässt sich die Glukosetoleranz verbessern und möglicherweise die Entwicklung eines Diabetes verhindern.

Stationäre Patienten mit einer Hypokaliäme haben eine höhere Mortalität als solche mit normalen Kaliumwerten. Eine Hypokaliäme bedarf also einer erhöhten Aufmerksamkeit. Patienten mit einer Hypertonie und kardiovaskulären Erkrankungen benötigen eine gründliche Untersuchung und Behandlung einer eventuellen Hypokaliäme. Bei Digitalispatienten erhöht eine Hypokaliämie das Risiko für kardiale Arrhythmien, ischämische Herzkrankheit und verringerte linksventrikuläre Funktion. Einer Hypokaliämie sollte bei diesen Patienten prophylaktisch mit einer ergänzenden Kaliumeinnahme oder – im Falle einer diuretischen Therapie – mit kaliumsparenden Präparaten begegnet werden (▶ Kap. 4.8).

Das Auftreten von **Symptomen bei einer Hypokaliäme** hängt vom aktuellen S-Kaliumwert ab und davon, wie schnell der Kaliumwert gesunken ist.

- 3,0–3,5 mmol/l: meist unspezifische oder keine Symptome. Die Patienten mit chronischen Herzkrankheiten oder Digitalisbehandlung haben ein erhöhtes Risiko für Arrhythmien.
- 2,5–3,0 mmol/l: allgemeine Schwäche, Müdigkeit, Apathie, Anorexie, Übelkeit, Verstopfung, Subileus/Ileus und abgeschwächte Muskeleigenreflexe.
- < 2,5 mmol/l: Muskelnekrosen und bei tieferen Konzentrationen progrediente aszendierende Lähmungen.

Referenzartikel und andere Quellen

AWMF Leitlinie 053/037, S1-Leitlinie Medikamentenmonitoring der DEGAM, www.awmf.org/uploads/tx_szleitlinien/053-037l_S1_Medikamentenmonitoring_2016-11.pdf (letzter Zugriff: 12. November 2017).

Bowling CB, Pitt B, Ahmed MI, Aban IB, et al. Hypokalemia and outcomes in patients with chronic heart failure and chronic kidney disease: findings from propensity-matched studies. Circ Heart Fail. 2010 Mar; 3(2): 253–60.

Dickinson HO, Nicolson DJ, Campbell F, Beyer FR, Mason J. Potassium supplementation for the management of primary hypertension in adults. Cochrane Database Syst Rev. 2006 Jul 19; 3: CD004641. Review.

Haddy FJ, Vanhoutte PM, Feletou M. Role of potassium in regulating blood flow and blood pressure. Am J Physiol Regul Integr Comp Physiol. 2006 Mar; 290(3): R546–R552.

Hainsworth AJ, Gatenby PA. Oral potassium supplementation in surgical patients. Int J Surg. 2008 Aug; 6(4): 287–288.

Kovesdy CP. Epidemiology of hyperkalemia: an update. Kidney International Supplements (2016) 6, 3–6.

Weir MR, Espaillat R. Clinical perspectives on the rationale for potassium supplementation. Postgrad Med. 2015 Jun; 127(5): 539–548.

Zillich AJ, Garg J, Basu S, Bakris GL, Carter BL. Thiazide diuretics, potassium, and the development of diabetes: a quantitative review. Hypertension. 2006 Aug; 48(2): 219–224.

3 Blut und blutbildende Organe

Klaus Herlan, Helmut Horn, Irmgard Streitlein-Böhme und Gert Vetter

3

3.1 Vitamin-K-Antagonisten B01AA

Phenprocoumon

3.1.1 Indikationen

- Behandlung und Prophylaxe von Thrombose und Embolie (Therapie tiefer Venenthrombosen, Lungenembolie [auch rezidivierend] und TIA; bei Vorhofflimmern; bei biologischem oder mechanischem Herzklappenersatz).
- Langzeitbehandlung des Herzinfarkts, wenn ein erhöhtes Risiko für thromboembolische Komplikationen gegeben ist.

3.1.2 Wirkmechanismus

Phenprocoumon gehört zur Gruppe der Antikoagulanzien vom Typ der 4-Hydroxycumarine. Diese werden auch Vitamin-K-Antagonisten genannt. Zu dieser Gruppe zählen auch **Warfarin** und **Acenocumarol.**

Phenprocoumon entwickelt seine antikoagulierende Wirkung durch eine Blockade des Vitamin-K-Stoffwechsels. Vitamin K wird für die Synthese der Koagulationsfaktoren II, VII, IX und X in der Leber benötigt; durch die Hemmung durch Phenprocoumon werden die aktiven Koagulationsfaktoren reduziert. Phenprocoumon und andere Cumarine haben keinen Einfluss auf bereits gebildete Thromben und können auch einen bereits bestehenden ischämischen Schaden nicht verringern. Nach erfolgter Thrombenbildung besteht das Behandlungsziel mit Cumarinen darin, eine weitere Ausdehnung der Koagulation zu vermeiden und sekundäre thromboembolische Komplikationen zu verhindern.

3.1.3 Empfohlene Tagesdosen und Dosisintervalle

▶Tab. 3.1.

Tab. 3.1 Dosierungsempfehlung für Phenprocoumon

	Dosis-intervall	Einnahme zu den Mahlzeiten	Tag 1	Tag 2	Tag 3
Phenprocoumon	24 h	Leicht verringerte Resorption, klinisch nicht relevant	6–9 mg	6 mg	• Wenn INR unterhalb des therapeutischen Niveaus liegt, 4,5 mg • Wenn INR im therapeutischen Niveau liegt, 3 mg • Wenn INR › 3,5 (oberhalb des therapeutischen Niveaus), 1,5 mg • Wenn INR › 4,5 (oberhalb des therapeutischen Niveaus), keine Phenprocoumon-Gabe

Ab dem 4. Tag wird die Dosierung durch die Bestimmung des INR-Spiegels gesteuert. Der therapeutische INR-Spiegel liegt in der Regel zwischen 2,0 und 3,0; bei einer mechanischen Herzklappe sollte der INR zwischen 2,0 und 3,5 liegen. Die tägliche

Erhaltungsdosis liegt i. d. R. zwischen 1,5 und 4,5 mg Phenprocoumon. Bei Patienten ≥ 75 Jahren sollte der untere Bereich des INR-Intervalls angestrebt werden, um Blutungskomplikationen zu vermeiden.

Bei vergessener Einnahme sollte die ausgelassene Dosis schnellstmöglich am selben Tag nachgeholt werden, jedoch nicht am darauffolgenden Tag.

Bei chirurgischen Interventionen sollte der INR auf ein für die Operation geeignetes Niveau eingestellt werden (bei Zahnextraktionen und kleineren chirurgischen Eingriffen meist auf 2,2 ± 0,2). Bei größeren Eingriffen und Organpunktionen muss die Cumarin-Dosierung individuell angepasst werden.

3.1.4 Nebenwirkungen

Häufige Nebenwirkungen

Zahnfleischbluten, Nasenbluten, Hämatome, Hämaturie einschließlich Mikrohämaturie.

Bedrohliche Nebenwirkungen

Osteopenie, exfoliative Dermatitis, Hautnekrosen, Stevens-Johnson-Syndrom, toxisch epidermale Nekrolyse, Angioödeme, Leberfunktionseinschränkung in Form von erhöhten Aminotransferasen, erhöhten Bilirubinwerten, erhöhten Werten der alkalischen Phosphatase sowie einem histologischen Bild einer intrahepatischen Cholestase.

Vaskuläre Verkalkungen (Kalziphylaxie) können unter einer Cumarin-Behandlung bei Niereninsuffizienz begünstigt werden.

Bei Auftreten von Hautnekrosen (besonders Hautinfarkten) während einer Cumarin-Therapie muss diese unmittelbar abgesetzt und die Nebenwirkungen mit Vitamin K antagonisiert werden.

Häufige **Lokalisationen einer Blutung** sind der **Gastrointestinaltrakt** und die ableitenden Harnwege; am gefährlichsten wirkt sich jedoch eine **intrazerebrale Blutung** aus. Bedrohliche Blutungskomplikationen während einer Cumarin-Behandlung werden je nach Patientenmaterial bei 1,2–7 % der behandelten Patienten pro Jahr berichtet, kleinere Blutungen treten jährlich bei etwa 24 % der Patienten auf. Das Blutungsrisiko korreliert mit dem INR-Wert.

3.1.5 Wichtige Interaktionen

Zu beachten ist, dass INR-Kontrollen grundsätzlich allein nicht ausreichend sind, um das Blutungsrisiko abzuschätzen, da einige Substanzen die Thrombozytenfunktion beeinflussen.

Antiarrhythmika

Amiodaron Kann zu einer Verstärkung des gerinnungshemmenden Effekts von Phenprocoumon und dadurch bedingt zu einem erhöhten Blutungsrisiko führen. Die Verstärkung der gerinnungshemmenden Wirkung von Warfarin beruht auf einer Hemmung von Cytochrom P450 2C9 (CYP2C9) durch Amiodaron. Während und nach der Behandlung mit Amiodaron sollten daher **häufigere INR-Kontrollen** durchgeführt und gegebenenfalls die Dosis von Phenprocoumon angepasst werden. Durch die sehr lange Halbwertszeit von Amiodaron können Interaktionen noch nach Wochen bis Monaten nach Absetzen von Amiodaron auftreten.

Antibiotika

Eine Anzahl von Antibiotika kann zu einer Verstärkung des gerinnungshemmenden Effekts von Phenprocoumon und dadurch bedingt zu einem erhöhten Blutungsrisiko führen. Dazu gehören: Amoxicillin mit oder ohne Clavulansäure, Aminoglykoside, Chloramphenicol, Tetrazykline, z.B. Doxycyclin, Trimethoprim-Sulfamethoxazol (Cotrimoxazol) und andere Sulfonamide, Cloxacillin, Makrolide, (z.B. Clarithromycin, Erythromycin-Derivate), Lincosamide (z.B. Clindamycin), N-Methylthiotetrazol-Cephalosporine und andere Cephalosporine (Cefazolin, Cefpodoximproxetil, Cefotaxim, Ceftibuten, Ceftriaxon), einige Quinolone (z.B. Levofloxacin).

Rifampicin Das Tuberkulosemittel Rifampicin kann die antikoagulierende Wirkung von Phenprocoumon verringern und es kann zu einem Therapieversagen kommen. Diese Kombination sollte vermieden werden. Kann diese Kombination dennoch nicht vermieden werden, werden **regelmäßige und häufige INR-Kontrollen** empfohlen. Um die Interaktionsgefahr zu verringern, wird anstelle von Rifampicin/Rifamycin die Gabe von Rifabutin empfohlen.

Metronidazol Die antikoagulierende Wirkung von Phenprocoumon kann sich verstärken und somit auch das Blutungsrisiko. Topisches Metronidazol interagiert weniger häufig.

Antidepressiva

Trizyklische Antidepressiva (Clomipramin), SSRI (Citalopram, Fluoxetin, Fluvoxamin, Escitalopram, Paroxetin, Sertralin) und SSNRI (Venlafaxin, Duloxetin) können das Blutungsrisiko erhöhen. Sorgfältige Kontrollen von klinischen Blutungszeichen sowie des Hämoglobinwerts werden empfohlen.

Antidiabetika

Metformin Kann die antikoagulatorische Wirkung von Marcumar abschwächen.

Antikonvulsiva

Carbamazepin Die antikoagulierende Wirkung von Phenprocoumon kann sich abschwächen. Diese Kombination sollte vermieden werden. Ist diese Kombination dennoch medizinisch notwendig, sollte der **INR-Wert häufiger kontrolliert** werden. Anstelle von Carbamazepin sollte ein nicht induzierendes Antiepileptikum wie Valproat, Lamotrigin oder Gabapentin gegeben werden.

Antimykotika

Fluconazol, Miconazol, Ketoconazol Die gleichzeitige Gabe erhöht die antikoagulierende Wirkung von Phenprocoumon und damit das Blutungsrisiko. Zur Aufdosierung eine geringere Dosis wählen. Bei Haut- und Nagelmykosen sollte Terbinafin anstelle eines Antimykotikums vom Azoltyp gewählt werden. Bei oralen Pilzinfektionen sollte anstelle von Miconazol topisch Amphotericin B gegeben werden.

Antineoplastische Mittel

Fluorouracil Antikoagulation und Blutungsrisiko können ansteigen.

Ibrutinib Das Blutungsrisiko kann sich erhöhen. Eine Kombination sollte vermieden werden.

Ramucirumab Die Blutungsgefahr kann sich unter Gabe dieses monoklonalen Antikörpers erhöhen. Die Kontrolle von klinischen und laborchemischen Zeichen einer Blutung wird empfohlen.

Antithrombotische Mittel

NOAK: Apixaban, Dabigatran, Edoxaban, Rivaroxaban Diese Kombination erhöht das Blutungsrisiko (vermeiden!). Die gleichzeitige Gabe sollte außer bei außergewöhnlichen Umständen im Zusammenhang mit einem Antikoagulanzienwechsel vermieden werden.

Thrombozytenaggregationshemmer: Azetylsalizylsäure, Clopidogrel, Epoprostenol, Iloprost, Prasugrel, Ticagrelor, Ticlopidin, Treprostinil Diese Kombination erhöht das Blutungsrisiko und sollte nicht routinemäßig verwendet werden. Für spezielle Indikationen (rezidivierende Embolien trotz INR 2,0–3,0) kann die Kombination sinnvoll sein, bedarf aber besonderer Vorsicht. Des Weiteren kommt die Kombination als Tripeltherapie (+ Clopidogrel) nach Koronarstent vor.

Gichtmittel

Allopurinol Kann zu einer Verstärkung des gerinnungshemmenden Effekts von Phenprocoumon und dadurch bedingt zu einem erhöhten Blutungsrisiko führen.

Hormonantagonisten

Antiandrogene: Enzalutamid Die antikoagulatorische Wirkung kann sich verringern.

Antiestrogene: Tamoxifen Tamoxifen kann zu einer Verstärkung des gerinnungshemmenden Effekts von Phenprocoumon und dadurch bedingt zu einem erhöhten Blutungsrisiko führen.

Immunsuppressiva

Azathioprin Azathioprin/Mercaptopurin kann die Wirkung von Phenprocoumon abschwächen.

Lipidsenker

Fibrate: Bezafibrat Die gleichzeitige Gabe kann die antikoagulatorische Wirkung von Phenprocoumon verstärken.

Gallensäurebindende Mittel: Colestyramin Die antikoagulatorische Wirkung von Phenprocoumon kann sich signifikant verringern und bis hin zu einem Therapieversagen führen. Diese Kombination sollte vermieden werden.

NSAR

Dexibuprofen, Dexketoprofen, Diclofenac, Phenylbutazon, Flurbiprofen, Ibuprofen, Ketoprofen, Ketorolac, Meloxicam, Nabumeton, Naproxen, Piroxicam Diese Kombination kann zu schwerwiegenden Blutungen führen. Das Blutungsrisiko ist um das 2- bis 6,5-Fache erhöht, verglichen mit Phenprocoumon allein. NSAR sollten bei einer Cumarin-Behandlung vermieden werden. Kann eine gleichzeitige Einnahme nicht vermieden werden, ist die prophylaktische Gabe eines PPI zu erwägen.

COX-2-Hemmer: Celecoxib, Etoricoxib, Parecoxib Diese Kombination erhöht das gastrointestinale Blutungsrisiko, v. a. COX-2-Hemmer sind in dieser Hinsicht nicht sicherer als NSAR. Die gleichzeitige Gabe von Coxiben und Phenprocoumon sollte generell vermieden werden. Kann eine gleichzeitige Einnahme nicht vermieden werden, ist die prophylaktische Gabe eines PPI zu erwägen.

3

Opioide

Tramadol Die Wirkung von Phenprocoumon und somit auch die Blutungsgefahr können sich erhöhen. Diese Kombination ist zu vermeiden. Anstelle von Tramadol sollte ein anderes Opioid gewählt werden.

3.1.6 Kontraindikationen

- Bei Überempfindlichkeit gegen den Wirkstoff.
- Bei Erkrankungen, bei denen das Blutungsrisiko den möglichen therapeutischen Benefit überwiegt:
  - hämorrhagische Diathesen,
  - schwere Leber-/Nierenerkrankungen sowie
  - schwere Thrombozytopenie.
- Bei Erkrankungen, bei denen der V. a. eine Läsion des Gefäßsystems besteht:
  - bei frischem apoplektischem Insult,
  - bei Endokarditis,
  - bei Perikarditis,
  - bei Hirnarterienaneurysma,
  - bei disseziierendem Aortenaneurysma,
  - bei Ulzera im Magen-Darm-Trakt,
  - bei einer Operation am Auge,
  - bei Retinopathien mit Blutungsrisiko,
  - bei Traumata oder chirurgischen Eingriffen am Zentralnervensystem,
  - bei fortgeschrittener Arteriosklerose,
  - bei fixierter und behandlungsrefraktärer Hypertonie (> 200/105 mmHg),
  - bei kavernöser Lungentuberkulose,
  - nach urologischen Operationen, solange Blutungsneigung (Makrohämaturie) besteht, sowie
  - bei ausgedehnten offenen Wunden (auch nach chirurgischen Eingriffen).
- In der Schwangerschaft (Ausnahme: absolute Indikation zur Antikoagulation bei lebensbedrohlicher Heparin-Unverträglichkeit).
- Während der Behandlung mit Antikoagulanzien sollten keine Angiografie oder andere diagnostische oder therapeutische Verfahren mit einem Risiko für unkontrollierbare Blutungen durchgeführt werden.

3.1.7 Warnhinweise

- Nach Operationen, die mit einem erhöhten Risiko von postoperativen Blutungen einhergehen, ist besondere Vorsicht geboten.

- Bei Patienten mit Phenprocoumon sind intramuskuläre Injektionen zu vermeiden.
- Vorsicht bei Patienten mit bestehender Gerinnungsstörung, Niereninsuffizienz, Lebererkrankung und stark erhöhtem Alkoholkonsum.
- Bei Langzeitbehandlung muss die Leberfunktion kontrolliert werden.

3.1.8 Pharmakologische Angaben

Phenprocoumon wird hepatisch zu inaktiven Metaboliten hydroxyliert. Die antikoagulierende Wirkung setzt erst 2–3 Tage nach Behandlungsbeginn ein (▶ Tab. 3.2).

Tab. 3.2 Pharmakologische Angaben für Phenprocoumon

	Wirkdauer	Halbwertszeit	Bei eingeschränkter Funktion der		Schwangerschaft	Stillzeit
			Leber	Niere		
Phenprocoumon	10–14 d	6,5 d	Vorsichtig dosieren	Vorsichtig dosieren	D	IVb

3.1.9 Therapiekontrolle

Eine **sorgfältige Kontrolle des INR-Werts** sowohl in der Aufdosierungs- als auch in der Erhaltungsphase ist von großer Bedeutung, da das therapeutische Fenster für Phenprocoumon eng ist. Da der INR die Aktivität der in der Leber produzierten Vitamin-K-abhängigen Koagulationsfaktoren (II, VII, IX und X) widerspiegelt, gibt er einen Hinweis darauf, ob die Dosierung im therapeutischen Intervall liegt. Bei stabil eingestellten Patienten sollte der INR in regelmäßigen Zeitabständen überprüft werden, mind. alle 3–4 Wochen. Häufigere Kontrollen sollten bei Änderungen der Begleitmedikation vorgenommen werden.

Versuche mit Eigenkontrollen der Patienten zu Hause konnten bei manchen Patienten gute Ergebnisse zeigen, sodass anzunehmen ist, dass Eigenkontrollen einen zunehmend größeren Stellenwert bekommen.

3.1.10 Alternative Behandlungen

Kompressionsstrümpfe haben an sich eine geringe prophylaktische Wirkung zur Vermeidung einer tiefen Venenthrombose (TVT). Sie können generell mit Antikoagulanzien kombiniert werden.

Niedermolekulare Heparine (NMH) werden vermehrt auch in der kontinuierlichen Behandlung thromboembolischer Erkrankungen anstelle von oralen Antikoagulanzien gegeben. Vorteilhaft sind die niedrigere Rate an Blutungskomplikationen, eine gute Bioverfügbarkeit durch subkutane Injektionen, eine an das Körpergewicht angepasste Dosierung und die fehlende Notwendigkeit zur Überwachung der Gerinnungsparameter.

Im Individualfall sollte abgewogen werden, ob ein NOAK eine Behandlungsalternative für den Patienten darstellen kann.

3.1.11 Beschwerden beim Absetzen

Bei Phenprocoumon (oder den übrigen Cumarinen) sind keine spezifischen Absetzbeschwerden beschrieben.

3.1.12 Behandlung beenden

Phenprocoumon sollte sowohl bei zu erwartenden Blutungskomplikationen (abhängig vom geplanten Eingriff) als auch bei spontan aufgetretenen Blutungskomplikationen direkt abgesetzt werden. Um die antikoagulative Wirkung nach Absetzen noch rascher zu beenden, kann Vitamin K oral und intravenös gegeben werden.

3.1.13 Am Lebensende/In Palliativsituationen

Symptomatische **venöse thromboembolische Erkrankungen** (VTE) können am Lebensende die Lebensqualität signifikant verschlechtern und die Symptomlast deutlich erhöhen. Kompressionsstrümpfe reduzieren das Risiko für die Entstehung einer TVT; es liegt jedoch keine Evidenz vor, dass sie in der Palliativmedizin das Risiko einer Lungenembolie reduzieren. Phenprocoumon wird bei ausgeprägtem oder metastasiertem Tumorleiden, bei einer schlechten Krankheitsprognose und bei reduziertem Allgemeinzustand nicht empfohlen. Die gültigen internationalen Richtlinien empfehlen bei tumorbedingter venöser Thromboembolie die Gabe von niedermolekularen Heparinen (NMH) vor den oralen Antikoagulanzien. NMH weisen eine höhere medizinische Effektivität und Sicherheit sowie ein geringeres Blutungsrisiko auf.

Bei in der finalen palliativen Phase entstandenen symptomatischen VTE liegen keine studienbasierten Ergebnisse vor, die eine Behandlung mit Antikoagulanzien empfehlen. Wird eine Behandlung mit NMH als sinnvoll zur Symptomlinderung erachtet, spricht die Studienlage nicht gegen ein solches Vorgehen. Wichtig ist hierbei, dass die palliative Therapie in erster Linie zur Linderung der Symptomatik wie Luftnot, Schmerzen und Angst dient.

3.1.14 Sonstiges

Faktoren, die das Blutungsrisiko erhöhen, sind hohes Alter, ein schwankender oder erhöhter INR-Wert unter Phenprocoumon-Therapie, frühere Blutungen, Arzneimittelinteraktionen, schwere Erkrankungen wie Krebsleiden, unkontrollierte Hypertonie. Eine Ernährung mit Vitamin-K-reichen Lebensmitteln kann die Wirkung von Phenprocoumon abschwächen. Vitamin-K-reiche Lebensmittel sind vor allem verschiedene Kohlsorten, Brokkoli und Spinat.

Es liegen klare Belege dafür vor, dass die Wirkung von Cumarinen durch viele Erkrankungen verstärkt werden kann, z. B. Lebererkrankungen, Hyperthyreoidismus oder dekompensierte Herzinsuffizienz. Bei Vorliegen einer dieser Erkrankungen sollte der INR-Wert noch sorgfältiger kontrolliert und die Cumarin-Dosis gegebenenfalls angepasst werden, nicht zuletzt, wenn sich der Verlauf der Erkrankung verschlechtert.

Auch **Fieber** und **Durchfall** können das INR-Niveau erhöhen. Vermutlich werden bei Fieber die Vitamin-K-abhängigen Gerinnungsfaktoren vermehrt katabolisiert und Phenprocoumon vermindert metabolisiert. Durchfall bewirkt vermutlich eine verringerte Resorption aus der Nahrung. Bei anderen schweren Erkrankungen wird über eine verringerte Nahrungsaufnahme insgesamt auch die Aufnahme von Vitamin K verringert und somit der INR-Wert erhöht.

Hypothyreose und **Obesitas** sind assoziiert mit einem verringerten Effekt von Phenprocoumon, daher sollten insbesondere hier die Initial- und Erhaltungsdosierung an die jeweiligen INR-Werte in der Therapiekontrolle angepasst werden.

Pharmakogenetische Faktoren können eine wichtige Rolle im Metabolismus von Phenprocoumon und anderen Cumarinen spielen und diesen verändern, weshalb bei einigen Patienten eine ungewöhnlich starke Wirkung der Cumarine mit einhergehender Blutungsgefahr vorkommen kann.

Referenzen

Behr S, Andersohn F, Garbe E. Risk of intracerebral hemorrhage associated with phenprocoumon exposure: a nested case-control study in a large population-based German database. Pharmacoepidemiol Drug Saf. 2010 Jul; 19(7): 722–730.

Boutitie F, Pinede L, Schulman S, Agnelli G, et al. Influence of preceding length of anticoagulant treatment and initial presentation of venous thromboembolism on risk of recurrence after stopping treatment: analysis of individual participants' data from seven trials. BMJ. 2011 May 24; 342: d3036.

Haustein KO. Pharmacokinetic and pharmacodynamic properties of oral anticoagulants, especially phenprocoumon. Semin Thromb Hemost. 1999; 25(1): 5–11.

Jensen CF, Christensen TD, Maegaard M, Hasenkam JM. Quality of oral anticoagulant therapy in patients who perform self-management: warfarin versus phenprocoumon. J Thromb Thrombolysis. 2009 Oct; 28(3): 276–281.

Kuderer NM, Lyman GH. Guidelines for treatment and prevention of venous thromboembolism among patients with cancer. Thromb Res. 2014 May; 133 Suppl 2: 122–127.

Lyman GH, Kuderer NM; American Society of Clinical Oncology. Prevention and treatment of venous thromboembolism among patients with cancer: the American Society of Clinical Oncology Guidelines. Thromb Res. 2010 Apr; 125 Suppl 2: 120–127.

McLean S, Ryan K, O'Donnell JS. Primary thromboprophylaxis in the palliative care setting: a qualitative systematic review. Palliat Med. 2010 Jun; 24(4): 386–395.

Meegaard PM, Holck LH, Pottegård A, Madsen H, Hallas J. Excessive anticoagulation with warfarin or phenprocoumon may have multiple causes. Dan Med J. 2012 Feb; 59(2): A4383.

Noble SI, Shelley MD, Coles B, Williams SM et al. Association for Palliative Medicine for Great Britain and Ireland. Management of venous thromboembolism in patients with advanced cancer: a systematic review and meta-analysis. Lancet Oncol. 2008 Jun; 9(6): 577–584.

Robert-Ebadi H, Le Gal G, Righini M. Use of anticoagulants in elderly patients: practical recommendations. Clin Interv Aging. 2009; 4: 165–177.

Self TH, Oliphant CS, Reaves AB, Richardson AM et al. Fever as a risk factor for increased response to vitamin K antagonists: a review of the evidence and potential mechanisms. Thromb Res. 2015 Jan; 135(1): 5–8.

Self TH, Owens RE, Sakaan SA, Wallace JL, et al. Effect of diseases on response to vitamin K antagonists. Curr Med Res Opin. 2016; 32(4): 613–620.

Verhoef TI, Redekop WK, Daly AK, van Schie RM et al. Pharmacogenetic-guided dosing of coumarin anticoagulants: algorithms for warfarin, acenocoumarol and phenprocoumon. Br J Clin Pharmacol. 2014 Apr; 77(4): 626–641.

3.2 Heparingruppe B01AB

Niedermolekulare Heparine (NMH): Dalteparin, Enoxaparin, Tinzaparin; Danaparoid (unterscheidet sich von NMH, wird jedoch in dieser Substanzgruppe geführt)

3.2.1 Indikationen

Dalteparin
- Zur Therapie akuter tiefer Venenthrombosen und Lungenembolien, wenn keine thrombolytische oder chirurgische Behandlung indiziert ist
- Peri- u. postoperative Primärprophylaxe tiefer Venenthrombosen
- Antikoagulation bei der Hämodialyse und Hämofiltration
- Zur Rezidivprophylaxe venöser Thromboembolien bei onkologischen Patienten

Enoxaparin
- Therapie tiefer Venenthrombosen mit und ohne Lungenembolie
- Therapie der instabilen Angina pectoris und des Nicht-ST-Hebungs-Myokardinfarkts (NSTEMI)
- Therapie des akuten ST-Hebungs-Myokardinfarkts (STEMI), sowohl bei Patienten mit medikamentöser Behandlung als auch mit Koronarangioplastie (PCI)
- Thromboseprophylaxe/Antikoagulation bei extrakorporalem Kreislauf bei Hämodialyse und Hämofiltration
- Thromboseprophylaxe bei chirurgischen Eingriffen
- Prophylaxe bei stark erhöhtem Risiko einer venösen Thromboembolie bei kurzfristiger Immobilisierung aufgrund eines akuten Krankheitszustands, z. B. Herzinsuffizienz, akute respiratorische Insuffizienz, schwere Infektion

Tinzaparin
- Behandlung einer akuten tiefen Venenthrombose (TVT) und Lungenembolie, wenn eine thrombolytische Therapie nicht indiziert ist
- Antikoagulation bei der Hämodialyse und Hämofiltration

Danaparoid Propyhlaxe und Therapie bei erwachsenen Patienten mit heparininduzierter Thrombozytopenie (HIT) Typ II und gleichzeitiger thromboembolischer Erkrankung, die eine parenterale antithrombotische Therapie erfordert.

3.2.2 Wirkmechanismus

Dalteparin, Enoxaparin und Tinzaparin sind **niedermolekulare Heparine** (NMH) und werden durch eine enzymatische Aufteilung aus unfraktioniertem Heparin hergestellt.

Der Gerinnungsfaktor Xa katalysiert die Umwandlung von Prothrombin zu Thrombin; dieser Schritt wird durch niedermolekulares Heparin unterbunden. So wird die Menge an Thrombin reduziert und der Thrombenbildung entgegengewirkt. Hat sich ein Thrombus gebildet, kann eine ausreichende Menge an NMH die weitere Koagulation hemmen, indem es Thrombin inaktiviert und die Umwandlung von Fibrinogen zu Fibrin verhindert.

NMH wirken stärker hemmend auf die Bildung von Faktor Xa als auf die Verlängerung der **Gerinnungszeit im Plasma** (aPTT). Der Effekt auf die Thrombozytenfunktion und die Thrombozytenadhäsion ist relativ gering im Vergleich zu unfraktioniertem Heparin. NMH weisen eine besser vorhersehbare Therapieantwort, eine bessere Bioverfügbarkeit und eine längere Halbwertszeit für die Elimination der Anti-Xa-Aktivität auf als unfraktioniertes Heparin.

Danaparoid unterscheidet sich von NMH dadurch, dass es keine Heparinfraktion, sondern eine Mischung aus geraden Mucopolysaccharidketten enthält. Der Zusammenhang zwischen Anti-Xa-Einheiten und klinischer Wirkung ist bei Danaparoid nicht derselbe wie bei den NMH. Die Anti-Xa-Einheit wird über Antithrombin III vermittelt und nicht über endogene, heparinneutralisierende Faktoren inaktiviert. In therapeutischen Dosen wirkt Danaparoid minimal auf die Thrombozytenaggregation und hat keinen signifikanten Effekt auf die Blutungszeit.

3.2.3 Empfohlene Tagesdosen und Dosisintervalle

Die Zusammenstellung der Dosierungen (▶ Tab. 3.3) enthält die empfohlenen Grunddosierungen aus den Fachinformationen der jeweiligen Substanz. Bei Indikationen, die in der Zusammenstellung nicht aufgeführt sind, oder bei abweichenden Behandlungssituationen, z. B. bei der Möglichkeit einer zweimaligen Tagesdosis oder sehr hohem oder niedrigem Körpergewicht, wird auf die Fachinformation der jeweiligen Substanz verwiesen.

Tab. 3.3 Dosierungsempfehlungen für Heparine

	Dalteparin	Tinzaparin	Enoxaparin	Danaparoid
Tiefe Venenthrombose (TVT)	200 I.E./kg KG/d	175 I.E./kg KG/d	2 ×/d 1 mg/kg KG	Nicht indiziert
Lungenembolie	200 I.E./kg KG/d	175 I.E./kg KG/d	2 ×/d 1 mg/kg KG	Nicht indiziert
Heparininduzierte Thrombozytopenie (HIT) Typ II	Nicht indiziert	Nicht indiziert	Nicht indiziert	Prophylaxe: 2–3 ×/d 750 Anti-Xa-E. über 7–10 d Therapie: 2.500 Anti-Xa-E. i. v. als Bolus, dann laut Herstellerangaben
Thromboseprophylaxe bei allgemeiner Chirurgie	2.500–5.000 I.E./d, bis Patient wieder mobilisiert ist	3.500 I.E./d, bis Patient wieder mobilisiert ist	20 mg/d, bis Patient wieder mobilisiert ist	Nicht indiziert
Thromboseprophylaxe bei orthopädischer Chirurgie	5.000 I.E./d, bis Patient wieder mobilisiert ist	4.500 I.E./d, bis Patient wieder mobilisiert ist	40 mg/d, bis Patient wieder mobilisiert ist	Nicht indiziert
Thromboseprophylaxe bei Immobilität	2.500–5.000 I.E./d, bis Patient wieder mobilisiert ist	3.500 I.E./d, bis Patient wieder mobilisiert ist	40 mg/d, bis Patient wieder mobilisiert ist	Nicht indiziert
Instabile Angina pectoris	Nicht indiziert	Nicht indiziert	1 mg/kg KG alle 12 h über 2–8 d Zusammen mit Azetylsalizylsäure	Nicht indiziert

Tab. 3.3 Dosierungsempfehlungen für Heparine *(Forts.)*				
	Dalteparin	**Tinzaparin**	**Enoxaparin**	**Danaparoid**
Therapie und Sekundärprophylaxe der TVT und Lungenembolie bei maligner Erkrankung	150 I.E./ kg KG/d (normalerweise 5 Mon.)	175 I.E./ kg KG/d (normalerweise 6 Mon.)	Nicht indiziert	Nicht indiziert

Zu Informationen über einen Wechsel von NMH zu einem Cumarin ▶Kap. 3.1.

Die Angaben zu Danaparoid sind aus Platzgründen in der Tabelle etwas komprimiert worden; ausführlichere Angaben finden sich in der Fachinformation zu Danaparoid.

3.2.4 Nebenwirkungen

Häufige Nebenwirkungen

Dalteparin Leichte Thrombozytopenie, Blutung, vorübergehende Transaminasensteigerung, Hämatom und Schmerzen an der Einstichstelle.

Enoxaparin Leichte Thrombozytopenie, Thrombozytose, Blutung, allergische Reaktion, Urtikaria, Juckreiz, Erythem, erhöhte Leberenzyme, Hämatom und Schmerzen an der Einstichstelle.

Tinzaparin Blutung, Anämie, Hämatom und Schmerzen an der Einstichstelle.

Danaparoid Blutung, Thrombozytopenie, Hautausschlag. Die immunvermittelte heparininduzierte Thrombozytopenie (HIT) Typ II entsteht meist 5–14 Tage nach der ersten Gabe eines NMH. Bei Patienten mit früherer Heparinexposition wurde auch ein schnelleres Auftreten beschrieben. HIT Typ II kann mit einer arteriellen oder venösen Thrombose assoziiert sein. In allen Fällen mit HIT Typ II muss die Therapie unmittelbar beendet werden.

Bedrohliche Nebenwirkungen

Dalteparin Anaphylaktische Reaktion, intrakranielle Blutung, retroperitoneale Blutung, immunvermittelte, heparininduzierte Thrombozytopenie.

Enoxaparin Anaphylaktische Reaktion, intrakranielle Blutung, retroperitoneale Blutung, immunvermittelte, heparininduzierte Thrombozytopenie.

Tinzaparin Schwere allergische Reaktion wie Hautnekrose, toxischer Hautausschlag (z. B. Stevens-Johnson-Syndrom), Angioödem und Anaphylaxie, immunvermittelte, heparininduzierte Thrombozytopenie.

Danaparoid Schwere Blutung. Im Zusammenhang mit lang dauernder Behandlung (mind. 3 Mon.) mit unfraktioniertem Heparin wurde die Entstehung von Osteoporose beobachtet. Diese Gefahr besteht auch bei niedermolekularen Heparinen, ist jedoch geringer. Zu Danaparoid liegen hierzu keine sicheren Angaben vor, das Risiko kann jedoch nicht ausgeschlossen werden.

3.2.5 Wichtige Interaktionen

Antidepressiva

Citalopram, Clomipramin, Duloxetin, Escitalopram, Fluoxetin, Fluvoxamin, Paroxetin, Sertralin, Venlafaxin Erhöhte Blutungsgefahr, Patienten sollten auf Blutungszeichen hin überwacht werden.

Antineoplastische Mittel

Ibrutinib Das Blutungsrisiko kann sich erhöhen. Der Patient sollte klinisch und laborchemisch auf Blutungszeichen hin überwacht werden.

Ipilimumab Erhöhte Gefahr gastrointestinaler Blutungen. Der Patient sollte klinisch und laborchemisch auf Blutungszeichen hin überwacht werden, gegebenenfalls Magenschutz mit einem Protonenpumpeninhibitor (PPI).

Ramucirumab Das Blutungsrisiko kann sich erhöhen. Der Patient sollte klinisch und laborchemisch auf Blutungszeichen hin überwacht werden.

Antithrombotische Mittel

Azetylsalizylsäure Die gleichzeitige Behandlung mit Azetylsalizylsäure in analgetischer Dosierung und Heparinen kann die Blutungsgefahr erhöhen, besonders gastrointestinal. Der Patient sollte klinisch und laborchemisch auf Blutungszeichen hin überwacht werden. Als Analgetikum wird Paracetamol oder zusätzlich ein Magenschutz in Form eines PPI empfohlen.

Bivalirudin Das Blutungsrisiko ist erhöht. Der Patient sollte klinisch und laborchemisch auf Blutungszeichen hin überwacht werden.

Fondaparinux Erhöhtes Blutungsrisiko, diese Kombination sollte vermieden werden. Wird die Therapie nach Fondaparinux mit Heparin oder einem NMH fortgesetzt, sollte diese generell einen Tag nach der letzten Fondaparinux-Injektion gegeben werden.

NOAK: Apixaban, Argatroban, Dabigatran, Edoxaban, Rivaroxaban Erhöhtes Blutungsrisiko, diese Kombination vermeiden.

Thrombozytenaggregationshemmer: Cilostazol, Clopidogrel, Defibrotid, Dipyridamol, Epoprostenol, Iloprost, Prasugrel, Ticagrelor, Ticlopidin, Treprostinil Das Blutungsrisiko ist erhöht. Der Patient sollte klinisch und laborchemisch auf Blutungszeichen hin überwacht werden.

NSAR

Celecoxib, Dexibuprofen, Dexketoprofen, Diclofenac, Etoricoxib, Phenylbutazon, Flurbiprofen, Ibuprofen, Indometacin, Ketoprofen, Ketorolac, Meloxicam, Nabumeton, Naproxen, Parecoxib, Piroxicam Die gleichzeitige Behandlung mit NSAR in analgetischer Dosierung und Heparinen kann die Blutungsgefahr erhöhen, besonders gastrointestinal. Der Patient sollte klinisch und laborchemisch auf Blutungszeichen hin überwacht werden. Als Analgetikum wird Paracetamol oder zusätzlich ein Magenschutz in Form eines PPI empfohlen.

Opioide

Tramadol Erhöhtes Blutungsrisiko. Der Patient sollte klinisch und laborchemisch auf Blutungszeichen hin überwacht werden. Anstelle von Tramadol kann Codein eine sinnvolle Alternative sein.

3.2.6 Kontraindikationen

Dalteparin, Enoxaparin und Tinzaparin

- Überempfindlichkeit gegenüber NMH und/oder Heparin, z. B. bei früherem Verdacht oder Diagnose einer heparininduzierten Thrombozytopenie (HIT) Typ II.
- Schwere aktive Blutung oder hohes Risiko einer unkontrollierten Blutung: septische Endokarditis, schwere Gerinnungsstörung, akutes gastroduodenales Ulkus, Gehirnblutung, Schädigungen oder Operationen am zentralen Nervensystem, Auge oder Ohr.
- Epiduralanästhesie oder Punktion des Spinalkanals und gleichzeitige Therapie mit hoch dosierten NMH.
- Epiduralanästhesie während der Schwangerschaft ist bei mit Antikoagulanzien behandelten Frauen absolut kontraindiziert.

Danaparoid

- Hämorrhagischer Stroke in der Akutphase.
- Hämorrhagisches zerebrovaskuläres Ereignis innerhalb der ersten 3 Mon.
- Unkontrollierter aktiver Blutungszustand.
- Schwere, nicht gut eingestellte Hypertonie.
- Diabetische Retinopathie.
- Akute bakterielle Endokarditis.
- Bei Patienten, die Danaparoid in therapeutischer und nicht prophylaktischer Indikation erhalten, ist eine lokale/regionale Anästhesie kontraindiziert.

3.2.7 Warnhinweise

Dalteparin, Enoxaparin und Tinzaparin

- Vorsicht ist geboten bei Thrombozytopenie, Thrombozytenfunktionsstörungen, schwerer Leber-/Nierenfunktionsstörung oder nicht gut eingestellter Hypertonie. Ebenso bei Hochdosistherapie, bei frisch operierten Patienten und anderen Zuständen mit erhöhtem Blutungsrisiko.
- Epidurale oder spinale Punktionen können bei Patienten, die mit NMH behandelt wurden, Hämatome im betreffenden Gebiet verursachen, die zu ernsten Komplikationen führen können. Dieses Risiko erhöht sich zusätzlich, wenn andere hämostatisch aktive Substanzen eingenommen werden, z. B. NSAR, Thrombozytenaggregationshemmer oder andere Antikoagulanzien. Das Legen oder Entfernen eines Epidural-/Spinalkatheters sollte auf 10–12 Stunden nach Verabreichung eines NMH in thromboseprophylaktischer Dosis und 24 Stunden nach Verabreichung in höheren therapeutischen Dosen verschoben werden.
- Die Anzahl der Thrombozyten sollte vor Ansetzen einer NMH-Therapie und im Verlauf regelmäßig bestimmt werden.
- NMH können die Aldosteronsekretion hemmen und somit zu einer Hyperkaliämie führen. Risikofaktoren sind Diabetes, Niereninsuffizienz, metabole Azidose, bereits zuvor erhöhtes Plasma-Kalium, gleichzeitige Therapie mit kaliumerhöhenden Medikamenten und lang andauernde NMH-Therapie. Eine heparinbedingte Hyperkaliämie ist i. d. R. nach Absetzen reversibel. Bei Risikopatienten sollte der Kaliumwert vor Beginn und im Verlauf der NMH-Behandlung bestimmt werden, besonders bei einer Therapiedauer > 7 Tage.
- Die Gerinnungszeit im Plasma (aPTT) wird durch NMH nur mäßig beeinträchtigt. Für eine laborchemische Effektkontrolle empfiehlt sich die Bestimmung der Anti-Xa-Aktivität.

- NMH dürfen nicht intramuskulär verabreicht werden. Aufgrund der Gefahr der Hämatombildung gilt dies auch für andere zeitgleich verabreichte Substanzen.
- Bei älteren Patienten (besonders > 80 Jahre) besteht bei therapeutischen Dosierungen ein besonders erhöhtes Risiko für Blutungskomplikationen.
- Bei herabgesetzter Nierenfunktion erhöhen sich die NMH-Exposition und das Blutungsrisiko. Bei einer NMH-Behandlung bei tiefer Venenthrombose sollte die Anti-Xa-Aktivität bestimmt werden.
- Auch bei NMH besteht das Risiko einer antikörpervermittelten Thrombozytopenie (HIT), die über mehrere Jahre bestehen bleiben kann. Bei sensibilisierten Patienten kann sich eine HIT innerhalb von einigen wenigen Stunden entwickeln. Tritt eine signifikante Senkung der Thrombozytenzahl (30–50 % des Ausgangswerts) ein, muss das NMH unverzüglich abgesetzt werden. Die Thrombozytenzahl normalisiert sich i. d. R. innerhalb von 2–4 Wochen nach Absetzen des Medikaments.

Danaparoid

- Danaparoid sollte nicht bei einem aktiven Ventrikel- oder Duodenalulkus gegeben werden.
- Die Inzidenz einer serologischen Kreuzreaktion von Danaparoid mit heparininduzierten Antikörpern liegt vor Beginn einer Therapie bei etwa 5 %. Auch wenn das Risiko einer antikörpervermittelten Thrombozytopenie und einer Thrombose bei Danaparoid gering ist, sollte die Thrombozytenzahl vor Beginn und im Verlauf regelmäßig kontrolliert werden. Bei Auftreten einer Thrombozytopenie muss das NMH abgesetzt und eine andere Therapie erwogen werden.
- Danaparoid darf nicht intramuskulär gegeben werden.
- Danaparoid sollte nicht bei einer bedeutsamen hämorrhagischen Diathese (z. B. Hämophilie oder Immunthrombozytopenie) oder bei stark herabgesetzter Nieren- oder Leberfunktion gegeben werden, soweit bei dem Patienten nicht zusätzlich eine HIT vorliegt und keine andere geeignete antithrombotische Therapie vorliegt.
- Danaparoid sollte nur mit Vorsicht bei mittelgradig eingeschränkter Nieren- oder Leberfunktionsstörung mit beeinträchtigter Hämostase, gastrointestinalen Ulzera oder anderen Erkrankungen, die das Blutungsrisiko in vitalen Organen erhöhen, gegeben werden.

3.2.8 Pharmakologische Angaben

▶ Tab. 3.4.

Tab. 3.4 Pharmakologische Angaben für Heparine

	Wirkdauer	Halbwertszeit für Anti-Xa	Herabgesetzte Funktion der		Schwangerschaft	Stillzeit	Aktiver Metabolit
			Leber	Nieren			
Dalteparin	ca. 1 d	3–4 h	Vorsichtig dosieren	Vorsichtig dosieren	A	IVa	Nein
Danaparoid	Wenige Tage	25 h	Vorsichtig dosieren	Vorsichtig dosieren	B:1	II	Nein
Enoxaparin	ca. 1 d	4–7 h	Vorsichtig dosieren	Vorsichtig dosieren	B:1	IVa	Nein

Tab. 3.4 Pharmakologische Angaben für Heparine (Forts.)

	Wirk-dauer	Halb-wertszeit für Anti-Xa	Herabgesetzte Funktion der		Schwanger-schaft	Still-zeit	Aktiver Meta-bolit
			Leber	Nieren			
Tinzaparin	ca. 1 d	Ca. 3,7 h	Ohne Einfluss	Vorsich-tig do-sieren	A	IVa	Nein

Die angegebene Halbwertszeit gilt für die subkutane Verabreichung. Sämtliche Substanzen werden bei herabgesetzter Nierenfunktion langsamer ausgeschieden, wodurch sich die Halbwertszeit verlängert und das Blutungsrisiko erhöht.

Bei einer GFR < 30 ml/min sollte die Fachinformation der entsprechenden Substanz für genauere Informationen zur Tagesdosierung eingesehen werden.

3.2.9 Therapiekontrolle

Die Bestimmung der Anti-Xa-Aktivität im Plasma ist weiterhin die einzige Testmethode, eine NMH-Therapie biologisch zu überwachen. Es zeigte sich allerdings, dass bei Patienten mit einer NMH-Therapie als Thromboseprophylaxe die gemessene Anti-Xa-Aktivität nicht sehr gut mit den klinischen Ergebnissen korrelierte. Bei der koronaren Herzerkrankung hingegen ist die Korrelation zwischen Anti-Xa-Aktivität und NMH-Dosis deutlich. Die Bestimmung der Anti-Xa-Aktivität stellt nur einen Aspekt der NMH-Wirkung dar, da diese Substanzgruppe verschiedene Schritte in der Gerinnungskaskade beeinflusst. Vermutlich würden breiter angelegte und für NMH empfindlichere Gerinnungsanalysen die antithrombotische Wirkung besser abbilden.

Die aPTT hat keine klinische Bedeutung in der Verlaufskontrolle einer NMH-Therapie, außer als Indikator bei einer Überdosierung.

3.2.10 Alternative Behandlungen

Kompressionsstrümpfe haben an sich eine geringe prophylaktische Wirkung und sollten daher mit Antikoagulanzien zur Vermeidung einer tiefen Venenthrombose kombiniert werden.

Bei einer GFR < 20 ml/min sollten NMH nicht gegeben werden. Hier sind **unfraktionierte Heparine** (UFH) eine bessere Alternative. Auch weisen diese bei einem notwendigen Übergang zu einer Thrombolysebehandlung oder bei einem erhöhten Blutungsrisiko Vorteile auf. UFH werden am besten als intravenöse Infusion verabreicht, die auch rasch bei einer Blutung beendet werden kann, gegebenenfalls kann anschließend Protamin infundiert werden. Wird Protamin mit UFH (oder einem NMH) gegeben, bildet sich ein stabiler Komplex ohne antikoagulierende Wirkung.

Das Pentasaccharid **Fondaparinux** kann bei früheren allergischen Reaktionen gegen Heparin oder HIT alternativ zu NMH gegeben werden. Fondaparinux ist ebenso effektiv und sicher wie NMH bei tiefer Venenthrombose und wie eine Heparin-Infusion bei Lungenembolie. Fondaparinux ist der kleinste aktive Bestandteil von Heparin und wird synthetisch hergestellt.

Im Individualfall sollte abgewogen werden, ob ein NOAK eine Behandlungsalternative für den Patienten darstellen kann.

3.2.11 Beschwerden beim Absetzen

Nach einer frühzeitig beendeten NMH-Therapie bei instabiler koronarer Herzkrankheit wurden wiederkehrende ischämische Ereignisse beobachtet. Die meisten dieser Ereignisse traten innerhalb von 24 Stunden nach Absetzen der Behandlung auf. Ein Fortführen dieser Therapie kann v. a. bei Hochrisikopatienten diese frühen Rückfälle verhindern.

In einer Substudie zu Sicherheit und Wirkung von Enoxaparin bei koronaren Ereignissen wurde 48 Stunden nach der Gabe von UFH und NMH ein höheres Vorkommen ischämischer Ereignisse festgestellt als in den ersten 48 Stunden der Therapie. Die Daten deuten jedoch darauf hin, dass die Inzidenz nach einer NMH-Therapie geringer war als nach UFH. Eine weitere Studie beobachtete ebenfalls diese frühe Häufung der Reboundischämie nach Absetzen von UFH mit einem Peak 4 Stunden nach Absetzen des UFH.

Eine Studie konnte eine erhöhte Ereignisrate nach Beenden einer therapeutischen NMH-Gabe zeigen, was insgesamt die Vorteile dieser Behandlung in der Akutphase gegenüber Placebo verringerte. Nach einer Behandlung mit UFH oder Dalteparin scheint die Gerinnung über mind. 48 Stunden auf ein höheres Niveau als vor oder während der Behandlung reaktiviert zu werden. Ein Rebound in Form einer Thrombinbildung bei instabiler Angina oder Myokardinfarkt verursacht wahrscheinlich die rezidivierende Ischämie, die kurz nach Beenden der Therapie beobachtet werden kann.

3.2.12 Behandlung beenden

NMH und Danaparoid können nach der aktuellen Datenlage ohne eine schrittweise Reduktion der Dosierung abgesetzt werden. Wichtig ist hierbei, dass NMH ausreichend lange gegeben werden, um eine reaktivierte Gerinnung nach Absetzen zu vermeiden. Um einen derartigen Rebound, der durch eine zu früh beendete NMH-Behandlung entstehen kann, zu vermeiden, kann auch eine kurzfristige Gabe eines Thrombozytenaggregationshemmers sinnvoll sein. Hier kann Clopidogrel eine Alternative darstellen. Auch bei koronarer Herzerkrankung kann diese Methode geeignet sein.

3.2.13 Am Lebensende

Bei etwa 20 % aller Krebspatienten tritt während des Krankheitsverlaufs eine tiefe Venenthrombose oder eine Lungenembolie auf, das jährliche Risiko liegt bei 5 %. In der palliativen Betreuung von Nichtkrebspatienten (z. B. Herzinsuffizienz oder COPD) besteht ebenfalls ein hohes Risiko für thromboembolische Ereignisse. Häufig bedarf es über längere Zeit einer prophylaktischen Behandlung mit Antikoagulanzien. Cumarine können wegen zahlreicher Interaktionen problematisch sein, z. B. mit Zytostatika, Analgetika, NSAR und Glukokortikoiden. Außerdem ist die Resorption bei Erbrechen und Durchfall unsicher und das Blutungsrisiko häufig erhöht. Eine Prophylaxe mit NMH ist einfach, effektiver als eine perorale Antikoagulation und verursacht weniger Blutungen als Cumarine. Eine begonnene Behandlung mit einem NMH sollte fortgeführt werden, solange eine aktive schwere Erkrankung besteht. Bei normaler Nierenfunktion bedarf es keiner Kontrollen der Anti-Xa-Aktivität.

Ein akutes Ansetzen einer NMH-Therapie bei einer venösen Thromboembolie (VTE) ist eine wichtige palliative Maßnahme, um eine tödliche Lungenembolie zu verhindern oder um die Symptomatik einer venösen Thrombose zu verringern.

Auch in der späten palliativen Phase sollte diese Therapie so lange wie möglich fortgeführt werden, um ein thromboembolisches Ereignis zu verhindern.

Bei Prostatakrebs ist das Risiko einer thromboembolischen Erkrankung bei Patienten mit einer endokrinen Behandlung höher.

Bei Herzinsuffizienz und Krebs ist eine Niereninsuffizienz eine Herausforderung für die Behandlung einer venösen Thromboembolie. Im Alter verschlechtert sich die Nierenfunktion und es erhöht sich das Risiko einer VTE, aber auch die Inzidenz einer Herzinsuffizienz und einer Krebserkrankung steigt. Ergebnisse aus Registerstudien und kontrollierten Studien zeigen durchgehend, dass sowohl rezidivierende VTE als auch tödliche pulmonale Embolien mit abnehmender Nierenfunktion zunehmen, auch bei gleichzeitiger Antikoagulation. Gleichzeitig erhöht sich das Risiko größerer, tödlich verlaufender Blutungen bei einer herabgesetzten Nierenfunktion. Bei einer NMH-Therapie ist es in einer solchen Lage wichtig, den Arzneimittelempfehlungen zur Dosisreduktion entsprechend der GFR zu folgen. Dalteparin und Tinzaparin akkumulieren bei einer herabgesetzten Nierenfunktion weniger.

3.2.14 Sonstiges

Das Risiko einer VTE erhöht sich mit dem Alter. Ursächlich sind häufig ein verlangsamter Blutfluss, Endothelschäden der Blutgefäße und eine veränderte Zusammensetzung des Blutes. Alle drei Faktoren zusammen verstärken die Gerinnungsneigung. Ohne eine Sekundärprophylaxe beträgt das Rückfallrisiko 25–30 % innerhalb von 3 Monaten bei distaler Venenthrombose und liegt vermutlich noch höher bei proximalen Thrombosen oder Lungenembolie.

Vitamin-K-Antagonisten werden seit vielen Jahren zur Verhinderung einer VTE gegeben, zunehmend werden nun auch NMH bei dieser Indikation angewendet. Für eine kurzfristige Sekundärprophylaxe kann ein Fortführen des NMH von Vorteil sein; es wird hierzu nach den ersten 5–6 Tagen über weitere 4–6 Wochen in halber Dosierung gegeben. Dadurch lässt sich die mühevolle Einstellung eines Cumarins umgehen.

Klinische Daten deuten auf eine beträchtliche Anzahl von Thrombosen bei Herzinsuffizienz hin, die nicht mit einem dokumentierten Vorhofflimmern assoziiert sind. Tiefe Venenthrombosen sind häufig bei Patienten mit Herzinsuffizienz, sowohl bei akuter Dekompensation als auch in einem relativ stabilen Stadium. Das Risiko einer VTE variiert in verschiedenen Studien, kann aber bei über einem Viertel aller Patienten mit akuter Herzinsuffizienz ohne Antikoagulation auftreten. Eine Untersuchung ergab, dass eine Lungenembolie die primäre Todesursache von bis zu 10 % aller Fälle bei Patienten mit Herzinsuffizienz sein kann. Nicht diagnostiziertes stummes Vorhofflimmern ist eine weitere, oft nicht erkannte Ursache thrombotischer Komplikationen bei Herzinsuffizienz; die Sterblichkeit ist bedeutend höher als bei Patienten ohne Vorhofflimmern.

Referenzen

Bauersachs RM. LMWH in cancer patients with renal impairment – better than warfarin? Thromb Res. 2016 Apr; 140 Suppl 1: S160–S164.

Bijsterveld NR, Moons AH, Meijers JC, Tijssen JG et al. Rebound thrombin generation after heparin therapy in unstable angina. A randomized comparison between unfractionated and low-molecular-weight heparin. J Am Coll Cardiol. 2002 Mar 6;3 9(5): 811–817.

3

Bijsterveld NR, Peters RJ, Murphy SA, Bernink PJ et al. Recurrent cardiac ischemic events early after discontinuation of short-term heparin treatment in acute coronary syndromes: results from the Thrombolysis in Myocardial Infarction (TIMI) 11B and Efficacy and Safety of Subcutaneous Enoxaparin in Non-Q-Wave Coronary Events (ESSENCE) studies. J Am Coll Cardiol. 2003 Dec 17; 42(12): 2083–2089.

Coleman R, MacCallum P. Treatment and secondary prevention of venous thromboembolism in cancer. Br J Cancer. 2010 Apr 13; 102 Suppl 1: S17–S23.

Erkens PM, Prins MH. Fixed dose subcutaneous low molecular weight heparins versus adjusted dose unfractionated heparin for venous thromboembolism. Cochrane Database Syst Rev. 2010 Sep 8; (9): CD001100.

Forster R, Stewart M. Anticoagulants (extended duration) for prevention of venous thromboembolism following total hip or knee replacement or hip fracture repair. Cochrane Database Syst Rev. 2016 Mar 30;3:CD004179.

Gionis MN, Ioannou CV, Katsamouris AN, Katonis P et al. The study of the thrombin generation mechanism and the effect of low molecular weight heparin as thromboprophylaxis in patients undergoing total knee and hip replacement. Thromb Res. 2013; 132(6): 685–91.

Gionis MN, Ioannou CV, Kontopodis N, Balalis K et al. Heparin resistance and coagulation activation rebound effect after anticoagulant withdrawal: beneficiary effect of adjuvant antiplatelet therapy. Int Angiol. 2016 Apr; 35(2): 170–177.

Kearon C, Akl EA, Comerota AJ, Prandoni P, et al. Antithrombotic therapy for VTE disease: antithrombotic therapy and prevention of thrombosis, 9th ed: American College of Chest Physicians Evidence-Based Clinical Practice Guidelines. Chest. 2012; 141: e419S–e494S.

Khorana AA, Carrier M, Garcia DA, Lee AY. Guidance for the prevention and treatment of cancer-associated venous thromboembolism. J Thromb Thrombolysis. 2016 Jan; 41(1): 81–91.

Larsen TB, Lip GY, Gorst-Rasmussen A. Anticoagulant therapy after venous thromboembolism and 10-year mortality. Int J Cardiol. 2016 Apr 1; 208: 72–78.

Lee GM, Arepally GM. Diagnosis and management of heparin-induced thrombocytopenia. Hematol Oncol Clin North Am. 2013 Jun; 27(3): 541–563.

Nutescu EA, Burnett A, Fanikos J, Spinler S, Wittkowsky A. Pharmacology of anticoagulants used in the treatment of venous thromboembolism. J Thromb Thrombolysis. 2016 Jan; 41(1): 15–31.

Schünemann HJ, Ventresca M, Crowther M, Briel M et al; IPDMA heparin use in cancer patients research group. Use of heparins in patients with cancer: individual participant data meta-analysis of randomised trials study protocol. BMJ Open. 2016 Apr 29; 6(4): e010569.

Shantsila E, Lip GY. Thrombotic complications in heart failure: an underappreciated challenge. Circulation. 2014 Jul 29; 130(5): 387–389.

Smythe MA, Priziola J, Dobesh PP, Wirth D et al. Guidance for the practical management of the heparin anticoagulants in the treatment of venous thromboembolism. J Thromb Thrombolysis. 2016 Jan; 41(1): 165–186.

Van Hemelrijck M, Adolfsson J, Garmo H, Bill-Axelson A et al. Risk of thromboembolic diseases in men with prostate cancer: results from the population-based PCBaSe Sweden. Lancet Oncol. 2010 May; 11(5): 450–458.

Wilde MI, Markham A. Danaparoid. A review of its pharmacology and clinical use in the management of heparin-induced thrombocytopenia. Drugs. 1997 Dec; 54(6): 903–924.

3.3 Azetylsalizylsäure (ASS) B01AC06

Azetylsalizylsäure (ASS), N02BA Salizylsäure und Derivate

3.3.1 Indikationen

Niedrig dosierte Azetylsalizylsäure (ASS) B01AC06 75–300 mg

- Bei instabiler koronarer Herzerkrankung (75–300 mg/d)
- Akuter Myokardinfarkt (100–160 mg/d)
- Prophylaxe bei kardiovaskulären Komplikationen nach akutem Myokardinfarkt (300 mg/d)
- Sekundäre Rezidivprophylaxe bei ischämischer zerebrovaskulärer Erkrankung, jedoch nicht bei Blutung (30–300 mg/d)
- Prophylaxe gegen Graftverschluss nach aortokoronarer Bypass-OP (100–300 mg/d)
- Prophylaxe gegen Stentverschluss nach PTCA oder PTA
- Nach arteriellen gefäßchirurgischen Eingriffen (100–300 mg/d)
- Prophylaxe bei koronararteriellen Aneurysmen bei Kawasaki-Syndrom (3–5 mg/kg/d)

Hoch dosierte Azetylsalizylsäure (ASS) N02BA 500–1000 mg

- Linderung von Schmerzen
- Fiebersenkung
- Entzündungshemmung

3.3.2 Wirkmechanismus

ASS wirkt hemmend auf die Thrombozytenaggregation, bereits ab einer Dosierung von 75 mg/d. Die Wirkung bleibt über die gesamte Lebensdauer des einzelnen Thrombozyten (7–10 Tage) bestehen. Aufgrund dieser Funktionshemmung erfolgt der prophylaktische und therapeutische Einsatz bei arterieller Thromboembolie. ASS hemmt außerdem die renale Prostazyklinsynthese; dieser Effekt spielt jedoch bei normaler Nierenfunktion keine Rolle. Bei chronischer Niereninsuffizienz, Herz- oder Leberinsuffizienz sowie bei verringertem Plasmavolumen kann die reduzierte Prostazyklinsynthese zu einer akuten Verschlechterung der Nieren- und Herzfunktion führen und eine Flüssigkeitsretention verursachen.

Die analgetische Wirkung von ASS steigt bei Dosierungen von 300 mg–1 g proportional an, Dosen > 1 g führen zu keiner weiteren Wirkungssteigerung. ASS wirkt analgetisch und antipyretisch sowie in höherer Dosierung auch antiinflammatorisch. Die analgetische Wirkung entsteht hauptsächlich an der peripheren Schmerzperzeption und wird auf die Blockierung der Prostaglandinsynthese zurückgeführt. Die antipyretische Wirkung entsteht durch den Einfluss auf wärmeregulierende Zentren im ZNS, wodurch sich die Wärmeabgabe des Körpers erhöht.

3.3.3 Empfohlene Tagesdosen und Dosisintervalle

▸ Tab. 3.5.

Tab. 3.5 Dosierungsempfehlung für ASS

	Dosisintervall	Einnahme zu den Mahlzeiten	Schmerzen, Entzündung, Fieber	Prophylaxe gegen Gefäßerkrankung
Azetylsalizylsäure	24 h	Verzögert die Aufnahme	–	▸ Kap. 3.3.1
	8 h	Verzögert die Aufnahme	1–3 ×/d 0,5–1,0 g	–

Niedrig dosiertes ASS sollte bei Älteren in der niedrigstmöglichen Tagesdosis gegeben werden, in Deutschland üblicherweise 100 mg (international teilweise 75 mg, ▸ Kap. 3.3.14), da diese eher mit einer eingeschränkten Nierenfunktion und Nebenwirkungen reagieren können.

Ein weiterer Vorteil der niedrigsten Dosierung bei Jüngeren ist das geringere Blutungsrisiko, ohne dass sich dabei im Vergleich mit höheren Dosen die sekundärpräventive Wirkung verringert.

Tagesdosen > 3 g sollten aufgrund der verlängerten Halbwertszeit und der Akkumulierung des aktiven Metaboliten Salizylsäure nicht gegeben werden. Hierdurch erhöht sich die Nebenwirkungsfrequenz erheblich.

3.3.4 Nebenwirkungen

Häufige Nebenwirkungen

Verlängerte Blutungszeit durch Hemmung der Thrombozytenfunktion, daraus resultierend erhöhte Blutungsgefahr, Dyspepsie, Sodbrennen, Übelkeit, Erbrechen, Urtikaria, Kopfschmerzen (sog. ASS-induzierter Kopfschmerz bei Dauergabe in analgetischer Dosierung).

Bedrohliche Nebenwirkungen

Intrazerebrale Blutungen, gastrointestinale Ulzera und Blutungen, Niereninsuffizienz, Angioödeme, Bronchospasmen bei Asthma.

3.3.5 Wichtige Interaktionen

Folgende Interaktionen Typ C und D sind bei Azetylsalizylsäure beschrieben:

Antidepressiva

Citalopram, Clomipramin, Duloxetin, Escitalopram, Fluoxetin, Fluvoxamin, Paroxetin, Sertralin, Venlafaxin Die gleichzeitige Gabe von ASS und einem SSRI erhöht das Risiko gastrointestinaler Blutungen um das 5- bis 7-Fache, bei höheren Dosen ASS um das 12- bis 15-Fache. Kann die gleichzeitige Gabe nicht vermieden werden, sollte prophylaktisch mit einem PPI behandelt und das Blutbild kontrolliert werden. Andere Antidepressiva mit einer geringeren Serotoninselektivität (z. B. Nortriptylin oder Mirtazapin) scheinen bei gleichzeitiger Behandlung mit ASS ein geringeres Risiko für gastrointestinale Blutungen aufzuweisen.

Antirheumatika

Methotrexat Die Kombination eines NSAR mit niedrig dosiertem Methotrexat ist Teil der evidenzbasierten Behandlung der rheumatoiden Arthritis und verursacht i. d. R. keine Probleme. Bei einigen wenigen Patienten kann jedoch eine Niereninsuffizienz auftreten, was die Methotrexat-Konzentrationen erhöht und zu einer Panzytopenie führen kann. ASS kann die renale Clearance von Methotrexat deutlich reduzieren, daher sollte ASS bei Methotrexatpatienten nicht gegeben werden, besonders bei höherer Dosierung von Methotrexat. Anstelle von ASS sollte ein NSAR oder Paracetamol angewendet werden.

Antithrombotische Mittel

Heparine: Enoxaparin, Dalteparin, Danaparoid, Tinzaparin Die gleichzeitige Behandlung mit einem NSAR oder ASS in analgetischer Dosierung mit einem niedermolekularen Heparin kann die Blutungsgefahr erhöhen. Als Analgetikum sollte Paracetamol und als Magenschutz z. B. die Gabe eines PPI erfolgen.

NOAK: Apixaban, Dabigatran, Rivaroxaban Das Blutungsrisiko ist erhöht, diese Kombination sollte mit Vorsicht gegeben werden. Zur Analgesie kann Paracetamol eine bessere Alternative sein. Kann eine gleichzeitige Gabe von ASS und einem NOAK nicht vermieden werden, sollte eine Prophylaxe mit einem PPI erfolgen.

Vitamin-K-Antagonisten: Phenprocoumon, Warfarin Diese Kombination erhöht das Blutungsrisiko und sollte nicht routinemäßig verwendet werden. Für spezielle Indikationen (rezidivierende Embolien trotz INR 2,0–3,0) kann die Kombination sinnvoll sein, bedarf aber besonderer Vorsicht. Des Weiteren kommt die Kombination als Tripeltherapie (+ Clopidogrel) nach Koronarstent vor.

Thrombozytenfunktionshemmer bei spezifischen Indikationen: Ticagrelor Diese Kombination kann das Blutungsrisiko erhöhen. Auf klinische und laborchemische Zeichen einer Blutung sollte geachtet werden. Als Analgetikum sollte Paracetamol erwogen oder, falls ASS zwingend erforderlich ist, ein Magenschutz gegeben werden.

Betablocker

Atenolol, Bisoprolol, Carvedilol, Metoprolol, Pindolol, Propranolol, Sotalol In Dosen > 300 mg/d kann ASS die antihypertensive Wirkung der Betablocker verringern. Müssen Betablocker mit ASS kombiniert gegeben werden, sollte der Blutdruck regelmäßig kontrolliert und gegebenenfalls die Dosis des Betablockers angepasst werden. Kalziumkanalblocker interagieren nicht mit ASS und können alternativ gegeben werden.

Diuretika

Amilorid, Bendroflumethiazid, Eplerenon, Hydrochlorothiazid, Spironolacton Die diuretische und antihypertensive Wirkung von Diuretika kann sich bei gleichzeitiger Gabe von ASS in Dosen > 325 mg/d verringern. Akutes Nierenversagen ist beschrieben. Blutdruck und Körpergewicht sollten bei gleichzeitiger Gabe dieser Substanzen regelmäßig kontrolliert und die Diuretikadosis gegebenenfalls angepasst werden. In der Behandlung einer Hypertonie können Kalziumkanalblocker eine gute Alternative zu Diuretika darstellen.

Schleifendiuretika: Furosemid, Torasemid Bei gleichzeitiger Gabe von ASS in einer Dosis > 325 mg/d kann sich die Wirkung von Schleifendiuretika abschwächen, auch

Diureseminderung und Verschlechterung einer Herzinsuffizienz sind beschrieben. Regelmäßige Kontrollen von Blutdruck, Körpergewicht und Diurese sowie gegebenenfalls die Anpassung der Diuretikadosis werden empfohlen.

Glaukomtherapeutika

Acetazolamid Die gleichzeitige Behandlung kann zu einer metabolischen Azidose und einer Salizylatintoxikation führen. Auf Nebenwirkungen durch Salizylat sollte geachtet und die Gabe von ASS in höheren Dosen vermieden werden. Anstelle von ASS sollte Paracetamol oder Ibuprofen angewendet werden.

Kortikosteroide

Betamethason, Dexamethason, Fludrokortison, Hydrokortison, Methylprednisolon, Prednisolon, Prednison, Triamcinolon Bei Behandlung von rheumatischen Zuständen kann sich die Plasmakonzentration von ASS verringern. Das Risiko für gastrointestinale Blutungen erhöht sich. Wenn ASS dabei zur Schmerzlinderung eingesetzt wird, sollte es durch ein NSAR ausgetauscht werden und die Gabe eines PPI als Magenschutz erfolgen.

Mittel mit Wirkung auf das Renin-Angiotensin-System

ACE-Hemmer: Aliskiren, Captopril, Enalapril, Fosinopril, Lisinopril, Perindopril, Quinapril

ASS in einer Dosierung ≥ 300 mg kann bei Hypertonikern die Wirkung von ACE-/Reninhemmern abschwächen. Bei gleichzeitiger Anwendung ist die Gefahr einer Niereninsuffizienz beschrieben, das Risiko eines Nierenversagens ist besonders bei Älteren gegeben. Bei gleichzeitiger Behandlung mit einem ACE-/Reninhemmer sollte ASS in Dosen > 300 mg/d vermieden werden. Blutdruck und Nierenfunktion sollten kontrolliert werden.

AT_1-Antagonisten oder Angiotensin-Rezeptor-Blocker (ARB): Candesartan, Eprosartan, Irbesartan, Losartan, Telmisartan, Valsartan Niedrige Dosen ASS (< 325 mg/d) haben keinen Einfluss auf die antihypertensive Wirkung von ARB. Hohe Dosen ASS verringern die antihypertensive Wirkung von ARB und erhöhen das Risiko einer Niereninsuffizienz. In der Regel bedarf es bei niedrig dosierter ASS keiner Dosisanpassung, bei höheren Dosen ASS sollten Blutdruck und Nierenfunktion regelmäßig kontrolliert werden.

NSAR

COX-2-Hemmer Celecoxib, Etoricoxib Das Risiko gastrointestinaler Blutungen ist erhöht. Die Kombination von ASS in analgetischen Dosen (> 325 mg) und Coxiben ist irrational, da die Vorteile der Coxibe ausbleiben.

3.3.6 Kontraindikationen

- Überempfindlichkeit gegenüber Azetylsalizylsäure oder anderen Salizylaten.
- Aufgrund von Kreuzreaktionen sollte ASS nicht bei Patienten gegeben werden, bei denen nach Einnahme von NSAR Asthma, Atembeschwerden, Rhinitis oder Urtikaria aufgetreten sind.
- Hämorrhagische Diathese, Koagulationsstörungen wie Hämophilie und Thrombozytopenie.

- Aktive oder frühere rezidivierende Magenulzera oder gastrointestinale Blutungen.
- Leber- oder Nierenversagen.
- Schwere Herzinsuffizienz.
- Dosen > 100 mg/d während des 3. Trimenons der Schwangerschaft.
- Methotrexat-Therapie > 15 mg/Wo.

3.3.7 Warnhinweise

- ASS erhöht sowohl durch lokale Irritationen als auch durch die Hemmung der Prostaglandinsynthese die Gefahr von Schleimhautschädigungen in Magen und Duodenum.
- Die Hemmung der Thrombozytenaggregation erhöht die Blutungsneigung. Daher sollte ASS nur nach sorgsamer vorheriger Abwägung mit anderen Medikamenten kombiniert werden, die die Homöostase verändern, z. B. Antikoagulanzien, Thrombolytika, antithrombozytär und antiinflammatorisch wirksamen Substanzen und selektiven Serotoninwiederaufnahmehemmern.
- Die renale Prostaglandinsynthese wird gehemmt. Bei Patienten mit normaler Nierenfunktion hat dieser Effekt jedoch keine klinische Bedeutung, wohingegen bei Patienten mit eingeschränkter Nieren- oder Leberfunktion oder Herzinsuffizienz die Hemmung der Prostaglandinsynthese zu einem akuten Nierenversagen, Flüssigkeitsretention oder Dekompensation einer Herzinsuffizienz führen kann.
- Auch in niedriger Dosierung verringert ASS die Harnsäureausscheidung und kann das Risiko eines Gichtanfalls erhöhen.
- Bei Patienten, die mit Sulfonylharnstoffen oder Insulin behandelt werden, erhöht sich bei höherer Dosierung von ASS die Hypoglykämiegefahr.
- ASS erhöht bei gleichzeitiger Einnahme von Alkohol das Risiko gastrointestinaler Blutungen.

3.3.8 Pharmakologische Angaben

▸ Tab. 3.6.

Tab. 3.6 Pharmakologische Angaben für ASS

	Wirkdauer	Halbwertszeit	Bei eingeschränkter Funktion der		Schwangerschaft	Stillzeit	Aktiver Metabolit
			Leber	Niere			
Azetylsalizylsäure	s. u.	3–30 min	Nicht verordnen	Besondere Vorsicht bei GFR < 30 ml/min	C	II	Ja

Die klinische Wirkung der Thrombozytenaggregation hält noch einige Tage nach Absetzen von niedrig dosiertem ASS an. Während einer ASS-Therapie verlängert sich die Blutungszeit im Durchschnitt um 50–100 %.

Als Analgetikum wirkt ASS bei 500–1.000 mg 3–6 Stunden.

Azetylsalizylsäure wird hauptsächlich im proximalen Dünndarm resorbiert. Die maximale Plasmakonzentration wird nach 40 Minuten erreicht. Der aktive Metabolit Salizylsäure trägt zur pharmakologischen Wirkung bei. Da der Metabolismus von ASS durch die Kapazität der Leberenzyme begrenzt ist, ist die Elimination

3

dosisabhängig. Bei einer Dosis von 1 g ASS beträgt die Halbwertszeit 3 Stunden. Nach erreichter maximaler Tagesdosis kann die Halbwertszeit bis zu 30 Stunden betragen. Bei einer Dosierung häufiger als alle 8 Stunden kommt es zu einer Akkumulierung. Salizylsäure und seine Metaboliten werden zu einem großen Teil über die Nieren ausgeschieden.

ASS-Brausetabletten in der max. Tagesdosis von 3 g enthalten ca. 90 mmol Natrium. Dies ist bei einer salzreduzierten Kost z. B. bei Herzinsuffizienz, Niereninsuffizienz oder Hypertonie zu beachten.

3.3.9 Therapiekontrolle

In der Sekundärprophylaxe mit niedriger Dosierung wird ASS i. d. R. lebenslang gegeben, wenn nicht durch Nebenwirkungen oder Interaktionen die negativen Konsequenzen den Nutzen überwiegen. Daher sollten im Prozess der Therapieauswertung Nebenwirkungen und Interaktionen frühzeitig erkannt und angegangen werden.

Da ASS bei Schmerzen oder Fieber nur kurzfristig und nicht über eine längere Dauer gegeben werden sollte, bedarf es bei dieser Indikation i. d. R. keiner Therapieauswertung. Geschieht die Schmerzbehandlung kontinuierlich über eine längere Zeit und in Dosen von 1–3 g, sollte die Therapieindikation infrage gestellt und durch andere Maßnahmen ersetzt werden. Die früher häufig vorkommende Gabe bei rheumatischen Erkrankungen ist durch effektivere und sicherere Therapien ersetzt worden.

3.3.10 Alternative Behandlungen

Bei **Allergie gegen Azetylsalizylsäure** kann eine Therapie zur Thrombozytenaggregation alternativ mit Clopidogrel duchgeführt werden. Aktuell gibt es jedoch keine Belege dafür, dass Clopidogrel bei arterieller Gefäßerkrankung effektiver ist als Azetylsalizylsäure und generell statt ASS gegeben werden sollte. Bei gastrointestinalen Beschwerden kann ASS i. d. R. durch eine ergänzende PPI-Behandlung toleriert werden. Zur Vorbeugung von Stroke und Thromboembolien bei Vorhofflimmern sind orale Antikoagulanzien (Phenprocoumon oder bei Unverträglichkeit oder anderen Indikationen NOAK) effektiver als ASS. Die Kombination von ASS und oralen Antikoagulanzien bewirkt ein deutlich erhöhtes Blutungsrisiko und sollte gründlich abgewogen und wenn möglich vermieden werden.

Bei chronischen Schmerzen verändert sich die Schmerzmodulation und die Wirkung von Analgetika (wie ASS) lässt nach. Hier können andere Methoden greifen. Information, angepasste körperliche Aktivität und kognitive Verhaltenstherapie sind sinnvolle Alternativen. Für Phasen mit schweren Schmerzen liegen potentere Analgetika und andere medikamentöse Therapien vor; diese sollten jedoch in spezialisierten Schmerzzentren behandelt werden.

3.3.11 Beschwerden beim Absetzen

Nach Beenden einer sekundärpräventiven ASS-Behandlung erhöht sich in den darauffolgenden Tagen das Risiko einer thromboembolischen Erkrankung. Nach 7–10 Tagen sind die während der Therapie in ihrem Aggregationsvermögen beeinträchtigten Thrombozyten durch neu gebildete Thrombozyten ausgetauscht worden. Nach einer niedrig dosierten ASS-Behandlung ist die Wirkung auf die Thrombozytenaggregation nach etwa 4 Tagen nicht mehr für den notwendigen therapeutischen Effekt ausreichend.

Die derzeit geltende Praxis, wonach 7–10 Tage vor einem operativen Eingriff mit ASS pausiert wird, setzt manche Patientengruppen einer Risikoerhöhung aus; so erhöht sich z. B. das Risiko eines kardiovaskulären Ereignisses um das 3-Fache. Im Durchschnitt manifestiert sich ein koronares Syndrom innerhalb von 8–11 Tagen nach Absetzen von ASS. Wird ASS jedoch beibehalten, erhöht sich die Frequenz von perioperativen Blutungskomplikationen um 50 %. Dieses Wissen sollte in die präoperative Planung bei Patienten mit kardiovaskulärem Risiko einbezogen werden.

Es liegen Belege dafür vor, dass bis zu einem Monat nach Absetzen von ASS oder einer ähnlichen Substanz (Clopidogrel) ein Rebound in Form einer erhöhten Thrombozytenaggregation auftreten kann.

3.3.12 Behandlung beenden

Die Behandlung mit ASS kann direkt ohne Dosisreduktion beendet werden.

3.3.13 Am Lebensende

Am Lebensende verliert das Therapieziel der Sekundärprophylaxe seinen Sinn, jedoch entsteht ein gewisses Risiko für ein thromboembolisches Ereignis nach dem Absetzen, welches zu einer unnötigen Symptomlast für den Patienten führen könnte. Daher sollten im Einzelfall die Vor- und Nachteile des Weiterführens einer Therapie mit ASS und den Alternativen, z. B. die Gabe von niedrigmolekularem Heparin, abgewogen werden.

In der Palliativmedizin bringt die analgetische Gabe von ASS keinen Vorteil zu anderen schmerzlindernden Maßnahmen. Es erhöht jedoch die Blutungsgefahr und kann bei einem bereits schwer kranken Patienten zu einer Verschlechterung der Nieren- oder Herzfunktion beitragen.

3.3.14 Sonstiges

Bei einer Metaanalyse mit 22 placebokontrollierten Studien zu niedrig dosiertem ASS (75–325 mg/d), in der sowohl die relative als auch die absolute Erhöhung des Blutungsrisikos ausgewertet werden sollte, zeigte sich, dass niedrig dosiertes ASS verglichen mit Placebo das Risiko für größere Blutungen um 71 %, größere gastrointestinale Blutungen um 107 % und Hirnblutungen um 65 % erhöhte. Jedoch ist die Erhöhung des jährlichen absoluten Risikos weniger deutlich: 0,13 % bei größeren Blutungen, 0,12 % bei größeren gastrointestinalen Blutungen und 0,03 % bei Hirnblutungen. Umgerechnet auf die Number Needed to Harm (NNH) bedeutet dies: Um eine größere Blutung zu verursachen, müssen 769 Patienten ein Jahr mit niedrig dosiertem ASS anstelle von Placebo behandelt werden. Bei größeren GI- und Hirnblutungen sind es 833 bzw. 3333 Personen. Es gibt bisher keine Evidenz, dass ASS in einer Tagesdosis von 160–325 mg ein höheres Blutungsrisiko aufweist als in einer Tagesdosis von 75–160 mg.

Es liegen einige Studien zu ASS in der Krebsprävention vor. Einige Angaben deuten darauf hin, dass eine regelmäßige Einnahme von ASS das Risiko eines Dickdarmkrebses reduzieren kann. Jedoch liegen keine evidenzbasierten Daten vor, die eine generelle Empfehlung einer solchen präventiven Maßnahme rechtfertigen würden. Auch gibt es Hoffnungen, dass durch ASS bei einem bereits bestehenden Krebsleiden die Metastasierung und die Mortalität reduziert werden können.

Bei lang dauernder und regelmäßiger Einnahme von ASS gegen Kopfschmerzen besteht die Gefahr eines MOH (Medication Overuse Headache). Bei häufig oder täglich auftretenden Kopfschmerzen muss ein MOH ausgeschlossen und ASS muss abgesetzt werden. Bereits diese Maßnahme kann die Kopfschmerzen lindern oder sogar beenden.

Referenzen

Akinwusi PO, Oluyombo R, Ogunro PS, Adeniji AO, et al. Low dose aspirin therapy and renal function in elderly patients. Int J Gen Med. 2013; 6: 19–24.

Bedenis R, Lethaby A, Maxwell H, Acosta S, Prins MH. Antiplatelet agents for preventing thrombosis after peripheral arterial bypass surgery. Cochrane Database Syst Rev. 2015 Feb 19; (2): CD000535.

Doutremepuich C, Aguejouf O, Desplat V, Eizayaga FX. Aspirin discontinuation syndromes: clinical implications of basic research studies. Am J Cardiovasc Drugs. 2013 Dec; 13(6): 377–384.

Drew DA, Cao Y, Chan AT. Aspirin and colorectal cancer: the promise of precision chemoprevention. Nat Rev Cancer. 2016 Mar; 16(3): 173–186.

Elwood PC, Morgan G, Pickering JE, Galante J, et al. Aspirin in the Treatment of Cancer: Reductions in Metastatic Spread and in Mortality: A Systematic Review and Meta-Analyses of Published Studies. PLoS One. 2016 Apr 20;11(4):e0152402.

Gerstein NS, Schulman PM, Gerstein WH, Petersen TR, Tawil I. Should more patients continue aspirin therapy perioperatively?: clinical impact of aspirin withdrawal syndrome. Ann Surg. 2012 May; 255(5): 811–819.

Juhlin T, Jönsson BA, Höglund P. Renal effects of aspirin are clearly dose-dependent and are of clinical importance from a dose of 160 mg. Eur J Heart Fail. 2008 Sep; 10(9): 892–898.

Lee J, Kim JK, Kim JH, Dunuu T, et al. Recovery time of platelet function after aspirin withdrawal. Curr Ther Res Clin Exp. 2014 Mar 25; 76: 26–31.

McQuaid KR, Laine L. Systematic review and meta-analysis of adverse events of low-dose aspirin and clopidogrel in randomized controlled trials. Am J Med. 2006 Aug; 119(8): 624–638.

Nationale VersorgungsLeitlinie (NVL) Chronische KHK, 4. Auflage, 02/2016, www.leitlinien.de/nvl/khk (letzter Zugriff am 12. November 2017).

Patrono C. Low-dose aspirin in primary prevention: cardioprotection, chemoprevention, both, or neither? Eur Heart J. 2013 Nov; 34(44): 3403–3411.

Qamar A, Bhatt DL. Stroke Prevention in Atrial Fibrillation in Patients With Chronic Kidney Disease. Circulation. 2016 Apr 12; 133(15): 1512–1515.

Rothwell PM, Fowkes FG, Belch JF, Ogawa H, Warlow CP, Meade TW. Effect of daily aspirin on long-term risk of death due to cancer: analysis of individual patient data from randomized trials. Lancet. 2011; 377(9759): 31–41.

Squizzato A, Keller T, Romualdi E, Middeldorp S. Clopidogrel plus aspirin versus aspirin alone for preventing cardiovascular disease. Cochrane Database Syst Rev. 2011 Jan 19; (1): CD005158.

Václavík J, Táborský M. Antiplatelet therapy in the perioperative period. Eur J Intern Med. 2011 Feb; 22(1): 26–31.

Wakefield TW, Obi AT, Henke PK. An aspirin a day to keep the clots away: can aspirin prevent recurrent thrombosis in extended treatment for venous thromboembolism? Circulation. 2014 Sep 23; 130(13): 1031–1033.

3.4 Mittel gegen Eisenmangelanämien B03A

Zweiwertiges Eisen, orale Präparate (Ferroglycinsulfat, Ferrosulfat), dreiwertiges Eisen, parenterale Präparate (Eisenglukonatkomplex, Eisenpolymaltosekomplex, Eisensaccharosekomplex, Eisendextrankomplex)

3.4.1 Indikationen

Orale Eisenpräparate
- Eisenmangelanämie
- Eisenmangel

Parenterale Eisenpräparate
- Bei klinischem Bedarf zum schnellen Auffüllen der Eisenspeicher
- Bei Intoleranz von oralen Eisenpräparaten und bei unzureichender Adhärenz
- Bei aktiver entzündlicher Darmerkrankung, bei der eine orale Eisensubstitution ineffektiv bleibt
- Bei chronischer Niereninsuffizienz und mangelhafter Effizienz von oralen Eisenpräparaten

3.4.2 Wirkmechanismus

Bei **Eisenmangelanämie** ist die orale Eisengabe die Therapie der Wahl. Die Eisenaufnahme erfolgt hauptsächlich im Duodenum und im proximalen Teil des Jejunums. Die Absorption ist bei bestehender Eisenmangelanämie am höchsten (bis zu 20 % des zugeführten Eisens werden absorbiert) und sinkt mit zunehmender Füllung des Eisenspeichers ab. Eine Eisenmangelanämie entsteht im Grunde erst, wenn alle Eisenspeicher erschöpft sind. Die Therapie hat daher zum Ziel, sowohl die Eisenspeicher aufzufüllen als auch den Hämoglobingehalt der Erythrozyten zu erhöhen.

Eine Eisenmangelanämie kann in **zwei Hauptgruppen** eingeteilt werden: absoluter Eisenmangel mit geleerten Eisenspeichern und funktioneller Eisenmangel bei gestörter Eisenverwertung bei ausreichend gefüllten Eisenspeichern. Beide Gruppen werden als **eisenbegrenzte Erythropoese** klassifiziert. Die Eisenspeicher bestehen aus etwa 10 mg Eisen/kg Körpergewicht.

Spricht der Patient auf die **orale Einnahme** an, erhöht sich als Zeichen der gesteigerten Aufnahme nach 1 Woche die Retikulozytenzahl und nach 6–12 Wochen normalisiert sich der Hämoglobingehalt. Um die Eisenspeicher aufzufüllen, bedarf es weiterer 12 Wochen der Eisensubstitution, sodass für die Normalisierung des Hämoglobinwerts und das Auffüllen der Eisenspeicher durch eine orale Eisensubstitution insgesamt eine Behandlungsdauer von 5–6 Monaten notwendig wird.

Parenterale Eisenpräparate haben eine gleichwertige Wirkung. Bei Eisenmangel ohne gleichzeitige Anämie besteht ein Defizit von etwa 1 g. Bei mäßig oder stark ausgeprägter Anämie liegt der Bedarf bei 2–4 g, mit dem größten Bedarf bei gleichzeitig vorliegender Entzündung. Das Behandlungsziel kann häufig innerhalb von 4 Wochen erreicht werden; der Effekt einer erhöhten Erythropoese bleibt nach der parenteralen Zufuhr bis zu 8 Wochen bestehen, vorausgesetzt, es liegt eine eisenbegrenzte Erythropoese vor.

3.4.3 Empfohlene Tagesdosen und Dosisintervalle

Die Tagesdosis von 5 mg Eisen/kg Körpergewicht sollte nicht überschritten werden. Da Nebenwirkungen dosisabhängig auftreten, sollte die Tagesdosis nach dem in

▶ Tab. 3.7 empfohlenen Schema eingehalten werden. Es liegen keine Daten vor, die eine Dosisanpassung bei älteren Patienten nahelegen.

Tab. 3.7 Dosierungsempfehlungen für orale Eisenpräparate

Orale Eisenpräparate	Dosisintervall	Totale Tagesdosis	Einnahme zu den Mahlzeiten
Ferroglycinsulfat	8–12 h	40–80 mg (initial bei Eisenmangelanämie 120–240 mg, max. 5 mg/kg KG)	Verringert die Aufnahme
Ferrosulfat	12–24 h	100 mg	Verringert die Aufnahme

In ▶ Tab. 3.8 ist das Dosierungsschema für parenterale Eisenpräparate dargestellt.

Tab. 3.8 Dosierungsempfehlung für parenterale Eisenpräparate

Parenterale Eisenpräparate	Dosisintervall Injektion	Injektionsdosis	Anzahl der Dosen und akkumulierte Dosis
Eisendextrankomplex	2–3 ×/Wo.	100–200 mg	Berechnet nach Körpergewicht und Ausgangs-Hb
Eisenglukonat	1–3 ×/Wo.	40–62,5 mg bei › 40 kg KG	Berechnet nach Körpergewicht und Ausgangs-Hb
Eisenpolymaltose	2–3 ×/Wo. *oder* 1 ×/Wo.	100–200 mg 1.000 mg	Berechnet nach Körpergewicht und Ausgangs-Hb
Eisensaccharose	2–3 ×/Wo.	100(–200) mg	Berechnet nach Körpergewicht und Ausgangs-Hb

Nach einer Injektion/Infusion sollte während etwa **30 Minuten** auf mögliche Nebenwirkungen und Anaphylaxie (anaphylaxiegeschultes Personal notwendig) geachtet werden. Eine parenterale Eisensubstitution wird empfohlen bei schwerer Eisenmangelanämie (Hb < 10 mg/dl), bei gleichzeitiger Darmerkrankung, bei entzündlichen Erkrankungen, bei schwerer Niereninsuffizienz und wenn die orale Gabe nicht toleriert wird oder nicht zu einem ausreichenden Ergebnis führt.

3.4.4 Nebenwirkungen

Häufige Nebenwirkungen

Orales Eisen Übelkeit, Erbrechen Sodbrennen, Magenschmerzen, Diarrhö, Verstopfung. Um eine schlechte Adhärenz des Patienten zu vermeiden, sollte auf Nebenwirkungen durch eine orale Therapie geachtet und eventuell das Präparat oder die Einnahmevorschrift geändert werden. Zwar sollten Eisentabletten aufgrund der besseren Absorption auf nüchternen Magen eingenommen werden, durch eine vorübergehende Einnahme nach dem Essen lassen sich jedoch eventuelle Beschwerden häufig verringern.

Parenterales Eisen Übelkeit, Erbrechen, Schwindel, verändertes Geschmacksempfinden und Magenschmerzen können vorkommen. Diese Nebenwirkungen sind jedoch weniger häufig (5 %) als bei oraler Einnahme.

Bedrohliche Nebenwirkungen

Orales Eisen Ösophageale Ulzera, Ösophagusstrikturen (werden bei Ferrosulfat als eine seltene Nebenwirkung beschrieben).

Parenterales Eisen Anaphylaktischer Schock oder anaphylaktische Reaktionen wie Urtikaria, Hautausschläge, Juckreiz, Übelkeit und Schüttelfrost besonders unter Eisendextran. Laut Angaben der Europäischen Arzneimittel-Agentur (EMA) sind bei 100.000 Behandlungen mit Ferrocarboxymaltose respektive Eisenisomaltosid 10 bzw. 20 schwere Reaktionen beschrieben. Eisendextran hat die höchste Anaphylaxierate unter den parenteralen Eisenpräparaten.

3.4.5 Wichtige Interaktionen

Folgende Interaktionen vom Typ C und D sind für **orales Eisen** beschrieben:

Antibiotika

Doxycyclin, Oxytetracyclin, Tetracyclin Die Serumkonzentration der Tetrazykline kann sich bei gleichzeitiger oraler Eisenzufuhr verringern. Dadurch können sich die antimikrobielle Wirkung der Tetrazykline und die Absorption von Eisen verschlechtern. Diese Kombination sollte vermieden werden. Ist die gleichzeitige Gabe nicht zu vermeiden, sollte Eisen mind. 3 Stunden vor oder 2 Stunden nach der Einnahme eines Tetrazyklins verabreicht werden.

Ciprofloxacin, Norfloxacin, Moxifloxacin, Levofloxacin (Fluorchinolone) Bei gleichzeitiger oraler Eisenzufuhr verschlechtert sich die Absorption; dies kann zu subtherapeutischen Fluorchinolonspiegeln führen. Die gleichzeitige Gabe eines Fluorchinolons sollte vermieden werden, alternativ kann Eisen mind. 2 Stunden nach der Einnahme eines Fluorchinolons verabreicht werden.

Antiparkinsonmittel

Entacapon Die Absorption von Entacapon kann sich bei gleichzeitiger Eisenzufuhr verringern. Die Einnahme von Entacapon und Eisen sollte mind. 2–3 Stunden auseinanderliegen.

Levodopa/Carbidopa Die Absorption von Levodopa und Carbidopa kann sich bei gleichzeitiger oraler Einnahme von Eisen verschlechtern. Die therapeutische Wirkung von Levodopa/Carbidopa kann sich dadurch abschwächen. Die gleichzeitige Einnahme sollte daher vermieden werden. Der Einnahmezeitpunkt von Levodopa/Carbidopa sollte von der Eiseneinnahme so weit wie möglich entfernt liegen, mind. jedoch 2 Stunden.

Bisphosphonate

Alendronat, Clodronat, Etidronat, Ibandronat, Risedronat Bei gleichzeitiger Behandlung mit Eisen kann sich die Absorption mit Bisphosphonaten verringern. Nach der Einnahme von Bisphosphonaten sollten bis zur Einnahme von eisenhaltigen Präparaten mind. 2 Stunden vergehen.

Hämostatika

Eltrombopag Die Absorption von Eltrombopag verringert sich um bis zu 70 %, dies kann zu einer Wirkabschwächung führen. Die Einnahme von Eltrombopag und Eisen sollte mind. 4 Stunden auseinanderliegen.

Mineralstoffe

Kalzium verringert die Absorption von gleichzeitig eingenommenem Eisen. Die Einnahmezeitpunkte beider Substanzen sollten mind. 2 Stunden auseinanderliegen, um eine intestinale Bindung des Eisens zu vermeiden und eine max. Eisenresorption zu erreichen. Gegebenenfalls kann eine Kontrolle der Eisentherapie sinnvoll sein.

Schilddrüsenpräparate

Levothyroxin, Liothyronin (Thyroxinpräparate) Die gleichzeitige orale Eisenzufuhr und Einnahme von Thyroxin kann die Wirkung von Thyroxin abschwächen und eine Hypothyreose verursachen. Levothyroxin/Liothyronin sollten mind. 2–4 Stunden vor der Eiseneinnahme gegeben werden.

Ulkustherapeutika

Aluminium, Sucralfat, Magnesium, Natriumstickstoffkarbonat Antazida und andere Medikamente, die Aluminium, Magnesium, Kalzium oder Natriumstickstoffkarbonat enthalten, verringern die Absorption von Eisen. Durch die Verabreichung dieser Substanzen mit 2 Stunden Abstand zur oralen Eisenzufuhr kann die Wirkung dieser Interaktion vermieden oder zumindest verringert werden.

Zu **parenteralen Eisenpräparaten** liegen keine Interaktionen vom Typ C oder D vor. Die Absorption von gleichzeitig oral zugeführtem Eisen verschlechtert sich jedoch. Daher sollten bei einer Umstellung von einer parenteralen auf eine orale Eisenzufuhr mind. 5 Tage verstreichen.

3.4.6 Kontraindikationen

Orale Eisenpräparate
- Hämochromatose und andere Zustände mit erhöhten Eisenspiegeln
- Chronische Hämolyse mit Zeichen der Eisenakkumulierung, sideroblastische Anämie, Bleianämie, Thalassämie und sekundäre Anämien bei anderen Hämoglobinopathien
- Häufige Bluttransfusionen

Parenterale Eisenpräparate
- Bekannte schwere Überempfindlichkeit gegenüber Eisenpräparaten
- Anämie, die nicht durch einen Eisenmangel bedingt ist
- Eisenüberladung oder Störung der Eisenverwertung (z. B. Hämochromatose, Hämosiderose)
- Dekompensierte Leberzirrhose und Hepatitis
- Akute oder chronische Infektion, da eine parenterale Eisenzufuhr Bakterien- oder Virusinfektionen verschlechtern kann
- Akute Niereninsuffizienz

3.4.7 Warnhinweise

Beachte
Vorsicht bei gastrointestinalen Erkrankungen!

Besonders bei älteren Patienten mit Anämie oder Eisenmangel unklarer Genese muss die Ursache gründlich untersucht werden, um eine eventuelle Blutungsquelle zu lokalisieren.

3.4.8 Pharmakologische Angaben

Bei chronischer Nierenerkrankung und gleichzeitiger Gabe von Erythropoetin sollte Eisen intravenös verabreicht werden, da orales Eisen in diesem Fall schlecht absorbiert wird (▶ Tab. 3.9).

Patienten mit eingeschränkter Leberfunktion sollten mit Vorsicht behandelt werden.

Tab. 3.9 Pharmakologische Angaben für orale Eisenpräparate

Orale Eisenpräparate	Bei eingeschränkter Funktion der		Schwangerschaft	Stillzeit
	Leber	Niere		
Ferroglycinsulfat	Vorsichtig dosieren	Verringerte Aufnahme	A	IVa
Ferrosulfat	Vorsichtig dosieren	Verringerte Aufnahme	A	IVa

Eisen wird nur langsam aus dem Körper eliminiert, eine eventuelle Akkumulierung kann toxisch wirken. Die renale Ausscheidung von Eisen ist gering (▶ Tab. 3.10).

Tab. 3.10 Pharmakologische Angaben für parenterale Eisenpräparate

Parenterale Eisenpräparate	Bei eingeschränkter Funktion der		Schwangerschaft	Stillzeit
	Leber	Niere		
Eisendextrankomplex	Vorsichtig dosieren	Vorsichtig dosieren	A (auf 2. und 3. Trimenon beschränken)	IVa
Eisenglukonat	Vorsichtig dosieren	Vorsichtig dosieren	A (auf 2. und 3. Trimenon beschränken)	IVa
Eisenpolymaltose	Vorsichtig dosieren	Vorsichtig dosieren	A (auf 2. und 3. Trimenon beschränken)	II
Eisensaccharose	Vorsichtig dosieren	Vorsichtig dosieren	A (auf 2. und 3. Trimenon beschränken)	II

3.4.9 Therapiekontrolle

Während der Behandlung einer **Eisenmangelanämie** sollte der Hb-Wert jede zweite Woche kontrolliert werden, bis sich dieser Wert auf einem normalen Niveau stabilisiert hat. Anzustreben ist eine Hb-Anhebung um 0,7–1,0 mg/dl/Wo. Bei unzureichendem Hb-Anstieg (< 0,7 mg/dl/Wo.) sollten Adhärenz und Diagnose kontrolliert werden.

Während der Behandlung steigen die Werte von Ferritin und Transferrinsättigung auf normale Werte. Diese Werte sollten ebenso zu Behandlungsbeginn und bei

Nichtanstieg des Hb-Werts kontrolliert werden. Auch vor einem eventuellen Beenden der Eisensubstitution sollten diese Werte bestimmt werden.

3.4.10 Alternative Behandlungen

Die Empfehlungen für die tägliche Eisenzufuhr über die Nahrung lauten:

- Frauen im fertilen Alter und während der Stillzeit: 15 mg
- Frauen im nicht fertilen Alter und Männer: 9 mg

Die **Zusammensetzung der Ernährung** hat großen Einfluss darauf, wie Eisen aus der Nahrung aufgenommen werden kann. Enthält sie reichlich Vitamin C, Fleisch oder Fisch, ist die Resorptionsquote höher. War eine unzureichende Eisenzufuhr über die Ernährung die Hauptursache eines Eisenmangels, kann nach einer erfolgten Eisensubstitution und aufgefüllten Eisenspeichern die Veränderung der Ernährungsgewohnheiten eine ausreichende Eigenbehandlung darstellen.

Menstruationsbedingter Eisenmangel ist ein chronischer Zustand bis zur Menopause. Hierbei ist die Eisenbilanz negativ und Eisen muss substituiert werden, wenn nicht über die Ernährung ausreichend Eisen zugeführt werden kann oder andere Maßnahmen die Blutungsmenge reduzieren können. Wird eine orale Eisenzufuhr nicht vertragen, kann Eisen auch parenteral in längeren Intervallen verabreicht werden.

Sehr selten sind bei Eisenmangelanämien **Bluttransfusionen** indiziert. Da die intravenöse Eisenzufuhr einen schnellen Hb-Anstieg bewirkt, ist diese häufig ausreichend, vorausgesetzt, der Hb-Wert liegt > 7 g/dl und der Patient weist keine Symptome einer kritischen Ischämie oder Hypovolämie auf.

Blutspender scheinen nur einen begrenzten Nutzen durch eine orale Eisensubstitution zu haben. Gleichzeitig steigt das Risiko von Nebenwirkungen. Laut eines Cochrane Reviews von 2014 besteht nur bei einer begrenzten Gruppe von Blutspendern das Risiko eines Eisenmangels und die Notwendigkeit einer oralen Eisensubstitution. Generell sind eine Ernährungsberatung und die Verlängerung des Blutspendeintervalls zu empfehlen.

Bei Blutverlusten, eisenbegrenzter Erythropoese und einem erhöhten Hepcidin-Spiegel kann die orale Eisenzufuhr unzureichend sein. Hier kann die parenterale Eisenzufuhr sowohl ein diagnostisches Instrument als auch die definitive Behandlung sein.

3.4.11 Beschwerden beim Absetzen

Es sind keine Absetzreaktionen beschrieben.

3.4.12 Behandlung beenden

Nach Normalisierung des Hämoglobinwerts und wieder aufgefüllten Eisenspeichern kann die Behandlung direkt beendet werden.

3.4.13 Am Lebensende

In der Palliativmedizin liefert die orale Eisensubstitution keine Symptomlinderung. Vielmehr können Nebenwirkungen und das Gefühl, Tabletten einnehmen zu müssen, die Lebensqualität beeinträchtigen.

In sehr seltenen palliativen Situationen kann eine parenterale Eisenzufuhr bei Eisenmangel mit oder ohne Anämie symptomlindernd wirken. Dies scheint bei schwerer

Herzinsuffizienz zuzutreffen, bei der sowohl Beschwerden gelindert als auch die gesundheitsassoziierte Lebensqualität verbessert werden. Während einer starken Verschlechterung der Erkrankung oder im definitiven Endstadium sollten jedoch keine Injektionen mehr verabreicht werden.

3.4.14 Sonstiges

Anämie wird definiert durch einen Hämoglobinwert unterhalb der unteren Normgrenze, die laut WHO bei nicht schwangeren Frauen bei 12 mg/dl und bei Männern bei 13 mg/dl liegt. Hauptursachen einer Eisenmangelanämie sind unzureichende Eisenzufuhr über die Ernährung, menstruationsbedingte Blutverluste und gastrointestinale Blutungen. Der Zustrom von Eisen in das zirkulierende Transferrin speist sich aus drei Quellen:

1. Rezirkulierendes Eisen aus phagozytierten Erythrozyten in Makrophagen
2. Eisenspeicher in Hepatozyten
3. Eisenaufnahme im Dünndarm

In den westlichen Ländern beträgt die Prävalenz der Eisenmangelanämie 7–8 % bei Frauen und 1–3 % bei Männern. Eisenmangel ohne Anämie tritt bei ca. 25 % der Frauen im fertilen Alter auf. Blutungen sind die vorherrschende Ursache der Eisenmangelanämie. Bei Frauen nach der Menopause und Männern sind gastrointestinale Blutungen die häufigste Ursache eines Eisenmangels. Bei chronischer Nierenerkrankung, Krebs, rheumatischen Erkrankungen, Herzinsuffizienz und chronischer entzündlicher Darmerkrankung ist eine Anämie mit Eisenmangel häufig.

Ein Eisenmangel kann isoliert oder als Vorstadium einer Anämie auftreten. Mehrere Studien konnten zeigen, dass besonders Frauen mit entleerten Eisenspeichern häufiger Müdigkeit und andere Anämiesymptome aufwiesen als Vergleichsgruppen und dass die Symptomatik durch eine Eisensubstitution verbessert werden konnte. Auch konnten mehrere Studien zeigen, dass ein Eisenmangel ohne bestehende Anämie die Leistungsfähigkeit und die Lebensqualität beeinträchtigen kann, z. B. bei Herzinsuffizienz.

Laut eines Cochrane Reviews aus dem Jahr 2012 gibt es keine Evidenz für die Behauptung, dass eine Eisentherapie bei Restless Legs von Nutzen sei.

Ist der Ferritinwert erniedrigt, liegt ein Eisenmangel vor und die Ursache sollte abgeklärt werden. Liegt gleichzeitig eine andere Erkrankung vor, besonders eine entzündliche oder maligne, kann ein funktioneller Eisenmangel vorliegen und es sollte zusätzlich die Transferrinsättigung gemessen werden.

Ein kombinierter Mangel an Eisen und Vitamin B_{12}/Folsäure zeigt sich meist in einer makrozytären, manchmal aber auch normozytären Anämie.

Bei Patienten mit herabgesetzter Nierenfunktion besteht häufig eine Anämie, besonders bei Dialysepatienten. Häufig ist die Ursache hierfür eine verringerte Produktion an Erythropoetin. Bei Dialysepatienten liegt eine klare Evidenz vor, dass die parenterale Eisengabe der oralen vorzuziehen ist.

Ein Cochrane Review von 2016 konnte eine klare Evidenz für eine verbesserte Erythropoese zeigen, wenn bei chemotherapiebedingter Anämie die EPO-Therapie mit Eisen ergänzt wurde, verglichen mit alleiniger EPO-Therapie. Der Hb-Wert stieg und das Risiko durch eine Transfusion mit Erythrozytenkonzentraten wurde reduziert. Es zeigte sich jedoch kein Unterschied zwischen oraler und parenteraler Eisenzufuhr. Auch wurde kein Unterschied zwischen den unterschiedlichen Eisenpräparaten festgestellt.

3

Referenzen

Albaramki J, Hodson EM, Craig JC, Webster AC. Parenteral versus oral iron therapy for adults and children with chronic kidney disease. Cochrane Database Syst Rev. 2012 Jan 18; 1: CD007857.

Auerbach M, Ballard H. Clinical use of intravenous iron: administration, efficacy, and safety. Hematology Am Soc Hematol Educ Program. 2010; 2010: 338–347.

Avni T, Bieber A, Grossman A, Green H, Leibovici L, Gafter-Gvili A. The safety of intravenous iron preparations: systematic review and meta-analysis. Mayo Clinic proceedings. 2015; 90(1): 12–23.

Goodnough LT, Nemeth E, Ganz T. Detection, evaluation, and management of iron-restricted erythropoiesis. Blood. 2010; 116: 4754–4761.

Gurusamy KS, Nagendran M, Broadhurst JF, Anker SD, Richards T. Iron therapy in anaemic adults without chronic kidney disease. Cochrane Database Syst Rev. 2014 Dec 31; 12: CD010640.

Lopez A, Cacoub P, Macdougall IC, Peyrin-Biroulet L. Iron deficiency anaemia. Lancet. 2016 Feb 27; 387(10021): 907–916.

Mhaskar R, Wao H, Miladinovic B, Kumar A, Djulbegovic B. The role of iron in the management of chemotherapy-induced anemia in cancer patients receiving erythropoiesis-stimulating agents. Cochrane Database Syst Rev. 2016 Feb 4; 2: CD009624.

Pasricha SR, Flecknoe-Brown SC, Allen KJ et al. Diagnosis and management of iron deficiency anaemia: a clinical update. Med J Aust. 2010; 193: 525–532.

Silverberg DS, Wexler D, Schwartz D. Is Correction of Iron Deficiency a New Addition to the Treatment of the Heart Failure? Int J Mol Sci. 2015 Jun 18;16(6): 14056–14074.

Smith GA, Fisher SA, Doree C, Di Angelantonio E, Roberts DJ. Oral or parenteral iron supplementation to reduce deferral, iron deficiency and/or anaemia in blood donors. Cochrane Database Syst Rev. 2014 Jul 3; 7: CD009532.

Trotti LM, Bhadriraju S, Becker LA. Iron for restless legs syndrome. Cochrane Database Syst Rev. 2012 May 16; 5: CD007834.pub2.

3.5 Mittel gegen megaloblastäre Anämien B03B

Vitamin B_{12} (Cyanocobalamin), Vitamin B_9 (Folsäure)

3.5.1 Indikationen

Vitamin B_{12} (Cyanocobalamin) Hämatologische, neurologische und andere Symptomatik aufgrund eines Vitamin-B_{12}-Mangels. Malabsorption von Vitamin B_{12}, z. B. aufgrund von fehlendem Intrinsic Factor (perniziöse Anämie), Magenresektion oder Dünndarmerkrankungen.

Unterstützend bei medikamentöser Behandlung, die die Absorption von Vitamin B_{12} verschlechtern kann (z. B. bei Dauerbehandlung mit Protonenpumpenblockern und H2-Rezeptor-Antagonisten)

Vitamin B_9 (Folsäure)

- Megaloblastäre Anämie mit Folsäuremangel
- Alkoholismus und hämolytische Anämie mit beschleunigtem Folatstoffwechsel
- Zustände mit Malabsorption (z. B. Zöliakie und Sprue)
- Unzureichende Folatzufuhr
- Prophylaktisch 4 Wochen vor und während der Schwangerschaft, nicht nur bei vorausgegangener Schwangerschaft mit Neuralrohrdefekt
- Begleitend zu medikamentöser Therapie, die die Folsäureaufnahme oder den Folsäuremetabolismus hemmen, z. B. Antiepileptika vom Typ Phenytoin oder Dauerbehandlung mit Sulfonamiden

3.5.2 Wirkmechanismus

Vitamin B_{12} ist ein essenzielles Vitamin und an zwei wichtigen Enzymreaktionen beteiligt. Die adenolysierte Form ist ein Koenzym der Methylmalonyl-CoA-Mutase in Mitochondrien. Diese Reaktion ist für den normalen Fettsäurestoffwechsel von Bedeutung (Zitratzyklus).

Die methylierte Form von Vitamin B_{12} ist ein Koenzym der Methioninsynthase und dadurch für die normale Zellteilung von wesentlicher Bedeutung. Bei Vitamin-B_{12}-Mangel werden 5-Methyltetrahydrofolat („Methyl-Folat-Falle") und Homocystein (Hcy) akkumuliert. Hieraus entsteht ein Mangel an Folsäure, welche als Koenzym für die DNA-Synthese essenziell ist.

Die Bestimmung von Methylmalonat und Homocystein ermöglicht daher eine erweiterte Diagnostik bei Vitamin-B_{12}- und Folsäuremangel.

Vitamin B_{12} ist in der Lage, erhöhte Methylmalonat-Spiegel zu normalisieren, und kann in Kombination mit Folsäure erhöhte Homocystein-Spiegel normalisieren.

Sowohl Folsäuremangel als auch Vitamin-B_{12}-Mangel oder beide gemeinsam bewirken eine megaloblastäre Anämie. Eine Dauerbehandlung mit Folsäure kann einen entstehenden Vitamin-B_{12}-Mangel maskieren. Es kommt zwar zu einer hämatologischen Remission, die neurologischen Schäden werden jedoch nicht verhindert. In dieser Situation bringt die Bestimmung von Methylmalonat diagnostische Klärung.

Das Enzym Methyltetrahydrofolatreduktase kann durch genetische Mutationen eine eingeschränkte Funktion aufweisen und so den Homocystein-Folsäure-Stoffwechsel stören. Diese Störung kann durch Gabe von Folsäure behandelt und normalisiert werden. In Familien mit Neuralrohrfehlbildungen sind diese Mutationen gehäuft.

Ein Mangel an Vitamin B_{12} (Cyanocobalamin) stört die DNA-Synthese. Dies führt in schnell proliferierenden Geweben wie Knochenmark und Schleimhäuten zu Reifestörungen, verringerter Zellproduktion und an den Nervenbahnen zu Myelinisierungsschäden. Im späteren Krankheitsverlauf entwickelt sich die klassische megaloblastäre Anämie. Die Vitamine B_{12} und Folsäure arbeiten eng zusammen, Vitamin B_{12} wirkt dabei als Koenzym im Folsäuremetabolismus. Daher erklärt sich, dass eine makrozytäre Anämie sowohl bei Vitamin-B_{12}- als auch bei Folsäuremangel entstehen kann. Dabei sind die hämatologischen Laborabweichungen bei Mangel beider Vitamine identisch: erhöhtes MCV und erhöhter MCH/MCHC, LDH meist stark erhöht, als Folge der ineffektiven Erythropoese kann Bilirubin erhöht und Haptoglobin erniedrigt sein, meist niedrige Anzahl an Retikulozyten. Das häufigste Symptom eines Vitamin-B_{12}-Mangels ist die klassische perniziöse Anämie mit spezifischer Vitamin-B_{12}-Malabsorption. Diese entsteht aufgrund einer autoimmunen atrophischen Gastritis (chronische Typ-A-Gastritis) mit im Endstadium komplett aufgehobener Bildung des Intrinsic Factors in der Magenschleimhaut.

3.5.3 Empfohlene Tagesdosen und Dosisbereiche

Bei schweren akuten Fällen mit V. a. oder manifester Neuropathie und notwendigem raschem Auffüllen der Vitamin-B_{12}-Speicher kann Cyanocobalamin zunächst wie in ▶ Tab. 3.11 dargestellt injiziert und später peroral oder parenteral substituiert werden.

Tab. 3.11 Dosierungsempfehlungen für Cyanocobalamin und Folsäure

	Remissionstherapie bei megaloblastärer Anämie oder Mangelzustand	Erhaltungsdosis	Prophylaxe vor der Schwangerschaft
Cyanocobalamin Tbl. 1 mg	1–2 Tbl. 1–2 ×/d (abhängig von der Symptomatik; bei Vorliegen einer schweren neurologischen Symptomatik ist eine initiale parenterale Applikation vorzuziehen)	0,5 Tbl./d (auf leeren Magen)	Keine Indikation
Cyanocobalamin 1 mg/ml i. v.	1 ml/d alle 2 d über 7–14 d	1 ml alle 1–2 Mon.	Keine Indikation
Folsäure Tbl. 5 mg	1 Tbl. 1 ×/d über 2 Wo.	0,5 Tbl. 1 ×/d	1 Tbl./d

3.5.4 Nebenwirkungen

Seltene Nebenwirkungen

Cyanocobalamin Akneähnlicher Hautausschlag, Urtikaria und Fieber

Folsäure Juckreiz, Erythem und Urtikaria

Ernsthafte Nebenwirkungen

In seltenen Fällen ist eine anaphylaktische Reaktion bei der i. m.-Injektion von Cyanocobalamin beschrieben.

3.5.5 Wichtige Interaktionen

Antiepileptika

Phenobarbital Gleichzeitige Behandlung mit Folsäure kann die Phenobarbital-Konzentration reduzieren. Bei einigen Patienten, v. a. solchen mit Folsäuremangel, kann diese Wechselwirkung von klinischer Bedeutung sein, da sie zu einer verschlechterten Effektivität einer antikonvulsiven Therapie führen kann. Regelmäßige Kontrollen der Phenobarbital-Konzentration werden empfohlen.

Phenytoin Gleichzeitige Behandlung mit Folsäure kann bei manchen Patienten die Plasmakonzentration von Phenytoin reduzieren, besonders bei Patienten mit Folsäuremangel. Regelmäßige Kontrollen der Phenytoin-Konzentration werden empfohlen.

Weitere Wirkstoffe, die die Aufnahme beeinflussen

Cyanocobalamin Die Vitamin-B_{12}-Aufnahme im Magen-Darm-Trakt kann durch Aminoglykoside, Aminosalizylsäure, Antiepileptika, Biguanide, Chloramphenicol, Cholestyramin, Kaliumsalze und Methyldopa verringert werden. Aber auch Magensäurehemmer wie PPI oder H2-Rezeptor-Blocker reduzieren die Vitamin-B_{12}-Aufnahme sowohl aus der Nahrung als auch bei peroraler Gabe.

Folsäure Folsäuremangel oder Folsäureantagonismus wird beschrieben bei Dauerbehandlung von Methotrexat, Phenothiazinen, trizyklischen Antidepressiva, Kontrazeptiva, Biguaniden, Colestyramin, Tuberkulostatika und Folsäureantagonisten (inkl. Trimethoprim und Sulfonamide).

3.5.6 Kontraindikationen

Es sind keine spezifischen Kontraindikationen beschrieben.

3.5.7 Warnhinweise

Eine Behandlung mit Folsäure kann einen gleichzeitig vorliegenden Vitamin-B_{12}-Mangel oder die Entwicklung eines solchen maskieren und dadurch zu gravierenden neurologischen Schäden führen.

3.5.8 Pharmakologische Angaben

▶ Tab. 3.12.

Tab. 3.12 Pharmakologische Angaben für Cyanocobalamin und Folsäure

	Vorhalten gefüllter Speicher	Schwangerschaft	Stillzeit	Sonstiges
Cyanocobalamin	2–10 Mon.	A	II	Einnahme auf leeren Magen
Folsäure	3–4 Mon.	A	II	Einnahme zur Mahlzeit möglich

Reines Vitamin B_{12} wird bei peroraler Einnahme durch passive Diffusion **ohne** Bindung an Intrinsic Factor resorbiert. Die Aufnahme erfolgt proportional zur gegebenen Dosis und etwa zu 1 %. Nach peroraler Zufuhr von 1 mg Folsäure werden also 10 µg effektiv resorbiert. Bei perniziöser Anämie und anderen Formen der Vitamin-B_{12}-Malabsorption entspricht dies einer ausreichenden Erhaltungsdosis.

In der Nahrung gespeichertes Vitamin B_{12} wird zu Beginn des Aufnahmeprozesses durch Pepsin und Salzsäure aus seiner Proteinbindung herausgelöst. Danach wird Vitamin B_{12} an Glykoproteine gebunden und weiter distal im Darm bei höherem pH-Wert wieder durch Pankreasenzyme aus dieser Bindung gelöst. Hier wird es mit hoher Affinität an den Intrinsic Factor (IF) gebunden. Der neu entstandene und durch Pankreasenzyme nicht spaltbare B_{12}-IF-Komplex wird nun im terminalen Ileum resorbiert. Im Inneren der Enterozyten wird der B_{12}-IF-Komplex wieder aufgespalten und Vitamin B_{12} zu einem Teil an das spezifische Transportprotein Transcobalamin II gebunden. Über die Blutbahn wird dieses freie Cobalamin nun zu den Zellen transportiert. Der andere Teil des Vitamins B_{12} wird an Haptocorrine gebunden und von Leberzellrezeptoren aufgenommen, danach über die Galle ausgeschieden. Im Darm wird der Haptocorrine-B_{12}-Komplex aufgespalten und Vitamin B_{12} kann erneut gebunden werden.

Bei einer Injektion von 100 µg Hydroxycobalamin werden 90 % und bei 1 mg 30 % in der Leber gespeichert.

Folsäure wird nach oraler Einnahme auch bei Mukosaschäden schnell und effektiv resorbiert. Folate sind wasserlösliche Substanzen mit gleichartiger biologischer Aktivität und werden unter dem Überbegriff Folacin zusammengefasst. Über die Nahrung zugeführte Folate werden im Bürstensaum des proximalen Dünndarms zu

Monoglutamat hydrolysiert; dieses wird über einen spezifischen Mechanismus über die Mukosazellen aufgenommen. Dihydrofolat wird zu Tetrahydrofolat reduziert und ebenfalls in den Mukosazellen methyliert. Über die Pfortader wird das 5-Methyltetrahydrofolat zur Leber transportiert und dort gespeichert, weiterverteilt oder über die Galle ausgeschieden, von wo es in den enterohepatischen Kreislauf gelangt.

Folsäure ist von großer Bedeutung für die Synthese von Nukleinsäure der DNA und RNA, für den Aminosäurestoffwechsel und hier besonders mit Vitamin B_{12} als Koenzym für den Stoffwechsel von Methionin. Ein Mangel dieser Vitamine kann zur Ansammlung von Homocystein führen. Die Folsäureresorption variiert stark zwischen 40 und 90 %, abhängig von der Art der Folate, die in der Nahrung enthalten sind. Alkohol, höheres Alter und bestimmte Medikamente (▶ Kap. 3.5.5) reduzieren die Aufnahme. Während die Bioverfügbarkeit von Folsäure, die aus der Nahrung aufgenommen wird, begrenzt sein kann, liegt sie bei synthetischen Folsäureformen nahe 100 %. Die Hälfte des Folsäurespeichers im Körper befindet sich in der Leber (5–10 mg). Im Unterschied zum Vitamin-B_{12}-Speicher, der über mehrere Jahre vorhalten kann, sind die Folsäurespeicher bei begrenzter Zufuhr nach wenigen Monaten erschöpft.

3.5.9 Therapiekontrolle

Bei Vitamin-B_{12}-Mangel steigen die Serumwerte für **Methylmalonsäure** (MMA) und **Homocystein** (Hcy) an, weshalb sich diese Parameter zur Diagnostik eignen. Hcy steigt auch bei Folsäuremangel an. Da ein normaler Hcy-Wert sowohl einen Folsäure- als auch einen Vitamin-B_{12}-Mangel ausschließt, kann dieser Parameter besonders bei geringem klinischen Verdacht als initialer Test verwendet werden. Unter adäquater Therapie normalisieren sich MMA und/oder Hcy. Die Kontrolle des Serumspiegels für Vitamin B_{12} nach angesetzter Behandlung ist allerdings nicht sinnvoll, da sich hier meist deutlich erhöhte Werte zeigen. Um den Therapieeffekt zu kontrollieren, empfiehlt sich nach 4-wöchiger Behandlung die Bestimmung von MMA oder Hcy. Wurde nur mit Vitamin B_{12} behandelt und ist S-Hcy weiterhin erhöht oder bisher noch nicht kontrolliert worden, sollte Folat im Serum erneut kontrolliert werden.

Für einen erhöhten Homocysteinwert kann es mehrere Ursachen geben, es muss folglich nicht immer ein Mangel an Vitamin B_{12} oder Folsäure vorliegen.

3.5.10 Alternative Behandlungen

Solange die Ernährung abwechslungsreich und ausgewogen ist, besteht keine Gefahr, dass über die Nahrung zu wenig **Vitamin B_{12}** zugeführt wird. Entscheidend ist ein ausreichendes Vorhandensein von Intrinsic Factor, der bei gesunden Menschen im Magen gebildet wird und für eine adäquate Vitamin-B_{12}-Aufnahme benötigt wird. Mangelerscheinungen können bei veganer Ernährung ohne Fleisch, Fisch, Milch und Eiern auftreten. Vitamin B_{12} wird i. d. R. in der Leber in großen Mengen gespeichert. Daher kann es mitunter Jahre dauern, bis mögliche Mangelerscheinungen erkannt werden. Die **empfohlene tägliche Zufuhr** beträgt bei Erwachsenen 3 µg und bei Schwangeren 4 µg pro Tag.

Folate werden von Mikroorganismen und Pflanzen gebildet und sind in Lebensmitteln reichlich enthalten. Hauptquellen sind Brot, Obst, Milchprodukte und Gemüse. Zur Aufrechterhaltung der körpereigenen Speicher genügt bei gesunden Erwachsenen eine tägliche Zufuhr von 200 µg pro Tag. Schwangeren werden 500 µg pro Tag empfohlen.

Über Ernährungsänderungen lässt sich ein bestehender Mangel an Vitamin B_{12} oder Folsäure nur sehr langsam substituieren. Hierbei besteht die Gefahr, dass sich über diese Zeit dennoch Mangelerscheinungen wie Anämie oder Neuropathien entwickeln. Daher ist die medikamentöse Substitution die einzige Alternative bei ausgeprägtem Mangel und besonders bei Folgeerscheinungen durch diesen Mangel.

Neben Ernährungsänderungen ist die Vermeidung von Medikamenteninteraktionen, die die Aufnahme aus der Nahrung erschweren, wichtig.

3.5.11 Beschwerden beim Absetzen

Es bestehen keine bekannten Beschwerden beim Absetzen.

3.5.12 Behandlung beenden

Für eine Behandlung mit Folsäure, Vitamin B_{12} und Pyridoxin zur Senkung der Homocysteinwerte bei Arteriosklerose liegen keine wissenschaftlichen Grundlagen und keine Indikation vor.

Zur Beendigung empfiehlt sich vor dem Absetzen von Vitamin B_{12} und danach etwa alle 6 Monate die Kontrolle des Homocysteinwerts im Serum. Beim Beenden der Folsäureeinnahme wird ebenfalls Homocystein vor dem Absetzen gemessen und danach jeden Monat. Steigt Homocystein erneut an, werden Vitamin B_{12} und Folsäure kontrolliert, die Therapie wieder angesetzt und evtl. eine diagnostische Abklärung der Ursache nötig. Folsäure und Vitamin B_{12} können ohne Ausschleichen abgesetzt werden.

3.5.13 Am Lebensende

Liegt eine schwere Erkrankung vor oder ist die vermutete verbleibende Lebenszeit kürzer als ein Jahr, kann die Einnahme von Vitamin B_{12} beendet werden, ohne dass in diesen Situationen negative Auswirkungen entstehen. Hierdurch werden dem Patienten unnötige Injektionen oder Tabletteneinnahmen erspart.

Eine Folsäuretherapie in Erhaltungsdosis jedoch sollte sinnvollerweise bis an die letzten Lebenswochen heran fortgesetzt werden, da ein Folsäuremangel innerhalb weniger Wochen nach Absetzen der Einnahme entstehen kann.

3.5.14 Sonstiges

Da Folsäure für die Zellsynthese und hier für die Synthese der Nukleinsäuren wichtig ist, sind bei Folsäuremangel v. a. schnell proliferierende Zellen wie z. B. fetale Zellen, Blutzellen oder Zellen der Darmschleimhaut betroffen. Die hierdurch entstehenden hämatologischen Veränderungen ähneln der eines Vitamin-B_{12}-Mangels sehr. Bei perniziöser Anämie sind die Erythrozyten größer und in ihrer Anzahl vermindert.

Neurologisch präsentiert sich ein weniger ausgeprägter Folsäuremangel durch Depression, Verwirrtheit, kognitive Beeinträchtigung, Schlaflosigkeit und starke Müdigkeit.

Zur **Risikogruppe** eines Folsäuremangels zählen v. a. ältere Personen mit Malabsorptionserkrankungen wie z. B. infektiöser Diarrhö, Glutenintoleranz, inflammatorischen Darmerkrankungen und Kurzdarmsyndrom. Diarrhö und Dialyse bei Nierenkranken sind Ursachen eines erhöhten Verlusts an Folsäure. Starker Alkoholkonsum führt durch eine verminderte Folsäurezufuhr und einen hemmenden Effekt auf die Folsäureaufnahme im Darm zu Folsäuremangel.

Bei **Schwangeren** mit Folsäuremangel ist das Risiko für eine Fehlgeburt, Frühgeburt und für ein zu geringes Geburtsgewicht erhöht. Liegt ein Folsäuremangel in der frühen Schwangerschaft vor, können schwere fetale Missbildungen, v. a. Neuralrohrdefekte, entstehen.

Auch die Produktion von Thrombozyten und weißen Blutkörperchen wird durch einen Folsäuremangel negativ beeinflusst, ebenso wie die Synthese von Antikörpern und damit die Immunabwehr.

Bei **Vitamin-B_{12}-Mangel** können **neuropsychiatrische Symptome** auftreten, ohne dass gleichzeitig hämatologische Veränderungen nachweisbar sind. Die neuropsychiatrische Symptomatik kann bestehen aus Wattegefühl unter den Füßen, Kribbelparästhesien und Taubheitsgefühlen in Armen und Beinen, Müdigkeit, Depressivität, Gedächtnisstörungen und Orientierungsschwierigkeiten. Diese Beschwerden gehen beinahe regelhaft einer megaloblastären Anämie voraus.

Ein wissenschaftlicher Beleg für einen positiven Effekt einer Behandlung mit Folsäure, mit oder ohne Vitamin B_{12}, auf die kognitive Funktion bei unselektierten älteren Personen oder Älteren mit kognitiver Beeinträchtigung liegt aktuell nicht vor.

Klare Evidenz gibt es für die Assoziation einer erhöhten Folsäureeinnahme oder eines erhöhten Folsäurewerts im Serum mit einem verminderten Risiko für kolorektale Karzinome.

Berechnungen zufolge liegt bei 30–40 % der älteren Bevölkerung eine zu niedrige Aufnahme an Vitamin B_{12} vor, die durch Malabsorption des über die Ernährung zugeführten Cobalamins verursacht wird. Meist ist diese Malabsorption durch eine Atrophie der Magenschleimhaut bedingt. Verschiedene Studien berechnen die Prävalenz des Vitamin-B_{12}-Mangels bei älteren Personen auf 5–25 %.

Vitamin B_{12}, Folsäure und Pyridoxin können die mit arteriosklerotischen Erkrankungen assoziierte Hcy-konzentration beeinflussen. Homocystein durch die Einnahme von B-Vitaminen zu senken und damit das Risiko kardiovaskulärer Erkrankungen zu reduzieren, hat sich jedoch als verfrühte Hoffnung erwiesen. Große placebokontrollierte Studien der letzten Jahre konnten keinen wissenschaftlichen Beleg für den kardiovaskulären Nutzen durch die Behandlung mit B-Vitaminen oder durch eine Hcy-reduzierende Intervention finden. In einer randomisierten Studie mit 3.680 Personen mit erlittenem zerebralen Infarkt zeigte eine Behandlung mit hohen Dosen an B-Vitaminen über 2 Jahre ein gleich hohes Risiko, erneut zu erkranken, wie die Behandlung mit niedrig dosierten B-Vitaminen, obwohl die Hochdosisgruppe niedrigere Serumkonzentrationen an Homocystein aufwies.

Bis heute liegt kein wissenschaftlicher Beleg dafür vor, dass ein erhöhter Homocysteinwert an sich das Risiko einer kardiovaskulären Krankheit erhöht. Allerdings konnte gezeigt werden, dass bei peripherer arterieller Gefäßerkrankung signifikant erhöhte Hcy-Werte vorliegen, ohne dass jedoch eine Senkung dieser Werte evident einen klinischen Nutzen zeigte.

Erhöhte Homocysteinwerte stellen jedoch bei Patienten mit schwerer Niereninsuffizienz und ohne zusätzliche Vitamin- oder Folsäuresubstitution über die Ernährung einen Risikofaktor für kardiovaskuläre Ereignisse und Mortalität dar. Eine Substitution mit Folsäure kann daher bei diesen Patienten von Vorteil sein.

Nach partieller oder totaler Gastrektomie sowie bei Schleimhautatrophie besteht ein erhöhtes Risiko eines Mangels an Intrinsic Factor. Auch Patienten mit Magenoperationen aufgrund von Adipositas können einen **Vitamin-B_{12}-Mangel** entwickeln. Für die Aufnahme von Vitamin B_{12} bedarf es eines sauren Milieus im Magen. Eine Dauerbehandlung mit säurehemmenden Substanzen wie z. B. PPI begünstigt die Entstehung eines Vitamin-B_{12}-Mangels, v. a. bei älteren Personen. Daher sollten bei diesen Patienten die Serumwerte für Homocystein und Vitamin B_{12} kontrolliert werden, um frühzeitig einen entstehenden Vitamin-B_{12}-Mangel zu entdecken.

Referenzartikel und andere Quellen

Dharmarajan TS, Kanagala MR, Murakonda P, Lebelt AS, Norkus EP. Do acid-lowering agents affect vitamin B_{12} status in older adults? J Am Med Dir Assoc. 2008 Mar; 9(3): 162–167.

Hesdorffer CS, Longo DL. Drug-Induced Megaloblastic Anemia. N Engl J Med. 2015 Oct 22; 373(17): 1649–1658.

Jardine MJ, Kang A, Zoungas S, Navaneethan SD, et al. The effect of folic acid based homocysteine lowering on cardiovascular events in people with kidney disease: systematic review and meta-analysis. BMJ. 2012 Jun 13; 344: e3533.

Kennedy DA, Stern SJ, Moretti M, Matok I, et al. Folate intake and the risk of colorectal cancer: a systematic review and meta-analysis. Cancer Epidemiol. 2011 Feb; 35(1): 2–10.

Malouf R, Grimley Evans J. Folic acid with or without vitamin B_{12} for the prevention and treatment of healthy elderly and demented people. Cochrane Database Syst Rev. 2008 Oct 8; (4): CD004514. Review.

Martí-Carvajal AJ, Solà I, Lathyris D. Homocysteine-lowering interventions for preventing cardiovascular events. Cochrane Database Syst Rev. 2015 Jan 15; 1: CD006612.

Morris MS. The role of B vitamins in preventing and treating cognitive impairment and decline. Adv Nutr. 2012 Nov 1; 3(6): 801–812.

Shipton MJ, Thachil J. Vitamin B_{12} deficiency – A 21st century perspective. Clin Med (Lond). 2015 Apr; 15(2): 145–150.

Stabler SP. Clinical practice. Vitamin B_{12} deficiency. N Engl J Med. 2013 Jan 10; 368(2): 149–160.

3.6 Sonstige Mittel bei Anämien (EPO) B03X

Darbepoetin alfa, Epoetin alfa, Epoetin beta, Epoetin zeta, Methoxy-Polyethylenglycol-Epoetin beta

3.6.1 Indikationen

Darbepoetin alfa

- Therapie der symptomatischen Anämie bei Erwachsenen und Kindern mit chronischer Niereninsuffizienz.
- Therapie der symptomatischen Anämie bei erwachsenen Krebspatienten mit nichtmyeloischen Tumoren, die chemotherapeutisch behandelt werden.

Erythropoetin

- Therapie der symptomatischen Anämie assoziiert mit chronischer Niereninsuffizienz bei Erwachsenen und Kindern.
- Therapie der symptomatischen Anämie und Reduktion des Transfusionsbedarfs bei erwachsenen Patienten unter chemotherapeutischer Behandlung eines soliden

malignen Tumors, malignen Lymphoms oder multiplen Myeloms, bei denen aufgrund des Allgemeinzustands ein Transfusionsbedarf entstehen kann.

Methoxy-Polyethylenglycol-Epoetin Therapie der symptomatischen Anämie assoziiert mit chronischer Niereninsuffizienz.

3.6.2 Wirkmechanismus

Humanes **Erythropoetin** (EPO) ist ein endogenes Hormon und stimuliert die Erythropoese durch eine spezifische Interaktion mit Erythropoetinrezeptoren auf den erythropoetischen Stammzellen im Knochenmark. Die Synthese von EPO findet hauptsächlich in den Nieren statt und wird durch Veränderungen der Sauerstoffsättigung in den Körpergeweben reguliert. Die Synthese des endogenen Erythropoetins ist bei Patienten mit chronischer Niereninsuffizienz herabgesetzt; die primäre Ursache der in diesem Fall entstehenden Anämie ist der Mangel an EPO. Bei Krebspatienten mit Chemotherapie ist die Entstehung der Anämie multifaktoriell. Hier tragen sowohl ein EPO-Mangel als auch ein vermindertes Reaktionsvermögen der erythropoetischen Stammzellen zur Anämieentstehung bei.

Die Substanzen Erythropoetin (alfa, beta, zeta), Darbepoetin alfa und Methoxy-Polyethylenglycol-Epoetin beta werden zusammen als **Erythropoiesis Stimulating Agents** (ESA) bezeichnet. Diese stimulieren die Differenzierung der Stammzellen im Knochenmark zu reifen roten Blutkörperchen, ohne dabei die Reifung der weißen Blutkörperchen zu beeinflussen. ESA-Präparate können sowohl intravenös als auch subkutan verabreicht werden, wobei sich beide Darreichungsformen in ihrer Wirkdauer über den Tag und in der erreichten Serumkonzentration stark unterscheiden. Subkutan gegeben, werden eine langsame Aufnahme und eine insgesamt niedrigere Serumkonzentration, jedoch mit längerer Halbwertszeit, erreicht. Die intravenöse Gabe erzielt eine höhere Serumkonzentration während einer kürzeren Dauer.

Forschungsdaten deuten darauf hin, dass für ein Ansprechen auf Erythropoetin nicht die Peak-Konzentration eines ESA entscheidend ist, sondern die Dauer, während der ein ESA eine kritische Grenze überschreitet. Liegt ein Mangel an ESA vor, durchlaufen EPO-abhängige Zellen apoptotische Veränderungen und sterben im Knochenmark ab. Dieser Punkt spricht dafür, dass ein optimales Ansprechen auf EPO durch eine subkutane Verabreichung erreicht wird, die in einer individuell angepassten Dosierung mit einem an die Halbwertszeit und Wirkdauer der einzelnen Substanz angepassten Dosierungsschema gegeben wird.

Epoetinpräparate besitzen eine identische Proteinstruktur wie das körpereigene EPO. Durch den Austausch einiger Aminosäuren im Darbepoetinmolekül konnten mehrere Kohlenhydratreste gebunden und die Wirkdauer verlängert werden. Methoxy-Polyethylenglycol-Epoetin beta hat durch eine Pegylierung die längste Halbwertszeit und Wirkdauer erhalten.

3.6.3 Empfohlene Tagesdosen und Dosisbereiche

Die Dosierung muss den individuell schwankenden Hämoglobinwerten angepasst werden, das angestrebte Intervall des Hb-Werts liegt zwischen 10 und 12 g/dl. Dauerhaft sollten Werte > 12 g/dl vermieden werden, ebenso wie eine Hb-Wert-Erhöhung > 2 g/dl innerhalb von 4 Wochen. Wird dennoch eine der beiden letztgenannten Empfehlungen überschritten, sollte die Dosis entsprechend den jeweiligen Produktbeschreibungen angepasst werden (▶ Tab. 3.13).

Eine renale Anämie bedarf einer ESA-Behandlung ab Hb-Werten, die wiederholt < 11 g/dl liegen.

Klinische Daten deuten darauf hin, dass Patienten mit einem initial sehr tiefen Hb-Wert (< 6 g/dl) eine höhere Erhaltungsdosis benötigen als Patienten mit weniger deutlich ausgeprägter initialer Anämie (> 8 g/dl).

Tab. 3.13 Dosierungsempfehlungen bei Anämie durch chronische Niereninsuffizienz und Chemotherapie

Substanz	Symptomatische Anämie bei chronischer Niereninsuffizienz: Korrekturphase	Symptomatische Anämie bei chronischer Niereninsuffizienz: Erhaltungsphase
Epoetin alfa	Startdosis s. c. = 50 I.E./kg 3 ×/Wo.; bei erforderlicher Dosisänderung mind. mit 4 Wo. Abstand; Dosisänderungen schrittweise mit 25 I.E./kg 3 ×/Wo.	Dosisänderungen mit dem Ziel, den Hb zwischen 10–12 g/dl zu halten; empfohlene Gesamtdosis: 75–300 I.E./kg/Wo.
Epoetin beta	• Startdosis s. c. = 3 × 20 I.E./kg/Wo.; Erhöhung jede 4. Wo. um jeweils 3 × 20 I.E./kg möglich, falls Hb-Steigerung nicht ausreichend (< 0,25 g/dl/Wo.); die Wochendosis kann auch auf tägliche Dosierungen aufgeteilt werden • Startdosis i. v. = 3 × 40 I.E./kg/Wo.; nach 4 Wo. Erhöhung auf 80 I.E./kg 3 ×/Wo.; bei Bedarf weitere Erhöhung um 20 I.E./kg/Wo. nach 4 Wo.; die max. Dosis sollte 720 I.E./kg/Wo. nicht überschreiten	Um Hb zwischen 10–12 g/dl zu halten, Dosis initial um 50 % reduzieren; danach schrittweise Dosisanpassung alle 1–2 Wo. Bei s. c.-Gabe kann die Wochendosis einmalig gegeben oder auf 3 Gaben aufgeteilt werden; bei stabiler Dosierung 1 ×/Wo. kann auf 1 ×/2 Wo. umgestellt werden; hier evtl. Dosiserhöhung nötig
Epoetin zeta	Startdosis i. v. = 50 I.E./kg 3 ×/Wo.; falls erforderlich Dosis alle 4 Wo. schrittweise um 25 I.E./kg 3 × /Wo. erhöhen	Bei Bedarf Dosisanpassung, um Hb zwischen 10–12 g/dl zu halten; empfohlene Wochendosis 75–300 I.E./kg
Darbepoetin alfa	Startdosis s. c./i. v. = 0,45 µg/kg KG 1 ×/Wo. • Pat. ohne Dialyse können alternativ 0,75 µg/kg s. c. 1 ×/Wo. erhalten • Falls Hb-Steigerung nicht ausreichend (< 1 g/dl in 4 Wo.) → Dosiserhöhung um 25 %; Erhöhung nicht häufiger als jede 4. Wo.	Dosierung 1 ×/Wo. oder 1 × jede 2. Wo. Bei erreichtem Hb-Ziel bei Gabe 1 × jede 2. Wo. kann bei Nichtdialysepatienten Darbepoetin 1 ×/Mon. gegeben werden; hierbei Startdosis doppelt so hoch wie frühere Dosis jede 2. Wo.
Epoetin beta	Startdosis i. v./s. c. = 0,6 µg/kg 1 × jede 2. Wo. zur Hb-Anhebung auf > 10 g/dl • Falls Hb-Steigerung < 1 g/dl in 1 Mon. → Dosiserhöhung um 25 % • Bei Bedarf weitere Dosiserhöhung um 25 % jede 4. Wo., bis Hb-Ziel erreicht	• Bei Hb-Steigerung um > 2 g/dl während eines Monats oder auf 12 g/dl → Dosisreduktion um 25 % • Bei weiterer Hb-Steigerung → Abbruch der Behandlung • Bei Absinken des Hb → Fortführen der Therapie mit 25 % niedrigerer Dosis • Bei Dosierungsabbruch sinkt Hb mit 0,35 g/dl/Wo. • Dosisanpassung nicht häufiger als 1 ×/Wo.

3.6.4 Nebenwirkungen

Häufige Nebenwirkungen

- Erhöhte Blutdruckwerte sind eine häufig auftretende Nebenwirkung bei der Therapie mit dieser Substanzgruppe.
- Auch grippeähnliche Symptomatik (Kopfschmerzen, Gelenkschmerzen, Schwächegefühl) können zu Beginn der Therapie vorkommen.
- Thrombozytose, Schmerzen an der Einstichstelle.

Ernsthafte Nebenwirkungen

In sehr seltenen Fällen sind thromboembolische Ereignisse inklusive Lungenembolie beschrieben worden. Erythroblastopenie (Pure Red Cell Aplasia, PRCA) ist in sehr seltenen Fällen nach Monaten bis Jahren nach subkutaner EPO-Behandlung beschrieben worden.

3.6.5 Wichtige Interaktionen

Wichtige EPO-Interaktionen sind in ▶ Tab. 3.14 zusammengefasst.

Tab. 3.14 EPO-Interaktionen

	Epoetin alfa, beta und zeta	Darbepoetin alfa	Methoxy-Polyethylenglycol-Epoetin beta
Benazepril	C3	C0	C0
Captopril	C3	C0	C0
Cilazapril	C3	C0	C0
Enalapril	C3	C0	C0
Fosinopril	C3	C0	C0
Imidapril	C3	C0	C0
Lisinopril	C3	C0	C0
Perindopril	C3	C0	C0
Quinapril	C3	C0	C0
Ramipril	C3	C0	C0
Talidomid-Analoga	C4 (Thromboserisiko)	D2 (Thromboserisiko)	Kein Thromboserisiko nachgewiesen
Trandolapril	C3	C0	C0

Klassifizierung der Interaktionen in ▶ Tab. 3.14:

- C = klinisch bedeutsame Interaktion, die durch eine Dosisanpassung reguliert werden kann
- D = klinisch bedeutsame Interaktion, die vermieden werden sollte
- 0 = Daten aus Studien zu anderen Substanzen mit ähnlichen Eigenschaften
- 2 = Daten aus gut dokumentierten Fallstudien
- 3 = Daten aus Studien mit gesunden Versuchspersonen oder aus Pilotstudien an Patienten
- 4 = Daten aus kontrollierten Studien mit relevanter Patientenpopulation

Empfehlungen:

- C0 und C3: Es werden höhere Dosen an ESA benötigt, der klinische Effekt der ESA-Therapie sollte kontinuierlich überwacht werden, bei Bedarf Dosiserhöhung.
- C4: Deutlich erhöhtes Thromboserisiko bei gleichzeitiger Behandlung, eine prophylaktische Antikoagulation sollte erwogen werden, besonders bei anderen vorliegenden Erkrankungen mir erhöhtem Thromboserisiko.
- D2: Diese Interaktion kann das Thromboserisiko erhöhen und sollte vermieden werden. Bei dennoch notwendiger Kombination sollte eine prophylaktische Antikoagulation erwogen werden.

3.6.6 Kontraindikationen

Unkontrollierte Hypertonie.

3.6.7 Warnhinweise

Bei **chronischer Niereninsuffizienz** sollte der Hämoglobinwert unter einer ESA-Behandlung monatlich um 1–2 g/dl steigen. Eine stärkere Steigerung kann zu Erhöhung des Blutdrucks führen.

In einer aktuellen Cochrane Review wurden 53 klinische Untersuchungen überprüft, in denen fast 1.400 Krebspatienten mit Erythropoetin oder Darbepoetin + bedarfsmäßigen Erythrozytentransfusionen oder nur mit bedarfsmäßigen Erythrozytentransfusionen behandelt wurden. Das Ergebnis zeigte während der Studiendauer eine erhöhte Sterblichkeit und kürzere Überlebensdauer bei den Patienten mit ESA-Behandlung. **Bluttransfusionen** sind deshalb für **Krebspatienten mit zytostatikabedingter Anämie** die Methode der Wahl. Die Entscheidung, mit ESA zu behandeln, darf also nur in Ausnahmefällen nach Abwägen des Nutzens und der Risiken in Übereinkunft mit dem Patienten getroffen werden.

Um den Hämoglobinwert in der anzustrebenden Spanne von 10–12 g/dl zu halten, sollte die geringste nötige Dosis an ESA verabreicht werden.

Übersteigt der Hb-Wert 12 g/dl bei Patienten mit soliden oder lymphoproliferativen Tumoren, bedarf es einer Dosisanpassung, um das Risiko für thromboembolische Ereignisse zu minimieren.

ESA werden weltweit mit entsprechenden Risiken als Dopingmittel eingesetzt.

3.6.8 Pharmakologische Angaben

▶ Tab. 3.15.

Tab. 3.15 Pharmakologische Angaben für EPO

Substanz	Halbwertszeit		Schwangerschaft	Stillzeit
	s.c.	i.v.		
Erythropoetin alfa	24 h	4–6 h	B:3	IVa
Erythropoetin beta	23–28 h	4–12 h	B:2	IVa
Erythropoetin zeta	24 h	4–5 h	B:3	IVa
Darbepoetin alfa	73 h	21 h	B:1	IVa
Methoxy-Polyethylenglycol-Epoetin beta	142 h	134 h	B:1	IVa

3

3.6.9 Therapiekontrolle

Das anzustrebende Hb-Niveau bei Patienten mit chronischer Niereninsuffizienz oder Dialysepatienten liegt zwischen 10 und 12 g/dl. Bei gleichzeitiger Herzinsuffizienz oder ischämischer Herzkrankheit sollten 12 g/dl nicht überschritten werden.

Auch auf die Lebensqualität zeigte sich kein weiterer positiver Effekt bei Werten > 12 g/dl.

Steigen die Hb-Werte um mehr als 2 g/dl pro Monat an, sollte die ESA-Dosis entsprechend den Herstellerangaben reduziert werden.

3.6.10 Alternative Behandlungen

Besteht eine **Anämie** bedingt durch einen Mangel an Eisen, Vitamin B_{12} oder Folsäure, sollte dieser **Mangel** zunächst **substituiert** werden. Hierdurch kann der Hb-Wert auf ein Niveau angehoben werden, welches die Indikation einer Transfusion oder ESA-Therapie hinfällig werden lässt. Diese Variante stellt die deutlich kostengünstigere Therapie dar.

Eine **Transfusion mit Erythrozytenkonzentrat** ist die traditionelle Methode, einen erniedrigten Hämoglobin- oder Hämatokritwert rasch anzuheben. Sie ist mit hohen Kosten, aber mit relativ geringen Risiken verbunden. Sie kann aber in gewissen Situationen deutlich kosteneffektiver sein als eine EPO-Behandlung. Bei nicht allzu ausgeprägter renaler Anämie kann ein Behandlungsversuch mit Eisensubstitution über 1–2 Monate lohnend sein, etwa 30 % der Patienten mit renaler Anämie sprechen gut auf eine intravenöse Behandlung mit Eisen an.

3.6.11 Beschwerden beim Absetzen

Beschwerden sind nicht bekannt, außer dass nach dem Absetzen bei renaler Anämie der Hb-Wert langsam absinkt und bei fortgesetzter Behandlung mit Zytostatika die medulläre Erythropoese weiter gehemmt wird.

3.6.12 Behandlung beenden

Eine Therapie mit ESA kann und sollte ohne schrittweises Ausschleichen beendet werden.

3.6.13 Am Lebensende

Patienten, die sich aufgrund einer schweren Niereninsuffizienz am Lebensende befinden, müssen in den letzten 2–4 Wochen nicht weiter mit ESA behandelt werden, da nun die Gefahr durch anämiebedingte Beschwerden gering ist. Das Absetzen der ESA-Behandlung sollte stets mit einem Nephrologen abgestimmt werden.

Patienten in einem späten palliativen Stadium aufgrund einer nicht therapierbaren Malignität sollten nicht mit ESA behandelt werden, da hier der Nutzen zweifelhaft ist und die Gefahr venöser thromboembolischer Ereignisse besteht. Eine zusätzliche tiefe Beinvenenthrombose würde für diese schwerkranken Patienten ein unnötiges Leiden bedeuten.

3.6.14 Sonstiges

Sowohl absoluter und funktioneller Eisenmangel als auch erhöhte CRP-Werte sind assoziiert mit schlechtem Ansprechen einer ESA-Behandlung. In den meisten Fällen eines schlechten Ansprechens lässt sich die Ursache jedoch nicht eruieren.

Zu hämatologischen Neoplasien ohne Chemotherapie gibt es keine Studienergebnisse mit negativen EPO-Effekten, weshalb hier eventuell ESA gegeben werden kann.

Referenzartikel und andere Quellen

Altinger M, Strasser F. Tumoranämie im palliative context. Wien. Med Wochenschr. 2012 Jan; 162(1–2): 11–17.

Bennett CL, Silver SM, Djulbegovic B, Samaras AT et al. Venous thromboembolism and mortality associated with recombinant erythropoietin and darbepoetin administration for the treatment of cancer-associated anemia. JAMA. 2008 Feb 27; 299(8): 914–924. Review.

Greil R, Thödtman R, Roila F; ESMO Guidelines Working Group. Erythropoietins in cancer patients: ESMO recommendations for use. Ann Oncol. 2008 May;19 Suppl 2: ii113–ii115.

Mhaskar R, Wao H, Miladinovic B, Kumar A, Djulbegovic B. The role of iron in the management of chemotherapy-induced anemia in cancer patients receiving erythropoiesis-stimulating agents. Cochrane Database Syst Rev. 2016 Feb 4; 2: CD009624.

Palmer SC, Saglimbene V, Mavridis D, Salanti G et al. Erythropoiesis-stimulating agents for anaemia in adults with chronic kidney disease: a network meta-analysis. Cochrane Database Syst Rev. 2014 Dec 8; (12): CD010590.

Tonia T, Mettler A, Robert N, Schwarzer G et al. Erythropoietin or darbepoetin for patients with cancer. Cochrane Database Syst Rev. 2012 Dec 12; 12: CD003407.

4 Kardiovaskuläres System

Klaus Böhme, Thomas Heyer, Ewald Unteregger und Hans-Otto Wagner

4

4.1 Herzglykoside C01A

Digoxin

4.1.1 Indikationen

Manifeste chronische Herzinsuffizienz aufgrund systolischer Dysfunktion. Regulierung der Kammerfrequenz bei Vorhofflimmern.

4.1.2 Wirkmechanismus

Digitalis wirkt positiv inotrop und erhöht somit die Kontraktilität des Myokards. Außerdem wird der parasympathische Reiz auf das Erregungsleitungssystem verstärkt, dadurch die Herzfrequenz gesenkt und die Überleitungszeit am AV-Knoten verlängert.

Daher kann Digitalis bei Herzinsuffizienz und gleichzeitigem Vorhofflimmern angewandt werden. Da **Betablocker** zur Frequenzminderung ebenso wirksam sind wie Digoxin, wird Letzteres immer seltener zur Behandlung der Herzinsuffizienz eingesetzt.

4.1.3 Empfohlene Tagesdosen und Dosisbereiche

Digitalis kann in der Therapie der Herzinsuffizienz bei gleichzeitig bestehendem Vorhofflimmern zur Senkung der Herzfrequenz eingesetzt werden, allerdings nur nachrangig. Bei Herzinsuffizienz ohne Vorhofflimmern oder bei gut kontrollierter Herzfrequenz spielt Digitalis keine Rolle mehr.

Die empfohlene Startdosis nach Baumann et al. nimmt Rücksicht auf die berechnete Kreatinin-Clearance (eGFR) nach Cockcroft und Gault. Mit dieser Dosierung soll eine Digoxinkonzentration von 0,7 ng/ml (0,9 mmol/l) erreicht werden.

▶ Tab. 4.1 stellt einen Vorschlag für eine langsame perorale Aufdigitalisierung über ca. 10 Tage dar. Nach 1 Woche erfolgt eine Kontrolle des S-Digitalis zur eventuellen Dosisanpassung und weiteren Dosierungsplanung.

Tab. 4.1 Dosierungsempfehlungen für Digitalis

	eGFR < 30 ml/min	eGFR 30–80 ml/min	eGFR 80–120 ml/min	eGFR > 120 ml/min
Digoxin	0,125 mg jeden 2. d	0,125 mg 1 ×/d	0,25 mg abwechselnd mit 0,125 mg jeden 2. d	0,25 mg 1 ×/d

Bei **schneller peroraler Aufdigitalisierung** wird innerhalb eines Tages ein optimaler Effekt und im Plasma eine stabile Konzentration erreicht, bei **langsamer Aufdigitalisierung** etwa nach einer Woche. Zwar darf das S-Digoxin während der Aufdosierungsphase die toxische Grenze von 1,4 nmol/l nicht überschreiten; das Ansprechen auf die Behandlung ist jedoch individuell und entscheidend für die weitere Behandlung.

Weitere Informationen zur schnellen peroralen Aufdigitalisierung finden sich in den Produktmonografien. Bei Patienten mit supraventrikulärer Arrhythmie ergeben sich die Vorteile von Digoxin am deutlichsten in Ruhe und deutlich weniger bei Belastung. Therapeutische Digoxin-Dosen können im EKG das PR-Intervall verlängern und die ST-Strecke senken.

S-Kreatinin, S-Kalium und S-Natrium sollten regelmäßig kontrolliert werden, aber auch S-Kalzium zur Vermeidung einer möglichen Hyperkalzämie. Die Häufigkeit der Kontrollen richtet sich nach dem klinischen Bild.

Die Bestimmung des S-Digoxins sollte 24 Stunden nach der letzten eingenommenen Digoxin-Dosis erfolgen.

4.1.4 Nebenwirkungen

Häufige Nebenwirkungen

Bradykardie, Überleitungsstörungen, Übelkeit, Erbrechen, Durchfall, Hautausschlag, Anorexie, Verwirrtheit, Kopfschmerzen, Synkope, Schwindel und verschwommenes Sehen. Wahrgenommene Nebenwirkungen können auch zum Teil Ausdruck für eine toxische Überdosierung sein. Bei älteren Personen präsentieren sich Symptome einer Digoxin-Überdosierung eher atypisch. Im Gegensatz zu jüngeren oder mittelalten Patienten, die i. d. R. mit Übelkeit und Erbrechen reagieren, zeigen sich die Beschwerden der Älteren öfter in Form von Anorexie, kognitive Störungen, Arrhythmie und Verschwommensehen.

Ernsthafte Nebenwirkungen

Vergiftungserscheinungen, AV-Block, Asystolie, bedrohliche Arrhythmien und herabgesetzte Nierenfunktion.

4.1.5 Wichtige Interaktionen

Antiarrhythmika

Amiodaron Kann die Plasmakonzentration von Digitalis-Glykosiden erhöhen. Die Digoxin-Konzentration sollte überwacht und die Dosis eventuell gesenkt werden, oftmals um bis zu 50 %. EKG und Herzfrequenz sollten überwacht werden. Da die Halbwertszeit von Amiodaron lang ist, können Interaktionen noch Wochen bis Monate nach dem Absetzen von Amiodaron bestehen bleiben.

Chinidin Erhöht die Digoxin-Konzentration und dadurch die Gefahr von unerwünschten Wirkungen. Eine Dosisreduktion auf bis zu ⅔ der Ausgangsdosis kann nötig werden. Kontrollen des Digoxin-Spiegels werden empfohlen.

Propafenon Kann die Plasmakonzentration von Digoxin erhöhen und somit bei Beibehaltung der Dosis zu Vergiftungserscheinungen führen (Übelkeit, Erbrechen, Arrhythmien). Sorgfältige Kontrollen des Digoxin-Spiegels und eine Dosisanpassung bei Ansetzen, Absetzen und Dosisänderung von Propafenon werden empfohlen.

Antibiotika

Clarithromycin Die Plasmakonzentration von Digoxin kann deutlich ansteigen. Diese Kombination sollte vermieden werden. Muss dennoch die gleichzeitige Gabe erfolgen, bedarf es sorgfältiger Kontrollen des Digoxin-Spiegels. Die Gabe eines anderen Antibiotikums sollte erwogen werden.

Gentamycin Bei gleichzeitiger Gabe von Gentamycin kann sich die Plasmakonzentration von Digoxin und damit die Gefahr von Vergiftungserscheinungen deutlich erhöhen. Daher wird die Kontrolle der Plasmakonzentration empfohlen. Eventuell Reduktion der Digoxin-Dosis und Gabe eines anderen Antibiotikums.

Telithromycin Kann die Plasmakonzentration von Digoxin erhöhen. Die Kontrolle des Digoxin-Spiegels und ggf. die Anpassung der Digoxin-Dosis werden empfohlen. Die Gabe eines anderen Antibiotikums sollte erwogen werden.

Antidiabetika

Acarbose Die Plasmakonzentration von Digoxin kann sich bei gleichzeitiger Gabe von Acarbose verringern. Der Effekt von Digoxin kann sich verschlechtern. Diese Kombination sollte vermieden werden. Regelmäßige Kontrollen des S-Digoxins werden empfohlen.

Antiemetika

Metoclopramid Die Plasmakonzentration von Digoxin kann sich bei gleichzeitiger Gabe von Metoclopramid etwas verringern. Kontrollen des Digoxin-Spiegels und ggf. eine Dosiserhöhung werden empfohlen.

Antimykotika

Itraconazol Kann die Plasmakonzentration von Digoxin um bis zu 50 % erhöhen. Dies kann zu Vergiftungserscheinungen führen. Kontrolle des Digoxin-Spiegels und ggf. Reduktion der Digoxin-Dosis.

Anxiolytika

Alprazolam Bei manchen Patienten kann sich die Digoxin-Konzentration deutlich erhöhen. Diese Gefahr besteht v. a. bei Älteren.

Diuretika

Spironolacton, Eplerenon Bei gleichzeitiger Einnahme von Spironolacton oder Eplerenon kann sich die Plasmakonzentration von Digoxin erhöhen. Da diese Interaktion die Gefahr von Vergiftungserscheinungen (Übelkeit, Erbrechen, Arrhythmien) erhöht, sollte regelmäßig der Digoxin-Spiegel kontrolliert und ggf. die Dosis angepasst werden.

Immunsuppressiva

Cyclosporin Kann die Plasmakonzentration von Digoxin erhöhen. Die Überwachung des Digoxin-Spiegels wird empfohlen. Unerwünschte Wirkungen durch Digoxin sollten gut beobachtet werden; evtl. muss die Digoxin-Dosis reduziert werden.

Kalziumkanalblocker

Diltiazem Die Plasmakonzentration von Digoxin kann sich durch gleichzeitige Behandlung mit Diltiazem leicht erhöhen. Diese Kombination erhöht die Gefahr eines AV-Blocks. EKG-Kontrollen und Beobachtung einer evtl. Digoxin-Vergiftung werden empfohlen.

Lercanidipin Die gleichzeitige Einnahme kann die Plasmakonzentration von Digoxin etwas erhöhen. Kontrollen des Digoxin-Spiegels und ggf. eine Dosisreduktion werden empfohlen.

Verapamil Erhöht die Plasmakonzentration von Digoxin. Dies kann zu Vergiftungserscheinungen durch Digoxin (Erbrechen, Übelkeit, Arrhythmien) und Reizleitungsstörungen führen. Diese Kombination sollte vermieden werden. Andernfalls sollte der Digoxin-Spiegel sorgfältig und regelmäßig kontrolliert werden. Amlodipin, Isradipin und Nicardipin können alternativ gegeben werden.

Lipidsenker

Cholestyramin Bei gleichzeitiger Einnahme von Cholestyramin kann die Resorption von Digoxin und damit dessen Wirkung verringert werden. Eine gleichzeitige Einnahme wird nicht empfohlen, Digoxin sollte mind. 2 Stunden vor oder 4–6 Stunden nach Einnahme von Cholestyramin eingenommen werden. Kontrolle der Plasmakonzentration von Digoxin und ggf. Dosisreduktion.

Malariamittel

Chinin Kann die Plasmakonzentration von Digoxin erhöhen und so zu Vergiftungserscheinungen führen. Kontrolle des Digoxin-Spiegels und Dosisreduktion werden empfohlen.

Hydroxychloroquin Bei gleichzeitiger Gabe kann sich die Plasmakonzentration von Digoxin erhöhen.

Mineralstoffe

Kalzium Bei Kombination von Digoxin und parenteral gegebenem Kalzium kann eine additive oder synergistische Kardiotoxizität entstehen. Benötigt ein Digoxin-Patient Kalzium, sollte dies als Infusion über mehrere Stunden oder peroral gegeben werden. Sorgfältige Kontrollen des Digoxin- und Kalziumspiegels werden empfohlen.

NSAR

Indometacin Kann die Plasmakonzentration von Digoxin erhöhen. Der Digoxin-Spiegel sollte kontrolliert werden. Eventuell bedarf es einer Dosisreduktion um bis zu 50 % bei gleichzeitiger Gabe von Indometacin.

Tuberkulosemittel

Rifampicin Die Plasmakonzentration von Digoxin kann sich besonders bei peroraler Gabe verringern. Der Digoxin-Spiegel sollte bei gleichzeitiger Einnahme sorgfältig kontrolliert werden, bei peroraler Einnahme sollte die Digoxin-Dosis ggf. angepasst werden.

Sonstige Bemerkungen

- Auch bei gleichzeitiger Einnahme von Naturheilsubstanzen, die Johanniskraut (Hypericum perforatum) enthalten, kann sich die Plasmakonzentration von Digoxin erhöhen. Dieser Effekt kann noch bis 2 Wochen nach Absetzen von Johanniskraut bestehen bleiben. Diese Kombination sollte vermieden werden.
- Hyperkalzämie erhöht die Gefahr von Vergiftungserscheinungen. Eine induzierte Hypokaliämie kann die Digitalis-Wirkung verstärken und das Vergiftungsrisiko erhöhen. Daher ist bei Schleifendiuretika und Thiaziden Vorsicht geboten.

4.1.6 Kontraindikationen

- AV-Block II oder III, besonders bei anamnestischen Adam-Stokes-Anfällen.
- Supraventrikuläre Arrhythmie mit akzessorischer atrioventrikulärer Leitungsbahn (z. B. WPW-Syndrom), falls nicht die elektrophysiologischen Verhältnisse für eine Digitalis-Behandlung sprechen und ein möglicherweise ungünstiger Digitalis-Effekt ausgeschlossen werden kann. Bei V. a. akzessorische oder bei diagnostizierter akzessorischer Leitungsbahn ohne anamnestische supraventrikuläre Arrhythmie liegt eine Kontraindikation vor.
- Ventrikuläre Tachykardie oder Kammerflimmern.
- Hypertrophische obstruktive Kardiomyopathie, falls nicht gleichzeitig Vorhofflimmern oder Herzinsuffizienz vorliegen. Hier ist ein vorsichtiges Vorgehen angezeigt.
- Sinusarrest oder deutliche Bradykardie sind ebenfalls Kontraindikationen.

4.1.7 Warnhinweise

Bei Hypokaliäme, Hyperkalzämie, Hypomagnesiämie und Hypoxie erhöht sich die Empfindlichkeit für Digoxin. Auch bei aktueller koronarer Ischämie, schwerer Myokarditis, bedrohlicher ventrikulärer Arrhythmie und bei herabgesetzter Nierenfunktion muss Digoxin vorsichtig eingesetzt werden, ebenso bei akutem Herzinfarkt, Hypothyreose und Fallot-Tetralogie. Bei WPW-Syndrom sollte Digitalis nur nach kardiologischem Konsil verabreicht werden.

Ältere Personen mit Herzinsuffizienz oder herabgesetzter Nierenfunktion und gleichzeitiger Behandlung mit Spironolacton werden einem erheblichen Risiko einer Digitalis-Intoxikation ausgesetzt. Hier sollte Digitalis nach Möglichkeit nicht mehr eingesetzt werden. Wenn, dann sollte Digitoxin bevorzugt werden.

Digoxin-Intoxikationen können Arrhythmien verursachen, die teilweise denjenigen Arrhythmien ähneln, gegen die Digoxin verordnet wurde. Eine Vorhoftachykardie mit variierendem Grad eines AV-Blocks bedarf besonderer Vorsicht, da der Herzrhythmus einem Vorhofflimmern ähnelt.

Ein Teil der klinisch angestrebten Digoxin-Effekte ergibt sich aus einer gewissen AV-Blockierung. Liegt bereits ein unvollständiger AV-Block vor, lässt sich eine rasche Zunahme der Blockierung erwarten. In bestimmten Fällen einer sinuatrialen Störung (z. B. bei Sick Sinus Syndrome) kann Digoxin eine Sinusbradykardie oder einen sinuatrialen Block verursachen oder verstärken.

Patienten mit **amyloidosebedingter Herzinsuffizienz** sollten kein Digoxin erhalten. Ist jedoch eine andere Behandlung zur Regulierung der Kammerfrequenz oder von Vorhofflimmern bei Patienten mit kardialer Amyloidose nicht geeignet, kann auch Digoxin eingesetzt werden.

Digoxin kann in seltenen Fällen zu Vasokonstriktion führen und sollte bei Patienten mit **Myokarditis** nicht gegeben werden.

Bei **konstriktiver Perikarditis** sollte Digoxin nicht gegeben werden, falls es nicht zur Regulierung der Kammerfrequenz bei Vorhofflimmern oder zur Verbesserung der systolischen Funktion gegeben wird.

Bei **Hyperthyreose** ist die Digoxin-Empfindlichkeit herabgesetzt und eine höhere Dosierung kann benötigt werden. Spricht die Behandlung der Thyreotoxikose allmählich an, sollte die Digoxin-Dosis wieder reduziert werden.

4

Patienten mit **Malabsorptionssyndrom** oder **rekonstruiertem Magen-Darm-Kanal** können aufgrund einer schlechteren Absorption höhere Digoxin-Dosen benötigen.

Durch eine Digitalis-Intoxikation erhöht sich das Risiko gefährlicher **Komplikationen bei Elektrokonversionen** erheblich. Daher muss Digoxin 24 Stunden vor einer Elektrokonversion abgesetzt werden. Zur Defibrillierung eines Herzstillstands sollte die niedrigste effektive Stromstärke verwendet werden.

Ein **hohes Alter, weibliches Geschlecht** und **Multimorbitität** prädisponieren zu erhöhter Digoxin-Empfindlichkeit. Hier sollte Digitalis nach Möglichkeit nicht mehr eingesetzt werden.

4.1.8 Pharmakologische Angaben

Besonders bei Älteren mit herabgesetzter Nierenfunktion ist die Halbwertszeit deutlich verlängert. Dies stellt besondere Anforderungen an eine sorgfältige Planung der Digoxin-Kontrollen.

4.1.9 Therapiekontrolle

Vor Beginn einer Digoxin-Behandlung sollte die eGFR bestimmt werden (z.B. nach der Cockcroft-Gault- oder MDRD-Formel). Je nach Veränderungen des Gewichts, des Kreatinin-Werts oder auch aufgrund des steigenden Alters wird die Nierenfunktion beobachtet. Ändert sich die Nierenfunktion, sollte auch der Digoxin-Spiegel kontrolliert und die Dosierung überprüft werden. Während der Aufdosierungsphase sollte S-Digoxin 1,4 nmol/l nicht übersteigen und zwischen 0,6 und 1,0 nmol/l liegen. Das Ansprechen auf die Behandlung variiert interindividuell und ist ausschlaggebend für die weitere Therapie. Lässt sich nach einer gewissen Dauer mit Digoxin-Konzentrationen im therapeutischen Intervall keine zufriedenstellende Symptomlinderung erreichen, empfiehlt sich ein Abbruch der Behandlung. Die Symptomatik sollte fortlaufend erfragt und mit einer numerischen oder VAS-Skala dokumentiert werden.

Die Kontrolle des S-Digoxin erfolgt 24 Stunden nach der letzten Digoxin-Einnahme.

4.1.10 Alternative Behandlungen

Digitalis weist bei symptomatischer Herzinsuffizienz mit Vorhofflimmern symptomlindernde und frequenzregulierende Wirkung auf. In erster Linie sollten jedoch Betablocker verordnet werden und die Verschreibung von Digitalis beschränkt bleiben auf diejenigen Patienten, die Betablocker nicht vertragen oder bei denen eine Kombinationsbehandlung indiziert ist und der Patient diese bezüglich der Herzfrequenz toleriert. Die gleichzeitige Einnahme von Betablockern und Digitalis kann jedoch zu nächtlichen Bradykardien führen.

In der medikamentösen Therapie der Herzinsuffizienz sollten ACE-Hemmer/ARB, Betablocker und Aldosteronantagonisten bevorzugt werden. Wurden diese Substanzen noch nicht in den empfohlenen Zieldosierungen aufdosiert, sollte dies vorrangig unternommen und Digoxin abgesetzt werden.

4.1.11 Beschwerden beim Absetzen

Wurde Digoxin mit dem Ziel der Rhythmusregulierung bei permanentem Vorhofflimmern angesetzt, wird sich nach einem Absetzen die Herzfrequenz erhöhen. Aufgrund der langen Wirkdauer von Digoxin wird sich diese Frequenzsteigerung sukzessiv über mehrere Tage hinziehen, während der ein anderes frequenzregulierendes Präparat (z. B. Betablocker) als Ersatz langsam schrittweise angesetzt werden kann.

Patienten mit Diuretika, mit oder ohne ACE-Hemmer, können sich nach Absetzen von Digoxin klinisch verschlechtern.

Mehrere klinische Studien haben den Effekt nach einer beendeten Digoxin-Behandlung bei Herzinsuffizienzpatienten untersucht. In einigen Fällen konnte bei Patienten mit Placebo im Gegensatz zu denjenigen mit fortlaufender Digoxin-Behandlung eine klinische Verschlechterung festgestellt werden. Dieses Ergebnis führte zu der Interpretation, dass nach Absetzen die Beschwerden des Patienten weiter beobachtet werden sollten.

4.1.12 Behandlung beenden

Digoxin kann unmittelbar abgesetzt werden, was bei Intoxikation, schädlicher Interaktion oder Kontraindikation von großer Bedeutung ist. Aufgrund der langen Halbwertszeit von Digoxin, bei Älteren oftmals länger als 48 Stunden, ergibt sich nach einem plötzlichen Absetzen eine langsame Reduktion der Plasmakonzentration.

4.1.13 Am Lebensende

In diesem Lebensstadium ist eine Therapie mit Digoxin nahezu immer ungeeignet und sollte beendet werden. Eine symptomatische Tachykardie kann stattdessen mit Betablockern behandelt werden. Liegt eine Herzinsuffizienz vor, verschlechtert sich i. d. R. auch die Nierenfunktion merklich und die Gefahr einer Digoxin-Intoxikation steigt stark an. Auch schwere Erkrankungen wie Krebs im palliativen Stadium bergen die große Gefahr der Digoxin-Intoxikation, aber auch eine erhöhte Digoxin-Empfindlichkeit kann Beschwerden wie Übelkeit und verringerten Appetit verursachen.

4.1.14 Sonstiges

- **Symptome der Digoxin-Intoxikation:** Übelkeit, Erbrechen, Kopfschmerzen, Müdigkeit, Verwirrtheit, Bewusstseinseintrübung, Delir, Halluzinationen, Krämpfe, Verschwommensehen, Lichtscheu, gestörtes Farbensehen (oft Gelb-Grün-Sehen) und choreatische Bewegungen. Bei länger andauernder Intoxikation auch Dysphagie, Dystonie, Hypokaliäme und Magnesiummangel (besonders bei Diuretikabehandlung). Bei einer Digoxin-Intoxikation können die meisten bekannten Arrhythmien entstehen, auch Herzinsuffizienz und kardiogener Schock. Bei akuter massiver Intoxikation kann auch eine Hyperkaliämie auftreten.
- Bei Digoxin-Serumwerten zwischen 1,4 und 2,6 nmol/l treten häufig keine oder nur leichte Intoxikationsbeschwerden auf. Zwischen 2,6 und 4,0 nmol/l liegt eine mittelschwere und ≥ 4,0 nmol/l eine schwere Intoxikation vor. Es bestehen große individuelle Variationen, besonders ältere und geschwächte oder schwer kranke Patienten reagieren schon bei geringeren Werten mit Symptomen.
- **0,6–1,0 nmol/l:** Zur Behandlung der Herzinsuffizienz bei Sinusrhythmus wurden Digoxin-Serumwerte von 1,0 ng/ml vorgeschlagen. In SI-Einheiten umgerechnet entspricht dies einem Wert von 1,3 nmol/l als Obergrenze. Dieser Vorschlag entstand aus der großen placebokontrollierten DIG-Studie aus dem Jahr 1997, in der eine erhöhte Mortalität bei Digoxin-Werten > 1,2 nmol/l beobachtet wurde. Spätere Untersuchungen (2003, 2005) aus demselben Material ergaben, dass Pa-

tienten mit einer Digoxin-Konzentration zwischen 0,5 und 0,9 ng/ml (0,6–1,0 nmol/) tendenziell eine niedrigere Mortalität hatten und eine geringere Rate an Krankenhausbedürftigkeit aufwiesen. Das Risiko einer Intoxikation ist deutlich geringer, je enger und genauer das therapeutische Fenster diesem Intervall entspricht. Pharmakologische Studien deuten darauf hin, dass Digoxin auch in einem relativ niedrigen Konzentrationsbereich günstige neurohormonelle Effekte zeigt und vorteilhaft auf die linksventrikuläre Ejektionsfraktion wirkt. Andererseits scheint der positiv inotrope und proarrhythmische Effekt in höheren Dosen auch anzusteigen. Daher bleibt es weiterhin unklar, ob die Richtwerte bei Herzinsuffizienz auch für Vorhofflimmern gelten sollen.
- Digoxin kann bei Patienten gegeben werden, die trotz optimaler Behandlung mit ACE-/ARB-Hemmer, Betablockern und evtl. Aldosteronantagonisten symptomatisch sind oder diese Medikamente nicht vertragen.

Referenzartikel und andere Quellen

Adams KF Jr, Ghali JK, Herbert Patterson J, Stough WG et al. A perspective on re-evaluating digoxin's role in the current management of patients with chronic systolic heart failure: targeting serum concentration to reduce hospitalization and improve safety profile. Eur J Heart Fail. 2014 May; 16(5): 483–493.

Adams KF, Patterson JH, Gattis WA et al. Relationship of serum digoxin concentration to mortality and morbidity in women in the Digitalis Investigation Group Trial. J Am Coll Cardiol. 2005; 46: 497–504.

Ahmed A, Pitt B, Rahimtoola SH, Waagstein F et al. Effects of digoxin at low serum concentrations on mortality and hospitalization in heart failure: a propensity-matched study of the DIG trial. Int J Cardiol. 2008 Jan 11; 123(2): 138–146.

Bauman JL, DiDomenico RJ, Viana M, Fitch M. A method of determining the dose of digoxin for heart failure in the modern era. Arch Intern Med. 2006 Dec 11–25; 166(22): 2539–2545.

Gheorghiade M, Patel K, Filippatos G, Anker SD et al. Effect of oral digoxin in high-risk heart failure patients: a pre-specified subgroup analysis of the DIG trial. Eur J Heart Fail. 2013 May; 15(5): 551–559.

Hanratty CG, McGlinchey P, Johnston GD, Passmore AP. Differential pharmacokinetics of digoxin in elderly patients. Drugs Aging. 2000 Nov; 17(5): 353–362. Review.

Rathore SS, Curtis JP, Wang Y, Bristow MR, Krumholz HM. Association of serum digoxin concentration and outcomes in patients with heart failure. JAMA. 2003 Feb 19; 289(7): 871–878.

Roberts DM, Buckley NA. Antidotes for acute cardenolide (cardiac glycoside) poisoning. Cochrane Database Syst Rev. 2006 Oct 18; (4): CD005490.

4.2 Organische Nitrate C01DA

Glycerolnitrat/Nitroglyzerin, Isosorbiddinitrat, Isosorbidmononitrat

4.2.1 Indikationen

- Anfallsbehandlung bei akuter Angina pectoris
- Prophylaktisch vor physischer oder psychischer Anstrengung, die erfahrungsgemäß ischämische Beschwerden auslösen kann
- Initiale und symptomatische Therapie bei V. a. ein akutes koronares Syndrom
- Initiale und symptomatische Therapie der akuten Linksherzinsuffizienz (Glycerolnitrat)
- Prophylaxe und Langzeitbehandlung der Angina pectoris

4.2.2 Wirkmechanismus

Organische Nitrate wirken hauptsächlich vasodilatatorisch auf das Venensystem, können aber in höheren Dosierungen auch direkt erweiternd auf das arterielle System inklusive der Koronarien wirken. Der Behandlungserfolg ist abhängig von der Dosis und der individuellen Sensitivität.

Durch die Gefäßerweiterung auf venöser und arterieller Seite wirken organische Nitrate entlastend auf die Arbeit des Herzens. Das Blut wird in Richtung der venösen Seite verteilt und weniger Blutvolumen erreicht die rechte Herzhälfte, wodurch Preload, aber auch Afterload vermindert werden. Das Füllungsvolumen des Herzens verringert sich und damit der enddiastolische Füllungsdruck. Dadurch verringert sich der Energieverbrauch in der Systole und schließlich der Sauerstoffbedarf im arbeitenden Myokard.

Immer wieder treten Spasmen um bestehende Gefäßstenosen herum auf, die dann Angina-pectoris-Anfälle auslösen. Organische Nitrate hemmen auch diese Spasmen und verbessern dadurch die koronare Durchblutung.

4.2.3 Empfohlene Tagesdosen und Dosisbereiche

Zur **sublingualen Anwendung** von kurz wirksamem Glycerolnitrat sind Sublingualtabletten und Spray und zur bukkalen Anwendung Bukkaltabletten erhältlich. Bei der Anwendung des Sprays soll die Schleimhaut unter der Zunge oder die Innenseite der Wangen erreicht werden. Während der Verabreichung sollte der Patient den Atem kurz anhalten. Isosorbiddinitrat kann als kurz wirksame Anfallskupierung oder als Situationsprophylaxe z. B. vor einem zu erwartenden Ereignis oder einer Anstrengung genommen werden, die einen Angina-pectoris-Anfall auslösen kann.

Die Wirkung von sublingual verabreichtem Nitroglyzerin tritt nach 1–2 Minuten ein und hält i. d. R. 10–30 Minuten an.

Bei einem **Angina-pectoris-Anfall** wird empfohlen, eine Dosis des kurz wirksamen Nitroglyzerins einzunehmen und dann fünf Minuten zu warten. Bestehen die Beschwerden weiter, wird eine weitere Dosis eingenommen. Erfolgt weiter keine Linderung, kann nach weiteren 5 Minuten erneut eine dritte Dosis eingenommen werden, dann allerdings sollte der Brustschmerzpatient zeitnah notärztlich versorgt werden.

Kurz wirksames Nitroglyzerin kann den Blutdruck kurzfristig stark senken, weshalb der Patient bei der Einnahme der ersten Dosis sitzen oder liegen sollte.

Lang wirksame Nitrate werden zur **Anfallsprophylaxe** gegeben, sie können als Pflaster, als Depottabletten oder normale Tabletten gegeben werden. Aufgrund der großen Gefahr der Toleranzentwicklung und somit der abnehmenden vorbeugenden Wirkung sollte immer ein dosierungsfreies Intervall von mind. 8 Stunden während der symptomärmsten Tageszeit eingehalten werden. Dies erfordert bei Tabletten eine regelmäßige Einnahme zu einer festen Tageszeit und beim Pflaster die Entfernung zu individuell festgelegten Zeitpunkten. Wird das Pflaster entfernt, sinkt die Plasmakonzentration von Nitroglyzerin schnell ab und im Hautareal des entfernten Pflasters besteht kein weiterer Depoteffekt.

Patienten mit nächtlichen Angina-pectoris-Beschwerden profitieren davon, ihre Medizin nur abends und nicht morgens einzunehmen. Das Toleranzproblem betrifft alle drei Nitroglyzerin-Substanzen und lässt sich nicht durch einen Präparatwechsel umgehen.

Zu Beginn der Einnahme von Nitroglyzerin sind Kopfschmerzen ein häufiges Problem, weshalb es in der ersten Woche von Vorteil sein kann, mit der halben Dosierung zu beginnen (▶Tab. 4.2).

Tab. 4.2 Dosierungsempfehlungen für organische Nitrate

	Anfallskupierung			**Prophylaxe eines Angina-pectoris-Anfalles**			
	Spray sublingual	Sublingualtablette	Bukkaltablette	Tablette	Bukkaltablette	Depottablette	Depotpflaster
Glyceroltrinitrat/ Nitroglyzerin	0,4–0,8 mg (1–2 Dosen)	0,25–1,0 mg	2,5–5 mg	Nicht vorhanden	2,5–5 mg	Nicht vorhanden	5–20 mg/24 h
Isosorbiddinitrat	Nicht vorhanden	5–10 mg	Nicht vorhanden	10–40 mg, 2–3 ×	Nicht vorhanden	Nicht vorhanden	Nicht vorhanden
Isosorbidmononitrat	Nicht vorhanden	Nicht vorhanden	Nicht vorhanden	20–40, 2 ×	Nicht vorhanden	40–80 mg, 1 ×	Nicht vorhanden

4.2.4 Nebenwirkungen

Häufige Nebenwirkungen

Kopfschmerzen, Flush, Muskelschmerzen, Übelkeit, Erbrechen, Schwindel, Juckreiz und Blutdruckabfall.

Ernsthafte Nebenwirkungen

Synkope und Ventrikelarrhythmie. Seltene Fälle von Angioödem sind bei der Behandlung mit Nitroglyzerin beschrieben.

Bei Personen mit Glukose-6-Phosphat-Dehydrogenasemangel sind hämolytische Anämien als Nebenwirkung der Behandlung mit Nitroglyzerin beschrieben. Stellt sich ein Patient mit Fieber und Anämie ohne andere erkennbare Ursache vor, ist es wichtig, an diese Möglichkeit zu denken.

4.2.5 Wichtige Interaktionen

Folgende C- und D-Interaktionen **sind für sämtliche organischen Nitrate** beschrieben:

Kardiostimulanzien

Levosimendan Bei gleichzeitiger Anwendung besteht das Risiko einer Hypotonie und Tachykardie, diese Kombination sollte mit Vorsicht gegeben werden. Gegebenenfalls Reduktion der Startdosierung von Levosimendan auf die Hälfte und später Anpassung der Dosierung entsprechend dem hämodynamischen Ansprechen auf die Startdosierung.

Urologika

Sildenafil, Tadalafil, Vardenadil Bei der Kombination von diesen Wirkstoffen und organischen Nitraten kann der Blutdruck drastisch abfallen. Dadurch können koronare Ischämie und Kreislaufbeschwerden auftreten. Diese Kombinationen sind kontraindiziert.

4.2.6 Kontraindikationen

Akutes Kreislaufversagen (Schock, Kreislaufkollaps); schwere Hypotension; kardiogener Schock; hypertrophisch obstruktive Kardiomyopathie; primär pulmonale Hypertension wegen der Gefahr der Hypoxämie; konstriktive Perikarditis; Perikardtamponade; gleichzeitige Behandlung mit Sildenafil, Tadalafil oder Vardenafil wegen des Risikos eines starken Blutdruckabfalls, einer Ischämie oder schwerer Kreislaufstörungen mit bleibenden kardialen oder zerebralen Schäden.

4.2.7 Warnhinweise

Hypotension mit oder ohne Zeichen eines Schocks, zerebrovaskuläre Erkrankungen, erhöhter intrakranieller Druck, Aortenstenose, Mitralstenose und Anämie, Hypoxämie, Hypothyreose.

Bei der akuten Anfallsbehandlung sollte der Patient sitzen oder liegen, um Folgen eines möglichen Blutdruckabfalls (Sturz) zu vermeiden.

Bei der Gabe von organischen Nitraten bei einem inferioren Infarkt mit rechtsventrikulärer Dysfunktion kann eine lebensbedrohliche Hypotension entstehen.

4.2.8 Pharmakologische Angaben

▶ Tab. 4.3.

Tab. 4.3 Pharmakologische Angaben für organische Nitrate

	Wirkdauer	Halbwertszeit	Herabgesetzte Funktion der		Schwangerschaft	Stillzeit	Aktiver Metabolit
			Leber	Niere			
Glyceroltrinitrat/ Nitroglyzerin	10–30 min	1–4 min	Ohne Bedeutung	Ohne Bedeutung	B:2	IVa	Ja
Isosorbiddinitrat	2–3 min	30–60 min	Ohne Bedeutung	Ohne Bedeutung	B:1	IVa	Ja
Isosorbidmononitrat	12 h	4–5 min	Ohne Bedeutung	Ohne Bedeutung	B:1	IVa	Nein

4.2.9 Therapiekontrolle

Da das Behandlungsziel darin besteht, die Anfallsfrequenz zu verringern, Schmerzen zu minimieren und die körperliche Leistungsfähigkeit zu erhöhen, sind die Wahrnehmungen des Patienten von entscheidender Bedeutung, um das Fortsetzen der Einnahme einschätzen zu können.

4.2.10 Alternative Behandlungen

Bei **koronarer Herzkrankheit** sind **Lebensstilveränderungen** von entscheidender Bedeutung (Beenden des Rauchens, körperliche Aktivität und Vermeidung von Übergewicht, besonders der abdominellen Adipositas).

Medikamentöse Alternativen bei Anginabeschwerden sind Betablocker, niedrig dosiertes ASS und Kalziumantagonisten. Diese Substanzen können zwar mit lang wirksamen organischen Nitraten kombiniert werden, aber nicht immer führen mehr Substanzen zu einer verbesserten Wirkung. Die Verringerung des diastolischen Blutdrucks, der oftmals aus dieser Kombination resultiert, kann sich in einem gesenkten Perfusionsdruck auswirken, der wiederum das Risiko von Angina-pectoris-Beschwerden erhöhen statt verringern kann.

Beispiele von nicht medikamentösen Maßnahmen sind die Bypassoperation, PCI mit Stenteinlage, Hinterstrangstimulation und externe Gegenpulsation.

4.2.11 Beschwerden beim Absetzen

Das Beenden von regelmäßig eingenommenem Nitroglyzerin kann zu schweren Beschwerden führen, z. B. Übelkeit, Kopfschmerzen, Herzstolpern und Myokardischämie nach einigen Tagen. Besonders ist dies bei Personen zu beobachten, die eine Toleranz für Nitroglyzerin entwickelt haben und mit immer höheren Tagesdosen behandelt wurden.

4.2.12 Behandlung beenden

Vor allem bei älteren Personen mit deutlicher Neigung zu niedrigem Blutdruck und Orthostatismus sollten Medikamente, die den Blutdruck senken, reduziert oder abgesetzt werden. Lang wirksames Nitroglyzerin kann in diesem Zusammenhang ein Kandidat sein, besonders wenn die Anginabeschwerden in der letzten Zeit weniger ausgeprägt waren. Hier kann ein kurz wirksames Nitroglyzerin eine geeignete Alternative zur Anfallsbehandlung sein.

Die schrittweise Reduktion von lang wirksamen Nitraten sollte so erfolgen, dass die Dosis zunächst über 2 Wochen halbiert wird. Treten keine anginösen Beschwerden auf, kann das Präparat ganz abgesetzt werden. Während und nach dieser Reduktionsphase gibt ein kurz und schnell wirksames Nitropräparat als Bedarfsmedikament die nötige Sicherheit.

4.2.13 Am Lebensende

Bei Vorliegen von anginösen Beschwerden sollte stets ein kurz wirksames Nitropräparat in Bereitschaft zur Verfügung stehen. In erster Linie wird ein Nitrospray verordnet, da es auch für Angehörige oder medizinisches Personal am einfachsten zu verabreichen ist. Erfahrungsgemäß nehmen Angina-pectoris-Beschwerden im späten palliativen Stadium nicht zu, sondern auch bei Herzinsuffizienz als Hauptdiagnose des Patienten eher ab.

Auch lang wirksame Nitropräparate können in dieser Phase langsam reduziert und evtl. abgesetzt werden. Dies gilt insbesondere bei niedrigem Blutdruck, der die Lebensqualität des Schwerkranken verschlechtert. Muss die Behandlung jedoch fortgesetzt werden, sollte die perorale Einnahme in ein Depotpflaster in äquipotenter Dosierung geändert werden.

4.2.14 Sonstiges

Organische Nitrate werden seit über 100 Jahren erfolgreich zur Symptomlinderung von pektanginösen Beschwerden eingesetzt. Der klinische Nutzen wird jedoch begrenzt durch die Entstehung der Toleranz, die stets bei der Behandlung ohne nitratfreie Intervalle auftritt. Es gab verschiedene Versuche mit Substanzkombinationen, diese Toleranzentwicklung bei kontinuierlicher Behandlung zu vermeiden, bisher ohne Erfolg.

Es liegt keine klare Evidenz vor, dass organische Nitrate die Morbidität von oder die Mortalität bei koronarer Herzkrankheit reduzieren würden.

Referenzartikel und andere Quellen

Daiber A, Wenzel P, Oelze M, Münzel T. New insights into bioactivation of organic nitrates, nitrate tolerance and cross-tolerance. Clin Res Cardiol. 2008 Jan; 97(1): 12–20.

Ferratini M. Risk of rebound phenomenon during nitrate withdrawal. International Journal of Cardiology 1994; 45: 89–96.

George J, Kitzis I, Zandorf D et al. Safety of nitrate withdrawal in angina-free and hemodynamically stable patients with coronary artery disease. Chest. 2003 Nov; 124(5): 1652–1657.

Hirai N, Kawano H, Yasue H et al. Attenuation of nitrate tolerance and oxidative stress by an angiotensin II receptor blocker in patients with coronary spastic angina. Circulation. 2003 Sep 23; 108(12): 1446–1450.

Holmes AS, Chirkov YY, Willoughby SR et al. Preservation of platelet responsiveness to Nitroglycerine despite development of vascular nitrate tolerance. Br J Clin Pharmacol. 2005 Oct; 60(4): 355–363.

Lemos KF, Rabelo-Silva ER, Ribeiro LW et al. Effect of nitrate withdrawal on quality of life and adherence to treatment in patients with stable angina: evidence from a randomized clinical trial. Coron Artery Dis. 2014 May; 25(3): 215–223.

Lund RP, Häggendal J, Johnsson G. Withdrawal symptoms in workers exposed to Nitroglycerine. Br J Ind Med. 1968 Apr; 25(2): 136–138.

Münzel T, Daiber A, Gori T. More answers to the still unresolved question of nitrate tolerance. Eur Heart J. 2013 Sep; 34(34): 2666–2673.

Münzel T, Steven S, Daiber A. Organic nitrates: update on mechanisms underlying vasodilation, tolerance and endothelial dysfunction. Vascul Pharmacol. 2014 Dec; 63(3): 105–113.

Rehnqvist N, Olsson G, Engvall J, Rosenqvist U,et al. Abrupt withdrawal of isosorbide-5-mononitrate in Durules (Imdur) after long term treatment in patients with stable angina pectoris. Eur Heart J. 1988 Dec; 9(12): 1339–1347.

Thadani U, Ripley TL. Side effects of using nitrates to treat heart failure and the acute coronary syndromes, unstable angina and acute myocardial infarction. Expert Opin Drug Saf. 2007 Jul; 6(4): 385–396.

Thadani U. Challenges with nitrate therapy and nitrate tolerance: prevalence, prevention, and clinical relevance. Am J Cardiovasc Drugs. 2014 Aug; 14(4): 287–301.

4.3 Antiadrenerge Mittel mit peripherem Effekt C02C

Doxazosin

4.3.1 Indikationen

- Essenzielle Hypertonie
- Benigne Prostatahyperplasie (▶ Kap. 5.2)

4.3.2 Wirkmechanismus

Doxazosin wirkt über eine selektive und kompetitive Blockade der postsynaptischen α1-Adrenorezeptoren vasodilatierend. Diese Blockade bewirkt durch eine Verringerung des peripheren systemischen Widerstands eine Blutdrucksenkung. Diese Blutdrucksenkung ist allerdings von eher bescheidenem Ausmaß, wie eine Suche in Cochrane ergab (Stand 2012).

Die selektive α1-Blockade in der Muskulatur von Prostata und Blasenhals bei benigner Prostatahyperplasie verbessert die Urodynamik und lindert Beschwerden.

4.3.3 Empfohlene Tagesdosen und Dosisbereiche

▶ Tab. 4.4.

Tab. 4.4 Dosierungsempfehlungen für Doxazosin

	Dosisintervall	Therapie der Hypertonie	Therapie der benignen Prostatahyperplasie	Einnahme zu den Mahlzeiten
Doxazosin	24 h	Zu Beginn 1 mg 1 ×/d, Erhaltungstherapie 2–max. 8 mg 1 ×/d	4–8 mg 1 ×/d	Ohne Einfluss auf die Absorption

Doxazosin ist nur als Depottablette erhältlich. Über 24 Stunden bleibt der Effekt bestehen. Der optimale antihypertensive Effekt wird erst nach etwa 4 Wochen erreicht.

4.3.4 Nebenwirkungen

Häufige Nebenwirkungen

Schwindel, Kopfschmerzen, Schläfrigkeit, Atemwegs- und Harnwegsinfektionen, Palpitationen, Tachykardie, Hypotonie, posturale Hypotonie, Bronchitis, Dyspnoe, Rhinitis, Magenschmerzen, Dyspepsie, Mundtrockenheit, Übelkeit, Juckreiz, Rückenschmerzen, Myalgie, Harninkontinenz, Asthenie, Brustschmerzen, grippeähnliche Symptome und periphere Ödeme.

Bedrohliche Nebenwirkungen

Angina pectoris, Herzinfarkt und Larynxödem wurden bei der Behandlung mit α1-Blockern beschrieben.

4.3.5 Wichtige Interaktionen

Urologika

Avanafil Die gleichzeitige Gabe erhöht das Risiko einer signifikanten Hypotonie. Bei Patienten, die bereits Doxazosin erhalten, sollte Avanafil mit der geringsten Dosis von 50 mg angesetzt werden.

Sildenafil, Tadalafil Die gleichzeitige Einnahme von Sildenafil/Tadalafil und Doxazosin kann synergistisch den Blutdruck senken, Vorsicht ist empfohlen. Vor Ansetzen von Sildenafil/Tadalafil sollte der Patient mit Doxazosin stabil eingestellt sein und Sildenafil/Tadalafil sollte mit einer geringen Dosis begonnen werden.

Vardenafil Die Kombination von Vardenafil und Doxazosin kann synergistisch den Blutdruck senken. Vardenafil sollte erst mind. 6 Stunden nach Doxazosin-Einnahme gegeben werden. Auch sollten nur bereits gut mit Doxazosin eingestellte Patienten Vardenafil erhalten und dies nicht höher dosiert als mit 5 mg.

4.3.6 Kontraindikationen

- Bekannte Überempfindlichkeit auf Chinazoline (Doxazosin, Alfuzosin, Terazosin).
- Anamnestische orthostatische Hypotension.
- Ösophageale oder gastrointestinale Obstruktion oder verringerter Lumendurchmesser im Magen-Darm-Kanal.
- Benigne Prostatahyperplasie (BPH) und gleichzeitig bestehendes Abflusshindernis der oberen Harnwege, chronische Niereninsuffizienz oder Harnleiterkonkremente.
- Bei Patienten mit BPH bei Überlaufinkontinenz, Anurie oder progressiver Niereninsuffizienz ist Doxazosin als Monotherapie kontraindiziert.
- Leberinsuffizienz.

4.3.7 Warnhinweise

Doxazosin sollte bei Personen, die mit anderen **Antihypertensiva** behandelt werden, mit Vorsicht gegeben werden. Hier kann eine posturale Hypotension mit oder ohne Symptome (Schwindel, Müdigkeit, Schwitzen) einige Stunden nach Einnahme auftreten. Dieser Effekt ist meist vorübergehend, tritt zu Beginn der Behandlung auf und ist meist kein Hindernis für ein Fortführen der Behandlung.

Wie bei anderen vasodilatierenden Arzneimitteln wird auch bei Doxazosin bei folgenden **akuten Herzerkrankungen** zu Vorsicht geraten:

- Lungenödem bedingt durch Aorten- oder Mitralisstenose
- Herzinsuffizienz mit hyperkinetischem Herzsyndrom
- Rechtsherzinsuffizienz bedingt durch Lungenembolie oder Perikarderguss
- Linksherzinsuffienz mit geringem enddiastolischem Druck

Auch bei Patienten mit **Herzinsuffizienz** in einer stabilen Phase sollte Doxazosin mit Vorsicht gegeben werden.

Tritt eine **Angina-pectoris-Symptomatik** unter einer Behandlung mit α1-Blockern erneut auf oder verschlechtert sie sich, muss die Behandlung beendet werden. Die gleichzeitige Gabe eines PDF-5-Hemmers (z. B. Sildenafil, Tadalafil, Vardenafil) und eines α1-Blockers kann bei manchen Patienten zu symptomatischer Hypotension führen. Zur Verringerung dieses Risikos einer posturalen Hypotension sollte der Patient vor Behandlungsbeginn mit einem PDE-5-Hemmer bereits gut mit der Alphablockade eingestellt sein.

4.3.8 Pharmakologische Angaben

▶Tab. 4.5.

Tab. 4.5 Pharmakologische Angaben für Doxazosin

	Halbwertszeit	Herabgesetzte Funktion der		Schwangerschaft	Stillzeit	Aktiver Metabolit
		Leber	Niere			
Doxazosin	22 h	Vorsichtig dosieren	Ohne Einfluss	B:3	IVa	Angaben fehlen

Bei herabgesetzter Nierenfunktion bedarf es bis zu einer Dosis von 8 mg/d keiner Dosisreduktion.

4.3.9 Therapiekontrolle

Die blutdrucksenkende Wirkung von Doxazosin tritt relativ rasch ein und kann bereits nach einigen Wochen bewertet werden. Auch eventuelle Nebenwirkungen zeigen sich nach einer kurzen Zeit (häufig nach einigen Tagen) und verschwinden bei Absetzen des Medikaments.

4.3.10 Alternative Behandlungen

Bei leichter oder mäßiger Hypertonie ohne vorliegende Organschäden sind **Veränderungen des Lebensstils** häufig wirkungsvolle und kosteneffektive Alternativen und sollten in solchen Fällen als Methode der ersten Wahl angewandt werden.

In der **medikamentösen Behandlung** einer umkomplizierten Hypertonie sollte in erster Linie ein Thiaziddiuretikum, ein ACE-Hemmer, ein Kalziumkanalblocker oder ein Betablocker gewählt werden. Diese Substanzen sind gut dokumentiert und haben geringe Behandlungskosten.

4.3.11 Beschwerden beim Absetzen

Etwa 2 Tage nach Beenden der Doxazosin-Gabe beginnt der Blutdruck langsam wieder auf das Ausgangsniveau vor der Behandlung zu steigen. Ein Rebound in Form einer kräftigen Blutdrucksteigerung entsteht dabei nicht.

Die selektive α1-Blockade in Prostata- und Blasenhalsmuskulatur lässt sukzessive innerhalb einiger Tage nach Absetzen der Behandlung nach. Auch hier sind keine Reboundphänomene beschrieben.

4.3.12 Behandlung beenden

Die Behandlung mit Doxazosin kann bei Bedarf ohne Risiko von Absetzbeschwerden beendet werden.

4.3.13 Am Lebensende

Am Lebensende wird durch eine Behandlung mit Doxazosin i. d. R. keine symptomatische Linderung erzielt.

War Hypertonie die initiale Therapieindikation, sollte und kann Doxazosin direkt abgesetzt werden.

War die initiale Therapieindikation eine benigne Prostatahyperplasie, sollte die Behandlung abgesetzt werden. Besonders bei Gefahr einer gastrointestinalen Obstruktion oder eines Abflusshindernisses der oberen Harnwege muss Doxazosin unmittelbar abgesetzt werden.

4.3.14 Sonstiges

Doxazosin weist keine negativen Effekte auf den Lipid- und Glukosestoffwechsel auf.

Die α1-Blocker Alfuzosin, Terazosin und Doxazosin zeigten in Studien verglichen mit Placebo ein signifikant erhöhtes Risiko für die Entwicklung von vaskulären Ereignissen.

Doxazosin hat bei normotensiven Personen mit BPH keinen oder nur sehr geringen Effekt auf den Blutdruck, kann aber bei milder/moderater Hypertonie einen antihypertensiven Effekt erzielen.

Referenzartikel und andere Quellen

Chung M, Vashi V, Puente J, Sweeney M. Clinical pharmacokinetics of a controlled-release doxazosin gastrointestinal therapeutic system. Br J Clin Pharmacol. 1999 Nov; 48(5): 678–687.

Cubeddu LX, Fuenmayor N, Caplan N, Ferry D. Clinical pharmacology of doxazosin in patients with essential hypertension. Clin Pharmacol Ther. 1987 Apr; 41(4): 439–449.

Gillenwater JY1, Conn RL, Chrysant SG, Roy J, Gaffney M, Ice K, Dias N. Doxazosin for the treatment of benign prostatic hyperplasia in patients with mild to moderate essential hypertension: a double-blind, placebo-controlled, dose-response multicenter study. J Urol. 1995 Jul; 154(1): 110–115.

Heran BS, Galm BP, Wright JM. Blood pressure lowering efficacy of alpha blockers for primary hypertension. Cochrane Database Syst Rev. 2012; 8: CD004643.

Mori Y, Matsubara H, Nose A, Shibasaki Y et al. Safety and availability of doxazosin in treating hypertensive patients with chronic renal failure. Hypertens Res. 2001 Jul; 24(4): 359–363.

Takata Y, Yoshizumi T, Ito Y, Hirota Y, Fujishima M. Effect of administration and withdrawal of doxazosin on ambulatory blood pressure in patients with essential hypertension. Angiology. 1995 Jan; 46(1): 11–18.

4.4 Thiazide C03A

Hydrochlorothiazid

4.4.1 Indikationen

Arterielle Hypertonie, chronische kardiale, renale und hepatogene Ödeme.

Vor Beginn der Einnahme sollten im Blut die Ausgangswerte für Kalium, Natrium und die eGFR bestimmt werden. Diese werden im Verlauf der Therapie immer wieder kontrolliert, um eine beginnende Hypokaliäme oder Hyponatriämie rasch zu entdecken.

Um dosisabhängige metabole Nebenwirkungen zu vermeiden, sollte eine möglichst niedrige Dosis gewählt werden (▶ Kap. 4.4.3).

Laut Studienergebnissen werden nur in 60 % aller medikamentösen Blutdruckbehandlungen die angestrebten Blutdruckwerte erreicht. Daher ist zur antihypertensiven Behandlung ein strukturierter Plan mit Kontrollintervallen und eventuellen Maßnahmen wichtig.

Bei Langzeittherapie mit einem Thiazid sollte eine kaliumreiche Ernährung empfohlen werden, z. B. reichlich Bohnen, Nüsse, Kartoffeln, Obst wie Bananen, Feigen und Orangen. 1 kg Bananen enthalten ca. 0,5 g Kalium, was 1 g Kaliumchlorid entspricht. Auch kann Kaliumsalz als Ersatz für NaCl zum Kochen verwendet werden.

Das S-Kalium sollte nicht < 3,9 mmol/l liegen.

4.4.2 Wirkmechanismus

Thiaziddiuretika bewirken eine erhöhte Diurese. Sie hemmen in den Nierentubuli die Rückresorption von Natrium- und Chloridionen und erhöhen so deren Ausscheidung. Diese Natriurese bewirkt eine sekundäre Ausscheidung von Kalium und Bikarbonat. Die Ausscheidung von Kalzium im Urin reduziert sich auf die Hälfte. Die antihypertensive Wirkung der Thiazide entsteht initial durch eine Verringerung des Plasmavolumens, was zu einer Reduktion des Herzminutenvolumens führt. Später wird der Blutdruck hauptsächlich durch eine Verringerung des peripheren Gefäßwiderstands gesenkt.

4.4.3 Empfohlene Tagesdosen und Dosisbereiche

▶ Tab. 4.6.

Tab. 4.6 Dosierungsempfehlung für Thiazide

	Hypertonie	Kardiale, hepatische und renale Ödeme
Hydrochlorothiazid	12,5–25 mg 1 ×/d	25–50 mg 1 ×/d

4.4.4 Nebenwirkungen

Häufige Nebenwirkungen

Sehr häufig: Hypokaliämie, Hyponatriämie, Hyperkalzämie, Hypochlorämie, erhöhte Harnsäurewerte, Hyperglykämie, Glukosurie, erhöhte Fettstoffwechselwerte.

Das größte Risiko einer thiazidbedingten Hyponatriämie haben ältere Frauen mit geringem Körpergewicht (▶ Kap. 4.4.5).

Häufig kommen Appetitlosigkeit, Magen-Darm-Beschwerden, Thrombozytopenie und Palpitationen vor.

Schwerwiegende Nebenwirkungen

Hypokaliämie, orthostatische Hypotension, Thrombozytopenie, Leukopenie, Agranulozytose, aplastische Anämie, hämolytische Anämie, herabgesetzte Nierenfunktion, Hepatitis, Pankreatitis, hypochlorämische Alkalose und Vaskulitiden.

4.4.5 Wichtige Interaktionen

Antiarrhythmika

Entsteht bei gleichzeitiger Gabe von kaliumausscheidenden Diuretika und Antiarrhythmika eine Hypokaliämie und wird diese nicht ausgeglichen, können kardiale Arrhythmien (Torsades de pointes) auftreten. Der Kaliumspiegel sollte regelmäßig kontrolliert werden.

Antibiotika

Tetrazykline Während gleichzeitiger Einnahme von Tetrazyklinen und Diuretika kann es zur Erhöhung von Harnstoff im Plasma kommen, besonders bei Patienten mit herabgesetzter Nierenfunktion. Harnstoff im Plasma sollte kontrolliert werden. Bei Patienten mit Nierenfunktionseinschränkung sollten alle Tetrazykline außer Doxycyclin vermieden werden.

Antipsychotika

Lithium Die gleichzeitige Einnahme von Thiaziddiuretika kann die Plasmakonzentration von Lithium und damit die Gefahr einer Lithiumintoxikation erhöhen. In den ersten 5–10 Tagen nach An- oder Absetzen eines Thiaziddiuretikums sollte Lithium im Plasma sorgfältig kontrolliert werden. Auch während der fortlaufenden Therapie bedarf es der Lithiumkontrollen und ggf. einer Dosisanpassung von Lithium.

Antithrombotische Mittel

Azetylsalizylsäure Durch die gleichzeitige Einnahme von Azetylsalizylsäure in Dosen über 325 mg/d kann sich die diuretische und antihypertensive Wirkung der Thiaziddiuretika abschwächen. Blutdruck und Körpergewicht sollten sorgfältig kontrolliert werden, evtl. bedarf es einer Dosisanpassung. Zur Senkung des Blutdrucks kann ein Kalziumkanalblocker eine gute therapeutische Alternative zu Diuretika sein.

Lipidsenker

Colestyramin, Colestipol Die gleichzeitige Einnahme von Colestyramin oder Colestipol kann die Wirkung der Thiaziddiuretika abgeschwächen und sollte vermieden werden. Das Thiaziddiuretikum sollte mind. 4 Stunden vor der Einnahme von Colestyramin/Colestipol gegeben werden. Der antihypertensive Effekt des Thiaziddiuretikums sollte sorgfältig kontrolliert werden.

NSAR

Celecoxib, Diclofenac, Ibuprofen, Indometacin, Meloxicam, Naproxen Bei gleichzeitiger Einnahme von NSAID kann sich die diuretische und antihypertensive Wirkung der Thiaziddiuretika abschwächen; des Weiteren kann sie zu einer Gewichtszunahme führen. Die Blutdrucksteigerung ist oftmals nicht erheblich, bei Älteren kann sie aber zur Zunahme von Komplikationen führen. Gewicht und Blutdruck sollten sorgfältig kontrolliert werden, evtl. bedarf es einer Dosisanpassung. Zur Behandlung des Blutdrucks kann ein Kalziumkanalblocker eine gute Alternative darstellen, da hier NSAID den antihypertensiven Effekt nicht abschwächen.

Coxibe Selektive COX-2-Hemmer können die blutdrucksenkende Wirkung bei manchen Patienten verringern. Die klinische Bedeutung dieser Interaktion ist noch nicht geklärt, der Blutdruck sollte während einer gleichzeitigen Behandlung kontrolliert werden.

Weitere Interaktionen

- Die gleichzeitige Einnahme von SSRI und Thiaziden (aber auch Furosemid) erhöht das Risiko einer schweren Hyponatriämie. Diese Substanzkombination kann zu einem lebensbedrohlichen Zustand führen, besonders bei Älteren mit zusätzlichen Natriumverlusten durch Schwitzen bei Fieber oder warmer Witterung.
- Eine induzierte Hypokaliämie erhöht die Empfindlichkeit für Digitalis und damit die Gefahr einer Digitalis-Intoxikation.
- Ein hoch dosiertes Thiaziddiuretikum kann zu Flüssigkeitsverlusten mit der Gefahr der Hypotonie führen, was einen eventuellen zusätzlichen Therapiebeginn mit einem ACE-Hemmer erschwert. Der hypotensive Effekt kann durch eine Unterbrechung der Thiazidtherapie oder durch eine verringerte Anfangsdosierung des ACE-Hemmers verringert werden.

4.4.6 Wichtige Kontraindikationen

Schwere Leber- oder Niereninsuffizienz; manifeste Gicht.

4.4.7 Warnhinweise

Bei Diabetikern müssen eventuelle Änderungen im Glukosestoffwechsel kontrolliert werden.

Bei vermehrten Kaliumverlusten (z. B. Erbrechen, Durchfall), bei gleichzeitiger Behandlung mit Glukokortikoiden oder Digitalis, bei der Behandlung von Ödemen und bei Leberinsuffizienz wird die Ergänzung mit Kalium empfohlen.

Ernährt sich der Patient vermutlich kaliumarm (wenig Obst und Gemüse), wird zur Behandlung mit Thiaziden die Ergänzung mit Kalium empfohlen.

Thiaziddiuretika können bei prädisponierten Personen einen Gichtanfall auslösen (▶ Kap. 7.2).

4.4.8 Pharmakologische Angaben

Verursacht eine Thiazidtherapie einen zu Hyponatriämie führenden **Natriumverlust,** zeigt sich dieser nach etwa 2 Wochen.

Verursacht eine Thiazidtherapie einen zu Hypokaliämie führenden **Kaliumverlust,** zeigt sich dieser nach etwa 1 Woche. Durchschnittlich senken Thiazide das S-Kalium mit 0,6 mmol/l (▶ Tab. 4.7).

Tab. 4.7 Pharmakologische Angaben für Thiazide

	Wirkdauer	Halbwertszeit	Schwangerschaft	Stillzeit	Einnahme zur Mahlzeit
Hydrochlorothiazid	Die Wirkdauer beträgt dosisabhängig 10–12 h	9,5–13 h	C	III	Kein Einfluss

4.4.9 Therapiekontrolle

Die antihypertensive Wirkung entwickelt sich langsam, bei niedriger Dosierung wird nach etwa 2 Monaten der max. blutdrucksenkende Effekt erreicht. Die metabolen und diuretischen Effekte können aber noch mit steigender Thiaziddosierung zunehmen, ohne dass der Blutdruck weiter gesenkt wird.

Die Blutdruckbehandlung wird normalerweise nach 2 Monaten kontrolliert, v.a. um eventuelle Nebenwirkungen zu erfragen. S-Kalium und S-Natrium sollten schon 2–4 Wochen nach Ansetzen der Therapie kontrolliert werden. Dies gilt im Besonderen für ältere Patienten mit geringem Körpergewicht, gleichzeitiger SSRI-Einnahme, vermuteter geringer diätetischer Kaliumzufuhr und mit Elektrolytverlusten und gleichzeitiger Einnahme von Antiarrhythmika.

4.4.10 Alternative Behandlungen

Bei leichter bis mittelgradiger Hypertonie ohne Organschäden sind **Veränderungen des Lebensstils** wirksame und kosteneffektive Maßnahmen und sollten in erster Linie ergriffen werden (▶ Kap. 4.9.14).

Zur Behandlung einer unkomplizierten Hypertonie sollte in erster Linie ein Thiaziddiuretikum, ein ACE-Hemmer oder ein Kalziumantagonist gewählt werden. Diese Substanzgruppen sind gut dokumentiert und kosteneffektiv.

Ist die Nierenfunktion herabgesetzt (GFR z. B. < 30 ml/min), haben Thiazide keinen nennenswerten blutdrucksenkenden Effekt. Hier sollte stattdessen ein Schleifendiuretikum (z. B. Furosemid) verordnet werden, insbesondere wenn zusätzlich ein diuretischer Effekt z. B. auf herzinsuffizienzbedingte Ödeme benötigt wird.

Patienten mit herabgesetzter Glukosetoleranz oder Diabetes sollten primär einen ACE-Hemmer erhalten; eine Behandlung mit einem niedrig dosierten Thiaziddiuretikum kann jedoch auch fortgesetzt und sollte mit Kalium oder einem kaliumsparenden Diuretikum ergänzt werden, um die Hyperglykämie zu reduzieren.

Eine umfassende Cochrane Review aus dem Jahr 2009 gibt folgende Empfehlungen zur Behandlung der Hypertonie: Ein niedrig dosiertes Thiaziddiuretikum als erste Wahl reduziert die Schlaganfall- und Herzinfarktrate, die Herzinsuffizienzrate und die Mortalität. ACE-Hemmer und Kalziumantagonisten können ebenfalls als erste Wahl den gleichen Effekt aufweisen, wenn auch nicht mit gleich stark ausgeprägter Evidenz.

4.4.11 Beschwerden beim Absetzen

Nach Absetzen kann durch die Erhöhung der peripheren Gefäßresistenz der Blutdruck steigen.

Diabetiker können nach Reduktion oder Absetzen eines Thiazids hypoglykämisch reagieren und eine Anpassung der antidiabetischen Dosierung kann erforderlich werden.

4.4.12 Behandlung beenden

Thiazide können bei niedriger Dosierung direkt abgesetzt werden. Bei höherer Dosierung gegen Ödeme empfiehlt sich zunächst eine Halbierung der Dosis während 1 Woche und anschließend eine neue Einschätzung der weiteren Behandlung.

4.4.13 Am Lebensende

Am Lebensende bringen Thiazide keinen therapeutischen Nutzen. Wurden diese gegen einen zu hohen Blutdruck eingesetzt, sollten sie nun zur Vermeidung einer Hypotonie und daraus folgender Verschlechterung der Lebensqualität abgesetzt werden. Wurden sie zur Behandlung von Ödemen eingesetzt, sollten sie gegen Furosemid oder ein anderes Schleifendiuretikum ausgetauscht werden. Diese Substanzen sind in der Ödembehandlung leichter steuerbar und können gegebenenfalls auch injiziert werden.

4.4.14 Sonstiges

Bei Hypertonikern gibt es unter einer Thiazidtherapie eine geringgradige Zunahme einer Erstmanifestation eines Diabetes. Studien zeigen jedoch, dass die Wahrscheinlichkeit gering ist, nach einjähriger Einnahme eines Thiazids einen Diabetes zu entwickeln. Der Neubeginn eines Diabetes ist bei Hypertonikern assoziiert mit einem erhöhten kardiovaskulären Risiko. In Langzeitstudien konnte jedoch gezeigt werden, dass bei Patienten mit diuretischer Blutdruckbehandlung das kardiovaskuläre Risiko niedriger ist als erwartet. Auch besteht bei Diabetikern eine deutliche Evidenz für eine Behandlung einer Hypertonie und einer Hyperlipidämie, um das kardiovaskuläre Risiko zu verringern. Klinische Untersuchungen zu neueren Antihypertensiva konnten keine zusätzliche Reduktion des kardiovaskulären Risikos bei Patienten mit oder ohne Diabetes im Vergleich zu einer Diuretikabehandlung zeigen.

Ebenso zeigt das Phänomen der Verschlechterung des Fettstoffwechsels in mehreren Studien keinen negativen prognostischen Einfluss.

Referenzartikel und andere Quellen

Alderman MH. New onset diabetes during antihypertensive therapy. Am J Hypertens. 2008 May; 21(5): 493–499.

Jentzer JC1, DeWald TA, Hernandez AF. Combination of loop diuretics with thiazide-type diuretics in heart failure. J Am Coll Cardiol. 2010 Nov 2; 56(19): 1527–1534.

Kostis JB, Wilson AC, Freudenberger RS, Cosgrove NM, Pressel SL, Davis BR; SHEP Collaborative Research Group. Long-term effect of diuretic-based therapy on fatal outcomes in subjects with isolated systolic hypertension with and without diabetes. Am J Cardiol 2005; 95: 29–35.

Mainz A, Brockmann S. DEGAM S1-Handlungsemfehlung Medikamentenmonitoring. AWMF-Registernummer 053/037 Klasse S1, September 2013

Maland LJ, Lutz LJ, Castle CH. Effects of withdrawing diuretic therapy on blood pressure in mild hypertension. Hypertension. 1983 Jul-Aug; 5(4): 539–544.

Musini VM, Nazer M, Bassett K, Wright JM. Blood pressure-lowering efficacy of monotherapy with thiazide diuretics for primary hypertension. Cochrane Database Syst Rev. 2014 May 29; (5): CD003824.

Peterzan MA, Hardy R, Chaturvedi N, Hughes AD. Meta-analysis of dose-response relationships for hydrochlorothiazide, chlorthalidone, and bendroflumethiazide on blood pressure, serum potassium, and urate. Hypertension. 2012 Jun; 59(6): 1104–1109.

Roush GC, Kaur R, Ernst ME. Diuretics: a review and update. J Cardiovasc Pharmacol Ther. 2014 Jan; 19(1): 5–13.

Shafi T, Appel LJ, Miller ER 3rd, Klag MJ, Parekh RS. Changes in serum potassium mediate thiazide-induced diabetes. Hypertension. 2008 Dec; 52(6): 1022–1029.

Slim HB, Black HR, Thompson PD. Older blood pressure medications-do they still have a place? Am J Cardiol. 2011 Jul 15; 108(2): 308–316.

Wright JM, Musini VM. First-line drugs for hypertension. Cochrane Database Syst Rev. 2009 Jul 8; (3): CD001841.
Zillich AJ, Garg J, Basu S, Bakris GL, Carter BL. Thiazide diuretics, potassium, and the development of diabetes: a quantitative review. Hypertension 2006; 48: 219–224.

4.5 Thiazidverwandte Diuretika C03B

Chlortalidon

4.5.1 Indikationen

Chlortalidon
- Hypertonie
- Herzinsuffizienz
- Weitere Indikationen sind hepatische und renale Ödeme

4.5.2 Wirkmechanismus

Chlortalidon erhöht über eine tubuläre Hemmung der Natrium- und Chloridionenresorption die Diurese und die Ausscheidung von Natrium- und Chloridionen. Durch die Natriurese erhöht sich sekundär die Ausscheidung von Kalium und Bikarbonat. Die Kalziumausscheidung im Urin verringert sich und kann eine Hyperkalzämie verursachen.

Die antihypertensive Wirkung von Chlortalidon entsteht initial durch eine Reduktion des Plasmavolumens und schließlich des Herzminutenvolumens. Bei weiter fortgeführter Behandlung entsteht die blutdrucksenkende Wirkung hauptsächlich durch eine Reduktion des totalen peripheren Gefäßwiderstands.

4.5.3 Empfohlene Tagesdosen und Dosisbereiche

Bei Chlortalidon sollte stets mit der niedrigsten empfohlenen Dosis begonnen werden, um eventuelle Nebenwirkungen zu vermeiden oder sie zeitnah entdecken zu können (▶ Tab. 4.8).

Tab. 4.8 Dosierungsempfehlungen für Chlortalidon

	Dosisintervall	Therapie der Hypertonie	Therapie von kardialen, hepatischen und nephrogenen Ödemen, Herzinsuffizienz	Einnahme zu den Mahlzeiten
Chlortalidon	24–48 h	Anfangsdosis: 12,5–100 mg/d Erhaltungsdosis: 25–50 mg jeden 2. d(!)	Anfangsdosis: 50–100 mg/d Erhaltungsdosis: 25–50 mg/d	Mit ausreichend Flüssigkeit einnehmen; bei der Einmalgabe sollte die Einnahme morgens mit dem Frühstück erfolgen

4.5.4 Nebenwirkungen

Häufige Nebenwirkungen

Schwindel, Hypokaliämie, Hyponatriämie, Hypochlorämie, hypochlorämische Alkalose, Erhöhung von Kreatinin und Harnstoff, Hyperglykämie, erhöhte Serumlipide, Schwäche, Muskelkrämpfe, Übelkeit, Erbrechen, Obstipation, Diarrhö.

Bedrohliche Nebenwirkungen

Schwere Hypokaliämie oder Hyponatriämie; bei Dehydrierung Niereninsuffizienz.

4.5.5 Wichtige Interaktionen

NSAR

Celecoxib, Diclofenac, Ibuprofen, Indometacin, Meloxicam, Naproxen u. a. Die gleichzeitige Einnahme von NSAR kann die diuretische und antihypertensive Wirkung von Thiaziden verringern und zu einer Gewichtszunahme führen. Die Erhöhung des Blutdrucks ist meist mild bis moderat, das Risiko für Komplikationen hingegen ist v. a. bei Älteren erhöht. Blutdruck und Körpergewicht sollten kontrolliert und die Diuretikadosis ggf. angepasst werden. Da NSAR die antihypertensive Wirkung von Kalziumkanalblockern nicht beeinflussen, kann eine Umstellung auf diese Substanzgruppe diskutiert werden.

Antipsychotika

Lithium Der Lithiumspiegel kann sich erhöhen und sollte kontrolliert werden; ggf. bedarf es einer Dosisanpassung von Lithium.

4.5.6 Kontraindikationen

Chlortalidon

- Anurie, schwere Nieren- oder Leberinsuffizienz
- Behandlungsresistente Hypokaliämie, Hyponatriämie und Hyperkalzämie
- Symptomatische Hyperurikämie (Gicht oder anamnestisch Nierensteine)
- Hypertonie während der Schwangerschaft
- Kreatinin-Clearance < 30 ml/min
- Zustände mit erhöhten Kaliumverlusten

4.5.7 Warnhinweise

Der Wasser- und Elektrolythaushalt sollte bei thiazidverwandten Diuretika gut überwacht werden, besonders, wenn diese mit anderen Diuretika, Kortikosteroiden, ACE-Hemmern, AT_1-Blockern oder Aldosteronantagonisten kombiniert werden. Es kann zu einer Hyponatriämie oder Hypochlorämie kommen. Eine Hyponatriämie kann mit neurologischen Symptomen einhergehen (Übelkeit, Schwäche, zunehmende Desorientierung, Apathie), besonders bei Natriumwerten < 125 mmol/l. Auch Fälle mit Hypomagnesiämie sind aufgetreten.

Ebenso ist es vorgekommen, dass eine schwere Hyponatriämie/Hypochlorämie direkt nach Ansetzen der Behandlung auftrat. Bei Dehydrierung ist die Gefahr einer

Niereninsuffizienz erhöht, besonders bei gleichzeitiger Gabe eines ACE-Hemmers, AT_1-Blockers, Aldosteronantagonisten oder NSAR.

Bei Verschlechterung der Nierenfunktion sollten thiazidverwandte Diuretika abgesetzt werden.

Chlortalidon kann die Harnsäure im Serum erhöhen, Gichtanfälle sind unter einer Dauerbehandlung allerdings selten beschrieben.

Substanzen, die die Plasma-Renin-Aktivität erhöhen (Diuretika), erhöhen die antihypertensive Wirkung von ACE-Hemmern.

4.5.8 Pharmakologische Angaben

Da Chlortalidon zu einem hohen Grad renal ausgeschieden wird, ist bei eingeschränkter Nierenfunktion eine höhere Exposition zu erwarten. Chlortalidon ist bei einer GFR < 30 ml/min kontraindiziert. Bei älteren Patienten ist die Eliminationszeit von Chlortalidon länger (▶ Tab. 4.9).

Tab. 4.9 Pharmakologische Angaben für Chlortalidon

	Wirkdauer	Halbwertszeit	Eingeschränkte Funktion der		Schwangerschaft	Stillzeit	Aktiver Metabolit
			Leber	Niere			
Chlortalidon	24–72 h	24–55 h	Keine Gabe bei Leberinsuffizienz	Keine Gabe bei GFR < 30 ml/min	B:3	III	Keiner bekannt

4.5.9 Therapiekontrolle

Die Behandlung von Ödemen wird sinnvollerweise täglich durch die morgendliche Messung des Körpergewichts nach dem Toilettengang, aber vor Einnahme von Nahrung und Flüssigkeit ausgewertet. Wichtig ist es zudem, dass metabole Nebenwirkungen erkannt, kontrolliert und behandelt werden. Dazu bedarf es regelmäßiger Kontrollen der Elektrolyte und der Nierenfunktion. Bei hoher Tagesdosis, eingeschränkter Nierenfunktion, metabolen Nebenwirkungen und Interaktionsrisiken sollten die Intervalle kurz gehalten werden.

Nach 3–4 Wochen wird die optimale Blutdrucksenkung einer spezifischen Dosis Chlortalidon erreicht und der Behandlungserfolg kann kontrolliert werden.

4.5.10 Alternative Behandlungen

Um den Effekt einer Ödembehandlung zu verbessern, ist eine **Einschränkung der Natriumzufuhr** sinnvoll. Schleifendiuretika sind Basissubstanzen in der Behandlung von Ödemen, besonders bei eingeschränkter Nierenfunktion.

Bei leichter oder mäßiger Hypertonie ohne vorliegende Organschäden sind **Veränderungen des Lebensstils** häufig wirkungsvolle und kosteneffektive Alternativen und sollten in solchen Fällen als Methode der ersten Wahl angewandt werden.

In der **medikamentösen Behandlung** einer umkomplizierten Hypertonie sollte in erster Linie ein Thiaziddiuretikum, ein ACE-Hemmer oder ein Kalziumkanalblocker gewählt werden. Diese Substanzen sind gut dokumentiert und kosteneffektiv.

4.5.11 Beschwerden beim Absetzen

Chlortalidon wird zur Behandlung von schweren Ödemen i. d. R. mit einem Schleifendiuretikum (meist Furosemid) kombiniert. Chlortalidon verursacht außer einem bestehenden Risiko einer ausgeprägteren Flüssigkeitsretention keine Absetzbeschwerden. Es liegen keine wissenschaftlichen Belege dafür vor, dass eine starke Blutdruckerhöhung nach Absetzen von Chlortalidon eintreten kann.

Der Kaliumwert im Blut steigt zwar sukzessive an, jedoch nach Absetzen in einem begrenzten Umfang, besonders dann, wenn die Tagesdosis von Chlortalidon bei 25 mg oder höher lag.

Bei manifestem, mit Tabletten behandeltem Diabetes kann nach Absetzen einer längeren Behandlung mit Chlortalidon ein gewisses Hypoglykämierisiko bestehen.

4.5.12 Behandlung beenden

Bei Hypovolämie und/oder Nierenversagen muss die Behandlung mit Chlortalidon unmittelbar beendet werden.

Aufgrund der langen Wirkdauer von mehreren Tagen kann Chlortalidon auch bei einer hohen Tagesdosis (50 mg) direkt ohne Gefahr abgesetzt werden. Bei einem Diabetes, der mit Tabletten behandelt wurde, sollte nach Absetzen eines thiazidverwandten Diuretikums der Blutzucker kontrolliert werden, um eventuelle niedrigere Blutzuckerwerte zu erkennen. Gegebenenfalls muss die antidiabetische Therapie angepasst werden.

4.5.13 Am Lebensende

Am Lebensende ist die Behandlung mit Chlortalidon häufig ohne Nutzen. War zuvor eine Hypertonie die Behandlungsindikation, sollte Chlortalidon abgesetzt werden, um eine mögliche Hypotension zu vermeiden.

Wurde Chlortalidon zur Ödembehandlung eingesetzt, sollte auf ein Schleifendiuretikum umgestellt werden. Diese Substanzgruppe ist bei Ödemen leichter zu steuern und kann bei Bedarf auch injiziert werden.

In manchen Fällen kann eine Kombinationsbehandlung mit einem Schleifendiuretikum fortgesetzt werden, besonders bei schweren Ödemen und solange keine Schluckbeschwerden vorliegen. Chlortalidon ist nur als Tablette erhältlich.

4.5.14 Sonstiges

Chlortalidon scheint den Blutdruck effektiv zu senken und einen Schutz gegen Herzgefäßerkrankungen zu bieten. Studien konnten zeigen, dass eine Tagesdosis von 12,5–25 mg für die Blutdruckbehandlung ausreichend ist und deutlich weniger Nebenwirkungen verursacht.

Referenzartikel und andere Quellen

Carter BL, Ernst ME, Cohen JD. Hydrochlorothiazide versus chlorthalidone: evidence supporting their interchangeability. Hypertension. 2004 Jan; 43(1): 4–9. Review.

Dargie HJ, Allison ME, Kennedy AC, Gray MJ. High dosage metolazone in chronic renal failure. Br Med J. 1972 Oct 28; 4(5834): 196–198.

Dorsch MP, Gillespie BW, Erickson SR et al. Chlorthalidone reduces cardiovascular events compared with hydrochlorothiazide: a retrospective cohort analysis. Hypertension. 2011; 57(4): 689–694.
Mainz A, Brockmann S. DEGAM S1-Handlungsemfehlung Medikamentenmonitoring. AWMF-Registernummer 053/037 Klasse S1, September 2013.
Melander A, Melander O. Renaissance for chlorthalidone. Läkartidningen. 2013 Jan 16–22; 110(3): 99.
Peterzan MA, Hardy R, Chaturvedi N, Hughes AD. Meta-analysis of dose-response relationships for hydrochlorothiazide, chlorthalidone, and bendroflumethiazide on blood pressure, serum potassium, and urate. Hypertension. 2012 Jun; 59(6): 1104–1109.
Roush GC, Kaur R, Ernst ME. Diuretics: a review and update. J Cardiovasc Pharmacol Ther. 2014 Jan; 19(1): 5–13.
Shafi T, Appel LJ, Miller ER 3rd, Klag MJ et al. Changes in serum potassium mediate thiazide-induced diabetes. Hypertension. 2008 Dec; 52(6): 1022–1029.
Shah SU, Anjum S, Littler WA. Use of diuretics in cardiovascular diseases: (1) heart failure. Postgrad Med J. 2004 Apr; 80(942): 201–205.
Shah SU, Anjum S, Littler WA. Use of diuretics in cardiovascular disease: (2) hypertension. Postgrad Med J. 2004 May; 80(943): 271–276.
Sica DA. Metolazone and its role in edema management. Congest Heart Fail. 2003 Mar-Apr; 9(2): 100–105. SPC.
Slim HB, Black HR, Thompson PD. Older blood pressure medications-do they still have a place? Am J Cardiol. 2011 Jul 15; 108(2): 308–316.

4.6 Schleifendiuretika C03CA

Furosemid, Torasemid

4.6.1 Indikationen

Furosemid Akutes Lungenödem; kardiale, renale, hepatische und andere Ödeme; arterielle Hypertonie.

Furosemid, retardierte Präparate Erhaltungstherapie bei Ödemen unterschiedlicher Genese, besonders Ödeme bei Herzinsuffizienz; bei leichteren Ödemen auch initiale Behandlung; arterielle Hypertonie.

Torasemid 5 mg Hypertonie; Ödeme bei Herzinsuffizienz.

Torasemid 10 mg Ödeme bei Herzinsuffizienz, chronischer Nieren- und Leberinsuffizienz.

4.6.2 Wirkmechanimus

Hauptsächlich entsteht der Effekt durch die Hemmung der Chloridresorption im dicken aufsteigenden Teil der Henle-Schleife, aber auch in den proximalen und distalen Tubuli. Parallel zur vermehrten Chloridausscheidung steigt auch die Ausscheidung von Natrium, Kalzium und Magnesium. Die Kaliumausscheidung steigt ebenfalls an.

Beim Lungenödem bewirkt Furosemid eine rasche Erhöhung der venösen Kapazität und dadurch eine Drucksenkung im Lungenkreislauf und in der linken Herzkammer. Dieser Effekt tritt vor der beginnenden Diurese ein.

4.6.3 Empfohlene Tagesdosen und Dosisbereiche

Die in ▶Tab. 4.10 aufgeführten Empfehlungen gelten für perorale Präparate. Bei Injektionen mit Furosemid ist die Indikation oftmals eine akute Ödembehandlung. Nach einer intravenösen Injektion kann der erwünschte Effekt oft schon nach wenigen Minuten eintreten. Eine intravenöse Therapie kann auch indiziert sein bei Nichtansprechen einer peroralen Verabreichung durch gastrointestinale Schleimhautödeme oder anderen Ursachen einer verringerten Resorption.

Tab. 4.10 Dosierungsempfehlungen für Schleifendiuretika

	Dosierungsabstände	Hypertonie	Ödeme	Einnahme zu den Mahlzeiten
Furosemid	8–24 h	20–80 mg	20–160 mg	Verzögert die Aufnahme
Torasemid	24 h	2,5–5 mg	5–20 mg	Ohne Einfluss

4.6.4 Nebenwirkungen

Häufige Nebenwirkungen

Häufig treten Mundtrockenheit und Müdigkeit auf. Auch Hypokaliämie, hypochlorämische Alkalose, Hyperurikämie, Hyponatriämie, Hypomagnesiämie, Hypokalzämie, Hyperglykämie, Appetitlosigkeit, Übelkeit, Erbrechen, Durchfall, Schwindel, Schwächegefühl, Kopfschmerzen, Muskelkrämpfe und Hypovolämie und orthostatische Kreislaufdysregulation kommen vor. Diese Nebenwirkungen sind prinzipiell dosisabhängig.

Schleifendiuretika können anticholinerge Wirkung haben, was zu Mundtrockenheit und Verwirrtheit führen kann, v. a. mit zunehmendem Alter und höherer Dosierung.

Schwerwiegende Nebenwirkungen

Hepatische Enzephalopathie bei Leberinsuffizienz, Kreatininanstieg, schwerwiegende Herzrhythmusstörungen, lebensbedrohliche Hypokaliämie, Photosensitivität, Agranulozytose, Thrombozytopenie, intrahepatische Cholestase, akute Pankreatitis, Vaskulitis.

4.6.5 Wichtige Interaktionen

Antiarrhythmika

Entsteht bei gleichzeitiger Gabe von kaliumausscheidenden Diuretika und Antiarrhythmika eine Hypokaliämie und wird diese nicht ausgeglichen, können kardiale Arrhythmien (Torsades de pointes) auftreten. Der Kaliumspiegel sollte regelmäßig kontrolliert werden. Bei der Kombination dieser beiden Substanzgruppen kann die ergänzende Gabe von Kalium sinnvoll sein.

Antibiotika

Aminoglykosid-Antibiotika Die gleichzeitige Einnahme von Furosemid und Aminoglykosiden erhöht das Risiko der Nephro- und Ototoxizität. Die Wirkstoffgruppe kann bereits einzeln gegeben das Gehör beeinträchtigen; die Kombination beider Präparate verstärkt diesen Effekt, weshalb diese Kombination vermieden und ein anderes Diuretikum gewählt werden sollte.

Tetrazykline Werden Schleifendiuretika und Tetrazykline gleichzeitig gegeben, können sich die Harnstoffwerte im Blut erhöhen, v. a. bei Patienten mit eingeschränkter Nierenfunktion. Kontrollen des S-Harnstoffs werden bei gleichzeitiger Gabe von Schleifendiuretika empfohlen. Bei Patienten mit eingeschränkter Nierenfunktion sollten alle Tetrazykline außer Doxycyclin vermieden werden.

Antipsychotika

Lithium Die Plasmakonzentration von Lithium kann sich erhöhen und eine toxische Wirkung entfalten. Sorgfältige Kontrollen der Lithiumspiegel und klinische Kontrollen eventueller Lithiumnebenwirkungen sind erforderlich.

Risperidon In placebokontrollierten Studien mit Risperidon bei älteren Patienten mit Demenz wurde eine höhere Mortalitätsinzidenz bei Patienten beobachtet, die gleichzeitig mit Furosemid und Risperidon behandelt wurden. Die gleichzeitige Anwendung von Risperidon mit anderen Diuretika (hauptsächlich niedrig dosierte Thiaziddiuretika) war nicht mit einem ähnlichen Befund assoziiert. Ein pathophysiologischer Mechanismus zur Erklärung dieser Beobachtung konnte nicht identifiziert werden und es wurde kein einheitliches Muster für die Todesursache festgestellt. Risiken und Nutzen sind sorgfältig abzuwägen.

Antithrombotische Mittel

Azetylsalizylsäure Bei gleichzeitiger Behandlung mit ASS in Dosen > 325 mg/d kann die Wirkung von Schleifendiuretika abgeschwächt werden. Verminderung der Diurese und Verschlechterung der Herzinsuffizienz sind beschrieben. Blutdruck, Körpergewicht und Diurese sollten gut kontrolliert und die Diuretikadosierung gegebenenfalls angepasst werden. Als Antihypertonikum kann ein Kalziumkanalblocker eine gute Alternative zu einem Schleifendiuretikum darstellen.

Vitamin-K-Antagonisten Zu Beginn der Therapie mit Torasemid ist ein erhöhter antikoagulativer Effekt beschrieben worden. Der INR-Wert sollte sorgfältig kontrolliert werden.

Lipidsenker

Colestipol, Colestyramin Da bei gleichzeitiger Gabe von Resinen (Colestipol und Colestyramin) die Wirkung von Furosemid abgeschwächt sein kann, sollte diese Kombination vermieden werden. Wenn beide Präparate gegeben werden müssen, sollte die Einnahmezeit so weit wie möglich auseinanderliegen.

Mittel zur Behandlung der Hyperkaliämie und Hyperphosphatämie

Sevelamer Bei gleichzeitiger Einnahme von Sevelamer kann die Wirkung von Furosemid abgeschwächt sein. Die gleichzeitige Einnahme sollte vermieden werden. Um das Interaktionsrisiko zu minimieren, sollte die Furosemiddosis mind. 2–4 Stunden vor oder nach der Einnahme von Sevelamer liegen.

NSAR

Celecoxib, Diclofenac, Ibuprofen, Indometacin, Meloxicam, Naproxen u.a. Die gleichzeitige Behandlung mit einem NSAR kann die Wirkung eines Schleifendiuretikums verschlechtern. Verminderung der Diurese und Verschlechterung der Herzinsuffizienz sind beschrieben. Blutdruck, Körpergewicht und Diurese sollten gut kontrolliert und die Diuretikadosierung gegebenenfalls angepasst werden. Kalziumkanalblocker werden nicht durch NSAR in ihrer Wirkung beeinflusst und sind daher in der Blutdruckbehandlung eine gute Alternative.

Weitere relevante Interaktionen

- Schleifendiuretika können eine Hypokaliämie auslösen. Das Risiko hierfür steigt mit der Einnahme von Kortikosteroiden, Substanzen, die die Darmmotorik stimulieren, und Quellmitteln.
- Bei gleichzeitiger Einnahme von SSRI steigt das Risiko einer Hyponatriämie, die in manchen Fällen lebensbedrohlich werden kann.
- Torasemid kann die Wirkung von curarehaltigen Muskelrelaxanzien und von Theophyllin potenzieren.
- Durch eine hoch dosierte Torasemid-Therapie kann die Nephrotoxizität von Aminoglykosiden (z. B. Gentamycin oder Tobramycin), Cisplatin und Cephalosporinen potenziert werden.

4.6.6 Kontraindikationen

Anurisches Nierenversagen, drohendes oder manifestes Leberkoma, Hypovolämie, schwere Elektrolytentgleisungen.

4.6.7 Warnhinweise

Schleifendiuretika können den Elektrolyt- und Flüssigkeitshaushalt stören. Vor allem zu Beginn einer Behandlung ist das Risiko am höchsten und die Gefahr unerwünschter Effekte bei gleichzeitiger Einnahme von Digitalis besonders hoch. Unter einer Diuretikabehandlung sollte eine streng salzarme Kost vermieden werden.

Patienten mit schwerer, progredierender Nierenerkrankung sollten Schleifendiuretika nur mit großer Zurückhaltung erhalten. Bei Prostatahyperplasie oder anderen Miktionsbeschwerden steigt die Gefahr des Harnverhalts. Bei akuten Verwirrtheitszuständen kann die Behandlung mit Schleifendiuretika durch ihren anticholinergen Nebeneffekt zu einer Verschlechterung führen.

4.6.8 Pharmakologische Angaben

Die diuretische Wirkung der Schleifendiuretika setzt schnell ein und ist linear dosisabhängig. Auch der metabole Effekt ist dosisabhängig. Die relativ schwache blutdrucksenkende Wirkung ist nicht dosisabhängig und der max. Effekt wird bereits bei niedrigen Dosierungen erreicht. Bis zur Entfaltung der vollen blutdrucksenkenden Wirkung vergehen 2–3 Monate.

Furosemid wird in einem sehr geringen Umfang verstoffwechselt. Torasemid hat zwei aktive Metaboliten, die 10–20 % der Wirkung ausmachen.

4.6.9 Therapiekontrolle

Normalerweise ist eine erste ärztliche Therapiekontrolle nach 3 Monaten ausreichend, bei möglichen Nebenwirkungen kann diese auch früher erfolgen.

Der Effekt der Behandlung von Ödemen bei Herzinsuffizienz wird anhand des Körpergewichts und der Ausprägung der Unterschenkelödeme beurteilt. Beim Lungenödem erfolgt die Beurteilung der diuretischen Therapie anhand von klinischen Symptomen sowie der Sauerstoffsättigung und der Atemfrequenz.

Bei der Behandlung mit sämtlichen Schleifendiuretika ist es wichtig, metabole Nebenwirkungen, eine Verschlechterung der Nierenfunktion und v. a. eine Hypokaliämie zu erkennen, ihren Verlauf zu kontrollieren und zeitnah zu reagieren. Dazu bedarf es Laborkontrollen der Elektrolyte und der Nierenfunktion; bei höherer Dosierung, herabgesetzter Nierenfunktion, metabolen Nebenwirkungen und bestehendem Interaktionsrisiko in kürzeren Abständen.

4.6.10 Alternative Behandlungen

Bei leichter und mittelgradiger Hypertonie ohne Organschäden sind **Veränderungen des Lebensstils** häufig eine wirksame und kosteneffektive Behandlungsalternative. Ist die Nierenfunktion nicht allzu schwer herabgesetzt (eGFR > 30 ml/min), sind **Thiaziddiuretika** oder **thiazidverwandte Diuretika** (Chlortalidon) vorzuziehen. Die Blutdruckbehandlung mit Thiaziden, Kalziumkanalblockern oder ACE-Hemmern ist im Vergleich zu anderen Antihypertensiva kostengünstig und zudem gut dokumentiert. Um die Entstehung einer Hypokaliäme zu verhindern, sollte die **Ernährung kaliumreich** sein. Andernfalls kann Kalium substituiert oder kaliumsparende Diuretika wie Amilorid oder Spironolacton gegeben werden.

Thiazide stellen besonders bei leichten bis mittelgradigen Ödemen oder Hypertonie eine Alternative zu Schleifendiuretika dar. Um Ödeme wirksam behandeln zu können, ist auch eine restriktive Zufuhr von Kochsalz, Mineralwasser und Brausetabletten wichtig.

4.6.11 Beschwerden beim Absetzen

Bei der Behandlung von Ödemen sind keine Beschwerden beim Absetzen beschrieben; die Wirkung klingt innerhalb von 1 Tag ab.

Nach Beenden einer antihypertensiven Behandlung erhöht sich der Blutdruck langsam ohne akute starke Blutdruckanstiege.

4.6.12 Behandlung beenden

Eine Ödembehandlung mit Schleifendiuretika kann direkt abgesetzt werden. Rezidivieren die Ödeme, kann das Schleifendiuretikum auch versuchsweise mit ½ Tagesdosis wieder angesetzt werden. Bei der Indikation Ödeme sollte stets versucht werden, die Tagesdosis so niedrig wie möglich zu halten und wenn möglich bei Bedarf oder intermittierend mehrere Male pro Woche zu geben.

War die Indikation Hypertonie und die Dosierung niedrig, kann die Behandlung ebenfalls direkt beendet werden. Bei höheren Dosen sollte auf die niedrigste empfohlene antihypertensive Dosis gesenkt werden. Es besteht dabei die Möglichkeit, dass der Blutdruck auf dem gleichen Niveau verbleibt, sich eventuell bestehende Nebenwirkungen jedoch verringern oder verschwinden. Aus dieser Situation heraus kann man dann entweder die Behandlung bei Bedarf fortsetzen oder sie eventuell ganz beenden.

4.6.13 Am Lebensende

Schleifendiuretika können in einer palliativen Situation eine gute Symptomlinderung bewirken. Sie können quälende und schmerzhafte Ödeme oder auch Dyspnoe bei einem Lungenödem reduzieren helfen. Im späten Stadium einer COPD entsteht oftmals eine symptomatische Rechtsherzinsuffizienz mit Neigung zum Lungenödem, die mit Furosemid-Injektionen gut gelindert werden kann. Auch maligne Erkrankungen können eine durch Lungenödem ausgelöste Atemnot verursachen, ohne dass zuvor eine Herzinsuffizienz bestand. Da Furosemid als Injektion gegeben werden kann, ist in diesem Fall eine Therapie nicht von der Schluckfähigkeit des Patienten abhängig. Außerdem liegt der Wirkungseintritt früher und so kann die Therapie leichter an die Situation angepasst werden. Alte und schwer kranke Patienten sollten keine intramuskulären Injektionen erhalten, da sie bei ihnen häufig schmerzhaft sind und das verabreichte Medikament durch eine eventuell herabgesetzte Muskeldurchblutung verzögert aufgenommen wird. Hier können subkutane Injektionen eine gute Alternative sein, besonders, wenn die Venenverhältnisse schlecht sind.

Für alte und gebrechliche Patienten wird eine Dosisreduktion oder das Absetzen des Medikaments empfohlen.

4.6.14 Sonstiges

Schleifendiuretika fehlt in der Behandlung der Hypertonie die gleiche gute Dokumentation wie den Thiaziddiuretika und sie erreichen laut neueren Untersuchungen nur eine marginale Blutdrucksenkung.

Bei ausgeprägten Ödemen wird eine verringerte Bioverfügbarkeit beobachtet, wahrscheinlich als Folge einer verschlechterten Resorption im Magen-Darm-Trakt. Ob dies auch bei Torasemid zutrifft, ist unklar. Liegen ausgeprägte Ödeme vor, sollten Schleifendiuretika parenteral gegeben werden, um eine sichere Aufnahme zu gewährleisten.

Bei schwer zu behandelnden Ödemen kann die Kombination eines Schleifendiuretikums mit einem Thiazid synergistisch wirken. Sie kann aber auch in hohem Maße zu Elektrolytstörungen führen und sollte nur mit engmaschiger Kontrolle durchgeführt werden.

In der Akutbehandlung der Herzinsuffizienz tritt gelegentlich das Phänomen der Diuretikaresistenz auf, bei der zusätzlich als Bolus gegebene intravenöse Dosen eines Schleifendiuretikums keine diuretische Wirkung zeigen. Es scheint individuelle Schwellenwerte zu geben, oberhalb derer eine Dosiserhöhung keine Erhöhung der Diurese bewirkt.

In der akuten stationären und in der palliativen Versorgung im Heim kann bei Exazerbationen der Herzinsuffizienz eine kontinuierliche Furosemid-Infusion gegeben werden.

Bei Patienten mit hohen Dosen an Diuretika gibt es Hinweise auf eine erhöhte Morbidität und Mortalität.

Referenzartikel und andere Quellen

Faris RF, Flather M, Purcell H, Poole-Wilson PA, Coats AJ. Diuretics for heart failure. Cochrane Database Syst Rev. 2012 Feb 15; (2): CD003838.

Howard PA, Dunn MI. Effectiveness of continuous infusions of loop diuretics for severe heart failure. J Cardiovasc Med (Hagerstown). 2006 Jan; 7(1): 5–10.

MacFadyen RJ, Gorski JC, Brater DC, Struthers AD. Furosemide responsiveness, non-adherence and resistance during the chronic treatment of heart failure: a longitudinal study. Br J Clin Pharmacol. 2004 May; 57(5): 622–631.

Mainz A, Brockmann S. DEGAM S1-Handlungsemfehlung Medikamentenmonitoring. AWMF-Registernummer 053/037 Klasse S1, September 2013

Murray MD, Haag KM, Black PK, Hall SD, Brater DC. Variable furosemide absorption and poor predictability of response in elderly patients. Pharmacotherapy 17: 98–106, 1997.

Musini VM, Rezapour P, Wright JM, Bassett K, Jauca CD. Blood pressure-lowering efficacy of loop diuretics for primary hypertension. Cochrane Database Syst Rev. 2015 May 22; (5): CD003825.

Ostermann M, Alvarez G, Sharpe MD, Martin CM. Frusemide administration in critically ill patients by continuous compared to bolus therapy. Nephron Clin Pract. 2007;107(2):c70–6.

Peacock WF, Costanzo MR, De Marco T, Lopatin M et al. Impact of intravenous loop diuretics on outcomes of patients hospitalized with acute decompensated heart failure: insights from the ADHERE registry. Cardiology. 2009; 113(1): 12–19.

Reddy P, Mooradian AD. Diuretics: an update on the pharmacology and clinical uses. Am J Ther. 2009 Jan-Feb; 16(1): 74–85.

Roush GC, Kaur R, Ernst ME. Diuretics: a review and update. J Cardiovasc Pharmacol Ther. 2014 Jan;19(1):5–13.

Salvador DR, Rey NR, Ramos GC, Punzalan FE. Continuous infusion versus bolus injection of loop diuretics in congestive heart failure. Cochrane Database Syst Rev. 2005 Jul 20; (3): CD003178.

Thomson MR, Nappi JM, Dunn SP, Hollis IB, Rodgers JE, Van Bakel AB. Continuous versus intermittent infusion of furosemide in acute decompensated heart failure. J Card Fail. 2010 Mar; 16(3): 188–193.

van Kraaij DJ, Jansen RW, Sweep FC, Hoefnagels WH. Neurohormonal effects of furosemide withdrawal in elderly heart failure patients with normal systolic function. Eur J Heart Fail. 2003 Jan; 5(1): 47–53.

Vargo DL, Kramer WG, Black PK, Smith WB, Serpas T, Brater DC. Bioavailability, pharmacokinetics, and pharmacodynamics of torsemide and furosemide in patients with congestive heart failure. Clin Pharmacol Ther. 1995 Jun; 57(6): 601–609.

Wargo KA, Banta WM. A comprehensive review of the loop diuretics: should furosemide be first line? Ann Pharmacother. 2009 Nov; 43(11): 1836–1847.

4.7 Aldosteronantagonisten C03DA

Spironolacton, Eplerenon

4.7.1 Indikationen

Spironolacton Aszites bei Leberzirrhose; andere hepatische, kardiale und renale Ödeme, bei denen andere therapeutische Maßnahmen ohne Erfolg blieben, besonders bei V. a. sekundären Hyperaldosteronismus; Hypertonie, bei der eine andere antihypertensive Behandlung ohne Erfolg blieb; primärer Aldosteronismus ohne Indikation für eine Operation.

Eplerenon

1. Ergänzend zur Standardtherapie inklusive Betablocker, zur Reduktion der kardiovaskulären Mortalität und Morbidität bei Patienten mit Linksherzinsuffizienz (LVEF ≤ 40 %) und klinischen Zeichen der Herzinsuffizienz kurz nach zuvor erlittenem Herzinfarkt.
2. Ergänzend zur Standardtherapie zur Reduktion der kardiovaskulären Mortalität und Morbidität bei Patienten mit chronischer Herzinsuffizienz NYHA-Klasse II und linksventrikulärer systolischer Dysfunktion (LVEF ≤ 30 %).

4.7.2 Wirkmechanismus

Spironolacton und Eplerenon blockieren die Rezeptorbindung von Aldosteron, einem zentralen Hormon im **Renin-Aldosteron-Angiotensin-System** (RAAS). Renin wird in den Nieren gebildet und in die Blutbahn abgegeben, wo es Angiotensin in das relativ inaktive Angiotensin-I umwandelt. Angiotensin-I wiederum wird durch das **Angiotensin Converting Enzyme** (ACE) in Angiotensin-II umgewandelt, welches als potenter Vasokonstriktor eine arterielle Vasokonstriktion und einen erhöhten Blutdruck, aber auch durch Stimulierung der Nebennieren eine Freisetzung von Aldosteron bewirkt. Durch Aldosteronantagonisten bleiben die Blutspiegel von Aldosteron und durch den negativen Rückkopplungsmechanismus von Aldosteron auf die Reninausschüttung auch Renin erhöht. Hieraus resultiert eine höhere Ausscheidung von Natrium und Wasser im Urin, wohingegen die Ausscheidung von Kalium, Ammonium und Wasserstoffionen sinkt.

Spironolacton hat die Indikation Hypertonie, besonders bei therapierefraktärer Hypertonie, und senkt den systolischen und den diastolischen Blutdruck. Die größte Wirkung erzielt es bei schwerer renal bedingter Hypertonie mit stark erhöhter Aldosteronkonzentration im Blut. Kombiniert mit einem konventionellen Diuretikum, wird der diuretische Effekt verstärkt.

Bei Herzinsuffizienz, Leberzirrhose und nephrotischem Syndrom kann die Aldosteronproduktion ebenfalls erhöht sein.

4.7.3 Empfohlene Tagesdosen und Dosisbereiche

▶ Tab. 4.11.

Tab. 4.11 Dosierungsempfehlungen für Aldosteronantagonisten

	Dosisintervall	Einnahme zur Mahlzeit	Hypertonie	Ödeme	Herzinsuffizienz
Spironolacton	24 h	Verbesserte Aufnahme	25–50 mg	100–200 mg	12,5–25 mg
Eplerenon	24 h	Kein Einfluss	Nicht indiziert	Nicht indiziert	25–50 mg

Da in der Behandlung mit diesen Substanzen das Risiko einer Hyperkaliämie besteht, sind regelmäßige Kontrollen des S-Kreatinins, S-Natriums und S-Kaliums empfohlen, besonders bei herabgesetzter Nierenfunktion und bei kombinierter Behandlung mit anderen Medikamenten, die die Entstehung einer Hyperkaliämie begünstigen.

4.7.4 Nebenwirkungen

Häufige Nebenwirkungen

Die Häufigkeit von Nebenwirkungen ist abhängig von Tagesdosis und Behandlungsdauer. Häufig sind Hyperkaliämien. Gelegentlich kommt es zu allgemeinen Erscheinungen wie Schläfrigkeit, Müdigkeit, Durchfall, Übelkeit, Erbrechen, Kopfschmerzen und Impotenz. Gynäkomastie ist eine häufige Nebenwirkung, bei Dosen ≤ 100 mg bei 13 %. Besteht die Gynäkomastie eine kurze Zeit, verschwindet sie nach Absetzen i. d. R. wieder; nach längerer Behandlungsdauer kann sie jedoch bestehen bleiben. Weitere endokrine Effekte können sein: Regelblutungen, Amenorrhö und postmenopausale Blutungen. Gelegentlich kann eine erektile Dysfunktion auftreten.

Unter Eplerenon ist das Risiko einer Gynäkomastie geringer.

Schwerwiegende Nebenwirkungen

Die Kombination mit einem ACE-Hemmer (evtl. auch zusammen mit einem Schleifendiuretikum) kann im Fall einer Dehydratation und/oder Niereninsuffzienz zu einer lebensbedrohlichen Hyperkaliämie führen.

Niereninsuffizienz, Verwirrtheit, Elektrolytstörungen und Blutungen im oberen Gastrointestinaltrakt sowie arterielle Thrombosen in den Beinen und Herzinfarkt sind weitere mögliche unerwünschte Ereignisse.

4.7.5 Wichtige Interaktionen

Antithrombotische Mittel

Azetylsalizylsäure Bei der gleichzeitigen Behandlung mit Azetylsalizylsäure in Dosen von > 325 mg/d kann sich die diuretische und antihypertensive Wirkung von Diuretika verringern. Akutes Nierenversagen ist beschrieben. Blutdruck und Körpergewicht sollten bei gleichzeitiger Gabe dieser Präparate sorgfältig kontrolliert werden. Möglicherweise muss die Diuretikadosis angepasst werden. In der antihypertensiven Therapie können Kalziumkanalblocker eine gute Alternative zu Diuretika sein.

Antibiotika

Erythromycin Werden diese beiden Substanzen kombiniert, erhöht sich die Plasmakonzentration von Eplerenon und verringert sich diejenige von Erythromycin. In dieser Kombination sollte Eplerenon höchstens bis 25 mg/d dosiert und S-Kalium kontrolliert werden.

Rifampicin Die Kombination mit Eplerenon ist nicht empfohlen, da hier ist eine Verringerung der Plasmakonzentration von Eplerenon zu erwarten ist.
Entsprechend sollte bei gegebener Indikation stattdessen eine antibiotische Behandlung mit Azithromycin oder Roxithromycin erwogen werden.

Antiepileptika

Carbamazepin, Phenobarbital, Phenytoin Die Kombination mit Eplerenon ist nicht empfohlen, da hier eine Verringerung der Plasmakonzentration von Eplerenon zu erwarten ist.

Antimykotika

Posaconazol, Voriconazol Die Plasmakonzentration von Eplerenon erhöht sich markant und kann zu Hypotension führen. Diese Kombination sollte vermieden und ein anderes kaliumsparendes Diuretikum erwogen werden. Bei zwingender Indikation dieser Kombination höchstens 25 mg Eplerenon pro Tag und Kontrollen von Blutdruck und S-Kalium.

Zur Behandlung von kutanen Mykosen sollten andere Substanzen wie z. B. Terbinafin erwogen werden.

Mittel mit Wirkung auf das Renin-Angiotensin-System

ACE-Hemmer Die gleichzeitige Gabe von ACE-Hemmern und kaliumsparenden Diuretika erhöht die Gefahr einer schweren Hyperkaliämie. Bestimmte Patienten mit Herzinsuffizienz können von der Kombination von Spironolacton mit einem ACE-Hemmer profitieren, hier sollten jedoch S-Kalium und EKG regelmäßig kontrolliert werden. Spironolacton sollte nicht höher als 25 mg/d dosiert werden.

Sartane Die gleichzeitige Gabe von AT-II-Hemmern und kaliumsparenden Diuretika erhöht das Risiko einer schweren Hyperkaliämie und kardialer Arrhythmien. Hier sollten Thiazid- oder Schleifendiuretika bevorzugt werden. Kann diese Kombination nicht vermieden werden, sollten S-Kalium und EKG regelmäßig kontrolliert werden.

Tuberkulostatikum

Rifabutin Die Kombination mit Eplerenon ist nicht empfohlen, da hier eine Verringerung der Plasmakonzentration von Eplerenon zu erwarten ist.

Weitere Wirkstoffe

Starke CYP3A4-Hemmer Können zu einem 4-fachen Anstieg der Eplerenon-Konzentration im Plasma führen. Die gleichzeitige Anwendung von Eplerenon und starken CYP3A4-Hemmern wie z. B. Ketoconazol, Itraconazol, Ritonavir, Nelfinavir, Clarithromycin, Telithromycin und Nefazodon ist kontraindiziert.

Herzglykoside

Digoxin Aldosteronantagonisten (besonders Spironolacton) hemmen die tubuläre Sekretion von Digoxin, wodurch die Plasmakonzentration von Digoxin bei unveränderter Dosierung steigt. Da diese Interaktion die Gefahr einer Intoxikation erhöhen kann, bedarf es einer Dosisanpassung. Regelmäßige Kontrollen des Digoxin-Spiegels sind empfohlen.

Mineralstoffe

Kalium Kaliumsparende Diuretika und Kalium sollten nicht kombiniert werden, da dies zu Hyperkaliämie und kardialen Arrhythmien führen kann. Regelmäßige S-Kalium-Kontrollen.

NSAR

Bei gleichzeitiger Einnahme von NSAR kann der harntreibende und blutdrucksenkende Effekt gemindert werden. Der Blutdruck erhöht sich i. d. R. nur mäßig; das Risiko für Komplikationen aufgrund des erhöhten Blutdrucks ist jedoch v. a. bei Älteren erhöht. Akutes Nierenversagen ist beschrieben. Diese Kombination kann auch zu Gewichtserhöhung aufgrund von Ödemen führen; regelmäßige Kontrollen des Blutdrucks und des Gewichts sind daher notwendig. Gegebenenfalls muss die Diuretikadosis angepasst oder eine alternative Behandlung erwogen werden.

Coxibe Selektive COX-2-Hemmer können die antihypertensive Wirkung verringern.

Weitere von den Herstellern beschriebene Interaktionen

- Bei Patienten, die gleichzeitig mit Spironolacton und Ammoniumchlorid oder Colestyramin behandelt wurden, ist die Entstehung einer hyperchlorämischen metabolen Azidose beschrieben.
- Es wurden keine Arzneimittelstudien mit Eplerenon und Lithium durchgeführt.

4.7.6 Kontraindikationen

Spironolacton Akutes Nierenversagen, Niereninsuffizienz mit eGFR < 30 ml/min, Oligurie, Anurie und Hyperkaliämie.

Eplerenon Falls das S-Kalium bei Behandlungsbeginn > 5,0 mmol/l ist. Niereninsuffizienz mit eGFR < 30 ml/min ist eine Kontraindikation. Gleichzeitige Gabe von kaliumsparenden Diuretika, Kaliumsubstitution oder starke CYP3A4-Hemmer (▶ Kap. 4.7.5). Schwere Leberinsuffizienz, ebenso die Kombination mit einem ACE-Hemmer plus Angiotensinrezeptorblocker.

4.7.7 Warnhinweise

In Situationen, in denen leicht eine Hyperkaliämie entstehen kann wie z. B. bei Niereninsuffizienz oder in Kombination mit einem anderen Diuretikum, ist Vorsicht geboten. Bei Dekompensation einer Leberzirrhose kann sich trotz normaler Nierenfunktion eine reversible hyperchlorämische metabolische Alkalose, meist kombiniert mit einer Hyperkaliämie, entwickeln. Zusätzlich zu Spironolacton oder Eplerenon sollte keine Kaliumsubstitution oder Gabe eines weiteren kaliumsparenden Diuretikums erfolgen. Die Kombination von Spironolacton mit einem ACE-Hemmer oder ARB kann zur Hyperkaliämie führen. Ist eine solche Kombination dennoch notwendig, sollten regelmäßige und frequente Kaliumkontrollen erfolgen.

4.7.8 Pharmakologische Angaben

▶Tab. 4.12.

Tab. 4.12 Pharmakologische Angaben für Aldosteronantagonisten

	Halbwertszeit	Funktionseinschränkung der		Schwangerschaft	Stillzeit	Aktiver Metabolit
		Leber	Nieren			
Spironolacton	10–35 min	Vorsicht bei Leberfunktionseinschränkung	Bei GFR ≤ 30 ml/min vermeiden	A	II	Ja
Eplerenon	3–5 h	Bei schwerer Leberfunktionseinschränkung nicht geben	Bei GFR ≤ 50 ml/min vermeiden	B:1	IVb	Nein

4.7.9 Therapiekontrolle

Der max. blutdrucksenkende Effekt wird frühestens nach etwa 2 Wochen erreicht, meist erst nach 6 Monaten. Nach einer ersten Kontrolle von Kreatinin, Kalium und Natrium im Serum 4 Wochen nach Therapiebeginn erfolgt eine erste Beurteilung des Therapieeffekts nach 3 Monaten.

4.7.10 Alternative Behandlungen

Bei leichter und mittelgradiger Hypertonie ohne Organschäden sind **Veränderungen des Lebensstils** häufig eine wirksame und kosteneffektive Behandlungsalternative und Therapie der ersten Wahl.

Eine unkomplizierte Hypertonie wird in erster Linie mit einem **Thiaziddiuretikum** oder einem **thiazidverwandten Diuretikum** (Chlortalidon), **ACE-Hemmer** oder **Kalziumkanalblocker** behandelt. Sie sind im Vergleich zu anderen Antihypertensiva kostengünstig und zudem gut dokumentiert.

Patienten mit herabgesetzter Glukosetoleranz oder Diabetes erhalten in erster Linie einen **ACE-Hemmer.**

Wird Spironolacton monotherapeutisch zur Behandlung von Ödemen eingesetzt, empfiehlt sich i. d. R. der Wechsel zu einem **Schleifendiuretikum.**

4.7.11 Beschwerden beim Absetzen

Die Wirkung von Spironolacton bleibt nach Absetzen i. d. R. 2–3 Tage bestehen. Bei unverändert fortbestehender Ursache der Ödeme rezidivieren diese daher frühestens nach einigen Tagen nach Absetzen von Spironolacton. Bei Hypertonie als Indikation und bei längerer Behandlungsdauer kann der Blutdruck wieder ansteigen, falls nicht zusätzlich andere antihypertensive Maßnahmen ergriffen wurden.

4.7.12 Behandlung beenden

Zu Beginn einer Spironolactonbehandlung steigt die Natriumausscheidung in den ersten 3–4 Wochen schrittweise an. Nach Absetzen der Spironolactonbehandlung lässt die Natriurese in umgekehrtem Maße wieder nach und die antiödematöse Wirkung klingt nach einigen Tagen ab. In dieser Situation kann Spironolacton direkt abgesetzt werden.

Um einen eventuellen Reboundeffekt in Form einer Blutdruckerhöhung durch wegfallende Blockierung der Aldosteronrezeptoren zu vermeiden, sollte Spironolacton, wenn möglich, mit ½ Dosierung über 4 Wochen ausgeschlichen werden. Stabilisiert sich der Blutdruck danach auf einem akzeptablen Niveau, kann die Therapie ganz beendet und danach der Blutdruck in regelmäßigen Abständen kontrolliert werden.

4.7.13 Am Lebensende

In diesem Lebensstadium haben Aldosteronantagonisten einen begrenzten Wert. Wurden sie zur Behandlung eines Aszites gegeben, kann die Behandlung beendet werden. Bei symptomatischem Aszites sind Punktionen eine bessere Alternative als die meist hoch dosierte Dauerbehandlung mit Spironolacton. Diese Substanz ebenso wie andere Diuretika verschaffen dem Patienten keine eindeutige Linderung, wohingegen die Gefahr für Nebenwirkungen wie Muskelkrämpfe, Übelkeit und Mundtrockenheit groß ist.

In der Therapie von Ödemen und/oder Herzinsuffizienz zeigt das Fortsetzen der Behandlung mit einem Aldosteronantagonisten keinen klaren Vorteil. Periphere oder Lungenödeme sprechen besser auf die Behandlung mit einem bedarfsweise intravenös gegebenen Schleifendiuretikum an.

Auch mit antihypertensiver Indikation sollte Spironolacton abgesetzt werden. Oftmals ist der Blutdruck aufgrund der veränderten Lebensverhältnisse gesunken im Vergleich zu der Zeit, als die antihypertensive Behandlung angesetzt worden war. Zusätzlich ist in dieser Lebenssituation die Bedeutung der Verringerung von Hypertoniekomplikationen deutlich begrenzt.

4.7.14 Sonstiges

Das Prinzip des Aldosteronantagonismus hat sich als wichtige Therapiestrategie herausgestellt, da es bei Patienten mit Herzinsuffizienz und reduzierter linksventrikulärer Funktion eine Ergänzung zur Basistherapie mit einem ACE-Hemmer bietet. Die Wirkung von Eplerenon (Ephesus-Studie) und Spironolacton (Rales-Studie) in der Therapie der Herzinsuffizienz erschien hierbei gleichartig, auch wenn ein direkter Vergleich beider Substanzen fehlt. In diesen Studien zeigte sich, dass diese Substanzen als Ergänzung in der Herzinsuffizienztherapie Morbidität und Mortalität deutlich senkten. Studien zu Morbidität und Mortalität in der Hypertoniebehandlung fehlen zu beiden Substanzen.

Es spricht vieles dafür, dass Spironolacton das Risiko einer oberen gastrointestinalen Blutung beinahe um das 3-Fache erhöht. Das Risiko erhöht sich parallel zu steigender Tagesdosis. Personen > 74 Jahren zeigten ein deutlich geringeres Blutungsrisiko als Personen zwischen 55 und 74 Jahren.

Ungeachtet der Behandlungsindikation sollte stets die individuell geringste effektive Dosis angestrebt werden.

Verglichen mit Spironolacton weist Eplerenon eine höhere Selektivität zum Aldosteronrezeptor auf, wodurch sich vermutlich das Risiko hormoneller Nebenwirkungen verringert. Vergleichende Daten zu diesen Nebenwirkungen fehlen jedoch.

Laut eines Cochrane Review tragen Aldosteronantagonisten dazu bei, die Proteinurie bei Patienten mit Niereninsuffizienz und gleichzeitiger Behandlung mit ACE-Hemmern oder ARB zu reduzieren. Das Risiko einer Hyperkaliämie steigt jedoch an.

Es liegen keine überzeugenden Daten vor, die eine Bevorzugung von Eplerenon vor Spironolacton in der Herzinsuffizienztherapie nahelegen.

In der antihypertensiven Behandlung ist Spironolacton bei Vorliegen eines primären Hyperaldosteronismus, einer Hypokaliäme oder einer therapieresistenten Hypertonie Therapie der ersten Wahl. Spironolacton erzeugt keine Hyperurikämie oder Hyperglykämie.

Referenzartikel und andere Quellen

Bolignano D, Palmer SC, Navaneethan SD, Strippoli GF. Aldosterone antagonists for preventing the progression of chronic kidney disease. Cochrane Database Syst Rev. 2014 Apr 29; 4: CD007004.

Chen Y, Wang H, Lu Y, Huang X et al. Effects of mineralocorticoid receptor antagonists in patients with preserved ejection fraction: a meta-analysis of randomized clinical trials. BMC Med. 2015 Jan 19; 13(1): 10.

Epstein M, Williams GH, Weinberger M, Lewin A et al. Selective aldosterone blockade with eplerenone reduces albuminuria in patients with type 2 diabetes. Clinical Journal of the American Society of Nephrology: CJASN 2006; 1(5): 940–951.

Ezekowitz JA, McAlister FA. Aldosterone blockade and left ventricular dysfunction: a systematic review of randomized clinical trials. Eur Heart J. 2009 Feb; 30(4): 469–477.

Falch DK. Johansson R. Odegaard AE. Norman N. Haemodynamic effects of treatment and withdrawal of spironolactone in essential hypertension. Scandinavian Journal of Clinical & Laboratory Investigation. 39(2): 159–165, 1979 Apr.

Gulmez SE, Lassen AT, Aalykke C, Dall M et al. Spironolactone use and the risk of upper gastrointestinal bleeding: a population-based case-control study. Br J Clin Pharmacol. 2008 Aug; 66(2): 294–299.

Hanlon JT, Aspinall SL, Semla TP, Weisbord SD et al. Consensus guidelines for oral dosing of primarily renally cleared medications in older adults. J Am Geriatr Soc. 2009 Feb; 57(2): 335–340. Epub 2008 Dec 10.

Juurlink DN, Mamdani MM, Lee DS, Kopp A et al. Rates of hyperkalemia after publication of the Randomized Aldactone Evaluation Study. N Engl J Med. 2004 Aug 5; 351(6): 543–551.

Maron BA, Leopold JA. Mineralocorticoid receptor antagonists and endothelial function. Curr Opin Investig Drugs. 2008 Sep; 9(9): 963–969.

Nagarajan V, Chamsi-Pasha M, Tang WH. The role of aldosterone receptor antagonists in the management of heart failure: an update. Cleve Clin J Med. 2012 Sep; 79(9): 631–639.

Navaneethan SD, Nigwekar SU, Sehgal AR, Strippoli GF. Aldosterone antagonists for preventing the progression of chronic kidney disease. Cochrane Database Syst Rev. 2009 Jul 8; (3): CD007004.

Pitt B, Zannad F, Remme WJ, Cody R et al. The effect of spironolactone on morbidity and mortality in patients with severe heart failure. Randomized Aldactone Evaluation Study Investigators. N Engl J Med. 1999 Sep 2; 341(10): 709–717.

Roush GC, Kaur R, Ernst ME. Diuretics: a review and update. J Cardiovasc Pharmacol Ther. 2014 Jan ;19(1): 5–13.

Shafiq MM, Miller AB. Blocking aldosterone in heart failure. Ther Adv Cardiovasc Dis. 2009 Oct; 3(5): 379–85.

Wenting GJ. Man in 't Veld AJ. Derkx FH. Schalekamp MA. Recurrence of hypertension in primary aldosteronism after discontinuation of spironolactone. Time course of changes in cardiac output and body fluid volumes. Clin Exp Hypertens A. 1982; 4(9–10): 1727–1748.

4.8 Andere kaliumsparende Substanzen/ Hydrochlorothiazid C03DB/C03EA01

Amilorid/Hydrochlorothiazid

4.8.1 Indikationen

Amilorid (in Deutschland in Kombination mit Hydrochlorothiazid verfügbar)

- Kardial bedingte Ödeme, als ergänzende Behandlung zu Thiaziden oder höher potenten Diuretika.
- Hypertonie, als ergänzende Behandlung zu Thiaziden oder anderen saluretischen Antihypertonika, wenn Kaliumverluste vermieden werden sollen.
- Leberzirrhose mit Aszites, ergänzend zu potenten oralen Diuretika zur Erreichung einer ausreichenden Diurese unter Bewahrung eines ausgeglichenen Elektrolythaushalts und zur Risikoreduktion der metabolischen Azidose.

4.8.2 Wirkmechanismus

Amilorid Eine kaliumsparende Substanz mit milder natriuretischer, diuretischer und blutdrucksenkender Wirkung. Amilorid wirkt auf den Natrium-Kalium-Austausch an den distalen Tubuli. Unabhängig von der Anwesenheit von Aldosteron erhöht sich die Natriumausscheidung und vermindert sich die Ausscheidung von Kalium- und Wasserstoffionen. Dieser Effekt kann unter Umständen zu einer hyperkaliämischen Azidose führen. Chemisch ist Amilorid mit keiner anderen diuretischen oder kaliuretischen Substanz verwandt.

In Kombination mit anderen Diuretika wirkt Amilorid additiv diuretisch und antihypertensiv. Amilorid wird v.a. bei Patienten eingesetzt, die mit Diuretika behandelt werden und bei denen ein zu starker Kaliumverlust eintritt oder zu erwarten ist. Die durch Schleifendiuretika oder Thiazide bedingte erhöhte Ausscheidung von Magnesium wird durch die gleichzeitige Gabe von Amilorid verringert.

Hydrochlorothiazid Erhöht die Diurese sowie die Ausscheidung von Natrium- und Chloridionen durch eine tubuläre Hemmung der Rückresorption dieser Ionen. Durch die Natriurese erhöht sich sekundär die Ausscheidung von Kalium und Bikarbonat. Die Kalziumausscheidung wird um die Hälfte reduziert. Die Magnesiumausscheidung im Urin kann sich durch die Behandlung mit Hydrochlorothiazid erhöhen. Der antihypertensive Effekt von Hydrochlorothiazid beruht initial auf einer Reduktion des Plasmavolumens und einem dadurch verminderten Herzminutenvolumen. Bei fortgesetzter Behandlung wird hauptsächlich der totale periphere Gefäßwiderstand verringert.

4.8.3 Empfohlene Tagesdosen und Dosisbereiche

Nach Einsetzen der Diurese und/oder der Blutdrucksenkung sollte die Dosis versuchsweise gesenkt werden. Eine Verringerung der Wirkung bleibt häufig aus, eventuelle Nebenwirkungen können jedoch reduziert werden (▶ Tab. 4.13).

Tab. 4.13 Dosierungsempfehlungen für Amilorid/Hydrochlorothiazid

	Dosis-intervall	Einnahme zur Mahlzeit	Ödeme bei Herz-insuffizienz	Hypertonie	Leberzirrhose mit Aszites
Amilorid/ Hydrochlo-rothiazid	24 h	Verringert die Absorption v. Amilorid	5 mg/50 mg 1–2 ×/d	2,5 mg/25 mg 1–2 ×/d	5 mg/50 mg 1–2 ×/d

4.8.4 Nebenwirkungen

Häufige Nebenwirkungen

Amilorid Übelkeit, Erbrechen, Diarrhö und Kopfschmerzen sind die häufigsten Nebenwirkungen (3–8 % der Patienten). Andere häufig beschriebene Nebenwirkungen sind Schwächegefühl, Müdigkeit, Bauchschmerzen, Appetitlosigkeit, Hyperkaliämie, Hypochlorämie, Muskelkrämpfe, Schwindel und Obstipation.

Hydrochlorothiazid Sehr häufig: Hypokaliämie, Hyponatriämie, Hyperkalzämie, Hypochlorämie, erhöhte Harnsäurewerte, Hyperglykämie, Glukosurie, erhöhte Fettstoffwechselwerte. Das größte Risiko einer thiazidbedingten Hyponatriämie haben ältere Frauen mit geringem Körpergewicht (▶Kap. 4.8.5).

Häufig kommen Appetitlosigkeit, Magen-Darm-Beschwerden, Thrombozytopenie und Palpitationen vor.

Schwerwiegende Nebenwirkungen

Amilorid Gastrointestinale Blutung, Angina pectoris und kardiale Arrhythmien

Hydrochlorothiazid Hypokaliämie, orthostatische Hypotension, Thrombozytopenie, Leukopenie, Agranulozytose, aplastische Anämie, hämolytische Anämie, herabgesetzte Nierenfunktion, Hepatitis, Pankreatitis, hypochlorämische Alkalose und Vaskulitiden.

4.8.5 Wichtige Interaktionen

Antithrombotische Mittel

Azetylsalizylsäure Bei der gleichzeitigen Behandlung von Azetylsalizylsäure in Dosen von > 325 mg/d kann sich die diuretische und antihypertensive Wirkung von Diuretika verringern. Akutes Nierenversagen ist beschrieben. Blutdruck und Körpergewicht sollten bei gleichzeitiger Gabe dieser Präparate sorgfältig kontrolliert werden. Möglicherweise muss die Diuretikadosis angepasst werden. In der antihypertensiven Therapie können Kalziumkanalblocker eine gute Alternative zu Diuretika darstellen.

Mineralstoffe

Kalium Die Kombination von Kalium und einem kaliumsparenden Diuretikum kann zu Hyperkaliämie und kardialen Arrhythmien führen. Die Kombination von Kalium und einem kaliumsparenden Diuretikum wie z. B. Spironolacton oder Amilorid sollte vermieden werden. Kaliumkontrollen sind angezeigt.

Mittel mit Wirkung auf das Renin-Angiotensin-System

Die gleichzeitige Gabe von ACE-Hemmern und kaliumsparenden Diuretika erhöht die Gefahr einer schweren Hyperkaliämie. Sorgfältige und regelmäßige Kontrollen von EKG und Kalium sind angezeigt.

Sartane Bei gleichzeitiger Gabe eines AT_1-Blockers und eines kaliumsparenden Diuretikums erhöht sich die Gefahr einer schweren Hyperkaliämie und kardialer Arrhythmien. Die Umstellung auf ein Schleifendiuretikum oder ein Thiazid sollte erwogen werden. Ist die gleichzeitige Therapie mit beiden Substanzen notwendig, sind sorgfältige und regelmäßige EKG- und Kaliumkontrollen erforderlich.

NSAR

Coxibe Selektive COX-2-Hemmer können die antihypertensive Wirkung bei gewissen Patienten mindern. Die klinische Bedeutung dieser Interaktion ist jedoch noch unklar. Bei dieser Kombination ist die Überwachung des Blutdrucks erforderlich.

Diclofenac, Ibuprofen, Indometacin, Ketoprofen, Meloxicam, Naproxen Der diuretische und blutdrucksenkende Effekt von harntreibenden Medikamenten kann bei gleichzeitiger Gabe von NSAR gemindert werden. Der Blutdruckanstieg ist i. d. R. mäßig stark ausgeprägt, das Komplikationsrisiko durch die erhöhten Blutdruckwerte ist jedoch besonders bei Älteren erhöht. Akutes Nierenversagen ist beschrieben. Diese Kombination kann auch eine Gewichtszunahme bewirken. Kontrollen von Gewicht und Blutdruck sind angezeigt. Gegebenenfalls Dosisanpassung. Eine Umstellung des Diuretikums auf einen Kalziumkanalblocker sollte erwogen werden, da NSAR die Wirkung von Kalziumkanalblockern nicht verringern.

Weitere Anmerkungen

- Cyclosporin und Tacrolimus kombiniert mit Amilorid erhöhen die Gefahr einer Hyperkaliämie.
- Diuretika inklusive Amilorid können die renale Ausscheidung von Lithium verringern und gehen mit dem Risiko zu hoher Plasmakonzentrationen einher.

Für weitere Informationen Interaktionen zu Hydrochlorothiazid ▶ Kap. 4.7.

4.8.6 Kontraindikationen

Hydrochlorothiazid/Amilorid Hyperkaliämie mit S-Kalium > 5,5 mmol/l; gleichzeitige Einnahme einer anderen kaliumsparenden Substanz oder von Kalium. Anurie, akutes Nierenversagen und schwere progrediente Nierenfunktionseinschränkung. Schwere Leber- und Niereninsuffizienz und manifeste Gicht.

4.8.7 Warnhinweise

Bei kombinierter Gabe von Amilorid mit einem ACE-Hemmer erhöht sich besonders bei Niereninsuffizienz die Gefahr einer Hyperkaliämie. Bei dieser Kombination ist Vorsicht geboten; regelmäßige Kaliumkontrollen sind erforderlich.

Auch bei Zuständen, in denen die Gefahr der Entstehung einer Hyperkaliäme erhöht ist, z. B. eingeschränkte Nierenfunktion und respiratorische oder metabolische Azidose etwa bei Diabetes, ist Vorsicht geboten. Bei Patienten mit herabgesetzter Nierenfunktion sind regelmäßige Kontrollen der Elektrolyte und Nierenparameter erforderlich.

Hydrochlorothiazid ist bei Diabetes nicht kontraindiziert, die Blutzuckerwerte sollten aber auf eventuelle Veränderungen hin kontrolliert werden. Bei erhöhten Kaliumverlusten (Erbrechen oder Diarrhö), bei gleichzeitiger Behandlung mit Glukokortikoiden oder Digitalis, bei der Behandlung von Ödemen und bei Vorliegen einer Leberinsuffizienz sind zusätzliche Kontrollen des S-Kaliums erforderlich. In der Kombination mit Amilorid verringert sich jedoch die Gefahr einer Hypokaliämie bedingt durch die Behandlung mit Hydrochlorothiazid.

4.8.8 Pharmakologische Angaben

Bei Behandlung mit Amilorid wurde kein eindeutiger Hinweis auf einen Effekt auf den Kohlenhydrat- und Harnsäurestoffwechsel festgestellt, sehr wohl aber bei Hydrochlorothiazid (Hyperglykämie, Hyperurikämie; ▶Tab. 4.14).

Tab. 4.14 Pharmakologische Angaben für Amilorid/Hydrochlorothiazid

	Halbwertszeit	Wirkdauer	Herabgesetzte Funktion von		Schwangerschaft	Stillzeit	Aktiver Metabolit
			Leber	Niere			
Amilorid/ Hydrochlorothiazid	6–10 h/9,5–13 h	24 h/12 h	Vorsichtige Dosierung; bei schwerer Störung kontraindiziert	Vorsichtige Dosierung; bei schwerer Störung kontraindiziert	C	III	Nein

4.8.9 Therapiekontrolle

Der antihypertensive Effekt beginnt langsam mit einer max. Wirkung nach bis zu 2 Monaten. In der Regel erfolgt eine erste Kontrolle nach 2 Monaten, bei eventuellen Nebenwirkungen auch früher.

Kontrolle von S-Kalium und S-Natrium nach 4 Wochen.

4.8.10 Alternative Behandlungen

Bei leichter und mittelgradiger Hypertonie ohne Organschäden sind **Veränderungen des Lebensstils** häufig eine wirksame und kosteneffektive Behandlungsalternative und Therapie der ersten Wahl.

Eine unkomplizierte Hypertonie wird in erster Linie mit einem **Thiaziddiuretikum, ACE-Hemmer** oder **Kalziumkanalblocker** behandelt. Sie sind im Vergleich zu anderen Antihypertensiva kosteneffektiv und zudem gut dokumentiert.

Bei deutlich herabgesetzter Nierenfunktion (eGFR < 30 ml/min) hat Hydrochlorothiazid keinen nennenswerten blutdrucksenkenden Effekt. Hier empfiehlt sich stattdessen die Gabe eines Schleifendiuretikums (z. B. Furosemid), besonders wenn z. B. bei Vorliegen einer Herzinsuffizienz auch ein diuretischer Effekt benötigt wird.

Patienten mit herabgesetzter Glukosetoleranz oder Diabetes erhalten in erster Linie einen ACE-Hemmer, jedoch kann die Fortführung einer Behandlung mit Hydrochlorothiazid/Amilorid in einer geringen Dosis (25 mg/2,5 mg) ebenfalls von Nutzen sein. In dieser Dosierung ist das Risiko metaboler Nebenwirkungen sehr begrenzt.

4.8.11 Beschwerden beim Absetzen

Nach Absetzen kann der Blutdruck durch die Zunahme des peripheren Gefäßwiderstands wieder ansteigen.

Bei gleichzeitigem Diabetes kann nach der Reduktion oder dem Absetzen eines Thiazidpräparats ein hypoglykämischer Effekt entstehen; in diesem Fall bedarf es einer Anpassung der aktuellen Diabetestherapie.

4.8.12 Behandlung beenden

Während der Behandlung mit Amilorid muss bei schwer kranken Patienten mit stark erhöhter Diurese unbedingt auf Zeichen der Hyperkaliämie geachtet werden. In diesem Fall muss Amilorid abgesetzt werden.

Thiazide können bei niedriger Dosierung direkt abgesetzt werden. Bei höherer Dosierung zur Ödembehandlung wird eine Halbierung der Dosis über eine Woche empfohlen und danach der Effekt des Ausschleichens beurteilt.

4.8.13 Am Lebensende

Die Behandlung mit Amilorid/Hydrochlorothiazid liefert in diesem Lebensabschnitt meist keinen weiteren Nutzen. War die bisherige Indikation Hypertonie, sollte die Therapie beendet werden, um die Gefahr der Hypotension und dadurch einer Verschlechterung der Lebensqualität zu vermeiden.

War die Indikation die Reduktion von Ödemen, sollte stattdessen Furosemid oder ein anderes Schleifendiuretikum gegeben werden. Diese Substanzen sind in der Ödembehandlung leichter zu steuern und können auch parenteral verabreicht werden.

Wurde Amilorid zur Verringerung eines konstatierten Kaliummangels bei Behandlung mit einem Schleifendiuretikum gegeben, sollte die Therapie so lange fortgeführt werden, wie der Patient keine Schluckbeschwerden beim Einnehmen der Tabletten verspürt. Tritt diese Problematik auf, kann das Schleifendiuretikum bedarfsweise injiziert und Amilorid abgesetzt werden.

4.8.14 Sonstiges

Amilorid hat laut eines Cochrane Review als ergänzendes Präparat in einer niedrigen Dosierung keinen signifikanten blutdrucksenkenden Effekt. Studien zur blutdrucksenkenden Wirkung bei Monotherapie fehlen, ebenso Studienergebnisse zu möglichen Effekten in höherer Dosierung.

Die hohe Kaliumausscheidung, die man bei chronischer Niereninsuffzienz beobachtet, tritt auch ohne bestehende Hyperkaliämie auf. Die Kaliumausscheidung reagiert sehr empfindlich auf Amilorid. Das Aufrechterhalten des Kaliumhaushalts bei chronischer Niereninsuffizienz ist von der Hemmung der Natriumrückresorption in den distalen Nephronen abhängig. Diese tubuläre Rückresorption kann normalerweise nicht < 60 % des glomerulär filtrierten Natriumgehalts im Primärharn gesenkt werden.

Bereits bei leichter Hyperkaliämie (S-Kalium 5,5–6,0 mmol/l) können EKG-Veränderungen auftreten. Bei moderater Hyperkaliämie (6,1–7,0 mmol/l) treten regelhaft

Beschwerden wie Müdigkeit, Schwindel, Parästhesien, Muskelschwäche, Dyspnoe, Verwirrtheit und Bewusstseinsstörungen auf. Bei schwerer Hyperkaliämie (> 7,0 mmol/l) finden sich häufig kardiale Arrhythmien und die Mortalität ist deutlich erhöht. Um das Risiko einer Kaliumretention zu minimieren, kann die Amilorid-Dosis auf < 20 mg/d begrenzt werden.

Bei digitalisierten Patienten kann die kaliumsparende Wirkung von Amilorid besonders wichtig sein, da bei ihnen Kaliumverluste zu einer Digitalis-Intoxikation führen können.

Eine umfassende Cochrane Review aus dem Jahr 2009 gibt zur Hypertoniebehandlung folgende Empfehlungen: Thiazide als Therapie der ersten Wahl reduzieren die Morbidität, die Schlaganfall- und Herzinfarktrate, die Herzinsuffizienzrate und die Mortalität. ACE-Hemmer und Kalziumkanalblocker als Therapie der ersten Wahl können den gleichen Effekt haben, jedoch mit weniger starker Evidenz. Betablocker sind in dieser Übersicht niedrig dosierten Thiaziden unterlegen. Eine bei Amilorid/Hydrochlorothiazid eventuell auftretende Lipiderhöhung ist i. d. R. vorübergehend. In mehreren Studien konnte für Diuretika ein negativer prognostischer Einfluss nicht belegt werden.

Referenzartikel und andere Quellen

Andreucci M, Russo D, Fuiano G, Minutolo R, Andreucci VE. Diuretics in renal failure. Miner Electrolyte Metab. 1999 Jan-Apr; 25(1–2): 32–38.

Aziz EF, Javed F, Korniyenko A et al. Mild hyperkalemia and low eGFR a tedious recipe for cardiac disaster in the elderly: an unusual reversible cause of syncope and heart block. Heart Int. 2011; 6(2): e12.

Carretta R, Fabris B, Bellini G et al. Baroreflex function after therapy withdrawal in patients with essential hypertension. Clin Sci (Lond). 1983 Mar; 64(3): 259–263.

Heran BS, Chen JM, Wang JJ, Wright JM. Blood pressure lowering efficacy of potassium-sparing diuretics (that block the epithelial sodium channel) for primary hypertension. Cochrane Database Syst Rev. 2012 Nov 14; 11: CD008167.

Levy Yeyati N, Fellet A, Arranz C, Balaszczuk AM, Adrogué HJ. Amiloride-sensitive and amiloride-insensitive kaliuresis in advanced chronic kidney disease. J Nephrol. 2008 Jan-Feb; 21(1): 93–98.

Somogyi A, Hewson D, Muirhead M, Bochner F. Amiloride disposition in geriatric patients: importance of renal function. Br J Clin Pharmacol. 1990 Jan; 29(1): 1–8.

Spahn H, Reuter K, Mutschler E et al. Pharmacokinetics of amiloride in renal and hepatic disease. Eur J Clin Pharmacol. 1987; 33(5): 493–498.

Wozakowska-Kapłon B, Janowska-Molenda I. Iatrogenic hyperkalemia as a serious problem in therapy of cardiovascular diseases in elderly patients. Pol Arch Med Wewn. 2009 Mar; 119(3): 141–147.

4.9 Betablocker, selektive und nichtselektive C07A + C07A B + C07A G

Propranolol, Sotalol (C07A A nichtselektive Betablocker), Metoprolol, Atenolol und Bisoprolol (C07A B selektive Betablocker), Carvedilol (C07A G Alpha- und Betarezeptorblocker)

4.9.1 Indikationen

▶ Tab. 4.15.

Tab. 4.15 Indikationen für Betablocker

	Propranolol	Sotalol	Metoprolol	Atenolol	Bisoprolol	Carvedilol
Hypertonie	X		X	X	X	X
Angina pectoris	X		X	X	X	X
Supraventrikuläre Tachykardien	X	X	X	X		
Sekundärprävention bei Herzinfarkt	X		X	X		
Schwere und lebensbedrohliche ventrikuläre Arrhythmien		X				
Arrhythmie, Vorhofflimmern, Reduktion der Kammerfrequenz und bei ventrikulären Extrasystolen			X	X		
Ergänzungsbehandlung bei stabiler Herzinsuffizienz			X		X	X
Adjuvante Therapie bei Hyperthyreose und thyreotoxischer Krise	X		X			
Phäochromozytom	X					
Rezidivprophylaxe bei Patienten mit portaler Hypertension und Ösophagusvarizen	X					
Hyperkinetisches Herzsyndrom	X		X			
Migräneprophylaxe	X		X			
Familiärer, essenzieller Tremor	X					

4.9.2 Wirkmechanismus

Betablocker hemmen die Wirkung von Katecholaminen nicht zuletzt im Zusammenhang mit psychischem und physischem Stress. Dadurch reduzieren sich die Herzfrequenz, das Herzminutenvolumen und der Blutdruck. Indirekt können Betablocker über die Regulierung der Herzfrequenz vor schweren Arrhythmien schützen. Durch die Senkung der Herzfrequenz und die Blockierung der katecholaminbedingten Kontraktilitätssteigerung verringern Betablocker die Arbeitsbelastung und den Sauerstoffbedarf des Myokards und verhindern oder lindern damit Koronarspasmen. Die blutdrucksenkende Wirkung der Betablocker beruht vermutlich auf der Senkung des Herzminutenvolumens, einer verminderten Reninfreisetzung sowie dem Einfluss auf zentralnervöse Regelkreise.

β-1-selektive Blocker sind an kardialen β-1-Rezeptoren bereits in Dosen wirksam, in denen sie an β-2-Rezeptoren in Bronchien und peripheren Gefäßen noch keine Wirkung entfalten. Dies ermöglicht die Behandlung von Patienten mit chronisch obstruktiver Lungenerkrankung. Die Selektivität nimmt jedoch in höheren Dosen ab.

Die α-1- und β-blockierende Substanz Carvedilol verursacht über eine Vasodilatation und die herkömmliche Betablockade eine Senkung des Blutdrucks.

4.9.3 Empfohlene Tagesdosen und Dosisbereiche

▶ Tab. 4.16. Für weitere Informationen zu Dosierungen von Betablockern bei anderen Indikationen siehe Fachinformation.

Tab. 4.16 Tagesdosierungsempfehlungen für Betablocker

	Dosisintervall	Hypertonie	Angina pectoris	Supraventrikuläre Tachyarrhythmien	Herzinsuffizienz
Propranolol	6–12 h	160 mg	160–240 mg	40–120 mg	
Sotalol	12–24 h			80–320 mg	
Metoprolol	12–24 h	50–200 mg	50–200 mg	50–200 mg	Zieldosis = 200 mg
Atenolol	12–24 h	50 mg	50–100 mg	100 mg	
Bisoprolol	24 h	5–10 mg	5–10 mg		Zieldosis = 10 mg
Carvedilol	12–24 h	12,5–25–50 mg	50–100 mg		Zieldosis = 50 mg

4.9.4 Nebenwirkungen

Häufige Nebenwirkungen

Müdigkeit, herabgesetztes körperliches Leistungsvermögen, Bradykardie, Schlafstörungen, Hypotension, Schwindel, Albträume, Übelkeit, Kältegefühl in den Akren, Schmerzen in den Extremitäten, erektile Dysfunktion, Dyspnoe, Ödeme, Nasenschleimhautschwellung, Depression. Bei Diabetes verschlechterte Blutzuckerkontrolle.

Initial können sich vorübergehend die Triglyzeride erhöhen und das HDL erniedrigen; dieser Effekt ist von unklarer klinischer Bedeutung. Verminderter Tränenfluss und trockene Augen.

Ernsthafte Nebenwirkungen

Bei Asthma Bronchospasmus; Verschlechterung einer bestehenden Herzinsuffizienz; Halluzinationen; AV-Block; Maskierung der Symptomatik bei schwerer Hypoglykämie; Lebertoxizität und Lebernekrose sind beschrieben.

4.9.5 Wichtige Interaktionen

Anästhetika

Folgende Interaktionen Typ C und D sind **nur bei Propranolol** beschrieben:

Lidocain, Mepivacain Propranolol kann bei gleichzeitiger Behandlung die Plasmakonzentration von Lidocain oder Mepivacain erhöhen. Der negativ inotrope Effekt der Betablocker kann verstärkt werden. Auch bei lokalanästhestetischer Anwendung kann die Interaktion von Bedeutung sein. Bei gleichzeitiger Gabe ist eine regelmäßige Überwachung, auch der Herzfunktion, und ggf. eine reduzierte Lidocain- oder Mepivacain-Dosis erforderlich.

Antiarrhythmika

Folgende Interaktionen vom Typ C und D sind **nur bei Metoprolol, Propranolol und Sotalol** beschrieben:

Amiodaron Die gleichzeitige Einnahme von Amiodaron und einem Betablocker kann in seltenen Fällen zu Hypotension, Bradykardie, Kammerflimmern und Asystolie führen und sollte vermieden werden. Ist die gleichzeitige Gabe von Amiodaron und einem Betablocker indiziert, sollte Carvedilol gegeben werden.

Chinidin Chinidin kann die Plasmakonzentration von Betablockern erhöhen und somit den betablockierenden Effekt verstärken. Blutdruck und Herzfrequenz sollten sorgsam überwacht und die Dosis des Betablockers ggf. angepasst werden.

Folgende Interaktionen Typ C und D sind **nur bei Sotalol** beschrieben:

Flecainid Bradykardie und AV-Blockierungen sind beschrieben, theoretisch erhöht sich das Risiko von Torsade de pointes. Wenn möglich sollte diese Kombination vermieden werden. Regelmäßige EKG-Kontrollen, insbesondere der Überleitungszeiten, werden empfohlen.

Folgende Interaktionen vom Typ C und D sind **nur bei Metoprolol und Propranolol** beschrieben:

Propafenon Die gleichzeitige Einnahme von Propafenon erhöht die Plasmakonzentration. Beide Medikamente wirken betablockierend. Diese Kombination sollte vermieden werden. Atenolol hat eine geringere Interaktionstendenz mit Propafenon.

Antibiotika

Folgende Interaktionen Typ C und D sind **nur bei Sotalol** beschrieben:

Erythromycin Diese Kombination verlängert insbesondere bei intravenös verabreichtem Erythromycin additiv das QT-Intervall, erhöht das Risiko von Torsade de pointes und sollte vermieden werden. Wenn möglich sollte die Therapie je nach Indikation mit einem Betalaktamantibiotikum, z. B. Amoxicillin, anstelle von Erythromycin gewählt werden.

Moxifloxacin Diese Kombination kann additiv die QT-Zeit verlängern und damit die Gefahr von kardialen Arrhythmien erhöhen. Diese Kombination sollte vermieden werden.

Folgende Interaktionen Typ C und D sind **nur bei Metoprolol** beschrieben:

Telithromycin Die Plasmakonzentration von Metoprolol kann bei gleichzeitiger Gabe von Telithromycin ansteigen. Bei Bedarf muss die Metoprolol-Dosis gesenkt werden. Telithromycin kann je nach Indikation durch Azithromycin, Roxithromycin oder ein Betalaktamantibiotikum ersetzt werden.

Antidepressiva

Folgende Interaktionen Typ C und D sind **nur bei Metoprolol** beschrieben:

Duloxetin Die Plasmakonzentration von Metoprolol kann ansteigen. Die klinische Bedeutung dieser Interaktion ist bisher noch nicht geklärt. Herzfrequenz und Blutdruck sollten kontrolliert werden.

Folgende Interaktionen Typ C und D sind **nur bei Propranolol** beschrieben:

Fluvoxamin Kann die Plasmakonzentration von Betablockern erhöhen und damit ihre Wirkung verstärken. Dieser Effekt sollte überwacht werden. Ein Wechsel zu Citalopram, Escitalopram oder Sertralin sollte erwogen werden.

Folgende Interaktionen vom Typ C und D sind **nur bei Metoprolol und Propranolol** beschrieben:

Fluoxetin Die gleichzeitige Behandlung mit Fluoxetin kann zu Hypotension und Bradykardie führen. Kontrollen von Herzfrequenz und Blutdruck werden empfohlen. Ein Wechsel der Fluoxetin-Behandlung zu Citalopram, Escitalopram oder Sertralin kann sinnvoll sein. Bei zwingender Behandlung mit Fluoxetin sollte Atenolol als Betablocker gewählt werden.

Paroxetin Die Plasmakonzentration von Betablockern kann ansteigen. Dies kann zu Hypotension und Bradykardie führen. Citalopram, Escitalopram oder Sertralin sollten als Alternative für Paroxetin erwogen werden.

Antihistaminika

Folgende Interaktionen Typ C und D sind **nur bei Metoprolol** beschrieben:

Diphenhydramin Bei dieser Kombination erhöht sich die Konzentration von Metoprolol um das Doppelte und kann zu Bradykardie und Hypotension führen. Bei Frauen kann diese Interaktion deutlicher ausgeprägter sein. Der klinische Effekt von Metoprolol sollte überwacht und die Dosis ggf. angepasst werden. Da Loratadin wahrscheinlich nicht mit Metoprolol interagiert, kann diese Medikation Diphenhydramin ersetzen.

Antimykotika

Folgende Interaktionen vom Typ C und D sind **nur bei Metoprolol und Propranolol** beschrieben:

Terbinafin Bei gleichzeitiger Gabe erhöht sich die Plasmakonzentration von Metoprolol/Propranolol und der betablockierende Effekt kann verstärkt werden. Ist eine gleichzeitige Behandlung notwendig, sollte die Metoprolol-Dosis um 50 % gesenkt werden. Blutdruck und Herzfrequenz sollten regelmäßig kontrolliert werden.

Antipsychotika

Folgende Interaktionen Typ C und D sind **nur bei Sotalol** beschrieben:

Haloperidol Das Risiko einer deutlich verlängerten QT-Zeit und Torsade de pointes erhöht sich. Intravenös verabreichtes Haloperidol erhöht dieses Risiko zusätzlich. Es werden regelmäßige Kontrollen von EKG und QT-Zeit empfohlen.

Sertindol Die gleichzeitige Gabe kann die QT-Zeit verlängern, das Risiko von Arrhythmien erhöhen und ist daher kontraindiziert.

Ziprasidon Diese Kombination kann additiv die QT-Zeit verlängern, somit das Risiko von kardialen Arrhythmien erhöhen und sollte vermieden werden.

Antithrombotische Mittel

Folgende Interaktionen vom Typ C und D sind bei **sämtlichen Betablockern** beschrieben:

Azetylsalizylsäure In Dosen > 300 mg kann Azetylsalizylsäure die antihypertensive Wirkung von Betablockern verringern. Bei Kombination von Azetylsalizylsäure mit einem Betablocker wird eine Kontrolle der Blutdruckwerte empfohlen, eventuell muss die Dosis des Betablockers angepasst werden. Kalziumkanalblocker interagieren nicht mit Azetylsalizylsäure und können alternativ eingesetzt werden.

Bronchospasmolytika

Folgende Interaktionen Typ C und D sind **nur bei Propranolol** beschrieben:

Theophyllin Propranolol hemmt die Elimination von Theophyllin. Als nichtselektiver Betablocker kann Propranolol bronchokonstriktorisch wirken und damit Theophyllin antagonisieren. Auch bei lokaler Anwendung von nichtselektiven Betablockern in Form von Augentropfen kann eine Bronchokonstriktion auftreten. Diese Kombination sollte vermieden werden und stattdessen ein selektiver Betablocker wie z. B. Atenolol gewählt werden.

Diuretika

Folgende Interaktionen Typ C und D sind **nur bei Sotalol** beschrieben:

Furosemid, Hydrochlorothiazid, Torasemid Die gleichzeitige Gabe von kaliumausscheidenden Diuretika und Sotalol kann zu kardialen Arrhythmien (Torsade de pointes) führen, wenn die Kaliumwerte nicht ausgeglichen bleiben. Die Kaliumwerte sollten regelmäßig kontrolliert werden. Gegebenenfalls sollte bei einer Kombinationsbehandlung eines kaliuretisch wirkenden Diuretikums und Sotalol Kalium substituiert werden.

Immunsuppressiva

Folgende Interaktionen Typ C und D sind **nur bei Carvedilol** beschrieben:

Cyclosporin Die Plasmakonzentration von Cyclosporin kann zu Beginn einer Behandlung mit Carvedilol ansteigen. Dies erhöht die Gefahr ernster Nebenwirkungen. Cyclosporin kann die Exposition für Carvedilol erhöhen und somit zu Bradykardie und Hypotension führen. Es werden Kontrollen der Plasmakonzentration von Cyclosporin empfohlen. Gegebenenfalls kann eine Dosisreduktion von Cyclosporin um 20 % notwendig werden. Metoprolol kann eine sinnvolle Alternative für Carvedilol darstellen.

Kalziumkanalblocker

Folgende Interaktionen vom Typ C und D sind bei **sämtlichen Betablockern** beschrieben:

Diltiazem, Verapamil Die gleichzeitige Behandlung mit Kalziumkanalblockern, die auf SA- und AV-Knoten wirken und Betablockern kann einen AV-Block, Bradykardie und schwere Hypotension verursachen. Auch eine lokale ophthalmologische Behandlung mit Betablockern kann systemische Wirkung haben. Eine Kombination von Betablockern und Verapamil/Diltiazem sollte vermieden werden.

4

Malariamittel

Folgende Interaktionen Typ C und D sind **nur bei Metoprolol** beschrieben:

Hydroxychloroquin Die Plasmakonzentration von Metoprolol steigt an und die betablockierende Wirkung kann sich erhöhen. Blutdruck und Herzfrequenz sollten kontrolliert werden (ggf. Dosisanpassung).

Migränemittel

Folgende Interaktionen Typ C und D sind **nur bei Propranolol** beschrieben:

Rizatriptan Bei gleichzeitiger Behandlung mit einem Betablocker kann sich die Plasmakonzentration von Rizatriptan deutlich erhöhen; in diesem Fall sollte Rizatriptan mit 5 mg statt mit 10 mg dosiert werden.

NSAR

Folgende Interaktionen vom Typ C und D sind bei **sämtlichen Betablockern** beschrieben.

Diclofenac, Ibuprofen, Indometacin, Meloxicam, Nabumeton, Naproxen, Piroxicam NSAR können die antihypertensive Wirkung von Betablockern verringern. Der Blutdruck sollte regelmäßig kontrolliert und ggf. die Betablockerdosis angepasst werden. Zur Blutdruckbehandlung können Kalziumkanalblocker eine Alternative darstellen.

Tuberkulosemittel

Folgende Interaktionen Typ C und D sind **nur bei Propranolol** beschrieben:

Rifampicin Die Clearance für Propranolol steigt an und der Effekt kann sich dadurch verschlechtern. Ist eine gleichzeitige Behandlung notwendig, werden regelmäßige Kontrollen empfohlen. Hier können Betablocker, die nicht metabolisiert werden wie z. B. Atenolol, eine Alternative zu Propranolol sein. Es liegen jedoch keine Studien vor, in denen der Effekt von Rifampicin auf die Pharmakokinetik untersucht wurde.

Folgende Interaktionen Typ C und D sind **nur bei Metoprolol** beschrieben:

Rifampicin Die Plasmakonzentration von Metoprolol kann sinken und die Wirkung nachlassen. Bei gleichzeitiger Gabe von Rifampicin sollte die Wirkung von Metoprolol überwacht werden; ggf. muss die Metoprolol-Dosis um 50 % erhöht werden. Atenolol oder ACE-Hemmer (die nicht metabolisiert werden) können Metoprolol ersetzen.

Ulkustherapeutika

Folgende Interaktionen Typ C und D sind **nur bei Sotalol** beschrieben:

Aluminium, Sucralfat, Magnesium Die gleichzeitige Gabe von Sotalol und magnesium- oder aluminiumhaltigen Antazida kann die Serumkonzentration von Sotalol verringern und damit die therapeutische Wirkung abschwächen. Diese Interaktion wird vermieden, wenn die Einnahme beider Substanzen mind. 2 Stunden auseinanderliegt.

4.9.6 Kontraindikationen

AV-Block II° oder III°; unbehandelte Herzinsuffizienz; klinisch bedeutsame Bradykardie; kardiogener Schock; unbehandeltes Phäochromozytom; Spätstadien pAVK; Bronchialasthma oder andere ausgeprägte obstruktive Lungenerkrankung; Long-QT-Syndrom.

4.9.7 Warnhinweise

Betablocker können bei schlecht eingestelltem Diabetes Symptome einer schweren Hypoglykämie maskieren; bei Herzinsuffizienz ohne basale Therapie; Claudicatio intermittens; schwere Niereninsuffizienz; Lebererkrankungen; AV-Block I. Bei obstruktiver Lungenerkrankung ist mit selektiven Betablockern Vorsicht geboten, die Behandlung ist aber nicht kontraindiziert; bei Phäochromozytom ohne vorherige Alphablockergabe.

4.9.8 Pharmakologische Angaben

▶ Tab. 4.17.

Tab. 4.17 Pharmakologische Angaben für Betablocker

	Halbwertszeit	Einnahme zur Mahlzeit	Herabgesetzte Funktion der		Schwangerschaft	Stillzeit	Aktiver Metabolit
			Leber	Niere			
Propranolol	4–6 h	Erhöhte Aufnahme	Kein Einfluss	Vorsichtige Dosierung	C	II	Ja
Sotalol	10–20 h	Verminderte Aufnahme	Kein Einfluss	Vorsichtige Dosierung	C	III	Nein
Metoprolol	3–5 h	Erhöhte Aufnahme	Geringer Einfluss	Kein Einfluss	C	II	Nein
Atenolol	6–9 h	Verminderte Aufnahme	Kein Einfluss	Vorsichtige Dosierung	C	II	Nein
Bisoprolol	10–12 h	Kein Einfluss	Kein Einfluss	Kein Einfluss	C	IVa	Nein
Carvedilol	6–10 h	Kein Einfluss	Vorsichtige Dosierung	Kein Einfluss	C	IVa	Ja

4.9.9 Therapiekontrolle

Zwei Monate nach Beginn der Behandlung mit einem Betablocker sollte die Therapie ausgewertet werden. Änderungen des Blutdrucks und der Lebensführung sowie die aktuelle medikamentöse Behandlung und eventuelle Nebenwirkungen werden erfasst und dokumentiert. Die ausgewerteten Daten sollten offen mit dem Patienten besprochen werden, nicht zuletzt, um auch die Motivation zu weiteren Änderungen des Lebensstils zu fördern.

Das Ziel der Blutdruckbehandlung liegt meist bei < 140/90 mmHg. Bei Patienten mit Diabetes, Nierenerkrankung und deutlich erhöhtem kardiovaskulärem Risiko liegt das Behandlungsziel bei < 130/90 mmHg. Es gibt gute Studiendaten, die die Behandlung bis zum 80. Lebensjahr stützen (Evidenzgrad 1). Der Therapieeffekt scheint auch bis ins höhere Alter fortzubestehen (Evidenzgrad 3). Die Indikation zur antihypertensiven Therapie sollte immer wieder überprüft werden. Bei gut eingestelltem Blutdruck über mehrere Jahre mit einem niedrig dosierten Medikament kann ein Absetzversuch erwogen werden und parallel dazu können weitere Verbesserungen im Lebensstil angeregt werden.

In der Behandlung der Herzinsuffizienz mit Betablockern tritt die Symptomlinderung oft erst nach mehreren Monaten ein.

4.9.10 Alternative Behandlungen

Bei leichter und mittelgradiger Hypertonie ohne Organschäden sind **Veränderungen des Lebensstils** häufig eine wirksame und kosteneffektive Behandlungsalternative und Therapie der ersten Wahl.

Eine unkomplizierte Hypertonie wird in erster Linie mit einem **Thiaziddiuretikum, ACE-Hemmer** oder **Kalziumkanalblocker** behandelt. Sie sind im Vergleich zu anderen Antihypertensiva kostengünstig und zudem durch Studien gut belegt.

Patienten mit herabgesetzter Glukosetoleranz oder Diabetes erhalten in erster Linie einen ACE-Hemmer.

4.9.11 Beschwerden beim Absetzen

Zu rasches Absetzen eines Betablockers kann Reboundphänomene wie Herzrasen, Unruhe, Tremor und Schwitzen hervorrufen. Diese Phänomene entstehen durch die erhöhte Empfindlichkeit gegenüber Katecholaminen, die durch ein allzu rasches Absetzen von Betablockern, die über längere Zeit eingenommen wurden, verursacht wird. Auch die Verschlechterung von pektanginösen Beschwerden und Herzinfarkt sind beschrieben. Daher sollte **diese Gruppe von Medikamenten so vorsichtig wie möglich ausgeschlichen** werden.

Außerdem kann nach dem Absetzen von Betablockern der Blutdruck wieder ansteigen. Dieser Blutdruckanstieg entwickelt sich oft mehrere Monate nach Absetzen und hat vermutlich seine Ursache im wieder erhöhten peripheren Gefäßwiderstand.

4.9.12 Behandlung beenden

Diese Empfehlungen (▶Tab. 4.18) zielen darauf, das Risiko für Reboundphänomene oder auch bedrohlichere Risiken zu reduzieren. Klagt der Patient über Herzklopfen oder Herzrasen, sollte die Reduktion verlangsamt werden. Entstehen pektanginöse Beschwerden, sollte die Indikation zum Ausschleichen überprüft werden. Bei Hochrisikopatienten mit Herzinsuffizienz, koronarer Herzkrankheit oder nach Herzinfarkt sollte die Betablockertherapie nicht beendet werden.

Tab. 4.18 Empfehlungen zum Ausschleichen und Beenden einer Betablocker-Therapie

	Woche 1	Woche 2	Woche 3	Woche 4	Woche 5
Propranolol	40 mg 2–0–2	40 mg 1½–0–1½	40 mg 1–0–1	40 mg ½–0–½	0
Sotalol	80 mg 2–0–2	80 mg 1½–0–1½	80 mg 1–0–1	80 mg ½–0–½	0

Tab. 4.18 Empfehlungen zum Ausschleichen und Beenden einer Betablocker-Therapie *(Forts.)*

	Woche 1	Woche 2	Woche 3	Woche 4	Woche 5
Metoprolol	100 mg 1–0–0	25 mg 2–0–0	25 mg 1–0–0	25 mg ½–0–0	0
Atenolol	25 mg 2–0–0	25 mg 1½–0–0	25 mg 1–0–0	25 mg ½–0–0	0
Bisoprolol	5 mg 2–0–0	5 mg 1½–0–0	5 mg 1–0–0	5 mg ½–0–0	0
Carvedilol	25 mg 1–0–1	12,5 mg 1–0–1	12,5 mg ½–0–½	12,5 mg ½–0–0	0

4.9.13 Am Lebensende

Betablocker können die Symptomatik bei Angina pectoris lindern. Am Lebensende kommen jedoch schwere pektanginöse Beschwerden, die nicht auf Nitroglyzerin-Spray oder Opioide ansprechen, selten vor. Betablocker können zudem unerwünschte Nebenwirkungen wie Hypotonie, Bradykardie und eine verschlechterte periphere Gefäßdurchblutung bewirken. Daher sollte ein Betablocker rechtzeitig, d. h. bevor der Patient Tabletten nicht mehr schlucken kann, langsam nach oben stehendem Schema ausgeschlichen werden. Falls erforderlich, können Metoprolol oder Sotalol als i. v.-Injektion gegeben werden.

4.9.14 Sonstiges

Das Absetzschema in diesem Kapitel ist etwas vorsichtiger als die Empfehlungen der Arzneimittelhersteller in ihren Produktmonografien. Hierfür sind die klinischen Erfahrungen verantwortlich, die zeigen, dass manche Patienten eine besonders lange Zeit zum Absetzen der Therapie benötigen, ohne Beschwerden mit Herzrasen oder Herzklopfen zu bekommen.

Es kann von Vorteil sein, einen Beta-1-Rezeptorblocker zu verschreiben, um Nebenwirkungen des Stoffwechsels, der Luftwege oder der peripheren Zirkulation zu vermeiden.

Ein verringertes Herzminutenvolumen mit verringerter peripherer Gefäßdurchblutung kann die Symptomatik bei Patienten mit Claudicatio intermittens verschlechtern, wodurch eine Therapie mit Betablockern ungeeignet wird.

Metoprolol und Propranolol weisen signifikante Effekte auf die Mortalität in der Sekundärprophylaxe nach Myokardinfarkt auf. Als Augentropfen verabreichte Betablocker können gelegentlich bei empfindlichen Personen, v. a. bei Älteren, Bradykardie, Schwindel, Bronchoobstruktion, Kopfschmerzen, Müdigkeit oder Verwirrtheit auslösen.

Herzinsuffizienz

Bei mittelschwerer bis schwerer Herzinsuffizienz (NYHA II–IV) sowie bei NYHA I nach Herzinfarkt sind Betablocker als Ergänzung zu Diuretika und ACE-Hemmern zur Behandlung empfohlen. In mehreren großen Herzinsuffizienzstudien konnten sowohl Morbidität als auch Mortalität reduziert werden. Da die häufigste Ursache der Herzinsuffizienz die koronare Herzerkrankung darstellt, ist ihre Behandlung mit Betablockern besonders geeignet. Bisoprolol, Metoprolol und Carvedilol weisen einen in mehreren großen kontrollierten Studien gut dokumentierten Effekt auf.

Betablocker werden initial niedrig dosiert und schrittweise nach den Herstellerangaben zur Zieldosis auftitriert. Patienten mit Herzinsuffizienz haben häufig einen niedrigen Blutdruck und sollten deshalb eine geringe Anfangsdosis erhalten.

Trotz des nachgewiesenen Nutzens von Betablockern wird diese Substanzgruppe laut mehreren Registerstudien weiterhin seltener als zu erwarten verordnet. Laut des European Heart Survey und anderer Observationsstudien beträgt die Verschreibung von Betablockern bei Herzinsuffizienz nur rund 30–50 % und erfolgt häufig nur in der halben empfohlenen Zieldosis. Bei älteren Patienten > 70 Jahren liegt die Verschreibungsrate von Betablockern bei Herzinsuffizienz am niedrigsten, obwohl die Verträglichkeit von Betablockern in dieser Altersgruppe allgemein nicht geringer ist. Studien mit Metoprolol und Carvedilol zur Behandlung der Herzinsuffizienz mit Betablockern konnten eine sichere Therapie mit guter Verträglichkeit zeigen. Treten Probleme mit der Verträglichkeit auf, sollte auf andere Betablocker ausgewichen werden, die möglicherweise die Lebensqualität weniger beeinflussen.

20–30 % der Patienten mit Herzinsuffizienz leiden auch an einer COPD. Zahlreiche Studien weisen darauf hin, dass Patienten mit COPD selektive Betablocker allgemein gut vertragen und ihnen daher eine solche Behandlung nicht vorenthalten werden sollte.

Hypertonie

Betablocker scheinen bei gleichem Grad der Blutdrucksenkung verglichen mit anderen Antihypertonika ein höheres Risiko für Schlaganfall aufzuweisen. Diese Risikoerhöhung ist stärker an ältere als an jüngere Personen gekoppelt. Verglichen mit Placebo, reduzieren Betablocker das Risiko für die Entstehung eines Myokardinfarkts. Verglichen mit anderen Antihypertonika, ist dieser Effekt bei gleichem Grad der Blutdrucksenkung schwächer.

Einige Cochrane-Übersichten zeigen:

- Es liegt keine Evidenz für Betablocker als Therapie der ersten Wahl bei Hypertonie vor.
- Aktuell liegen keine gesicherten Erkenntnisse vor, dass Betablocker in der Therapie von jüngeren oder älteren Patienten unterschiedliche Effekte zeigen oder dass Effektunterschiede in den Untergruppen der Betablocker vorliegen.
- Niedrig dosierte Thiazide sind Betablockern bei Hypertonie vorzuziehen. Auch ACE-Hemmer und Kalziumkanalblocker sind vorzuziehen, allerdings mit weniger robuster Evidenz als für niedrig dosierte Thiazide.
- Betablocker scheinen die ungünstigen kardiovaskulären Ereignisse weniger effektiv zu reduzieren als Thiazide, besonders bei Älteren.

Eine Metaanalyse konnte ein erhöhtes Risiko für die Entstehung von Diabetes während der Behandlung mit Betablockern verglichen mit nichtdiuretischen Antihypertonika, aber auch verglichen mit Placebo zeigen. Auch zeigte sich bei Diuretikabehandlung bei Hypertonie ein Trend zu einem erhöhten Risiko für die Entstehung eines Diabetes. Nichtselektiven Betablockern konnte in einem gewissen Maße eine Hemmung der Insulinproduktion im Pankreas, eine Verschlechterung der Insulinresistenz, eine Verringerung der peripheren Gefäßdurchblutung und eine Erhöhung der Glykogenolyse nachgewiesen werden.

Referenzartikel und andere Quellen

Bangalore S, Makani H, Radford M, Thakur K et al. Clinical outcomes with β-blockers for myocardial infarction: a meta-analysis of randomized trials. Am J Med. 2014 Oct; 127(10): 939–953.

Bangalore S, Parkar S, Grossman E, Messerli FH. A meta-analysis of 94,492 patients with hypertension treated with beta blockers to determine the risk of new-onset diabetes mellitus. Am J Cardiol. 2007 Oct 15; 100(8): 1254–1262.

Bangalore S, Wild D, Parkar S, Kukin M, Messerli FH. Beta-blockers for primary prevention of heart failure in patients with hypertension insights from a meta-analysis. J Am Coll Cardiol. 2008 Sep 23; 52(13): 1062–1072.

Chen JM, Heran BS, Perez MI, Wright JM. Blood pressure lowering efficacy of beta-blockers as second-line therapy for primary hypertension. Cochrane Database Syst Rev. 2010 Jan 20; (1): CD007185. Review.

Egstrup K. Transient myocardial ischemia after abrupt withdrawal of antianginal therapy in chronic stable angina. Am J Cardiol. 1988 Jun 1; 61(15): 1219–1222.

Fu M. Beta-blocker therapy in heart failure in the elderly. Int J Cardiol. 2008 Apr 10; 125(2): 149–153. Review.

Hopper I, Samuel R, Hayward C, Tonkin A, Krum H. Can medications be safely withdrawn in patients with stable chronic heart failure? systematic review and meta-analysis. J Card Fail. 2014 Jul; 20(7): 522–532.

Karachalios GN, Charalabopoulos A, Papalimneou V, Kiortsis D et al. Withdrawal syndrome following cessation of antihypertensive drug therapy. Int J Clin Pract. 2005 May; 59(5): 562–570. Review.

Khan N, McAlister FA. Re-examining the efficacy of beta-blockers for the treatment of hypertension: a meta-analysis. CMAJ. 2006 Jun 6; 174(12): 1737–1742. Erratum in: CMAJ. 2007 Mar 27; 176(7): 976.

Prins KW, Neill JM, Tyler JO, Eckman PM, Duval S. Effects of Beta-Blocker Withdrawal in Acute Decompensated Heart Failure: A Systematic Review and Meta-Analysis. JACC Heart Fail. 2015 Aug; 3(8): 647–653.

Wiysonge CS, Bradley HA, Volmink J, Mayosi BM et al. Beta-blockers for hypertension. Cochrane Database Syst Rev. 2012 Nov 14; 11: CD002003.

4.10 Kalziumantagonisten C08

Amlodipin, Felodipin, Isradipin, Nifedipin, Nimodipin, Lercanidipin (C08C selektive Kalziumkanalblocker mit vorwiegender Gefäßwirkung), Verapamil, Diltiazem (C08D selektive Kalziumkanalblocker mit vorwiegender Herzwirkung)

4.10.1 Indikationen

- Hypertonie: alle außer Nimodipin
- Stabile Angina pectoris: Amlodipin, Felodipin, Nifedipin, Verapamil, Diltiazem
- Kurzzeitige Behandlung des primären und sekundären Morbus Raynaud: Nifedipin
- Prophylaktische Behandlung nach einem Herzinfarkt, wenn Betablocker nicht gegeben werden können: Verapamil
- Vorhoftachykardien und AV-Knoten-Tachyarrhythmien: Verapamil
- Prophylaxe und Behandlung von vasospastisch bedingten ischämischen Symptomen nach aneurysmatisch bedingter Subarachnoidalblutung: Nimodipin

Hinweis: Wegen der sehr begrenzten therapeutischen Indikation wird Nimodipin im weiteren Text nicht weiter besprochen.

4.10.2 Wirkmechanismus

Kalziumantagonisten hemmen den transmembranösen Fluss von Kalziumionen in den spannungsabhängigen Kalziumkanälen der glatten Muskelzellen und der Herzmuskelzellen. Bei Hypertonie bewirken sie eine direkte Relaxation der peripheren Widerstandsgefäße. Sie erweitern die peripheren Arteriolen und verringern so die totale periphere Resistenz. Da die Herzfrequenz nicht beeinflusst wird, bewirkt die kardiale Entlastung eine Verringerung des kardialen Sauerstoff- und Energiebedarfs.

Kalziumantagonisten erweitern vermutlich auch die Koronargefäße, sowohl in ischämischen als auch in Gebieten, die normal mit Sauerstoff versorgt werden. Diese Dilatation erhöht die Sauerstoffzufuhr bei Patienten mit Koronarspasmen.

Bei der Behandlung einer Hypertonie können Kalziumantagonisten mit Diuretika, Betablockern und ACE-Hemmern kombiniert werden. Bei Angina pectoris können sie auch mit Betablockern und Nitraten zusammen gegeben werden.

Kalziumantagonisten können bei Patienten mit kompensierter Herzinsuffizienz verabreicht werden. Kontrollierte Studien zu Hämodynamik und Belastungsvermögen bei Patienten mit Herzinsuffizienz der Stufe NYHA II–IV konnten zeigen, dass mehrere Kalziumantagonisten nicht zu einer klinischen Verschlechterung sowohl im Belastungsvermögen als auch in der Ejektionsfraktion führten.

Die Blutdrucksenkung kann initial zu einer vorübergehenden, reflektorischen Erhöhung der Herzfrequenz und des Herzminutenvolumens führen. Diesem Effekt kann durch die zusätzliche Gabe eines Betablockers entgegengewirkt werden. Kalziumantagonisten sind lipidneutral. Kalziumionen spielen eine Rolle in der Insulinfreisetzung; dies scheint jedoch ohne klinische Relevanz für den Glukosestoffwechsel zu sein.

Nifedipin wirkt digitalen Gefäßspasmen entgegen, verringert diese und kann somit die Frequenz der Anfälle bei Morbus Raynaud verringern.

Verapamil und in geringerem Maße auch **Diltiazem** haben neben einer vasodilatatorischen auch eine negativ inotrope und chronotrope Wirkung. Die letztgenannte Eigenschaft kann man sich in der Behandlung von bestimmten kardialen Arrhythmien zunutze machen.

4.10.3 Empfohlene Tagesdosen und Dosisbereiche

Lercanidipin und **Diltiazem** sollten mind. 15 Minuten vor einer Mahlzeit auf nüchternen Magen eingenommen werden, um eine stabile Absorption und Serumkonzentration zu gewährleisten. Dosierungslücken sollten sorgsam vermieden werden, um Reboundgefäßspasmen zu vermeiden (▶ Tab. 4.19 und ▶ Kap. 4.11.11).

Tab. 4.19 Dosierungsempfehlungen für Kalziumantagonisten

	Dosisintervall	Hypertonie	Stabile Angina pectoris	Einnahme zu den Mahlzeiten
Amlodipin	24 h	5–10 mg	5–10 mg	Kein Einfluss
Felodipin	24 h	5–10 mg	5–10 mg	Kein Einfluss
Isradipin	24 h (Depotkapsel)	2,5–10 mg	Keine Indikation	Erhöht die Aufnahme um 20 %
Nifedipin	24 h (Depotkapsel)	20–30(–80) mg	30–80 mg	Verzögert die Aufnahme leicht
Lercanidipin	24 h	10–20 mg	Keine Indikation	Erhöht die Aufnahme um 60–400 %

Tab. 4.19 Dosierungsempfehlungen für Kalziumantagonisten *(Forts.)*

	Dosisintervall	Hypertonie	Stabile Angina pectoris	Einnahme zu den Mahlzeiten
Verapamil	12–24 h	240–480 mg	240–480 mg	Kein Einfluss
Diltiazem	6–8 h 12 h (retard) 24 h (retard)	240–360 mg	240–360 mg	Verringert die Aufnahme um 30 %

4.10.4 Nebenwirkungen

Häufige Nebenwirkungen

Kopfschmerzen, Ödeme, Muskelkrämpfe, Müdigkeit, Fieber, Asthenie, Brustschmerzen, Tachykardie, Hypotension, Knöchelschwellungen, Juckreiz, Gesichtsrötung mit Wärmegefühl, Übelkeit, Obstipation, Muskel- und Gelenkschmerzen, Schwindel, Dyspnoe, Parästhesien, Hautekzem, Urtikaria, Niedergestimmtheit und Albträume.

Bedrohliche Nebenwirkungen

Thrombozytopenie, Vorhofflimmern, Kammerflimmern, Verschlechterung der Angina-pecoris-Beschwerden, Asystolie, Angioödeme, Halluzinationen, Verwirrtheit.

4.10.5 Wichtige Interaktionen

Antiarrhythmika

Folgende Interaktionen vom Typ C und D sind **für Diltiazem** beschrieben:

Amiodaron Die gleichzeitige Gabe von Amiodaron und Diltiazem kann additiv negativ auf den Sinusknoten, AV-Knoten und die Herzmuskelkontraktilität wirken. Sinusarrest und Herzversagen wurden beschrieben. Diese Kombination sollte vermieden werden; wenn sie dennoch notwendig wird, sollte sie mit großer Vorsicht begleitet werden.

Antibiotika

Folgende Interaktionen vom Typ C und D sind **für Felodipin, Isradipin, Lercanidipin, Nifedipin und Amlodipin** beschrieben:

Clarithromycin, Erythromycin Die Plasmakonzentration von Felodipin, Isradipin, Lercanidipin, Nifedipin und Amlodipin kann ansteigen und somit können Nebenwirkungen wie Knöchelschwellung oder Hypotension wahrscheinlicher werden. Wenn möglich sollte auf Azithromycin, Roxithromycin oder ein Betalaktamantibiotikum ausgewichen werden.

Folgende Interaktionen vom Typ C und D sind **für Diltiazem** beschrieben:

Clarithromycin, Erythromycin Die gleichzeitige Einnahme kann zu Bradykardie und verlängertem QTc-Intervall führen. Das Risiko eines plötzlichen Herztodes ist erhöht. Diese Kombination sollte vermieden und stattdessen Azithromycin, Roxithromycin oder ein Betalaktamantibiotikum verschrieben werden.

Antiepileptika

Folgende Interaktionen vom Typ C und D sind **für Felodipin und Nifedipin** beschrieben:

Carbamazepin, Phenobarbital, Phenytoin Die antihypertensive Wirkung von Felodipin/Nifedipin kann bei gleichzeitiger Gabe von Carbamazepin, Phenytoin oder Phenobarbital deutlich abgeschwächt werden. Diese Kombination sollte nach Möglichkeit vermieden werden. Der Effekt von Nifedipin/Felodipin sollte gut überwacht werden, evtl. muss die Dosis angepasst werden. Ein Wechsel zu einem anderen Antihypertensivum (z.B. einem ACE-Hemmer) sollte erwogen oder ein anderes stoffwechselneutraleres Antiepileptikum gewählt werden (z.B. Oxcarbazepin, Lamotrigin oder Gabapentin).

Folgende Interaktionen vom Typ C und D sind **für Diltiazem** beschrieben:

Carbamazepin Die Plasmakonzentration von Carbamazepin kann bei gleichzeitiger Einnahme von Diltiazem ansteigen. Dadurch erhöht sich die Wahrscheinlichkeit von Nebenwirkungen. Carbamazepin kann die Plasmakonzentration und damit den Effekt von Diltiazem verringern. Kontrollen des Carbamazepin-Spiegels werden empfohlen. Beachte eventuelle Nebenwirkungen von Carbamazepin (Übelkeit, Erbrechen, Schwindel, Müdigkeit, Verwirrtheit). Gegebenenfalls muss die Carbamazepin-Dosis angepasst werden.

Antiepileptika und Antiarrhythmika

Folgende Interaktionen vom Typ C und D sind **für Diltiazem** beschrieben:

Phenytoin Nach einer etwa ein- bis mehrwöchigen Behandlung lässt die Wirkung von Diltiazem wahrscheinlich nach. Diltiazem kann die Plasmakonzentration von Phenytoin leicht ansteigen lassen. Die Wirkung von Diltiazem sollte klinisch überwacht werden. Atenolol oder ein ACE-Hemmer können als sinnvolle Alternative zu Diltiazem eingesetzt werden. Bei Absetzen von Phenytoin muss die Diltiazemdosis ggf. reduziert werden.

Antimykotika

Folgende Interaktionen vom Typ C und D sind **für Felodipin, Isradipin, Lercanidipin und Amlodipin** beschrieben:

Fluconazol, Itraconazol, Ketoconazol, Voriconazol Die Plasmakonzentration von Felodipin, Isradipin, Lercanidipin und Nifedipin kann ansteigen und Knöchelschwellung oder Hypotension können auftreten. Diese Kombinationen sollte vermieden werden. Bei systemischer Infektion kann ggf. Amphotericin B als Alternative gegeben werden.

Antipsychotika

Folgende Interaktionen vom Typ C und D sind **für Nifedipin** beschrieben:

Lithium Die Lithiumexposition kann sich bei gleichzeitiger Behandlung leicht erhöhen. Der Lithiumspiegel sollte bei An- und Absetzen von Nifedipin kontrolliert und bei Bedarf angepasst werden.

Antithrombotische Mittel

Folgende Interaktionen vom Typ C und D sind **für Diltiazem** beschrieben:

Dabigatran Die Plasmakonzentration von Dabigatran kann um etwa 50 % ansteigen; somit erhöht sich auch das Blutungsrisiko. Gegebenenfalls bedarf es einer Dosisreduktion von Dabigatran; beachte klinische Zeichen einer Blutung.

Anxiolytikum

Folgende Interaktionen vom Typ C und D sind **für Diltiazem** beschrieben:

Alprazolam Die Plasmakonzentration von Alprazolam kann sich bei gleichzeitiger Gabe von Diltiazem erhöhen; dadurch kann sich die Wirkdauer von Alprazolam erhöhen. Diese Kombination sollte vermieden werden und stattdessen Oxazepam gegeben werden.

Betablocker

Folgende Interaktionen vom Typ C und D sind **für Diltiazem und Verapamil** beschrieben:

Atenolol, Bisoprolol, Carvedilol, Metoprolol, Propranolol, Pindolol, Sotalol, Timolol Die gleichzeitige Gabe von Kalziumkanalblockern, die am AV-Knoten wirken (Diltiazem und Verapamil), und Betablockern kann einen AV-Block, Bradykardie und eine schwere Hypotension bewirken. Die lokale Verabreichung eines Betablockers am Auge kann systemisch wirken. Wenn möglich sollten Betablocker und Verapamil/Diltiazem nicht kombiniert werden.

Herzglykoside

Folgende Interaktionen vom Typ C und D sind **für Diltiazem und Lercanidipin** beschrieben:

Digoxin Die Plasmakonzentration von Digoxin kann bei gleichzeitiger Behandlung mit Diltiazem/Lercanidipin leicht ansteigen. In dieser Kombination steigt das Risiko einer AV-Blockierung; Kontrollen von EKG und Blutdruck werden empfohlen.

Folgende Interaktionen vom Typ C und D sind **für Verapamil** beschrieben:

Digoxin Die Plasmakonzentration von Digoxin erhöht sich und kann zu toxischen Effekten (Übelkeit, Erbrechen, Arrhythmien) oder AV-Block führen. Diese Kombination sollte vermieden werden. Amlodipin oder Isradipin können anstelle von Verapamil gegeben werden.

Hormonantagonisten

Folgende Interaktionen vom Typ C und D sind **für Nifedipin** beschrieben:

Tamoxifen Die Plasmakonzentration sowohl von Tamoxifen als auch von Nifedipin kann sich bei gleichzeitiger Gabe erhöhen. Dadurch können Nebenwirkungen beider Substanzen leichter entstehen.

Hypnotika und Sedativa

Folgende Interaktionen vom Typ C und D sind **für Diltiazem** beschrieben:

Midazolam Die Plasmakonzentration von Midazolam steigt bei gleichzeitiger Gabe von Diltiazem deutlich an; dies kann zu stärkerer Sedierung und psychomotorischer Beeinträchtigung führen. Diese Kombination sollte vermieden werden. Ist die gleichzeitige Gabe dennoch notwendig, sollte die Midazolam-Dosis um mind.

50 % reduziert werden. Anstelle von Midazolam kann Oxazepam oder Zopiclon in geringer Dosierung (Zopiclon 7,5 mg) gegeben werden.

I_f-Kanal-Hemmer

Folgende Interaktionen vom Typ C und D sind **für Diltiazem** beschrieben:

Ivabradin Die Plasmakonzentration von Ivabradin steigt an und damit auch die Gefahr der Bradykardie. Diese Kombination sollte vermieden werden. Lässt sich die Kombination dieser Substanzen nicht vermeiden, bedarf es einer ausreichenden Kontrolle der Herzfrequenz.

4

Immunsuppressiva

Folgende Interaktionen vom Typ C und D sind **für Felodipin und Lercanidipin** beschrieben:

Cyclosporin Bei gleichzeitiger Gabe können die Plasmakonzentrationen von Felodipin/Lercanidipin und Cyclosporin ansteigen. Der antihypertensive Effekt von Lercanidipin und die Gefahr einer Cyclosporin-Toxizität erhöhen sich. Wenn möglich sollte diese Kombination vermieden und die Gabe von Amlodipin erwogen werden, da dieses vermutlich nicht mit Cyclosporin interagiert.

Folgende Interaktionen vom Typ C und D sind **für Nifedipin** beschrieben:

Tacrolimus Die Plasmakonzentration von Tacrolimus kann sich bei gleichzeitiger Behandlung mit Nifedipin erhöhen, daher sollte die Konzentration von Tacrolimus sorgsam kontrolliert werden. Die Dosierung von Tacrolimus sollte um 30 % gesenkt werden. Felodipin kann anstelle von Nifedipin gegeben werden.

Folgende Interaktionen vom Typ C und D sind **für Diltiazem** beschrieben:

Sirolimus Diltiazem kann die Plasmakonzentration von Sirolimus und damit die Intoxikationsgefahr erhöhen. Es wird empfohlen, bei gleichzeitiger Einnahme von Diltiazem die Plasmakonzentration von Sirolimus zu kontrollieren und die Dosis adäquat zu reduzieren.

Tacrolimus Die Tacrolimus-Konzentration kann sich bei gleichzeitiger Einnahme von Diltiazem auf toxische Werte erhöhen. Werden diese Substanzen zusammen verabreicht, muss der Tacrolimus-Spiegel im Blut regelmäßig kontrolliert und die Tacrolimus-Dosis bei Bedarf gesenkt werden. Betablocker sind eine gute Alternative zu Diltiazem bei Patienten mit Vorhofflimmern.

Kortikosteroide

Folgende Interaktionen vom Typ C und D sind **für Diltiazem** beschrieben:

Methylprednisolon Diltiazem kann die Plasmakonzentration von Methylprednisolon erhöhen. Die Kombination dieser Substanzen muss aber nicht vermieden werden. Mögliche Nebenwirkungen von Methylprednisolon sollten jedoch beachtet werden. Gegebenenfalls ist eine Senkung der Methylprednisolon-Dosis um bis zu 50 % notwendig.

Lipidsenker

Folgende Interaktionen vom Typ C und D sind **für Lercanidipin** beschrieben:

Fluvastatin Die Plasmakonzentration von Fluvastatin erhöht sich und die von Lercanidipin vermindert sich. Die Dosis von Fluvastatin sollte ggf. gesenkt werden, auf mögliche Statinnebenwirkungen sollte geachtet werden. Gegebenenfalls muss die

Lercanidipin-Dosis erhöht werden; die Wirkung von Lercanidipin sollte gut überwacht werden.

Mittel bei BPH

Folgende Interaktionen vom Typ C und D sind **für Diltiazem** beschrieben:

Alfuzosin Die Plasmakonzentration beider Substanzen kann sich erhöhen, wodurch der blutdrucksenkende Effekt verstärkt werden kann. Der Blutdruck sollte überwacht und es sollte auf Zeichen der posturalen Hypotension geachtet werden.

Dutasterid Die Plasmakonzentration von Dutasterid erhöht sich bei gleichzeitiger Einnahme von Diltiazem, ggf. Dosisreduktion von Diltiazem um 25–50 %.

Phosphodiesterase-Hemmer

Folgende Interaktionen vom Typ C und D sind **für Diltiazem** beschrieben:

Cilostazol Die Plasmakonzentration von Cilostazol kann um etwa 50 % ansteigen. Gegebenenfalls muss die Dosis von Cilostazol gesenkt werden.

Tuberkulosemittel

Folgende Interaktionen vom Typ C und D sind **für Isradipin und Nifedipin** beschrieben:

Rifampicin Die Plasmakonzentration von Isradipin/Nifedipin verringert sich deutlich bei gleichzeitiger Einnahme von Rifampicin, sodass die Wirkung von Isradipin/Nifedipin ausbleiben kann. Diese Kombination sollte vermieden werden und ein anderes, nicht metabolisiertes Antihypertensivum gewählt werden (z. B. ein ACE-Hemmer oder Atenolol).

Zu vermeidende Interaktionen

- Grapefruitsaft ist ein CYP3A4-Hemmer und kann daher die Plasmakonzentrationen erhöhen.
- Johanniskraut ist ein CYP3A4-Induktor und kann die Plasmakonzentrationen von Kalziumkanalblockern verringern.

4.10.6 Kontraindikationen

- Überempfindlichkeit gegenüber den Wirkstoffen; dekompensierte Herzinsuffizienz, akuter Myokardinfarkt, schwere Hypotonie, Schock, instabile Angina pectoris, Aortenstenose, Schwangerschaft und Stillzeit, gleichzeitige Behandlung mit CYP3A4-Inhibitoren (Amlodipin, Felodipin, Nifedipin, Nimodipin, Isradipin, Lercanidipin)
- Unbehandelter AV-Block II° und III°, Sinusknotensyndrom, Digitalis-Intoxikation, akuter Myokardinfarkt mit Komplikationen, Vorhofflimmern/-flattern in Kombination mit WPW-Syndrom, Herzinsuffizienz, gleichzeitige Anwendung von Betablockern oder Ivabradin (Verapamil, Diltiazem)

4.10.7 Warnhinweise

Bei herabgesetzter Leberfunktion verlängert sich bei allen Kalziumkanalblockern die Halbwertszeit; in diesen Situationen sollten diese mit Vorsicht verabreicht werden. Hypotension kann bei empfindlichen Personen zu Myokardischämie führen.

Bei Lercanidipin ist bei Patienten mit Sinusknotensyndrom (ohne Schrittmacher), herabgesetzter Linksherzfunktion und ischämischer Herzkrankheit Vorsicht geboten.

Diltiazem und Verapamil sollten bei Herzinsuffizienz und hochgradigem AV-Block (II°–III°) nicht gegeben und aufgrund von möglichen Überleitungsstörungen nicht mit Betablockern kombiniert werden.

4.10.8 Pharmakologische Angaben

▶ Tab. 4.20.

Tab. 4.20 Pharmakologische Angaben für Kalziumantagonisten

	Halbwertszeit	Funktionseinschränkung der		Schwangerschaft	Stillzeit	Aktiver Metabolit
		Leber	Nieren			
Amlodipin	30–50 h	Vorsichtige Dosierung	Kein Einfluss	C	IVa	Nein
Felodipin	25 h	Vorsichtige Dosierung	Kein Einfluss	C	II	Nein
Isradipin	8 h	Vorsichtige Dosierung	Vorsichtige Dosierung	C	IVa	Nein
Nifedipin	1,7–3,4 h	Vorsichtige Dosierung	Kein Einfluss	C	III	Nein
Lercanidipin	8–10 h	Vorsichtige Dosierung	Gabe nur bei GFR › 30 ml/min	C	IVb	Nein
Verapamil	10 h	Vorsichtige Dosierung	Vorsichtige Dosierung	C	II	Ja
Diltiazem	3–6 h	Vorsichtige Dosierung	Vorsichtige Dosierung	C	IVb	Ja

4.10.9 Therapiekontrolle

Der antihypertensive Effekt tritt langsam ein und die max. Wirkung wird erst nach etwa 4 Wochen erreicht. Die Auswertung geschieht nach geltenden Therapierichtlinien, üblicherweise mit einer ersten Auswertung nach 2 Monaten, am besten mit einem vorigen Kontrollkontakt, um eventuelle Nebenwirkungen zu erfragen. Zielwert der Blutdruckbehandlung ist < 140/90 mmHg. Patienten mit Diabetes und KHK, Nierenerkrankung oder mit sehr hohem kardiovaskulären Risiko sollten < 130/80 mmHg liegen. Es liegt eine gute Dokumentation für eine antihypertensive Behandlung bis zum Alter von 80 Jahren vor.

Die Indikation zur antihypertensiven Therapie sollte ständig überprüft werden. Ist der Blutdruck über mehrere Jahre mit einem Präparat gut eingestellt, sollte ein Ausschleichversuch erwogen werden und parallel der Patient zu weiteren Lebensstilveränderungen angeregt werden. Veränderungen im Blutdruck und im Lebensstil sowie die aktuelle pharmakologische Therapie sollten gut dokumentiert werden. Diese Daten können dann auch dem Patienten zugänglich gemacht werden, nicht zuletzt als Anregung zu weiterem Engagement.

4.10.10 Alternative Behandlungen

In der ersten Phase der Erkrankung ist es wichtig, erhöhte Blutdruckwerte zu erkennen und den Patienten früh zu **Änderungen des Lebensstils** anzuregen. Diese Lebensstilveränderungen sind sowohl zur Reduktion von Risikofaktoren für hypertoniebedingte Komplikationen als auch zur Reduktion der Hypertonie (mit oder ohne medikamentöse Behandlung) selbst von größter Bedeutung.

Lebensstilveränderungen sind eine kosteneffektive Behandlungsalternative bei milder und mittlerer Hypertonie ohne Zeichen von Organschädigungen und sollten in diesen Situationen die Therapie der ersten Wahl sein.

Die medikamentöse Behandlung einer unkomplizierten Hypertonie sollte in erster Linie aus einem **Thiaziddiuretikum,** einem **ACE-Hemmer** oder einem **Kalziumkanalblocker** bestehen. Diese Arzneigruppen sind gut dokumentiert und generieren geringe Behandlungskosten.

Muss ein Kalziumkanalblocker z. B. aufgrund von Nebenwirkungen durch ein anderes Antihypertensivum ersetzt werden, sollte ein Thiazid oder ein ACE-Hemmer gewählt werden. Bei herabgesetzter Nierenfunktion (GFR < 30 ml/min) haben Thiazide keinen nennenswerten blutdrucksenkenden Effekt. Hier sollte eher ein Schleifendiuretikum (z. B. Furosemid) gewählt werden, besonders dann, wenn zusätzlich noch ein diuretischer Effekt z. B. bei Herzinsuffizienz benötigt wird.

Die Erstlinien-Therapie mit niedrig dosierten Thiaziden, ACE-Hemmern oder Kalziumantagonisten reduziert die kardiovaskuläre Morbidität (Schlaganfall, Herzinfarkt, Herzinsuffizienz) und Mortalität.

4.10.11 Beschwerden beim Absetzen

Für diese Substanzgruppe sind Reboundphänomene beschrieben. Bei Nifedipin wurden nach regelmäßiger Einnahme über 5 Wochen bei stabiler Angina pectoris Reboundphänomene in Form von reduziertem Belastungsvermögen und vermehrter belastungsinduzierter Myokardischämie schon am ersten Tag nach Absetzen beschrieben. Im Vergleich zum Absetzen von Isosorbiddinitrat konnte eine Studie beim plötzlichen Absetzen von Nifedipin eine ausgeprägtere Symptomatik zeigen. Verapamil kann 2–5 Tage nach plötzlichem Absetzen Koronarspasmen verursachen. Auch bei Diltiazem sind schwere Reboundphänomene in Form von Koronarspasmen beschrieben.

Eine leichte sukzessive Erhöhung des Blutdrucks nach Absetzen der Behandlung kann nicht ausgeschlossen werden. Dies gilt besonders, wenn keine für die Hypertonie bedeutsamen Anstrengungen in der Veränderung des Lebensstils unternommen worden waren. Auch gibt es Berichte über stumme Ischämien, die auftreten können, wenn die Serumkonzentration des Kalziumkanalblockers bei zu langen Intervallen zwischen zwei Einnahmen oder nach einer Fehldosierung zu stark sinkt. Um dies zu vermeiden, sollten Retardpräparate gegeben und die Patienten über die Gefahren beim Auslassen einer Einnahme und durch das Kauen der Tabletten informiert werden.

4.10.12 Behandlung beenden

Um Reboundphänomene mit Koronarspasmen zu vermeiden, sollten Kalziumkanalblocker bei koronarer Herzkrankheit langsam ausgeschlichen werden.

In der Therapie der Hypertonie kann die Behandlung direkt abgesetzt werden. Liegt während einer antihypertensiven Behandlung der V. a. auf eine koronare Herzkrankheit vor, sollte der Kalziumkanalblocker nach dem in ▶ Tab. 4.21 beschriebenen Schema langsam abgesetzt werden. Andernfalls ist auch ein direkter Abbruch der Behandlung möglich.

In ▶ Tab. 4.21 suchen Sie sich das Feld mit dem aktuell gegebenen Präparat und der aktuellen Dosis, gehen dann zur Dosisreduktion einen Schritt nach rechts und folgen der vorgeschlagenen Abdosierung bis zum Absetzen. Amlodipin mit langer Halbwertszeit kann bei ½ Dosierung über 2 Wochen abgesetzt werden. Bei einer Grunddosis von 5 mg/d sollte diese Dosis vor einem eventuellen Absetzen über 2 Wochen halbiert werden.

Tab. 4.21 Empfehlungen zum Ausschleichen und Beenden von Kalziumantagonisten

	Tagesdosis	Woche 1–2	Woche 3–4	Woche 5–6	Woche 7
Amlodipin	10 mg	5 mg	(2,5 mg)	0	
Felodipin	10 mg	5 mg	2,5 mg	0	
Isradipin	10 mg	5 mg	2,5 mg	0	
Nifedipin	60 mg	40 mg	20 mg	0	
Lercanidipin	20 mg	10 mg	5 mg	0	
Verapamil	480 mg	360 mg	240 mg	120 mg	0
Diltiazem	360 mg	240 mg	120 mg	0	

4.10.13 Am Lebensende

Kalziumkanalblocker als reine Antihypertensiva haben am Lebensende keine wesentliche Berechtigung. Präventive Behandlungsursachen sind bei unheilbaren Erkrankungen, die die Lebensdauer stark begrenzen, nicht priorisiert. Bringen die Kalziumkanalblocker dem Schwerkranken keine Vorteile, sondern erhöhen eher noch die Gefahr für Nebenwirkungen, sollten diese so schnell wie möglich abgesetzt werden.

Liegt hingegen eine koronare Herzkrankheit vor, ist es wichtig, dass das Absetzen langsam erfolgt und auf Angina-pectoris-Symptome geachtet wird. Bei Unsicherheit sollte die Behandlung mit ½ Dosierung fortgesetzt werden, um die Gefahr von Gefäßspasmen zu reduzieren. Hier sollten ein Nitrospray und Opioidinjektionen zur Symptomlinderung in greifbarer Nähe sein.

4.10.14 Sonstiges

Bei V. a. eine **vasospastische Komponente** einer Angina pectoris ist es sinnvoll, einen Kalziumkanalblocker auszuprobieren. Hiervon können Verapamil und Diltiazem als Monopräparate oder kombiniert mit einem lang wirksamen Nitrat gegeben werden. Kombinationen mit Betablockern sollten jedoch vermieden werden, da sie AV-Blockierungen, Bradykardie und schwere Hypotension verursachen können. Die Dihydropyridine Nifedipin, Felodipin und Amlodipin werden hingegen auch in Kombination mit einem Betablocker empfohlen.

Kalziumkanalblocker konnten einen protektiven Effekt bei **nierentransplantierten Patienten** mit Cyclosporin zeigen, wobei die Interaktionsrisiken beachtet werden sollten. Amlodipin hat hierbei die geringste Interaktionsgefahr mit Cyclosporin.

4.11.2 Wirkmechanismus

Renin ist ein endogenes Enzym, das in den Nieren synthetisiert und von dort in die Blutbahn sezerniert wird. Hier wandelt es Angiotensin in Angiotensin-I um, ein relativ inaktives sog. Dekapeptid. Angiotensin-I wird wiederum vom **Angiotensin Converting Enzyme** (ACE) zu Angiotensin-II umgewandelt.

Angiotensin-II bewirkt als potenter Vasokonstriktor eine arterielle Vasokonstriktion und damit einen erhöhten Blutdruck und stimuliert in den Nebennieren die Freisetzung von Aldosteron. ACE-Hemmer senken den Blutdruck, indem sie die Umwandlung von Angiotensin-I zu Angiotensin-II blockieren.

Außerdem metabolisiert ACE das vasodilatatorische Kininpeptid Bradykinin zu inaktiven Metaboliten. Eine Hemmung des ACE trägt somit über eine Aktivierung des Prostaglandinsystems zu einer peripheren Vasodilatation bei. Dieser Effekt ist möglicherweise auch Teil sowohl der antihypertensiven Wirkung als auch der Nebenwirkungen der ACE-Hemmer.

Die Dokumentation des Effekts auf Morbidität und Mortalität der ACE-Hemmer in der Hypertoniebehandlung ist gut. Sämtliche ACE-Hemmer haben eine vergleichbare blutdrucksenkende Wirkung. Zu Diabetesnephropathie und linksventrikulärer systolischer Dysfunktion ist die Dokumentationslage sehr gut. Patienten mit peripherer Gefäßerkrankung und Mikroalbuminurie haben einen besonders hohen Behandlungsnutzen.

Die Blockade des **Renin-Angiotensin-Aldosteron-Systems** (RAAS) durch einen ACE-Hemmer kann das Risiko der Entstehung eines Diabetes mellitus vermindern oder den Diagnosezeitpunkt verzögern. ACE-Hemmer sind Präparate der ersten Wahl bei Hypertonie und gleichzeitiger linksventrikulärer systolischer Dysfunktion.

ACE-Hemmer lassen sich gut mit Diuretika kombinieren, welche schon in geringen Dosen die antihypertensive Wirkung potenzieren.

4.11.3 Empfohlene Tagesdosen und Dosisbereiche

▶ Tab. 4.22.

Tab. 4.22 Dosierungsempfehlungen für ACE-Hemmer

	Dosisintervall	Geeignete Tagesdosis bei Hypertonie	Zieldosis bei Herzinsuffizienz	Einnahme zu den Mahlzeiten
Captopril	8–12 h	50–150 mg	75–150 mg	Verringert die Aufnahme
Enalapril	12–24 h	5–40 mg	20–40 mg	Ohne Einfluss
Lisinopril	24 h	10–40 mg	20–35 mg	Ohne Einfluss
Perindopril	24 h	4–8 mg	2–4 mg	Verringert die Aufnahme
Ramipril	12–24 h	2,5–10 mg	10 mg	Ohne Einfluss
Quinapril	12–24 h	10–40 mg	20–40 mg	Ohne Einfluss
Fosinopril	24 h	10–40 mg	20–40 mg	Ohne Einfluss

Bei herabgesetzter Nierenfunktion müssen die in ▶Tab. 4.22 angegebenen Zieldosen angepasst werden. Entsprechendes gilt für die Dosierungen beim Ausschleichen (▶Tab. 4.25, siehe jeweilige Herstellerangaben [Fachinformation]). Perindopril sollte immer morgens nüchtern eingenommen werden, da die Einnahme zu den Mahlzeiten die Absorption deutlich reduziert.

4.11.4 Nebenwirkungen

Häufige Nebenwirkungen

Husten, Fieber, Müdigkeit, Ödeme, Hypotension, Urtikaria, Exanthem, Juckreiz, Dyspnoe, Übelkeit, Hyperkaliämie, Myalgie, Parästhesien, Geschmacksstörungen, Mundtrockenheit, Schwindel, Schlafstörungen, Kopfschmerzen und erhöhtes S-Kreatinin.

Husten tritt bei fast 10 % der Patienten mit einem ACE-Hemmer auf. Der Husten ist dabei typischerweise nicht produktiv, anhaltend und sistiert spätestens eine Woche nach Absetzen des ACE-Hemmers.

Bedrohliche Nebenwirkungen

Neutropenie, Agranulozytose, Thrombozytopenie, Anämie, akuter Blutdruckabfall, Angioödem, Larynxödem, Bronchospasmus, ausgeprägte Leberwertveränderungen, Pankreatitis, Niereninsuffizienz, nephrotisches Syndrom und Urämie sind bei Patienten mit ACE-Hemmern beschrieben.

4.11.5 Wichtige Interaktionen

Anämika

Folgende Interaktionen vom Typ C und D sind **für die gesamte Gruppe der ACE-Hemmer** beschrieben:

Darbepoetin alpha, Erythropoetin, Methoxy-Polyethylenglycol-Epoetin beta Die klinische Wirkung von Erythropoetin/Darbepoetin sollte überwacht und die Dosis ggf. angepasst (erhöht) werden.

Antibiotika

Folgende Interaktionen vom Typ D sind **nur für Quinapril** beschrieben:

Tetrazyklin Die Absorption von Tetrazyklin kann sich aufgrund von Chelatkomplexbildungen verschlechtern. Quinapril sollte nicht mit Tetrazyklin kombiniert werden.

Antipsychotika

Folgende Interaktionen vom Typ C und D sind **für die gesamte Gruppe der ACE-Hemmer** beschrieben:

Lithium ACE-Hemmer können die Plasmakonzentration von Lithium erhöhen, besonders bei Älteren. Beim Ansetzen eines ACE-Hemmers sollten der Lithiumspiegel kontrolliert und eventuell auftretende Nebenwirkungen beachtet werden. Gegebenenfalls muss die Lithiumdosis angepasst werden. Die zusätzliche Gabe eines Thiaziddiuretikums erhöht das Risiko einer Lithiumüberdosierung.

Antithrombotische Mittel

Folgende Interaktionen vom Typ C und D sind **für die gesamte Gruppe der ACE-Hemmer** beschrieben:

Azetylsalizylsäure Kann in Dosen ab 300 mg/d bei Hypertonikern die Wirkung des ACE-Hemmers aufheben. Bei gleichzeitiger Gabe von NSAR und ACE-Hemmer sind Fälle von Niereninsuffizienz beschrieben, besonders bei älteren Patienten. Bei gleichzeitiger Gabe eines ACE-Hemmers sollte Azetylsalizylsäure in einer Dosierung > 300 mg/d vermieden werden. Kontrollen von Blutdruck und Nierenfunktion werden empfohlen.

Diuretika

Folgende Interaktionen vom Typ C und D sind **für die gesamte Gruppe der ACE-Hemmer** beschrieben:

Amilorid Bei gleichzeitiger Gabe eines kaliumsparenden Diuretikums und eines ACE-Hemmers erhöht sich das Risiko der Hyperkaliämie. EKG und Kaliumspiegel sollten sorgfältig kontrolliert werden, falls diese Kombination nicht vermieden werden kann.

Eplerenon Bei gleichzeitiger Gabe von Eplerenon und einem ACE-Hemmer erhöht sich das Risiko einer Hyperkaliämie. Bei dieser Kombination sollten EKG und Kaliumspiegel kontrolliert werden. Die Eplerenon-Dosis sollte anhand der Kaliumwerte angepasst werden.

Amilorid, Eplerenon, Spironolacton, Triamteren Bei gleichzeitiger Gabe eines kaliumsparenden Diuretikums und eines ACE-Hemmers erhöht sich das Risiko einer Hyperkaliämie. Ausgewählte Patienten mit Herzinsuffizienz können von der Kombination eines ACE-Hemmers mit Spironolacton profitieren. Kann diese Kombination nicht vermieden werden, sollten Kaliumspiegel und EKG fortlaufend kontrolliert werden. Spironolacton sollte mit max. 25 mg/d gegeben werden.

NSAR

Folgende Interaktionen vom Typ C und D sind **für die gesamte Gruppe der ACE-Hemmer** beschrieben:

Diclofenac, Dexibuprofen, Ibuprofen, Indometacin, Ketoprofen, Meloxicam, Naproxen, Piroxicam NSAR können die antihypertensive Wirkung von ACE-Hemmern abschwächen. Auch eine herabgesetzte Nierenfunktion und erhöhte Kaliumwerte sind beschrieben, besonders bei älteren Patienten. Blutdruck und Nierenfunktion sollten bei gleichzeitiger Gabe gut überwacht werden. Die Behandlung mit einem Kalziumkanalblocker kann sich als besser geeignet erweisen.

Weitere relevante Interaktionen

- Bei bestehender Behandlung mit einem hoch dosierten Diuretikum kann die zusätzliche Gabe eines ACE-Hemmers zu Hypotonie führen. Der hypotensive Effekt kann durch Absetzen des Diuretikums, durch eine erhöhte Flüssigkeits- oder Salzzufuhr oder durch eine Reduktion der Dosierung des ACE-Hemmers verringert werden. ACE-Hemmer können die hypotensive Wirkung von trizyklischen Antidepressiva und Neuroleptika verstärken. Auch kann eine posturale Hypotonie auftreten.

Beachte

Alkohol verstärkt den hypotensiven Effekt von ACE-Hemmern.

4

- Die gleichzeitige Einnahme von Antazida kann die Absorption von Fosinopril reduzieren. Daher sollte Fosinopril mind. 2 Stunden vor oder nach einem Antazidum eingenommen werden.

4.11.6 Kontraindikationen

- Angioödem oder Überempfindlichkeitsreaktionen im Zusammenhang mit einer früheren Einnahme eines ACE-Hemmers
- Erbliches oder idiopathisches angioneurotisches Ödem
- Schwangerschaft im 2. oder 3. Trimenon
- Stillzeit

4.11.7 Warnhinweise

Bei Dehydrierung und/oder Natriummangel sollten diese vor Beginn einer Medikation mit einem ACE-Hemmer korrigiert und es sollte mit einer geringeren Startdosis begonnen werden.

Patienten mit **Herzinsuffizienz** erleiden häufiger eine Hypotonie; bei diesen Patienten wird eine geringere Startdosis eines ACE-Hemmers empfohlen.

Patienten mit bilateraler **Nierenarterienstenose** oder einseitiger Nierenarterienstenose bei nur einer vorhandenen Niere entwickeln häufiger eine Niereninsuffizienz oder Hypotonie. Auch bei nur leichten Veränderungen des Kreatininwerts kann die Nierenfunktion beeinträchtigt sein. Bei diesen Patienten sollte die Behandlung mit niedrigen Dosen begonnen, die Dosis nur langsam und vorsichtig gesteigert und die Nierenfunktion sorgfältig kontrolliert werden.

Patienten mit ACE-Hemmern können besonders in den ersten Tagen der Behandlung **Angioödeme** an Extremitäten, im Gesicht, an Lippen, Schleimhäuten, Zunge und Glottis entwickeln. In diesen Fällen sollte die Behandlung sofort abgebrochen werden. Angioödeme an Zunge, Glottis oder Larynx können lebensgefährlich sein. Patienten mit diesen Beschwerden benötigen stationäre Überwachung während 12–24 Stunden oder bis die Symptomatik gänzlich abgeklungen ist. Auch intestinale Angioödeme sind bei der Behandlung mit ACE-Hemmern beschrieben. Hier besteht die Symptomatik aus Bauchschmerzen mit oder ohne Übelkeit und Erbrechen.

Nicht selten können ACE-Hemmer **erhöhte Kaliumwerte** verursachen. Das Risiko erhöht sich bei eingeschränkter Nierenfunktion oder Diabetes mellitus sowie bei Patienten mit einer Kombinationsbehandlung mit einem kaliumsparenden Diuretikum, ergänzenden Kalium-, kaliumhaltigen Salzpräparaten oder anderen Substanzen, die den Kaliumwert erhöhen können, wie z. B. Heparin.

Wie bei jeder Behandlung mit einem vasodilatierenden Präparat muss bei Patienten mit **Stenose der Aorten- oder Mitralklappe oder mit obstruktiver hypertrophischer Kardiomyopathie** besondere Vorsicht gelten. Patienten mit einem akuten Herzinfarktgeschehen dürfen keine ACE-Hemmer erhalten, da diese die hämodynamische Situation zusätzlich stark verschlechtern können.

Ältere Patienten können gelegentlich übermäßig stark auf ACE-Hemmer reagieren, weshalb stets eine Kontrolle der Nierenfunktion vor Ansetzen einer solchen Behandlung empfohlen wird. Besonders sorgfältig muss eine mögliche Behandlung bei Patienten mit Herzinsuffizienz, renovaskulären Erkrankungen, herabgesetzter Nierenfunktion und nach Nierentransplantation abgewogen werden.

Nur mit großer Vorsicht sollten ACE-Hemmer eingesetzt werden bei Patienten mit vaskulären Bindegewebserkrankungen, immunsuppressiver Therapie, Einnahme von Allopurinol und Procainamid oder einer Kombination dieser komplizierenden Faktoren, besonders bei eingeschränkter Nierenfunktion.

Bei eingeschränkter Nierenfunktion oder einer relativ hohen ACE-Hemmer-Dosis kann eine Proteinurie auftreten.

Bei Diabetikern mit peroralen Antidiabetika oder Insulin sollte der Blutzuckerwert während des ersten Monats nach Ansetzen eines ACE-Hemmers sorgfältig überprüft werden.

4.11.8 Pharmakologische Angaben

Bei herabgesetzter Nierenfunktion unterhalb der in ▶Tab. 4.23 angeführten GFR-Grenzen bei den jeweiligen Substanzen wird empfohlen, die Herstellerangaben zu Dosierung und Kontraindikationen zu beachten.

Tab. 4.23 Pharmakologische Angaben für ACE-Hemmer

	Halbwertszeit	Herabgesetzte Funktion der		Schwangerschaft	Stillzeit	Aktive Metabolite
		Leber	Nieren			
Captopril	2 h	Vorsichtig dosieren	Gabe möglich bei GFR > 40 ml/min	D	III	Nein
Enalapril	11 h	Vorsichtig dosieren	Gabe möglich bei GFR > 30 ml/min	D	IVb	Ja
Lisinopril	12 h	Vorsichtig dosieren	Gabe möglich bei GFR > 30 ml/min	D	IVa	Nein
Perindopril	17 h	Ohne Einfluss	Gabe möglich bei GFR > 60 ml/min	D	IVa	Ja
Ramipril	13–17 h	Vorsichtig dosieren	Gabe möglich bei GFR > 60 ml/min	D	IVb	Ja
Quinapril	3 h	Vorsichtig dosieren	Gabe möglich bei GFR > 60 ml/min	D	IVb	Ja
Fosinopril	11,5 h	Vorsichtig dosieren	Gabe möglich bei GFR > 10 ml/min	D	IVb	Ja

▶Tab. 4.24 gibt Dosierungsempfehlungenen beim Wechsel eines ACE-Hemmers zu einem AT_2-Blocker (ARB) mit der Indikation Herzinsuffizienz vor, kann aber auch in der Blutdruckbehandlung verwendet werden.

Tab. 4.24 Dosierungsempfehlungen für den Wechsel von einem ACE-Hemmer zu einem AT_2-Blocker (ARB)

Wechsel von einem ACE-Hemmer						zu einem AT_2-Blocker (ARB)		
Captopril	Enalapril	Lisinopril	Ramipril	Quinapril	Fosinopril	Valsartan	Candesartan	Losartan
37,5 mg	5 mg	5 mg	2,5 mg	10 mg	10 mg	40 mg	8 mg	12,5 mg
75 mg	10 mg	10 mg	5 mg	20 mg	20 mg	80 mg	16 mg	25 mg
150 mg	20 mg	20 mg	10 mg	40 mg	40 mg	160 mg	32 mg	50 mg

4.11.9 Therapiekontrolle

Die blutdrucksenkende Wirkung tritt allmählich ein und erreicht den max. Effekt nach etwa 4 Wochen.

Das **Behandlungsziel** ist i. d. R. ein Wert < 140/90 mmHg. Bei Patienten mit Diabetes mellitus und koronarer Herzkrankheit, Nierenerkrankung und bei sehr hohem kardiovaskulärem Risiko liegt das Ziel bei < 130/80 mmHg. Laut dem staatlichen schwedischen SBU-Bericht liegt eine gute Dokumentation für die antihypertensive Behandlung bis zu einem Alter von 80 Jahren vor (Evidenzstärke 1). Auch in höherem Alter scheint dieser Behandlungseffekt anzuhalten (Evidenzstärke 3).

Die **Behandlungsindikation** sollte regelmäßig überprüft werden. Ist der Blutdruck bei einer geringen Dosierung eines Präparats dauerhaft über mehrere Jahre gut eingestellt, kann ein Absetzversuch erwogen und parallel dazu der Patient zu weiteren Lebensstilveränderungen angeregt werden.

In der Behandlung der Herzinsuffizienz erfolgt die Symptomreduktion durch einen ACE-Hemmer erst nach Monaten. Kreatinin und Elektrolyte (erniedrigtes Natrium spricht für eine RAAS-Aktivierung) sollten vor und 1–2 Wochen nach Ansetzen des ACE-Hemmers kontrolliert werden. Eine initiale, leichte Kreatininerhöhung von 10–30 % ist häufig und bedarf keiner weiteren Abklärung oder Maßnahme, sofern sich der Wert im Verlauf stabilisiert.

Eine Berechnung der GFR ist für die Wahl des Präparats und für die spätere Auswertung des Behandlungseffekts von Bedeutung, um das geeignete Präparat und die optimale Dosierung bei eingeschränkter Nierenfunktion zu finden.

4.11.10 Alternative Behandlungen

Eine Hypertonie frühzeitig zu erkennen und mit **Veränderungen des Lebensstils** zu behandeln, ist eine sehr kosteneffektive Methode. So können sowohl Risikofaktoren für Komplikationen der Hypertonie verringert als auch der Blutdruck an sich eingestellt werden (mit oder ohne medikamentöse Behandlung). Muss ein ACE-Hemmer durch eine andere antihypertensive Substanz ersetzt werden, sollte in erster Linie ein Thiaziddiuretikum oder ein Kalziumkanalblocker eingesetzt werden.

Steigt der Kreatininwert um 30–50 % zum Ausgangswert an oder unterschreitet die GFR eine vertretbare Grenze, sollte das Medikament geringer dosiert oder ganz abgesetzt werden. Bedarf es trotz einer eingeschränkten Nierenfunktion eines ACE-Hemmers, kann Fosinopril eine gute Alternative darstellen, da diese Substanz in voller Dosierung bis zu einer GFR von 10 ml/min eingesetzt werden kann. Die Clearance des aktiven Metaboliten Fosinoprilat wird nicht durch die Nierenfunktion beeinflusst, da eine verminderte renale Ausscheidung durch eine erhöhte Ausscheidung über die Leber und Galle ausgeglichen wird.

Ist in der Behandlung einer Herzinsuffizienz eine Blockade des RAAS-Systems erforderlich, gleichzeitig aber ein ACE-Hemmer kontraindiziert oder mit zu starken Nebenwirkungen behaftet, muss auf einen AT_2-Blocker (ARB) zurückgegriffen werden. AT_2-Blocker weisen jedoch nicht die gleiche überzeugende Datenlage wie ACE-Hemmer auf und sind mit höheren Kosten verbunden.

4.11.11 Beschwerden beim Absetzen

Ein kurzfristiges Absetzen der Behandlung verursacht keine schnelle oder starke Erhöhung des Blutdrucks (Rebound). Ein endgültiges Beenden der antihypertensiven Behandlung verursacht in den nachfolgenden Tagen keine überschießende Gegenregulation oder Reboundhypertonie.

Wird ein ACE-Hemmer in der Herzinsuffizienzbehandlung z. B. aufgrund von orthostatischen Beschwerden, Husten, erhöhten Leberwerten oder auf Wunsch des Patienten abgesetzt, sollte dies schrittweise ausschleichend erfolgen. Andernfalls kann die durch den ACE-Hemmer bewirkte RAAS-Blockade zu schnell nachlassen und die Beschwerden der Herzinsuffizienz können sich entsprechend verschlechtern, v. a. wenn keine andere Substanz die RAAS-Blockade übernehmen kann.

4

4.11.12 Behandlung beenden

Bei der Behandlung der Hypertonie kann ein ACE-Hemmer direkt abgesetzt werden, ohne dass darauffolgend ein Rebound zu befürchten ist. Nach einer gewissen Dauer kann jedoch der Blutdruck langsam ansteigen, weshalb dieser während 2–4 Wochen nach Absetzen kontrolliert werden sollte.

In der Behandlung anderer Indikationen (besonders bei Herzinsuffizienz) hingegen sollte ein ACE-Hemmer in langsamen Schritten auf eine geringere Tagesdosis reduziert und dabei die klinische Symptomatik im Auge behalten werden. Diese Empfehlung gilt analog zur vorsichtigen Aufdosierung eines ACE-Hemmers. Wie eine wochenweise Reduktion konkret aussehen kann, ist in ▶ Tab. 4.25 aufgeführt. Wichtig ist hierbei, die Dosisreduktion bei Symptomverschlechterung zu beenden.

▶ Tab. 4.25 dient als Vorschlag für ein relativ vorsichtiges Ausschleichen. Der Vorschlag beginnt mit der aktuell gegebenen Tagesdosis (1) und folgt den Feldern von oben nach unten (2–5) mit der Tagesdosis für jeweils 1 Woche. Bedarf es eines schnelleren Absetzens, können die einzelnen Dosierungsschritte von 1 Woche auf 3 Tage verkürzt werden.

Tab. 4.25 Ausschleichen und Absetzen eines ACE-Hemmers bei Herzinsuffizienz

	Captopril	Enalapril	Lisinopril	Ramipril	Quinapril	Fosinopril
1	75 mg	20 mg	20 mg	10 mg	40 mg	40 mg
2	37,5 mg	10 mg	10 mg	5 mg	20 mg	20 mg
3	25 mg	5 mg	5 mg	2,5 mg	10 mg	10 mg
4	12,5 mg	2,5 mg	2,5 mg	1,25 mg	5 mg	5 mg
5	0	0	0	0	0	0

4.11.13 Am Lebensende

In der palliativen Situation sollte die Behandlung einer Herzinsuffizienz mit einem ACE-Hemmer so lange wie möglich fortgeführt werden. Begrenzt wird die Behandlungsindikation durch eine Verschlechterung der Aufnahmefähigkeit bei Schluckbeschwerden, eine häufig stark eingeschränkte Nierenfunktion und eine die Lebensqualität beeinträchtigende Hypotonie. Durch eine vorsichtige Senkung der Tagesdosis können die Beschwerden einer Hypotonie und die Nierenfunktion häufig verbessert werden. Nicht selten verbleibt schließlich die kleinste zu verabreichende Dosis; diese beizubehalten ist aber dennoch vorteilhafter, als die Medikation ganz abzusetzen. Eine sehr kleine Dosis eines ACE-Hemmers scheint auch Durstbeschwerden lindern zu können und so effektiv zur Symptomlinderung beizutragen.

In der Behandlung von anderen Indikationen als Herzinsuffizienz sollte der ACE-Hemmer abgesetzt werden, da dieser dann nicht zur Symptomlinderung beiträgt. Wird die verbleibende Lebenszeit eindeutig durch eine unheilbare Erkrankung begrenzt, sind präventive Behandlungsoptionen nicht indiziert.

4.11.14 Sonstiges

Eine kontinuierliche Behandlung mit NSAR erhöht das Risiko für Ödeme und kann die antihypertensive Wirkung von ACE-Hemmern abschwächen; außerdem scheint sich auch der positive Effekt bei der Behandlung einer Herzinsuffizienz zu verringern. ACE-Hemmer verlängern bei der Behandlung der Herzinsuffizienz die Lebensdauer, verringern die Symptome, verbessern die Hämodynamik und das Leistungsvermögen und verringern den Bedarf an stationären Behandlungen. ACE-Hemmer werden als überlegen bei der Behandlung der Herzinsuffizienz angesehen und sind dabei kosteneffektiv.

Für **Enalapril** liegt eine gute Dokumentation vor und es ist preiswert, weshalb diese Substanz von den nationalen Arzneimittelkomitees als erste Wahl unter den ACE-Hemmern empfohlen wird. Zur Behandlung der Herzinsuffizienz in Zusammenhang mit einem Myokardinfarkt wird **Ramipril** aufgrund der verglichen mit Enalapril besseren Dokumentation direkt nach einem Infarktgeschehen empfohlen.

Die Behandlung mit einem ACE-Hemmer wird mit einer geringen Dosis begonnen und danach allmählich bis auf die jeweilige Zieldosis aufdosiert. Einige Patienten vertragen die Zieldosis nicht und bedürfen dann einer Dosisreduktion zu der Dosis, bei der der durch Hypotonie ausgelöste Schwindel oder die jeweilige Beschwerdesymptomatik nicht mehr auftritt. Des Weiteren sollte die ACE-Hemmer-Dosis mit der Nierenfunktion und den Elektrolytwerten abgestimmt werden.

Wird ein Patient mit einer **hohen Diuretikadosis** behandelt, sollte diese Dosis zusammen mit dem Beginn einer ACE-Hemmer-Behandlung reduziert werden. Liegt eine hämodynamisch bedeutsame Aorten-, Mitral- oder Nierenarterienstenose vor, sollten ACE-Hemmer nicht gegeben werden. Bei geringgradigen Stenosierungen können ACE-Hemmer jedoch eingesetzt werden.

Verschlechtert sich während einer Behandlung mit einem ACE-Hemmer die **Nierenfunktion,** sollte als erste Maßnahme die Tagesdosis des ACE-Hemmers reduziert werden. Was die Wahl eines ACE-Hemmers bei herabgesetzter Nierenfunktion angeht, scheint die Erhöhung des Kreatininwerts bei Behandlungsbeginn ein Klasseneffekt aller ACE-Hemmer zu sein.

ACE-Hemmer sind Präparate der ersten Wahl bei **Hypertonie und gleichzeitiger linksventrikulärer systolischer Dysfunktion** (häufig in Kombination mit einem Betablocker) sowie bei Diabetes mellitus und manchen Nierenerkrankungen.

Die Frage, ob **ASS mit einem ACE-Hemmer** zusammen gegeben werden sollte, wird viel diskutiert. Untersuchungen deuten darauf hin, dass individuelle Unterschiede vorliegen und dass das Interaktionsrisiko bei niedrigen Dosen deutlich geringer ausfällt als bei höheren. Auch wenn sich ungünstige Interaktionen zwischen ASS und ACE-Hemmern nicht gänzlich ausschließen lassen, sollten Patienten mit hohem kardiovaskulären Risiko mit beiden Substanzen gleichzeitig behandelt werden können.

25–40 % der Diabetiker entwickeln eine Nierenerkrankung, i. d. R. 20–25 Jahre nach Auftreten des Diabetes mellitus. ACE-Hemmer und AT_2-Blocker konnten zeigen, dass sie den Beginn einer **diabetesassoziierten Nephropathie** verzögern können. In gewissen Fällen, z. B. bei Hypertonie und Nephropathie mit Proteinurie, scheint eine RAAS-Blockade durch eine kombinierte Behandlung mit ACE-Hemmer und AT_2-Blocker wertvoll zu sein. Bei unkomplizierter Hypertonie jedoch zeigt sich kein Vorteil einer solchen Kombination, es erhöht sich eher die Frequenz von Nebenwirkungen.

Aus den bisher veröffentlichten Daten ergibt sich kein Vorteil von AT_2-Blockern gegenüber ACE-Hemmern hinsichtlich Mortalität oder Morbidität bei Herzinsuffizienz oder Hypertonie. Die nephroprotektive Wirkung wird als gleichwertig angesehen.

Referenzartikel und andere Quellen

Bangalore S, Makani H, Radford M, Thakur K et al. Clinical outcomes with β-blockers for myocardial infarction: a meta-analysis of randomized trials. Am J Med. 2014 Oct; 127(10): 939–953.

Bangalore S, Parkar S, Grossman E, Messerli FH. A meta-analysis of 94,492 patients with hypertension treated with beta blockers to determine the risk of new-onset diabetes mellitus. Am J Cardiol. 2007 Oct 15; 100(8): 1254–1262.

Bangalore S, Wild D, Parkar S, Kukin M, Messerli FH. Beta-blockers for primary prevention of heart failure in patients with hypertension insights from a meta-analysis. J Am Coll Cardiol. 2008 Sep 23; 52(13): 1062–1072.

Chen JM, Heran BS, Perez MI, Wright JM. Blood pressure lowering efficacy of beta-blockers as second-line therapy for primary hypertension. Cochrane Database Syst Rev. 2010 Jan 20; (1): CD007185. Review.

Egstrup K. Transient myocardial ischemia after abrupt withdrawal of antianginal therapy in chronic stable angina. Am J Cardiol. 1988 Jun 1; 61(15): 1219–1222.

Fu M. Beta-blocker therapy in heart failure in the elderly. Int J Cardiol. 2008 Apr 10; 125(2): 149–153. Review.

Hopper I, Samuel R, Hayward C, Tonkin A, Krum H. Can medications be safely withdrawn in patients with stable chronic heart failure? systematic review and meta-analysis. J Card Fail. 2014 Jul; 20(7): 522–532.

Karachalios GN, Charalabopoulos A, Papalimneou V, Kiortsis D et al. Withdrawal syndrome following cessation of antihypertensive drug therapy. Int J Clin Pract. 2005 May; 59(5): 562–570. Review.

Khan N, McAlister FA. Re-examining the efficacy of beta-blockers for the treatment of hypertension: a meta-analysis. CMAJ. 2006 Jun 6; 174(12): 1737–1742. Erratum in: CMAJ. 2007 Mar 27; 176(7): 976.

Li ECK, Heran BS, Wright JM. Angiotensin converting enzyme (ACE) inhibitors versus angiotensin receptor blockers for primary hypertension. Cochrane Database Syst Rev. 2014 Aug 22; (8): CD009096.

Prins KW, Neill JM, Tyler JO, Eckman PM, Duval S. Effects of Beta-Blocker Withdrawal in Acute Decompensated Heart Failure: A Systematic Review and Meta-Analysis. JACC Heart Fail. 2015 Aug;3(8):647–53.

Wiysonge CS, Bradley HA, Volmink J, Mayosi BM et al. Beta-blockers for hypertension. Cochrane Database Syst Rev. 2012 Nov 14; 11: CD002003.

4.12 Angiotensin-II-Rezeptorantagonisten (ARB) + Kombinationspräparate C09C + C09D

Candesartan, Eprosartan, Irbesartan, Losartan, Telmisartan, Valsartan (C09C Angiotensin-II-Rezeptorblocker)

Candesartan + Hydrochlorothiazid, Eprosartan + Hydrochlorothiazid, Losartan + Hydrochlorothiazid, Telmisartan + Hydrochlorothiazid, Valsartan + Hydrochlorothiazid, Valsartan + Amlodipin (C09D AT2-Blocker in Kombinationspräparaten)

Die Kombinationspräparate von AT_2-Blockern und Hydrochlorothiazid sowie Amlodipin und Valsartan werden in diesem Kapitel nachrangig behandelt. Das Hauptaugenmerk liegt auf den AT2-Blockern (ARB). Weitere Informationen ▶Kap. 4.4 und ▶Kap. 4.10.

4.12.1 Indikationen

- Essenzielle Hypertonie (alle ARB, auch Kombinationspräparate unter C09D).
- Therapie von Nierenerkrankungen bei Erwachsenen mit Hypertonie und Diabetes mellitus Typ 2 und Proteinurie ≥ 0,5 g/d als Teil der antihypertensiven Therapie (Losartan).
- Therapie von Nierenerkrankungen bei Patienten mit Hypertonie und Diabetes mellitus Typ 2 als Teil der antihypertensiven Behandlung (Irbesartan).
- Als Teil des antihypertensiven Behandlungsregimes bei Patienten mit Hypertonie und linksventrikulärer Hypertrophie (Losartan).
- Chronische Herzinsuffizienz, wenn die Behandlung mit einem ACE-Hemmer aufgrund von Nebenwirkungen (v. a. Husten) oder Kontraindikationen ungeeignet ist.
- Therapie der symptomatischen Herzinsuffizienz, wenn ein ACE-Hemmer nicht gegeben werden kann, oder ergänzend zu einem ACE-Hemmer, wenn ein Betablocker nicht gegeben werden kann (Valsartan).
- Therapie von klinisch stabilen Patienten mit symptomatischer Herzinsuffizienz oder asymptomatischer linksventrikulärer Dysfunktion nach kürzlich (12 Stunden–10 Tage) erlittenem Herzinfarkt (Valsartan).
- Therapie von Patienten mit Herzinsuffizienz und reduzierter linksventrikulärer systolischer Funktion (linksventrikuläre EF ≤ 40 %) ergänzend zu einem ACE-Hemmer oder wenn ein ACE-Hemmer nicht vertragen wird (Candesartan).
- Zur Risikoreduktion eines Schlaganfalls bei Erwachsenen mit Hypertonie und einer durch ein EKG diagnostizierten linksventrikulären Hypertrophie (Losartan).
- Reduktion der kardiovaskulären Morbidität bei bestehender atherothrombotischer kardiovaskulärer Erkrankung (koronare Herzkrankheit, periphere Gefäßkrankheit oder stattgehabter Schlaganfall) oder bei Diabetes mellitus Typ 2 mit dokumentiertem Organschaden (Telmisartan).

4.12.2 Wirkmechanismus

Angiotensin-II ist das primär aktive Hormon im Renin-Angiotensin-Aldosteron-System (RAAS). Es wird mittels dem Angiotensin Converting Enzyme (ACE) aus Angiotensin-I gebildet und bindet an spezifische Rezeptoren in unterschiedlichen Geweben. Es ist ein potenter Vasokonstriktor und bei der Blutdruckregulation von Bedeutung. Die Aldosteronfreisetzung und somit auch die Natriumretention erhöhen sich.

Diese Substanzgruppe besteht aus effektiven und spezifischen Angiotension-II-Rezeptorblockern (ARB). Da ARB keinen Einfluss auf das ACE haben, ergeben sich keine bradykininassoziierten Nebenwirkungen. Daher ist die Inzidenz von Reizhusten bei Patienten, die mit ARB behandelt werden, geringer als bei denen, die mit einem ACE-Hemmer behandelt werden.

Nach Ansetzen eines ARB bei Patienten mit Hypertonie erfolgt der antihypertensive Effekt ohne Einwirkung auf die Herzfrequenz.

Durch das stetig zunehmende Wissen über die pathophysiologischen Mechanismen der Herzinsuffizienz konnte gezeigt werden, dass v. a. die Effekte auf die neurohormonelle Aktivierung die günstige Wirkung der ACE-Hemmer und ARB verursachen. Es konnte gezeigt werden, dass eine dauerhaft bestehende Aktivierung neuroendokriner Systeme einschließlich RAAS mit erhöhter Mortalität und Morbidität assoziiert ist.

Die Wirkmechanismen von ACE-Hemmern und ARB sind nicht vollständig geklärt. Die Hemmung des aktivierten RAAS-Systems wirkt direkt auf Myokard und Gefäßwände und trägt somit zum Remodelling an Herzmuskeln und Blutgefäßen bei. Da ACE-Hemmer keine komplette RAAS-Hemmung bewirken, erscheint es denkbar, dass ARB einen die ACE-Hemmer ergänzenden Effekt haben. Auch die Bradykininfreisetzung wird von den ARB nicht direkt beeinflusst, weshalb sie durchaus andere pharmakologische Effekte als ACE-Hemmer haben können.

ARB können sinnvollerweise mit Diuretika kombiniert werden, die schon in geringen Dosen die antihypertensive Wirkung verstärken.

4.12.3 Empfohlene Tagesdosen und Dosisbereiche

▶ Tab. 4.26.

Tab. 4.26 Dosierungsempfehlungen für Angiotensin-II-Rezeptorblocker (ARB)

	Dosisintervall	Tagesdosis bei Hypertonie	Zieldosis bei Herzinsuffizienz	Einnahme zu den Mahlzeiten
Losartan	24 h	50–100 mg	50 mg	Ohne Einfluss
Eprosartan	24 h	600 mg	Nicht indiziert	Leicht verzögerte Aufnahme
Valsartan	12–24 h	80–320 mg	160–320 mg	Leicht verzögerte Aufnahme
Irbesartan	24 h	150–300 mg	Nicht indiziert	Ohne Einfluss
Candesartan	24 h	8–32 mg	32 mg	Ohne Einfluss
Telmisartan	24 h	20–80 mg	Nicht indiziert	Ohne Einfluss

Die angegebenen Zieldosen müssen v. a. bei eingeschränkter Nierenfunktion angepasst werden. Entsprechendes gilt für die Dosierungen beim Ausschleichen (▶ Tab. 4.28, siehe jeweilige Herstellerangaben [Fachinformation]).

4

4.12.4 Nebenwirkungen

Häufige Nebenwirkungen

Ödeme, Herzklopfen, Exantheme, Juckreiz, Urtikaria, Dyspnoe, Übelkeit, Dyspepsie, Erbrechen, Durchfall, Myalgie, Arthralgie, Hypotonie, Orthostase, Müdigkeit, Kopfschmerzen und Niedergestimmtheit.

Husten kommt nicht in gleicher Frequenz vor wie bei ACE-Hemmern, ist allerdings auch bei ARB als Nebenwirkung möglich. Bei gleichzeitig vorliegendem Diabetes mellitus besteht eine erhöhte Gefahr für eine Hyperkaliämie.

Bedrohliche seltene Nebenwirkungen

Angioneurotische Ödeme, Niereninsuffizienz, Vorhofflimmern, zerebrovaskuläre Ereignisse, Pankreatitis und Hepatitis.

4.12.5 Wichtige Interaktionen

Antiepileptika und Antiarrhythmika

Folgende Interaktionen vom Typ C und D sind **für Losartan** beschrieben:

Phenytoin Bei gleichzeitiger Gabe von Phenytoin verringert sich die Plasmakonzentration des aktiven Metaboliten von Losartan. Dadurch kann sich der blutdrucksenkende Effekt von Losartan verringern. Alternativ zu Losartan kann ein anderer ARB, der nicht über das Cytochrom P450 metabolisiert wird (z. B. Telmisartan), gegeben werden.

Antithrombotische Mittel

Folgende Interaktionen vom Typ C und D sind **für sämtliche Angiotensin-II-Blocker (ARB)** beschrieben:

Azetylsalizylsäure Geringe Dosen Azetylsalizylsäure (< 325 mg/d) haben keinen Einfluss auf die antihypertensive Wirkung von ARB. Hohe Dosen Azetylsalizylsäure schwächen den blutdrucksenkenden Effekt von ARB und erhöhen das Risiko einer Niereninsuffizienz. Bei geringen Dosen ASS wird keine Dosisanpassung empfohlen. Bei hohen Dosen ASS sollten der Blutdruck und die Nierenfunktion regelmäßig kontrolliert werden.

Diuretika

Folgende Interaktionen vom Typ C und D sind **für sämtliche Angiotensin-II-Blocker (ARB)** beschrieben:

Amilorid, Eplerenon, Spironolacton, Triamteren Bei gleichzeitiger Gabe von ARB und kaliumsparenden Diuretika erhöht sich das Risiko für schwere Hyperkaliämien und Arrhythmien. Die Umstellung auf ein Thiazid- oder Schleifendiuretikum sollte erwogen werden. Ist eine Kombinationsbehandlung unumgänglich, sollten S-Kalium und EKG regelmäßig kontrolliert werden.

NSAR

Folgende Interaktionen vom Typ C und D sind **für sämtliche Angiotensin-II-Blocker (ARB)** beschrieben:

Dexibuprofen, Diclofenac, Ibuprofen, Indometacin, Ketoprofen, Meloxicam, Nabumeton, Naproxen, Piroxicam NSAR verringern den antihypertensiven Effekt von ARB. Bei Kombination dieser Substanzen erhöht sich die Gefahr einer Niereninsuffizienz. Blutdruck, S-Kreatinin und Elektrolyte sollten regelmäßig kontrolliert werden. Für eine weiterhin gute Blutdruckeinstellung kann eine Dosiserhöhung des ARB notwendig werden. Die Umstellung auf einen Kalziumkanalblocker sollte erwogen werden.

Tuberkulosemittel

Folgende Interaktionen vom Typ C und D sind **für Losartan** beschrieben:

Rifampicin Der blutdrucksenkende Effekt von Losartan kann sich verringern. Diese Kombination sollte, wenn möglich, vermieden werden. Der Blutdruck sollte regelmäßig kontrolliert und die Dosis von Losartan ggf. angepasst werden.

Weitere relevante Interaktionen

Bei **sämtlichen Angiotensin-II-Blockern (ARB)** können folgende Interaktionen nicht ausgeschlossen werden:

- Klinische Erfahrungen mit anderen Substanzen, die das RAAS-System beeinflussen, zeigen, dass eine gleichzeitige Behandlung mit Kalium, kaliumhaltigen Salzpräparaten oder anderen Substanzen, die den Kaliumspiegel anheben (z. B. Heparin), zu einer unerwünschten Anhebung des Kaliumspiegels führen können.
- Die gleichzeitige Gabe von Lithium und ARB kann den Lithiumspiegel im Serum reversibel anheben und damit das Risiko einer Lithiumvergiftung erhöhen. Bei gleichzeitiger Gabe sollte der Lithiumspiegel regelmäßig kontrolliert werden.
- Alkohol, Narkotika und Antidepressiva können eine orthostatische Hypotension verstärken.

4.12.6 Kontraindikationen

- 2. und 3. Trimenon der Schwangerschaft
- Höhergradige Leberfunktionseinschränkung
- Bilaterale Nierenarterienstenose oder Nierenarterienstenose bei Einzelniere
- Gallenwegsobstruktion (Telmisartan)

4.12.7 Warnhinweise

Bei eingeschränkter Leberfunktion sollte eine geringere Dosis erwogen werden.

Patienten mit anamnestischen Angioödemen (Schwellungen im Gesicht, der Lippen, des Rachens und/oder der Zunge) sollten gut überwacht werden.

Bei Patienten mit Flüssigkeits- oder Elektrolytverlusten aufgrund einer starken diuretischen Medikation, einer salzarmen Kost, von Durchfall oder Erbrechen kann eine symptomatische Hypotonie besonders nach der ersten Dosis oder bei Dosiserhöhung auftreten.

Ein erhöhtes Risiko für bedrohliche Hypotension und Niereninsuffizienz besteht bei Patienten mit beidseitiger Nierenarterienstenose oder Stenose bei Einzelniere und einer zusätzlichen RAAS-hemmenden Medikation.

RAAS-hemmende Medikamente können besonders bei Niereninsuffizienz und/oder Herzinsuffizienz eine Hyperkaliämie verursachen.

Patienten, deren Nierenfunktion von einer guten RAAS-Aktivität abhängt (z. B. Patienten mit schwerer Herzinsuffizienz, bilateraler Nierenarterienstenose oder einseitiger Nierenarterienstenose bei Einzelniere), können unter einer Behandlung mit einem ACE-Hemmer mit Oligurie oder progressiver Azotämie und in seltenen Fällen mit akutem Nierenversagen reagieren.

4

4.12.8 Pharmakologische Angaben

▶ Tab. 4.27.

Tab. 4.27 Pharmakologische Angaben für Angiotensin-II-Rezeptorblocker

	Halbwertszeit	Herabgesetzte Funktion der		Schwangerschaft	Stillzeit	Aktiver Metabolit
		Leber	Niere			
Losartan	2 h (6–9 h aktiver Metabolit)	Vorsichtig dosieren	Ohne Einfluss	D	IVa	Ja
Eprosartan	5–9 h	Vorsichtig dosieren	Gabe möglich bei GFR ≥ 30 ml/min	D	IVa	Nein
Valsartan	6 h	Vorsichtig dosieren	Gabe möglich bei GFR > 10 ml/min	D	IVa	Nein
Irbesartan	11–15 h	Vorsichtig dosieren	ohne Einfluss	D	IVa	Nein
Candesartan	9 h	Vorsichtig dosieren	Gabe möglich bei GFR > 15 ml/min	D	IVa	Nein
Telmisartan	20 h	Vorsichtig dosieren	Gabe möglich bei GFR ≥ 30 ml/min	D	IVa	Nein

4.12.9 Therapiekontrolle

Die blutdrucksenkende Wirkung tritt allmählich ein und erreicht den max. Effekt nach etwa 4–8 Wochen. In der Regel erfolgt eine erste Auswertung nach 3 Monaten und davor ein erster Kontakt, um eventuelle Nebenwirkungen zu erfragen.

Das **Behandlungsziel** ist i. d. R. ein Wert < 140/90 mmHg. Bei Patienten mit Diabetes mellitus und koronarer Herzkrankheit, Nierenerkrankung und mit sehr hohem kardiovaskulärem Risiko liegt der Zielblutdruck bei < 130/80 mm Hg. Laut dem staatlichen schwedischen SBU-Bericht liegt eine gute Dokumentation für die antihypertensive Behandlung bis zu einem Alter von 80 Jahren vor (Evidenzstärke 1). Auch in höherem Alter scheint dieser Behandlungseffekt anzuhalten (Evidenzstärke 3).

Die Behandlungsindikation sollte regelmäßig überprüft werden. Ist der Blutdruck bei einer geringen Dosierung eines ARB dauerhaft über mehrere Jahre gut eingestellt, kann ein Absetzversuch erwogen und parallel dazu der Patient zu weiteren **Lebensstilveränderungen** angeregt werden.

In der Behandlung der Herzinsuffizienz tritt die Symptombesserung durch einen ARB erst nach einigen Monaten ein. Kreatinin und Elektrolyte sollten vor und 1–2 Wochen nach Ansetzen des ARB kontrolliert werden. Hierbei spricht ein erniedrigtes Natrium für eine RAAS-Aktivierung.

4.12.10 Alternative Behandlungen

Eine Hypertonie frühzeitig zu erkennen und mit **Veränderungen des Lebensstils** zu behandeln ist kosteneffektiv. Muss ein ARB durch eine andere antihypertensive Substanz ersetzt werden, sollte in erster Linie ein Thiaziddiuretikum oder ein Kalziumkanalblocker eingesetzt werden.

Unterschreitet die GFR eine vertretbare Grenze, sollte der ARB geringer dosiert oder ganz abgesetzt werden. Besteht weiterhin eine eindeutige Indikation für die Behandlung mit einem ARB, kann Losartan eine gute Alternative sein. Diese Substanz kann unabhängig von der Nierenfunktion bis zur Zieldosis gegeben werden, hat ein breites Indikationsspektrum und ist kostengünstig.

4.12.11 Beschwerden beim Absetzen

Ein plötzliches Absetzen der antihypertensiven Behandlung birgt laut Studienlage einiger ARB (Losartan, Valsartan, Irbesartan und Telmisartan) keine Gefahr für eine überschießende Gegenreaktion oder ein Reboundphänomen in den darauffolgenden Tagen. Dies sollte daher für alle übrigen ARB gelten können, ebenso wie für ACE-Hemmer. Nach Absetzen der ARB-Behandlung steigt der Blutdruck kontinuierlich wieder zum Ausgangswert an.

Wird jedoch ein ARB bei der Behandlung der Herzinsuffizienz z. B. aufgrund von orthostatischen Beschwerden, Leberfunktionseinschränkung oder auf Wunsch des Patienten abgesetzt, sollte er, wenn möglich, schrittweise reduziert werden. Andernfalls kann die durch den ARB bewirkte RAAS-Hemmung zu schnell nachlassen und dadurch die Symptomatik der Herzinsuffizienz verschlechtert werden.

4.12.12 Behandlung beenden

In der Behandlung der Hypertonie kann ein ARB direkt abgesetzt werden, ohne dass anschließend ein Rebound zu befürchten ist. Nach einer gewissen Dauer kann jedoch der Blutdruck langsam ansteigen, weshalb dieser während 2–4 Wochen nach Absetzen kontrolliert werden sollte.

In der Behandlung anderer Indikationen (besonders bei Herzinsuffizienz) hingegen sollte ein ARB in langsamen Schritten auf eine geringere Tagesdosis reduziert und dabei die klinische Symptomatik im Auge behalten werden. Diese Empfehlung gilt analog zur vorsichtigen Aufdosierung eines ARB. Wichtig ist hierbei, die Dosisreduktion bei Symptomverschlechterung zu beenden. Wie eine wochenweise Reduktion konkret aussehen kann, ist in ▶ Tab. 4.28 aufgeführt.

▶ Tab. 4.28 schlägt eine relativ vorsichtige Dosisreduktion vor. Der Vorschlag beginnt mit der aktuell gegebenen Tagesdosis (1) und folgt den Feldern von oben nach unten (2–4) mit der halbierten Tagesdosis für jeweils 1 Woche. Muss die Dosis schneller reduziert werden, kann die Dauer von 1 Woche auf 3 Tage verkürzt werden.

Tab. 4.28 Ausschleichen und Absetzen eines Angiotensin-II-Rezeptorblockers bei Herzinsuffizienz

	Valsartan	Candesartan	Losartan
1	160 mg	32 mg	50 mg
2	80 mg	16 mg	25 mg
3	40 mg	8 mg	12,5 mg
4	0	0	0

4.12.13 Am Lebensende

In der palliativen Situation sollte die Behandlung einer Herzinsuffizienz mit einem ARB so lange wie möglich fortgeführt werden, da diese symptomlindernd ist. Begrenzt wird die Behandlungsindikation durch eine Verschlechterung der Aufnahmefähigkeit bei Schluckbeschwerden, eine stark eingeschränkte Nierenfunktion und eine die Lebensqualität beeinträchtigende Hypotonie. Durch eine vorsichtige Senkung der Tagesdosis können die Beschwerden einer Hypotonie und die GFR häufig verbessert werden. Nicht selten verbleibt schließlich die kleinste Dosis; diese beizubehalten ist aber dennoch vorteilhafter, als die Medikation ganz abzusetzen. Eine sehr kleine Dosis eines ARB scheint auch Durstbeschwerden lindern zu können und so effektiv zur Symptomlinderung beizutragen.

In der Behandlung anderer Indikationen als der Herzinsuffizienz sollte der ARB abgesetzt werden, da dieser dann nicht zur Symptomlinderung beiträgt. Wird die verbleibende Lebenszeit eindeutig durch eine unheilbare Erkrankung begrenzt, sind symptomatische Behandlungsoptionen priorisiert. Kann also ein ARB dem schwer kranken Patienten keinen klaren Vorteil verschaffen und erhöht sich dadurch eher die Gefahr für negative Konsequenzen, empfiehlt es sich, diese Substanz baldmöglichst abzusetzen.

4.12.14 Sonstiges

Bei Diabetes mellitus Typ 2 mit Mikroalbuminurie sind die positiven Effekte von ARB überzeugend. Aufgrund der höheren Behandlungskosten und der begrenzten Dokumentation für ARB sind ACE-Hemmer hier vorzuziehen. ARB können gut mit Diuretika kombiniert werden und potenzieren schon in geringen Dosen den antihypertensiven Effekt (s. a. feste Kombinationspräparate C09D). Auch in der Kombination mit dem Kalziumkanalblocker Amlodipin wird diese Potenzierung der antihypertensiven Wirkung erreicht.

Die kombinierte RAAS-Hemmung sowohl durch einen ARB als auch einen ACE-Hemmer scheint in gewissen ausgewählten Fällen z. B. von Hypertonie mit Nephropathie und Proteinurie vorteilhaft zu sein. Bei einer unkomplizierten Hypertonie hingegen ergibt sich kein Vorteil, stattdessen erhöht sich das Risiko von Nebenwirkungen. Es liegen keine publizierten Daten vor, die dafürsprechen, dass ARB ACE-Hemmern hinsichtlich Morbidität oder Mortalität bei Herzinsuffizienz oder Hypertonie überlegen sind. Der nephroprotektive Effekt wird als gleichwertig angesehen.

Vor einigen Jahren lagen Hinweise für einen möglichen Zusammenhang zwischen ARB und einem erhöhten Myokardinfarktrisiko vor. In einer systematischen Literaturübersicht konnten jedoch keine Belege dafür gefunden werden, dass ARB das Myokardinfarktrisiko im Vergleich zu Placebo oder ACE-Hemmer erhöhen würden.

Referenzartikel und andere Quellen

Bangalore S, Fakheri R, Toklu B, Messerli FH. Diabetes mellitus as a compelling indication for use of renin angiotensin system blockers: systematic review and meta-analysis of randomized trials. BMJ. 2016 Feb 11; 352: i438.

Bangalore S, Fakheri R, Toklu B, Ogedegbe G et al. Angiotensin-Converting Enzyme Inhibitors or Angiotensin Receptor Blockers in Patients Without Heart Failure? Insights From 254,301 Patients From Randomized Trials. Mayo Clin Proc. 2016 Jan; 91(1): 51–60.

Li NC, Lee A, Whitmer RA, Kivipelto M, Lawler E, Kazis LE, Wolozin B. Use of angiotensin receptor blockers and risk of dementia in a predominantly male population: prospective cohort analysis. BMJ. 2010 Jan 12; 340: b5465.

MacKinnon M, Shurraw S, Akbari A, Knoll GA, Jaffey J, Clark HD. Combination therapy with an angiotensin receptor blocker and an ACE inhibitor in proteinuric renal disease: a systematic review of the efficacy and safety data. Am J Kidney Dis. 2006 Jul; 48(1): 8–20.

Mangoni AA, Jackson SH. The implications of a growing evidence base for drug use in elderly patients Part 2. ACE inhibitors and angiotensin receptor blockers in heart failure and high cardiovascular risk patients. Br J Clin Pharmacol. 2006 May; 61(5): 502–512.

Matchar DB, McCrory DC, Orlando LA, Patel MR, Patel UD, Patwardhan MB et al. Systematic review: comparative effectiveness of angiotensin-converting enzyme inhibitors and angiotensin II receptor blockers for treating essential hypertension. Ann Intern Med. 2008 Jan 1; 148(1): 16–29.

McDonald MA, Simpson SH, Ezekowitz JA, Gyenes G, Tsuyuki RT. Angiotensin receptor blockers and risk of myocardial infarction: systematic review. BMJ. 2005 Oct 15; 331(7521): 873.

Palmer SC, Mavridis D, Navarese E, Craig JC et al. Comparative efficacy and safety of blood pressure-lowering agents in adults with diabetes and kidney disease: a network meta-analysis. Lancet. 2015 May 23; 385(9982): 2047–2056.

Shibata MC, Tsuyuki RT, Wiebe N. The effects of angiotensin-receptor blockers on mortality and morbidity in heart failure: a systematic review. Int J Clin Pract. 2008 Sep; 62(9): 1397–1402.

Strippoli GF, Bonifati C, Craig M, Navaneethan SD, Craig JC. Angiotensin converting enzyme inhibitors and angiotensin II receptor antagonists for preventing the progression of diabetic kidney disease. Cochrane Database Syst Rev. 2006 Oct 18; (4): CD006257.

Yusuf S, Teo KK, Pogue J et al for the ONTARGET investigators. Telmisartan, ramipril, or both in patients at high risk for vascular events. N Engl J Med 2008; 358: 1547–1559.

4.13 HMG-CoA-Reduktasehemmer C10AA

Simvastatin, Pravastatin, Fluvastatin, Atorvastatin

4.13.1 Indikationen

- Hypercholesterinämie (alle)
- Kardiovaskuläre Prävention (Simvastatin, Pravastatin, Atorvastatin)
- Zur Reduktion der kardiovaskulären Morbidität bei Patienten mit manifester koronarer Herzkrankheit und ungünstig erhöhten Cholesterinwerten (Simvastatin)
- Reduktion der kardiovaskulären Morbidität und Mortalität bei Patienten mit mäßiger bis starker Hypercholesterinämie, die ein hohes Risiko haben, ein kardiovaskuläres Ereignis zu erleiden, als Ergänzung zur Diät (Pravastatin)

- Reduktion der kardiovaskulären Mortalität und Morbidität bei Patienten mit anamnestischem Herzinfarkt oder instabiler Angina pectoris und mit entweder normalen oder erhöhten Cholesterinwerten, ergänzend zur Korrektur von anderen Risikofaktoren (Pravastatin)
- Reduktion der Posttransplantationshyperlipidämie bei Patienten mit immunosuppressiver Behandlung nach Transplantation eines soliden Organs (Pravastatin)

4.13.2 Wirkmechanismus

Statine bewirken eine Hemmung der für die Cholesterinsynthese wichtigen HMG-CoA-Reduktase. Eine Statinbehandlung reduziert das Gesamtcholesterin um 20–60 %, v. a. durch eine Senkung des LDL-Cholesterins. Durch die verminderte Cholesterinsynthese erhöht sich die LDL-Rezeptoraktivität in der Leber, wodurch sich wiederum die Aufnahme von LDL aus dem Plasma erhöht. Der Wert der Triglyzeride (TG) wird i. d. R. um 10–20 % reduziert, bei Personen mit erhöhten Triglyzeridwerten ist dieser Effekt stärker. Der HDL-Wert wird i. d. R. um 5–10 % erhöht.

In mehreren großen Studien konnte gezeigt werden, dass Statine die kardiovaskuläre Morbidität und Mortalität bei Personen mit unterschiedlichen Risikokonstellationen für kardiovaskuläre Komplikationen senken. Dies gilt für die primäre Prävention bei Personen mit geringem Risiko und für die sekundäre Prävention bei Personen mit sehr hohem Risiko (z. B. Herzinfarkt, Schlaganfall, instabile koronare Herzkrankheit).

4.13.3 Empfohlene Tagesdosen und Dosisbereiche

Vor Beginn einer Statinbehandlung sollten Ursachen einer sekundären Hypercholesterinämie ausgeschlossen werden. Die Patienten sollten über den Zusammenhang von körperlicher Aktivität, Rauchen und einer geeigneten lipidsenkenden Diät sowie über die Bedeutung einer praktischen Umsetzung aufgeklärt werden. Auch während einer medikamentösen Behandlung sollten diese Maßnahmen vom Patienten fortgesetzt und vom Arzt unterstützt werden (▶ Tab. 4.29).

Tab. 4.29 Dosierungsempfehlungen für Statine

	Dosisintervall	Hypercholesterinämie	Kardiovaskuläre Prävention	Einnahme zu den Mahlzeiten
Simvastatin	Abends	10–40 mg	20–40 mg	Ohne Einfluss
Pravastatin	Abends	10–40 mg	40 mg	Ohne Einfluss
Fluvastatin	Abends	20–80 mg	80 mg	Ohne Einfluss
Atorvastatin	24 h	10–80 mg	10 mg	Ohne Einfluss

4.13.4 Nebenwirkungen

Häufige Nebenwirkungen

Schlafstörungen, Kopfschmerz, Dyspepsie, Bauchschmerzen und Übelkeit sind häufige Nebenwirkungen bei Fluvastatin. Obstipation, Flatulenz, Dyspepsie, Übelkeit, Durchfall, Schlaflosigkeit, Kopfschmerzen, Schwindel, Parästhesien, Hypästhesie, Hautausschlag, Juckreiz, Myalgie, Arthralgie, Asthenie, Brustschmerzen, Rückenschmerzen, periphere Ödeme, Müdigkeit und allergische Reaktionen sind als häufige Nebenwirkungen bei Atorvastatin beschrieben.

Für Simvastatin und Pravastatin werden in der Fachinformation am häufigsten Myalgien und Erhöhungen der Transaminasen angegeben.

Unter einer Statinbehandlung können Myopathien ohne Erhöhung der S-Kreatininkinase auftreten.

Bedrohliche Nebenwirkungen

Rhabdomyolyse, die über eine Myoglobinurie sekundär zu einem akuten Nierenversagen führen kann. Auf etwa 100.000 Personenjahre kommen 3–4 Fälle mit Rhabdomyolyse aufgrund einer Statinbehandlung.

Hepatitis, Pankreatitis, Angioödeme, Anaphylaxie.

Sämtliche bedrohlichen Nebenwirkungen sind laut Fachinformationen zu den Substanzen sehr selten.

4.13.5 Wichtige Interaktionen

Antibiotika

Folgende Interaktionen vom Typ C und D sind **für Atorvastatin** beschrieben:

Clarithromycin Die Plasmakonzentration von Atorvastatin kann sich erhöhen und damit das Risiko für Nebenwirkungen durch Atorvastatin. Die Tagesdosis von Atorvastatin sollte 10 mg nicht überschreiten. Ist eine Behandlung mit einem Makrolid notwendig, kann die Gabe von Roxithromycin eine gute Alternative darstellen, da sie keinen Einfluss auf die Statinkonzentration hat. Eine andere Alternative sind Betalaktamantibiotika.

Erythromycin Die Plasmakonzentration von Atorvastatin und damit auch das Risiko für Nebenwirkungen durch Atorvastatin erhöhen sich. Diese Kombination sollte vermieden werden. Muss ein Makrolid gegeben werden, kann Roxithromycin oder alternativ ein Betalaktamantibiotikum gegeben werden.

Antiepileptika

Folgende Interaktionen vom Typ C und D sind **für Atorvastatin** beschrieben:

Carbamazepin Die Plasmakonzentration von Atorvastatin kann sich verringern und dadurch der klinische Effekt unzureichend werden. In einem beschriebenen Fall hat sich der Carbamazepin-Spiegel markant erhöht. Die Kontrolle des Carbamazepin-Spiegels wird daher bei An- und Absetzen von Atorvastatin empfohlen. Auch die Lipidwerte sollten kontrolliert und ggf. die Dosis von Atorvastatin erhöht werden.

Phenobarbital, Phenytoin Die Plasmakonzentration von Atorvastatin kann sich verringern; dadurch kann der klinische Effekt unzureichend werden. Die Lipidwerte sollten kontrolliert und die Dosis von Atorvastatin ggf. erhöht werden. Die Gabe anderer Antiepileptika, die nicht induzierend wirken, sollte erwogen werden, z. B. Valproinsäure oder Lamotrigin. Bei Absetzen eines Enzyminduktors sollte die Atorvastatin-Dosis gesenkt werden, um die Entstehung von Nebenwirkungen zu vermeiden.

Antimykotika

Folgende Interaktionen vom Typ C und D sind **für Atorvastatin** beschrieben:

Fluconazol Die Plasmakonzentration von Atorvastatin kann sich möglicherweise erhöhen und dadurch auch das Risiko für dosisbedingte Nebenwirkungen, wie z. B.

Muskelschmerzen oder Muskelschwäche. Die Behandlung mit Atorvastatin sollte mit einer geringen Dosis begonnen und die Kreatininkinase (CK) kontrolliert werden. Anstelle eines Azolpräparats kann Terbinafin für die gemeinsamen Indikationen der beiden Substanzen gegeben werden.

Itraconazol Die Plasmakonzentration von Atorvastatin erhöht sich; dadurch steigt auch das Risiko von Myalgien, Myopathien und Rhabdomyolyse. Die Atorvastatin-Dosis sollte 10 mg/d nicht überschreiten.

Folgende Interaktionen vom Typ C und D sind **für Fluvastatin** beschrieben:

Fluconazol Fluconazol kann die Plasmakonzentration von Fluvastatin und damit das Risiko für muskuläre Nebenwirkungen erhöhen. Eine Senkung der Fluvastatin-Dosis um 30–50 % kann notwendig werden. Um diese Interaktion zu vermeiden, kann Pravastatin gegeben werden. Anstelle von Fluconazol kann Itraconazol alternativ gegeben werden. Bei einer einzelnen oralen Dosis Fluconazol besteht jedoch kein Risiko.

Miconazol Die Plasmakonzentration von Fluvastatin kann sich erhöhen und somit zu muskulären Nebenwirkungen führen; ggf. muss die Fluvastatin-Dosis um 30–50 % gesenkt oder Pravastatin statt Fluvastatin gegeben werden. Itraconazol oder Terbinafin sind mögliche Alternativen zu Miconazol/Voriconazol.

Antithrombotische Mittel

Folgende Interaktionen vom Typ C und D sind **für Fluvastatin** beschrieben:

Warfarin und andere Cumarin-Derivate Die Plasmakonzentration von Warfarin und anderen Cumarin-Derivaten wie Phenprocoumon kann sich erhöhen und ein gesteigertes Blutungsrisiko bedingen. Bei gleichzeitiger Einnahme wird eine genaue Überwachung des INR empfohlen, ggf. muss die Warfarin-Dosis angepasst werden.

Immunsuppressiva

Folgende Interaktionen vom Typ C und D sind **für sämtliche Statine** beschrieben:

Cyclosporin Cyclosporin kann die Plasmakonzentration aller Statine erhöhen. Fälle mit bedrohlicher Myopathie sind beschrieben. Die Statinbehandlung sollte mit der geringstmöglichen Dosis begonnen werden, Fluvastatin kann in dieser Kombination vorteilhafter sein.

Kalziumkanalblocker

Lercanidipin Die Plasmakonzentration von Fluvastatin erhöht und die von Lercanidipin verringert sich. Die Senkung der Fluvastatin-Dosis oder die Erhöhung der Lercanidipin-Dosis kann notwendig werden. Beachte eventuelle statinbedingte Nebenwirkungen.

Lipidsenker

Folgende Interaktionen vom Typ C und D sind **für sämtliche Statine** beschrieben:

Gemfibrozil Werden Statine mit Fibraten kombiniert, erhöht sich das Risiko einer Myopathie/Rhabdomyolyse. Bei gleichzeitiger Behandlung erhöht sich die Plasmakonzentration der Statine. Die Kreatininkinase (CK) sollte kontrolliert werden. Andere Fibrate statt Gemfibrozil sollten vorgezogen werden.

Folgende Interaktionen vom Typ C und D sind **für Fluvastatin** beschrieben:

Colestyramin Die Plasmakonzentration von Fluvastatin kann sich verringern. Diese Interaktion hat jedoch nur eine geringe klinische Relevanz. Fluvastatin sollte 2 Stunden vor oder nach der Einnahme von Colestyramin/Colestipol eingenommen werden.

Folgende Interaktionen vom Typ C und D sind **für Simvastatin** beschrieben:

Amiodaron Die Plasmakonzentration von Simvastatin erhöht sich, einige Fälle von Rhabdomyolyse sind bei dieser Kombination beschrieben worden. Muss Amiodaron mit einem Statin kombiniert werden, sollte Pravastatin gewählt werden. Auch bei diesen Kombinationen sollten Leberwerte und CK kontrolliert werden.

Erythromycin Die Plasmakonzentration von Simvastatin und seinen aktiven Metaboliten und damit das Risiko für Nebenwirkungen erhöhen sich. Diese Kombination sollte vermieden werden. Statt Erythromycin kann Roxithromycin oder ein Betalaktamantibiotikum gegeben werden.

Fenofibrat Die Kombination von Fenofibrat und Simvastatin kann hepatische und muskuläre Nebenwirkungen verursachen, Leberwerte und CK sollten kontrolliert werden.

Phenytoin, Phenobarbital Die Konzentration von Simvastatin und seinen Metaboliten kann sich verringern und somit kann der klinische Effekt nachlassen. Die Lipidwerte sollten kontrolliert und die Dosis ggf. angepasst werden.

Itraconazol Die Plasmakonzentration von Simvastatin und seinen Metaboliten kann sich erhöhen und somit auch das Risiko für Myalgie, Myopathie und Rhabdomyolyse. Itraconazol sollte nicht zusammen mit Simvastatin gegeben werden, eine Behandlungspause von Simvastatin sollte erwogen werden.

Carbamazepin Die Simvastatin-Konzentration kann sich verringern und der klinische Effekt kann nachlassen. Die Lipidwerte sollten kontrolliert und die Simvastatin-Dosis ggf. angepasst werden.

Ketoconazol Bei vier Patienten mit Simvastatin und Ketoconazol wurden Hepatotoxizität und Rhabdomyolyse beschrieben; Pravastatin oder Fluvastatin können alternativ gegeben werden, da sie nicht über CYP3A4 metabolisiert werden.

Clarithromycin Die Plasmakonzentration von Simvastatin erhöht sich. Ein Fall von fataler Rhabdomyolyse ist bei dieser Kombination beschrieben. Simvastatin und Clarithromycin sollten nicht zusammen gegeben werden. Anstelle von Clarithromycin kann Roxithromycin oder ein Betalaktamantibiotikum gegeben werden.

4.13.6 Kontraindikationen

Überempfindlichkeit gegen den Wirkstoff oder Wirkstoffbestandteile. Akute Lebererkrankung, bestehende und ungeklärte Erhöhung der Transaminasen über das 3-Fache des oberen Normwerts. Schwangerschaft und Stillzeit.

4.13.7 Warnhinweise

Statine können Myopathien/Rhabdomyolyse verursachen und sollten mit Vorsicht an Patienten mit Prädisposition für diese Symptome verschrieben werden. In erster Linie sollte Vorsicht gelten bei eingeschränkter Nierenfunktion, Hypothyreose, hereditären Muskelerkrankungen, früheren Muskelbeschwerden bei der Behandlung mit einem anderen Statin oder Fibrat, Alkoholmissbrauch, bei Älteren > 70 Jahren oder bei einer möglichen Interaktion mit konsekutiver Plasmaerhöhung des Statins.

4.13.8 Pharmakologische Angaben

▶ Tab. 4.30.

Tab. 4.30 Pharmakologische Angaben für Statine

	Halbwertszeit	Funktionseinschränkung der		Schwangerschaft	Stillzeit	Aktiver Metabolit
		Leber	Niere			
Simvastatin	2 h	Keine Gabe	Bei GFR < 30 ml/min geringe Dosis	B:3	IVa	Ja
Pravastatin	1,5–2 h	Keine Gabe	Bei GFR < 30 ml/min geringe Dosis	B:3	III	Ja
Fluvastatin	1,4–3,2 h	Keine Gabe	Vermutlich kein Einfluss	B:3	IVa	Nein
Atorvastatin	14 h	Keine Gabe	Ohne Einfluss	D	IVa	Ja

4.13.9 Therapiekontrolle

Die überzeugenden Belege zur Wirksamkeit für die Prävention kardiovaskulärer Ereignisse qualifizieren Statine für diese Indikation zu Mitteln der ersten Wahl. Bei Patienten ohne klinisch manifeste kardiovaskuläre Erkrankungen („Primärprävention") ergibt sich die Indikationsstellung zur lipidsenkenden Therapie in Abhängigkeit vom individuellen kardiovaskulären Risiko. Dieses kann mit entsprechenden Risikokalkulatoren (z. B. www.arriba-hausarzt.de) abgeschätzt werden. Das Vorhandensein arteriosklerotischer Erkrankungen (KHK, ischämischer apoplektischer Insult, symptomatische pAVK, abdominelles Aortenaneurysma) oder eine monogene familiäre Hyperlipidämie sind eine klare Indikation für den Einsatz von Statinen (unabhängig vom Ausgangswert des Cholesterins). Bezüglich des praktischen Vorgehens sind zwei unterschiedliche Vorgehensweisen in der Diskussion: zum einen die Strategie der festen Dosis (Fire and Forgot), zum anderen die der Dosistitration nach LDL-Werten.

Die Leberfunktionswerte sollten vor Beginn der Einnahme und danach bei Dosisänderungen und 3 Monate nach Erreichen der Zieldosis kontrolliert werden. Steigen die Lebertransaminasen über das 3-Fache des oberen Grenzwerts an, bedarf es einer Neubewertung der Statinindikation. Dies kommt in etwa 0,5–2,0 % der Fälle der klinischen Überprüfungen vor. Da dieser Einfluss auf die Leberfunktion dosisabhängig ist, kann auch eine Dosisreduktion vor einem kompletten Absetzen probiert werden.

Genauere Verlaufskontrollen von eventuellen Muskelbeschwerden sind empfohlen. Der Patient wird aufgefordert, eventuelle Muskelschmerzen, Krämpfe oder Muskelschwäche, besonders bei gleichzeitigem Krankheitsgefühl oder Fieber, unmittelbar anzugeben. Treten solche Beschwerden während einer Statinbehandlung auf, sollte die CK bestimmt werden. Liegt der Wert höher als das 5-Fache des oberen Grenzwerts, muss die Behandlung beendet werden.

Bei schweren Muskelbeschwerden mit täglich auftretender Symptomatik kann ein Beenden der Behandlung auch bei einem CK-Wert unterhalb des 5-fachen oberen Grenzwerts notwendig werden.

Nach Sistieren der Symptomatik und Normalisierung des CK-Werts kann erneut ein Statin in der niedrigsten Dosierung mit sorgfältigen Verlaufskontrollen angesetzt werden.

Liegt der CK-Wert 5-fach über dem oberen Normalwert oder liegt eine Rhabdomyolyse oder der V. a. auf eine solche vor, muss die Statinbehandlung definitiv abgebrochen werden.

4.13.10 Alternative Behandlungen

Die Genese von Gefäßerkrankungen ist multifaktoriell. **Veränderungen des Lebensstils,** besonders ein Beenden des Rauchens, sind in den meisten Fällen eine sehr kosteneffektive Maßnahme. Informative und unterstützende Programme zur Sekundärprävention sind für den gefäßkranken Patienten immer von großem Wert.

Bei **Hyperlipidämie** sollten Veränderungen des Lebensstils (Beenden des Rauchens, körperliche Aktivität und Veränderungen der Ernährung) mind. über 3 und höchstens 6 Monate versucht werden, bevor eine medikamentöse Behandlung vorzugsweise mit einem Statin begonnen wird.

Primärpräventive Programme zur Vermeidung oder Verringerung von Lebensstilfaktoren, die das metabole Risiko in der Bevölkerung erhöhen, sind auf längere Sicht ebenfalls kosteneffektive Maßnahmen. In diesem Zusammenhang obliegt der medizinischen Grundversorgung eine wichtige gesamtgesellschaftliche Verantwortung.

In Situationen, in denen eine medikamentöse Behandlung zur Lipidsenkung indiziert ist, Statine jedoch nicht toleriert werden, können Fibrate von Nutzen sein. In der Indikation **Dyslipidämie** und **Diabetes** bei Erwachsenen sind Statine jedoch das Mittel der ersten Wahl. Beenden des Rauchens senkt die Werte von Cholesterin und LDL im Durchschnitt um 3 bzw. 2 % und erhöht das HDL um 5 %. Körperliche Bewegung erhöht das HDL und senkt die Triglyzeride, jedoch auch den Anteil von kleinen, dichten LDL-Partikeln, die als besonders atherogen gelten.

4.13.11 Beschwerden beim Absetzen

Das Absetzen der Statinbehandlung bei Patienten mit akuter koronarer Herzerkrankung ist mit einer klar erhöhten Mortalität und einem erhöhten Risiko für vorzeitige Komplikationen verbunden. Dies konnte in einigen Studien festgestellt werden und scheint auf einem Reboundeffekt mit erhöhter inflammatorischer Reaktion, erhöhtem Thromboserisiko und verschlechterter Endothelfunktion v. a. der Koronarien zu beruhen. Auch bei ischämischem Schlaganfall liegen Berichte vor, die eine klare Zustandsverschlechterung beim Abbrechen der Statinbehandlung während einer instabilen Phase beschreiben. Daher scheint es von großer Bedeutung zu sein, den Patienten vom Tag seines Schlaganfalls oder Herzinfarkts an und auch während der anschließenden instabilen Phase sicher und kontinuierlich mit einem Statin zu behandeln.

Ein Beenden der Statineinnahme ist in den darauffolgenden Tagen verbunden mit einer erhöhten Sekretion von Cholesterin in die Gallenwege und hängt vermutlich mit einer kompensatorischen Steigerung der Cholesterinsynthese in der Leber nach dem Wegfall der hemmenden Medikation zusammen. Diese Steigerung besteht jedoch nur vorübergehend und die Gefahr der Gallensteinbildung ist wahrscheinlich gering.

4.13.12 Behandlung beenden

Bei Myopathie und/oder einem 5-fach über den normalen Grenzwert erhöhten CK-Wert muss die Statinbehandlung unmittelbar abgebrochen werden. Tritt eine weitere schwere Erkrankung auf, die die Prognose verschlechtert, den Metabolismus in Richtung Katabolismus verschiebt oder die Leberfunktion verschlechtert, besteht kein Grund mehr, die Behandlung mit einem Statin weiter fortzuführen. Dies gilt auch bei jungen oder mittelalten Personen. Es liegen Studienergebnisse vor, die bei einer Unterbrechung der Statinbehandlung über eine kürzere Zeit kein erhöhtes Risiko für ein kardiovaskuläres Ereignis zeigten. Dies setzte jedoch eine stabile Krankheitssituation voraus. Eine unfreiwillige Unterbrechung in der Therapie z. B. bei Übelkeit und Erbrechen sollte bei einer instabilen kardiovaskulären Situation daher vermieden werden.

Eine niedrig dosierte Statinbehandlung kann unmittelbar beendet werden. Nach einer hohen Dosierung hingegen kann eine sukzessive Dosisreduktion vorteilhaft sein. Hierbei wird die Dosis über 2 Wochen halbiert. Simvastatin 40 mg 1 ×/d kann auf 20 mg/d über 2 Wochen und danach auf 10 mg/d über weitere 2 Wochen reduziert werden, bevor es definitiv abgesetzt wird.

4.13.13 Am Lebensende

Einigen kleineren Studien zufolge nehmen etwa 20 % aller Krebspatienten am Lebensende Medikamente ein, die keinen klinischen Nutzen haben. Dabei handelt es sich meist um Statine, aber auch andere kardiovaskuläre Medikamente oder Vitaminpräparate kommen vor. Die Hälfte der Lungenkrebspatienten nahm laut einer weiteren Studie Statine bis zu ihrem Tod ein.

Es ist kaum vorstellbar, dass Schwerkranke in einer palliativen Situation von Lipidsenkern einen Nutzen erhoffen können, sei es hinsichtlich der Lebensverlängerung oder einer verbesserten Lebensqualität. Obwohl Statine i. d. R. ein gutes Sicherheitsprofil aufweisen, können sie mit in der palliativen Phase wichtigen Medikamenten negativ interagieren. Zudem ist eine durch eine schwere Erkrankung geschwächte und fragile Person anfälliger für Nebenwirkungen.

Dem Patienten zu empfehlen, seine seit Langem eingenommenen Medikamente abzusetzen, erfordert Erfahrung, Wissen und Mut. Dies nicht zuletzt, da die Behandlung mit Statinen stets mit der Hoffnung auf eine längere Lebensdauer verbunden war und über viele Jahre Schutz bot.

Die Statinbehandlung sollte direkt beendet werden, vorausgesetzt, dass nicht vor Kurzem ein kardiovaskuläres Ereignis vorlag und der Patient selbst die Fortführung der Behandlung wünscht. Bei Herzinsuffizienz gibt es in der palliativen Situation keinen Grund, weiter mit einem Statin zu behandeln. Die Überlebensdauer wird bei Zuständen, in denen eine koronare Herzerkrankung nicht signifikant zur Todesursache beiträgt wie z. B. Herzinsuffizienz, COPD und schwere Krebserkrankungen, nicht durch eine Statinbehandlung verlängert.

4.13.14 Sonstiges

Um einen möglichen Behandlungsbedarf mit einem Statin zur primären Prävention einzuschätzen, sind die Beurteilung der individuellen Risikosituation des Patienten und die Möglichkeit zu Veränderungen des Lebensstils wichtig. Hat ein Patient jedoch eine klinisch manifeste atherosklerotische, kardiovaskuläre Erkrankung, ist die Indikation zu Lebensstilveränderungen und sehr häufig auch zur Statinbehandlung gegeben, weshalb eine individuelle Risikoeinschätzung nicht mehr notwendig ist. Die Risikoeinschätzung ist besonders wichtig bei Patienten mit Diabetes und Hypertonie, welche einerseits das Risikoniveau erhöhen, andererseits nicht zwingend eine Statinbehandlung erforderlich machen.

Bei Personen > 80 Jahren ist ein Beginn mit einem Statin selten notwendig, da die Dokumentation über den Nutzen einer solchen Behandlung fehlt. Wurde ein Statin bis zum 80. Lebensjahr gegeben, sollte dies nun weiter fortgesetzt werden, auch wenn die Datenlage dafür schwach ist. Vor- und Nachteile sollten sorgfältig mit dem Patienten abgewogen werden. Studien zufolge ist bei Statinen die Adhärenz häufig relativ gering. Dies hat unterschiedliche Gründe, v. a. aber scheinen Nebenwirkungen oder andere Nachteile durch die Behandlung die Lebensqualität zu beeinträchtigen. Ehrgeizige LDL-Behandlungsziele erfordern hohe Statindosen, häufig kombiniert mit anderen lipidsenkenden Präparaten. Hierdurch erhöht sich die Gefahr von Nebenwirkungen und der effektive Nutzen einer Langzeitbehandlung ist nicht vollständig bekannt. Die erfolgreichste Weise, das angepeilte Ziel zu erreichen, besteht in der niedrigsten effektiven Dosis eines Medikaments, kombiniert mit eigenen Anstrengungen des Patienten.

Der Hauptnutzen in der Verlängerung der Überlebensdauer scheint primär darin zu bestehen, ein Fortschreiten einer Herzkranzgefäßerkrankung zu verhindern.

In großen randomisierten Studien wird das Risiko für die Entwicklung einer Myopathie während einer Statinbehandlung auf 1 : 10 000 geschätzt.

Referenzartikel und andere Quellen

Armitage J. The safety of statins in clinical practice. Lancet 2007; 370: 1781–1790.

Bangalore S, Fayyad R, Hovingh GK, Laskey R et al; Treating to New Targets Steering Committee and Investigators. Statin and the risk of renal-related serious adverse events: Analysis from the IDEAL, TNT, CARDS, ASPEN, SPARCL, and other placebo-controlled trials. Am J Cardiol. 2014 Jun 15; 113(12): 2018–2020.

Daskalopoulou SS, Delaney JA, Filion KB, Brophy JM, Mayo NE, Suissa S. Discontinuation of statin therapy following an acute myocardial infarction: a population-based study. Eur Heart J. 2008 Jul 29, 2083–2091.

Endres M, Laufs U. Discontinuation of statin treatment in stroke patients. Stroke. 2006 Oct; 37(10): 2640–2643.

Hovingh GK, Gandra SR, McKendrick J, Dent R et al. Identification and management of patients with statin-associated symptoms in clinical practice: A clinician survey. Atherosclerosis. 2016 Feb; 245: 111–117.

Kutner JS, Blatchford PJ, Taylor DH Jr, Ritchie CS et al. Safety and benefit of discontinuing statin therapy in the setting of advanced, life-limiting illness: a randomized clinical trial. JAMA Intern Med. 2015 May; 175(5): 691–700.

Lakey WC, Greyshock NG, Kelley CE, Siddiqui MA et al. Statin intolerance in a referral lipid clinic. J Clin Lipidol. 2016 Jul–Aug; 10(4): 870–879.e3.

Laufs U, Custodis F, Böhm M. Who does not need a statin: too late in end-stage renal disease or heart failure? Postgrad Med J. 2009 Apr; 85(1002): 187–189.

McGowan MP; Treating to New Target (TNT) Study Group. There is no evidence for an increase in acute coronary syndromes after short-term abrupt discontinuation of statins in stable cardiac patients. Circulation. 2004 Oct 19; 110(16): 2333–2335.

McGuinness B, Craig D, Bullock R, Passmore P. Statins for the prevention of dementia. Cochrane Database Syst Rev. 2016 Jan 4; (1): CD003160.

Nixon M, Kousgaard MB. Organising medication discontinuation: a qualitative study exploring the views of general practitioners toward discontinuing statins. BMC Health Serv Res. 2016 Jul 7; 16: 226.

Sathasivam S. Statin induced myotoxicity. Eur J Intern Med. 2012 Jun; 23(4): 317–324.

Silveira MJ, Kazanis AS, Shevrin MP. Statins in the last six months of life: a recognizable, life-limiting condition does not decrease their use. J Palliat Med. 2008 Jun; 11(5): 685–693.

Smeeth L, Douglas I, Hall AJ, Hubbard R, Evans S. Effect of statins on a wide range of health outcomes: a cohort study validated by comparison with randomized trials. Br J Clin Pharmacol. 2009 Jan; 67(1): 99–109.

Stroes ES, Thompson PD, Corsini A, Vladutiu GD et al; European Atherosclerosis Society Consensus Panel. Statin-associated muscle symptoms: impact on statin therapy-European Atherosclerosis Society Consensus Panel Statement on Assessment, Aetiology and Management. Eur Heart J. 2015 May 1; 36(17): 1012–1022.

5 Urogenitalsystem

Uwe Popert

5.1 Mittel bei häufiger Blasenentleerung und Harninkontinenz G04BD

Trospiumchlorid, Darifenacin, Fesoterodin, Oxybutynin, Solifenacin, Tolterodin

5.1.1 Indikationen

- Häufiger und starker Harndrang oder Dranginkontinenz bei Instabilität der Harnblase. Neurogene Blasenstörungen, z. B. Reflexblase oder hyperaktive Blase.
- Symptomatische Behandlung von Dranginkontinenz und/oder Pollakisurie und (imperativem) Harndrang, wie sie bei Patienten mit instabiler Blase auftreten können.
- Symptomatische Behandlung von Dranginkontinenz und/oder häufige Miktion und Harndrang, wie sie bei erwachsenen Patienten mit hyperaktiver Blase auftreten können (Darifenacin, Fesoterodin, Solifenacin, Tolterodin, Trospiumchlorid)

5

5.1.2 Wirkmechanismus

Die Harnblase ist parasympathisch cholinerg innerviert. Urologische Spasmolytika sind kompetetive Antagonisten zu Acetylcholin an den postganglionären Muskarinrezeptoren und wirken relaxierend auf die glatte Muskulatur des Detrusormuskels der Harnblase. Dadurch wird die max. Kapazität der Harnblase erhöht, die Frequenz der ungehemmten Kontraktion des Detrusormuskels verringert und der Drang zur Blasenentleerung verzögert. Auf diese Weise verringern sich die Beschwerden der Harninkontinenz

5.1.3 Empfohlene Tagesdosen und Dosisbereiche

Trospiumchlorid, Darifenacin, Fesoterodin und Tolterodin sind als Tabletten erhältlich. Tolterodin kann als Tablette auch auf 2 Dosen pro Tag aufgeteilt werden; die Depottablette ist aber wirkungsvoller, um einen gleichmäßigen Effekt über den Tag und damit auch eine bessere Adhärenz des Patienten zu erzielen. Oxybutynin als Depotpflaster kann in manchen Fällen Vorteile gegenüber der Tablettenform haben, allerdings zu einem höheren Preis (▶ Tab. 5.1).

Tab. 5.1 Dosierungsempfehlungen für urologische Spasmolytika

	Dosisintervall	Dranginkontinenz	Häufige Miktion und Harndrang	Neurogene Blasenstörung	Einnahme zu den Mahlzeiten
Trospiumchlorid	8 h	30–45 mg	30–45 mg	40 mg	
Darifenacin	24 h	7,5–15 mg	7,5–15 mg	–	Ohne Einfluss
Fesoterodin	24 h	4–8 mg	4–8 mg	–	Ohne Einfluss
Oxybutynin, Tablette	8–12 h	7,5–15 mg	7,5–15 mg	10–15 mg	Ohne Einfluss
Oxybutynin, Depotpflaster	3–4 d	3,9 mg alle 3–4 d	3,9 mg alle 3–4 d	–	–
Solifenacin	24 h	5–10 mg	5–10 mg	–	Ohne Einfluss
Tolterodin	12–24 h	2–4 mg	2–4 mg	–	Ohne Einfluss

5.1.4 Nebenwirkungen

Häufige Nebenwirkungen

Mundtrockenheit, Obstipation, Übelkeit, Dyspepsie, Bauchschmerzen, Verschwommensehen, Akkomodationsstörungen, trockene Augen, Kopfschmerzen, Schwindel.

Ernsthafte Nebenwirkungen

Halluzinationen, Kolonobstruktion, Harnverhalt, Angioödeme.

5.1.5 Wichtige Interaktionen

Antibiotika

Folgende Interaktionen vom Typ C und D sind **für Darifenacin** beschrieben:

Clarithromycin, Erythromycin, Telithromycin Die Serumkonzentration von Darifenacin kann sich erhöhen. Als Anfangsdosis werden 7,5 mg empfohlen. Azithromycin und Roxithromycin neigen weniger zu Interaktionen und können alternativ zu Erythromycin, Clarithromycin oder Telithromycin gegeben werden.

Folgende Interaktionen vom Typ C und D sind **für Fesoterodin** beschrieben:

Clarithromycin, Erythromycin, Telithromycin Die gleichzeitige Gabe erhöht die Serumkonzentration des aktiven Metaboliten von Fesoterodin und kann so zu unerwünschten anticholinergen Effekten führen, besonders zu kognitiven Defiziten bei Älteren. Die max. Tagesdosis von Fesoterodin sollte bei gleichzeitiger Gabe von potenten CYP3A4-Hemmern 4 mg nicht übersteigen. Hier bieten sich Roxithromycin oder Azithromycin als Alternativbehandlung an.

Antidepressiva

Folgende Interaktionen vom Typ C und D sind **für Darifenacin** beschrieben:

Fluoxetin, Paroxetin Die Serumkonzentration von Darifenacin erhöht sich bei gleichzeitiger Einnahme. Die Anfangsdosis sollte bei 7,5 mg/d liegen. Die Gabe eines anderen SSRI wie z. B. Escitalopram, Citalopram oder Sertralin sollte erwogen werden.

Folgende Interaktionen vom Typ C und D sind **für Tolterodin** beschrieben:

Duloxetin Die Plasmakonzentration von Tolterodin kann sich bei gleichzeitiger Behandlung erhöhen; bei manchen Patienten können verstärkt anticholinerge Effekte auftreten. Diese sollten gut überwacht und die Tolterodin-Dosis bei Bedarf gesenkt werden.

Antiemetika

Folgende Interaktionen vom Typ C und D sind **für Fesoterodin** beschrieben:

Aprepitant Die gleichzeitige Gabe beider Substanzen kann die Serumkonzentration des aktiven Metaboliten von Fesoterodin erhöhen. Vorsicht wird empfohlen, ggf. muss die Dosis von Fesoterodin gesenkt werden.

Antiepileptika

Folgende Interaktionen vom Typ C und D sind **für Darifenacin** beschrieben:

Carbamazepin, Phenobarbital, Phenytoin Die Serumkonzentration von Darifenacin verringert sich vermutlich markant, sodass die Überwachung der Wirkung von

Darifenacin notwendig wird. Gegebenenfalls muss die Dosis von Darifenacin erhöht werden. Alternativ kann die Behandlung mit einem anderen Anticholinergikum fortgesetzt werden.

Folgende Interaktionen vom Typ C und D sind **für Fesoterodin** beschrieben:

Carbamazepin, Phenobarbital, Phenytoin Die gleichzeitige Gabe verringert die Serumkonzentration des aktiven Metaboliten von Fesoterodin und kann somit zu einem Therapieversagen führen. Diese Kombination sollte vermieden werden. Andere Antiepileptika, die keine Enzyminduktoren sind wie Valproat, Gabapentin, Pregabalin oder Lamotrigin, sollten vorrangig gegeben werden.

Folgende Interaktionen vom Typ C und D sind **für Oxybutynin** beschrieben:

Carbamazepin Die Plasmakonzentration von Carbamazepin und damit das Risiko für Nebenwirkungen erhöhen sich. Die Plasmakonzentration von Oxybutynin kann sich verringern. Der Carbamazepin-Spiegel sollte kontrolliert und die Carbamazepin-Dosis ggf. gesenkt werden. Alternativ kann auf Oxcarbazepin umgestellt werden. Auch die Wirkung von Oxybutynin sollte gut überwacht werden.

Folgende Interaktionen vom Typ C und D sind **für Tolterodin** beschrieben:

Carbamazepin, Phenobarbital, Phenytoin, Rifampicin, Rifamycin Die Serumkonzentration des aktiven Metaboliten von Tolterodin verringert sich und führt wahrscheinlich zu einem Therapieversagen. Diese Kombination sollte vermieden werden. Ist eine gleichzeitige Gabe dennoch notwendig, sollte die Tolterodin-Dosis auf mind. das Doppelte erhöht werden. Trospium kann als anticholinerge Alternativbehandlung gegeben werden.

Folgende Interaktionen vom Typ C und D sind **für Solifenacin** beschrieben:

Carbamazepin, Phenobarbital, Phenytoin Die Serumkonzentration von Solifenacin kann deutlich absinken: Die klinische Wirkung sollte überwacht, ggf. muss die Solifenacin-Dosis erhöht werden. Trospium kann als alternatives Anticholinergikum gegeben werden.

Antimykotika

Folgende Interaktionen vom Typ C und D sind **für Darifenacin** beschrieben:

Fluconazol Eine Erhöhung der Darifenacin-Konzentration ist zu erwarten (etwa 88 %). Darifenacin sollte initial mit 7,5 mg gegeben und danach langsam aufdosiert werden.

Itraconazol Die gleichzeitige Einnahme von Darifenacin und Itraconazol kann eine deutliche Erhöhung der Darifenacin-Serumkonzentration bewirken. Diese Kombination sollte vermieden werden.

Ketoconazol/e Die gleichzeitige Gabe von Darifenacin und Ketoconazol bewirkt eine starke Erhöhung der Darifenacin-Serumkonzentration. Diese Kombination sollte vermieden werden. Alternativ kann Terbinafin statt Ketoconazol gegeben werden. In diesem Fall sollte die Darifenacin-Dosis bei 7,5 mg/d liegen.

Posaconazol, Voriconazol Die Serumkonzentration von Darifenacin erhöht sich erheblich. Diese Kombination sollte vermieden werden. Statt Posaconazol oder Voriconazol sollte Fluconazol gegeben, die Darifenacin-Dosis initial bei 7,5 mg/d liegen und danach langsam auftitriert werden. Alternative Antimykotika sind Amphotericin B oder Caspofungin.

Terbinafin Die Serumkonzentration von Darifenacin erhöht sich. Darifenacin sollte mit 7,5 mg/d dosiert, mögliche anticholinerge Nebenwirkungen sollten aufmerksam beobachtet werden.

Folgende Interaktionen vom Typ C und D sind **für Fesoterodin** beschrieben:

Fluconazol Die gleichzeitige Gabe kann die Serumkonzentration des aktiven Metaboliten von Fesoterodin erhöhen. Vorsicht wird empfohlen, ggf. muss die Dosis von Fesoterodin gesenkt werden.

Itraconazol, Ketoconazol, Posaconazol, Voriconazol Die gleichzeitige Gabe erhöht die Serumkonzentration des aktiven Metaboliten von Fesoterodin und kann so zu unerwünschten anticholinergen Effekten führen, besonders kognitive Defizite bei Älteren. Bei gleichzeitiger Gabe eines potenten CYP3A4-Hemmers sollte die max. Tagesdosis von Fesoterodin 4 mg nicht überschreiten und muss ggf. gesenkt werden.

Folgende Interaktionen vom Typ C und D sind **für Solifenacin** beschrieben:

Ketoconazol/e Bei gleichzeitiger Gabe von Ketoconazol kann sich die Solifenacin-Konzentration etwas erhöhen, die Tagesdosis Solifenacin sollte in diesem Fall 5 mg nicht überschreiten. Bei Hautmykosen kann Terbinafin eine sinnvolle antimykotische Alternative darstellen.

Anxiolytika

Folgende Interaktionen vom Typ C und D sind **für Fesoterodin** beschrieben:

Diltiazem, Verapamil Die gleichzeitige Gabe kann die Serumkonzentration des aktiven Metaboliten von Fesoterodin erhöhen. Vorsicht wird empfohlen, ggf. muss die Dosis von Fesoterodin gesenkt werden.

Urologika

Folgende Interaktionen vom Typ C und D sind **für Tolterodin** beschrieben:

Trospiumchlorid Da sich Trospiumchlorid **nicht** wie die anderen oben erwähnten Substanzen **in der Janusmed Interaktionsdatenbank** befindet, werden im Folgenden die wesentlichen Interaktionen aus der Fachinformation beschrieben:

- Wirkungsverstärkung von Substanzen mit anticholinergen Eigenschaften (Amantadin, trizyklische Antidepressiva),
- Verstärkung der tachykarden Wirkung von ß-Sympathomimetika und
- Abschwächung der Wirkung von Prokinetika (z. B. Metoclopramid).
- Da Trospiumchlorid die gastrointestinale Motilität und Sekretion beeinflussen kann, ist die Möglichkeit einer Veränderung der Resorption anderer gleichzeitig verabreichter Arzneimittel nicht auszuschließen.
- Pharmakokinetische Wechselwirkungen: Eine Hemmung der Resorption von Trospiumchlorid durch Arzneimittel wie Guar, Colestyramin und Colestipol ist nicht auszuschließen. Deshalb wird die gleichzeitige Gabe dieser Arzneimittel mit Trospiumchlorid nicht empfohlen.

Johanniskraut (Hypericum perforatum) wirkt ebenfalls als CYP3A4-Induktor und kann somit zu subtherapeutischen Serumspiegeln aller urologischen Spasmolytika führen.

5

5.1.6 Kontraindikationen

In folgenden Situationen ist eine Behandlung mit urologischen Spasmolytika kontraindiziert:
- Harnverhalt (Restharnmenge > 130 ml)
- Magenretention
- Unbehandeltes Engwinkelglaukom
- Myasthenia gravis
- Schwere Leberfunktionsstörung
- Gleichzeitige Behandlung mit einem CYP3A4-Hemmer bei Patienten mit mäßig bis stark reduzierter Leber- oder Nierenfunktion
- Schwere Colitis ulcerosa
- Toxisches Megakolon

5.1.7 Warnhinweise

Weitere Ursachen des häufigen Harndrangs (z. B. Herzinsuffizienz, Diabetes, Nierenerkrankung) müssen ausgeschlossen sein, bevor eine Behandlung mit einem urologischen Spasmolytikum begonnen wird. Bei Vorliegen eines Harnwegsinfekts muss dieser vorrangig behandelt werden.

Urologische Spasmolytika sollten **zurückhaltend verschrieben** werden bei Patienten mit
- Blasenentleerungsstörung mit der Gefahr eines Harnverhalts,
- obstruktiver Erkrankung im Magen-Darm-Kanal, z. B. Pylorusstenose,
- eingeschränkter Nierenfunktion,
- Lebererkrankung,
- Hiatushernie,
- autonomer Neuropathie,
- Risiko für eine gastrointestinale Motilitätsstörung oder Obstipation,
- kognitivem Defizit sowie
- Morbus Parkinson.

5.1.8 Pharmakologische Angaben

▶ Tab. 5.2.

Tab. 5.2 Pharmakologische Angaben für urologische Spasmolytika

	Halbwertszeit	Funktionseinschränkung der		Schwangerschaft	Stillzeit	Aktiver Metabolit
		Leber	Niere			
Darifenacin	13–19 h	Vorsichtig dosieren	Vorsichtig dosieren	B:3	IVa	Nein
Fesoterodin	7 h	Vorsichtig dosieren	Vorsichtig dosieren	B:3	IVa	Ja
Oxybutynin	2–3 h	Vorsichtig dosieren	Vorsichtig dosieren	B:3	III	Ja
Solifenacin	45–68 h	Vorsichtig dosieren	Vorsichtig dosieren	B:3	IVa	Ja
Tolterodin	2–3 h	Vorsichtig dosieren	vorsichtig dosieren	B:3	IVa	Ja

5.1.9 Therapiekontrolle

In den ersten Wochen der Behandlung sollten mögliche Nebenwirkungen beim Patienten erfragt werden. Ihren max. Effekt erreichen urologische Spasmolytika i. d. R. nach etwa 3 Monaten, weshalb die Auswertung der Therapie frühestens nach 2–3 Monaten erfolgen sollte. Scheint der medikamentöse Effekt unsicher, ist ein probatorisches Absetzen sinnvoll. Ein Miktionsprotokoll ist für spätere Therapiekontrollen hilfreich; der Patient sollte hierfür auch zu eigenen Aktivitäten wie z. B. Beckenbodengymnastik animiert werden.

Die folgende **Einteilung der Inkontinenz** ist die Grundlage für die Wahl der geeigneten Behandlungsmaßnahme und deren Verlaufskontrolle:

- **Belastungsinkontinenz** = Harnverlust im Zusammenhang mit erhöhtem Bauchinnendruck durch Husten, Niesen, Lachen oder Anstrengung.
- **Dranginkontinenz** = plötzlicher und imperativer Harndrang mit Harnverlust als Folge; sie beschreibt auch ein Teilsymptom der hyperaktiven Blase.
- **Hyperaktive Blase** = häufiger Harndrang, mit oder ohne Harnverlust, der häufig assoziiert ist mit Nykturie und erhöhter Miktionsfrequenz.
- **Mischinkontinenz** = Kombination von Belastungsinkontinenz und hyperaktiver Blase.
- **Nykturie** = Miktion mind. 1 × pro Nacht

5.1.10 Alternative Behandlungen

Die Behandlung mit anderen Medikamenten kann zur Entstehung einer Inkontinenz beitragen und sollte vor einem eventuellen Behandlungsbeginn abgeklärt werden. Ein ursächlicher Faktor kann z. B. eine intensive diuretische Therapie sein. ACE-Hemmer können Reizhusten verursachen und damit eine Belastungsinkontinenz auslösen oder verschlechtern. Medikamente, die Verwirrtheit verursachen können (z. B. Schlafmittel, Neuroleptika, Opioide), erhöhen bei Älteren das Risiko der Inkontinenz. Neuroleptika, SSRI und Anticholinergika erhöhen das Risiko eines Harnverhalts und einer Überlaufinkontinenz. Symptomlindernde Medikamente bei Atemwegsinfektionen wie Phenylpropanolamin und Ephedrin können ebenfalls eine Überlaufinkontinenz begünstigen.

Mithilfe eines Miktionsprotokolls kann die Flüssigkeitszufuhr und -ausfuhr (Miktion) besprochen werden. Eine allzu große Zufuhr sollte reduziert werden. Bei häufigem Harndrang wird zunächst empfohlen, die Menge an Kaffee und Tee zu reduzieren.

Beckenbodengymnastik ist eine nebenwirkungsfreie Therapie. 60–70 % der Frauen mit Belastungsinkontinenz konnten durch Beckenbodentraining gute Resultate erzielen, auch bei allen anderen Formen der Inkontinenz wird dieses Training empfohlen. Das **Blasentraining** ist die Methode der ersten Wahl bei Dranginkontinenz. Häufige Toilettengänge bei problematischem frühem Dranggefühl verringern jedoch nicht das Risiko des Harnverlusts, sondern können die Beschwerden eher noch unterhalten. Erst 6 Wochen nach erfolglosem Blasentraining sollte eine medikamentöse Therapie diskutiert werden. In der Inkontinenzbehandlung haben Hormone keinen vorbeugenden oder kurativen Effekt. Die WHI-Studie konnte zeigen, dass Frauen mit systemischen Hormonen eher eine Inkontinenz entwickelten als diejenigen Frauen ohne Hormonbehandlung. Lokale Beschwerden in Form von Brennen oder trockenen Schleimhäuten können hingegen gut auf eine lokale Östrogenbehandlung ansprechen. In der Therapie der Belastungsinkontinenz bei postmenopausalen Frauen ergänzt die lokale Östrogenbehandlung andere Verfahren wie z. B. chirurgische Verfahren.

Das SSRI-Präparat Duloxetin, das die Serotonin- und Noradrenalinaufnahme hemmt, ist zur Behandlung von mittlerer und schwerer Belastungsinkontinenz zugelassen. Die Wirkung scheint über eine Erhöhung des urethralen Schließmuskeltonus während der Füllungsphase der Blase zustande zu kommen. Bei leichter Belastungsinkontinenz (< 14 Harnverlustepisoden pro Woche) wird jedoch keine Verbesserung erzielt, während störende Nebenwirkungen häufig auftreten und zudem bisher keine Langzeitergebnisse einer Duloxetin-Therapie vorliegen.

Bei nächtlicher **Polyurie** kann Desmopressin erwogen werden, auch wenn diese Therapie mit einigen Risiken behaftet ist. Dies gilt im Besonderen bei Älteren mit Herzinsuffizienz, Niereninsuffizienz und mit der Tendenz zu Störungen im Elektrolyt- und Flüssigkeitshaushalt.

In der medikamentösen Behandlung der **hyperaktiven Blase** mit oder ohne Harninkontinenz sind **Anticholinergika** die Mittel der ersten Wahl.

5.1.11 Beschwerden beim Absetzen

Es liegen keine Angaben zu Absetzbeschwerden bei urologischen Spasmolytika vor.

5.1.12 Behandlung beenden

Die Behandlung mit urologischen Spasmolytika kann bei Bedarf direkt beendet werden.

5.1.13 Am Lebensende

Im finalen Stadium einer schweren Erkrankung führt die Therapie mit einem urologischen Spasmolytikum selten zu einer palliativen Linderung und sollte abgesetzt werden, da die anticholinergen Nebenwirkungen den Nutzen überwiegen. Leidet der Patient an schmerzhaften Blasenkrämpfen, ohne dass Morphin eine vollständige Linderung bewirkt, kann jedoch ein Medikament mit anticholinerger Wirkung wie Oxybutynin oder am ehesten Butylscopolamin (i. v./s. c.) gegeben werden und häufig eine gute Linderung erzielen.

5.1.14 Sonstiges

Klinische Studien zeigen, dass jüngere Personen ähnliche kognitive Nebenwirkungen bekommen können wie ältere; ältere Personen sind jedoch anfälliger für Nebenwirkungen von Anticholinergika und die Beschwerden sind ausgeprägter. Bis zentrale anticholinerge Nebenwirkungen auftreten, können 4–6 Wochen nach Beginn der Therapie vergehen, weshalb diese Beschwerden möglicherweise nicht mit der Medikation in Verbindung gebracht werden (▶ Tab. 5.3).

Auch ist es nicht ungewöhnlich, dass ältere Patienten weitere anticholinerg wirkende Medikamente einnehmen, wodurch diese Art von Nebenwirkungen zusätzlich unterstützt wird. Es gibt keine Evidenz für ein erhöhtes Demenzrisiko durch die Behandlung mit anticholinergen Substanzen wie z. B. urologischen Spasmolytika. Allerdings liegen Daten vor, die eine raschere Verschlechterung einer bestehenden Demenz durch die kombinierte Gabe eines Cholinesterasehemmers mit einem urologischen Spasmolytikum andeuten.

Tab. 5.3 Anticholinerge Arzneimitteleffekte auf das ZNS

Leichte	Trägheit	Müdigkeit	Leichte Vergesslichkeit		
Mittelschwere	Reizbarkeit	Ungeduld	Verwirrtheit	Gedächtnisprobleme	
Starke	Agitation	Halluzinationen	Delir	Muskelkrämpfe	Koma

Außerdem liegen Studienergebnisse vor, die dafür sprechen, dass es innerhalb dieser Substanzgruppe Unterschiede in der Beeinträchtigung der kognitiven Funktion gibt. In einigen randomisierten und kontrollierten Studien zeichnet sich Darifenacin durch einen geringeren Einfluss auf die kognitive Funktion als Oxybutynin aus. Über Unterschiede zu anderen Substanzen dieser Gruppe liegen keine veröffentlichten Studien vor.

Eine **nächtliche Polyurie** liegt dann vor, wenn das nächtliche Urinvolumen inklusive der ersten Urinmenge am Morgen > ⅓ der Menge während 24 Stunden ist.

Urologische Spasmolytika bewirken bei **hyperaktiver Blase** eine signifikante Verbesserung der Symptomatik. Dies ist mit einer mäßigen Verbesserung der Lebensqualität assoziiert, wenn auch nicht bei allen Betroffenen. Einige Patienten beenden die Therapie wegen anticholinerger Nebenwirkungen.

In den meisten RCT zu Drang-, Belastungs- und Mischinkontinenz mit urologischen Spasmolytika wurde ein Placeboeffekt von 30–50 % festgestellt. Die Verbesserung durch den eigentlichen medikamentösen Effekt liegt bei 10–30 %.

Empfehlungen zur wirtschaftlichen Verordnungweise finden sich in *Wirkstoff aktuell* Ausgabe 4/2013(KBV in Zusammenarbeit mit der Arzneimittelkommission der Deutschen Ärzteschaft zum Thema urologische Spasmolytika, Anticholinergika).

Referenzartikel und andere Quellen

Alhasso AA. McKinlay J, Patrick K, Stewart L. Anticholinergic drugs versus non-drug active therapies for overactive bladder syndrome in adults. Cochrane database of Systematic Reviews 2006 Oct 18; (4): CD003193.

AWMF Leitlinie 084/001, S2e Leitlinie – Harninkontinenz bei geriatrischen Patienten, Diagnostik und Therapie, 2016, www.awmf.org/leitlinien/detail/ll/084-001.html (letzter Zugriff: 12. November 2017).

Hay-Smith J, Herbison P, Ellis G, Morris A. Which anticholinergic drug for overactive bladder symptoms in adults. Cochrane Database Syst Rev. 2005 Jul 20; (3): CD005429.

Hendrix SL, Cochrane BB, Nygaard IE, Handa VL, Barnabei VM et al. Effects of estrogen with and without progestin on urinary incontinence. JAMA. 2005; 293: 935–948.

Kay GG, Ebinger U. Preserving cognitive function for patients with overactive bladder: evidence for a differential effect with darifenacin. Int J Clin Pract. 2008 Nov; 62(11): 1792–1800. Epub 2008 Aug 11.

Kennelly MJ. A comparative review of oxybutynin chloride formulations: pharmacokinetics and therapeutic efficacy in overactive bladder. Rev Urol. 2010 Winter; 12(1): 12–19.

Lechevallier-Michel N, Molimard M, Dartigues JF, Fabrigoule C, Fourrier-Réglat A. Drugs with anticholinergic properties and cognitive performance in the elderly: results from the PAQUID Study. Br J Clin Pharmacol. 2005 Feb; 59(2): 143–151.

Nabi G, Cody JD, Ellis G, Herbison P, Hay-Smith J. Anticholinergic drugs versus placebo for overactive bladder syndrome in adults. Cochrane Database Syst Rev. 2006 Oct 18; (4): CD003781.

Sink KM, Thomas J 3rd, Xu H, Craig B, Kritchevsky S, Sands LP. Dual use of bladder anticholinergics and cholinesterase inhibitors: long-term functional and cognitive outcomes. J Am Geriatr Soc. 2008 May; 56(5): 847–853. Epub 2008 Apr 1.
Västra Götalandsregionen: Urininkontinens, Regionalt Vårdprogram 2009.
Wirkstoff aktuell Ausgabe 4/2013(KBV in Zusammenarbeit mit der Arzneimittelkommission der Deutschen Ärzteschaft zum Thema Urologische Spasmolytika, Anticholinergika). (www.akdae.de/Arzneimitteltherapie/WA/Archiv/Urologische-Spasmolytika.pdf [letzter Zugriff: 12. November 2017]).

5.2 Mittel bei benigner Prostatahyperplasie (BPH) G04C

5

5-α-Reduktasehemmer (Finasterid, Dutasterid), α-1-Rezeptorblocker (Alfuzosin, Terazosin, Tamsulosin)

Außer den oben genannten Substanzen wird auch **Doxazosin** (C02CA04) besprochen, eine antihypertensive Substanz mit zugelassener Indikation bei BPH.

5.2.1 Indikationen

5-α-Reduktasehemmer Werden in der Behandlung der BPH gegeben, um
- die Rückbildung der vergrößerten Prostata zu fördern, den Urinfluss zu verbessern und mit BPH assoziierte Symptome zu lindern.
- das Risiko des akuten Harnverhalts und den Bedarf an chirurgischen Interventionen zu minimieren.

α-1-Rezeptorblocker Sind indiziert bei
- symptomatischer Behandlung der BPH.
- vorübergehend zur Behandlung von symptomatischer BPH, solange der Patient auf eine definitive Behandlung wartet oder wenn keine chirurgische Therapie möglich ist.
- transurethraler Katheterisierung bei akutem Harnverhalt bei BPH und zur weiteren Behandlung nach Entfernen des Katheters.

Doxazosin, Terazosin Sind auch zur Behandlung der Hypertonie zugelassen.

5.2.2 Wirkmechanismus

Eine symptomatische BPH sollte dann behandelt werden, wenn sie die alltägliche Lebensführung und die Lebensqualität beeinträchtigt. **Lower Urinary Tract Symptoms** (LUTS) sind unspezifisch und nicht diagnoseweisend für eine zugrunde liegende Erkrankung. LUTS bestehen aus häufigem Harndrang, verzögertem Beginn des Wasserlassens, schwachem Harnstrahl, unvollständiger Blasenentleerung und Nachtröpfeln. Hat ein Patient eine „symptomatische BPH", liegt per Definition eine vergrößerte Prostata und eine mechanische Obstruktion der Harnblase und/oder Prostata vor.

5-α-Reduktasehemmer Blockieren die Umwandlung von Testosteron zu Dihydrotestosteron (DHT) in den Prostatazellen. DHT ist unter den Wachstumshemmern der Prostata das potenteste Steroid. 5-α-Reduktasehemmer hemmen das Wachstum v. a. im die Harnröhre umgebenden Prostatagewebe, wodurch sich der Harnfluss und die Symptomatik verbessern; dieser Effekt ist jedoch weniger deutlich als nach einer chirurgischen Intervention. Die Gabe dieser Substanzen ist indiziert bei einer palpabel vergrößerten Prostata oder bei einem im transrektalen Ultraschall gemessenen Prostatavolumen > 30 ml. Die Behandlung mit einem 5-α-Reduktasehemmer senkt den PSA-Wert um etwa die Hälfte des Ausgangswerts vor Behandlungsbeginn. Sowohl **Dutasterid** als auch **Finasterid** reduzieren DHT in der Prostata um 90 %; beide haben einen gleichwertigen Effekt auf den Harnfluss und die Symptomatik.

Langzeitstudien konnten zeigen, dass dieser Effekt bestehen bleibt (> 4 Jahre) und bei kontinuierlicher Behandlung kein weiteres Wachstum der Prostata erfolgt. Auch konnte gezeigt werden, dass diese Substanzen das Risiko der Harnretention und den Bedarf an einer Prostataoperation um mehr als 50 % verringern.

α-1-Rezeptorblocker Wirken im Gegensatz zu 5-α-Reduktasehemmern über Relaxation der glatten Muskulatur im Blasenhals und in der Prostata. Dies verbessert den Harnfluss und verringert die bestehende LUTS-Symptomatik. Diese Effekte sind jedoch deutlich geringer ausgeprägt als nach einer chirurgischen Intervention. Der Effekt ist unabhängig von der Größe der Prostata. α-1-Rezeptorblocker verringern nur während der ersten 2 Jahre der Behandlung das Risiko für Komplikationen; nach diesen beiden ersten Jahren ist das Risiko für Komplikationen und Operation jedoch vergleichbar mit dem von unbehandelten Patienten. Zwischen den zugelassenen Substanzen (Alfuzosin, Terazosin, Doxazosin, Tamsulosin) gibt es keine gesicherten Unterschiede, außer dass bei Tamsulosin und Alfuzosin orthostatische Probleme geringer ausgeprägt sind als bei den anderen Substanzen. α-1-Rezeptorblocker werden einmal täglich verabreicht.

Die **Kombinationsbehandlung** mit α-1-Rezeptorblockern **und** 5-α-Reduktasehemmern weist gegenüber einer Einzelbehandlung aus beiden Substanzgruppen Vorteile auf. Um eine max. Symptomlinderung zu erreichen und um das Risiko für spätere Komplikationen und ein Fortschreiten der Symptomatik zu verringern, können Patienten mit einer palpabel vergrößerten Prostata (Volumen > 30 ml) mit dieser Kombinationsbehandlung behandelt werden.

5.2.3 Empfohlene Tagesdosen und Dosisbereiche

Um einen Blutdruckabfall und Schwindel zu vermeiden, sollte Terazosin vorsichtig eindosiert werden, von 1 mg 1 ×/d auf 5 mg 1 ×/d (▶ Tab. 5.4).

Tab. 5.4 Dosierungsempfehlungen für α-1-Rezeptorblocker und 5-α-Reduktasehemmer

	Dosisintervall	BPH > 30 ml	Akuter Harnverhalt	Hypertonie	Einnahme zu den Mahlzeiten
Finasterid	24 h	5 mg	–	–	Kein Einfluss
Dutasterid	24 h	0,5 mg	0,5 mg	–	Kein Einfluss
Alfuzosin	24 h	10 mg	10 mg	–	Kein Einfluss
Terazosin	24 h	2–10 mg	–	2–10 mg	Kein Einfluss
Doxazosin	24 h	4–8 mg	–	4–8 mg	Kein Einfluss
Tamsulosin	24 h	0,4 mg	–	–	Kein Einfluss

5.2.4 Nebenwirkungen

Häufige Nebenwirkungen

5-α-Reduktasehemmer Impotenz, verringerte Libido, Ejakulationsstörungen, Mastodynie.

α-1-Rezeptorblocker Herzklopfen, Brustschmerzen, Schwindel, Benommenheit, periphere Ödeme, Obstipation, Bauchschmerzen, Dyspepsie, Übelkeit, Dyspnoe, Nasenschleimhautschwellung, Muskelkrämpfe, Müdigkeit, Kopfschmerzen, Somnolenz, Apathie, vermehrte Miktion, verzögerte bzw. retrograde Ejakulation, Impotenz, Akkomodationsstörungen.

Ernsthafte Nebenwirkungen

Angina pectoris, Herzinfarkt, Larynxödem sind in der Behandlung mit α-1-Rezeptorblockern beschrieben.

5.2.5 Wichtige Interaktionen

Antiepileptika

Folgende Interaktionen vom Typ C und D sind **für Tamsulosin** beschrieben:

Carbamazepin, Phenobarbital, Phenytoin, Rifampicin Die Plasmakonzentration von Tamsulosin kann sich **verringern,** die Kombination sollte vermieden werden.

Für **Terazosin** oder **Finasterid** sind keine Interaktionen vom Typ C oder D beschrieben. Bei Kombination von Terazosin mit einem anderen Antihypertensivum ist jedoch Vorsicht geboten, hier kann ein starker Blutdruckabfall auftreten.

Antimykotika

Folgende Interaktionen vom Typ C und D sind **für Tamsulosin** beschrieben:

Ketoconazol, Verapamil und weitere Azol-Antimykotika, Clarithromycin, Erytromycin Die Plasmakonzentration von Tamsulosin kann sich **erhöhen,** die Kombination sollte vermieden werden.

Anxiolytika

Folgende Interaktionen vom Typ C und D sind **für Dutasterid** beschrieben:

Diltiazem Die Plasmakonzentration von Dutasterid erhöht sich bei gleichzeitiger Gabe von Diltiazem. Die Dosierung von Dutasterid sollte um 25–50 % gesenkt werden.

Folgende Interaktionen vom Typ C und D sind **für Doxazosin** beschrieben:

Diltiazem Bei gleichzeitiger Gabe kann sich die Plasmakonzentration beider Substanzen erhöhen, wodurch sich die blutdrucksenkende Wirkung beider Substanzen verstärken kann. Regelmäßige Kontrollen und die Beobachtung eventueller posturaler Hypotension werden empfohlen.

Kalziumkanalblocker

Folgende Interaktionen vom Typ C und D sind **für Dutasterid** beschrieben:

Verapamil Die Plasmakonzentration von Dutasterid erhöht sich bei gleichzeitiger Gabe von Verapamil. Die Dosierung von Dutasterid muss ggf. um 25 % gesenkt werden.

Urologika

Folgende Interaktionen vom Typ C und D sind **für Doxazosin** beschrieben:

Sildenafil, Tadalafil Bei gleichzeitiger Gabe von Sildenafil/Tadalafil und Doxazosin kann der Blutdruck synergistisch gesenkt werden. Vorsicht ist geboten. Bevor Sildenafil/Tadalafil angesetzt werden, sollte die Doxazosin-Dosis stabil eingestellt sein. Mit Sildenafil/Tadalafil sollte in einer geringen Dosis begonnen werden.

Vardenafil Werden Vardenafil und Doxazosin zusammen gegeben, kann der Blutdruck synergistisch gesenkt werden. Vardenafil sollte erst 6 Stunden nach der Einnahme von Doxazosin eingenommen und nur bei Patienten gegeben werden, die bereits stabil auf Doxazosin eingestellt sind. Die Tagesdosis von Vardenafil sollte 5 mg nicht übersteigen.

5.2.6 Kontraindikationen

5-α-Reduktasehemmer
- Bei Frauen, Kindern und Jugendlichen
- Patienten mit deutlich herabgesetzten Leberfunktionswerten
- Bekannte Überempfindlichkeit gegen 5-α-Reduktasehemmer

α-1-Rezeptorblocker
- Bekannte Überempfindlichkeit gegen Chinazoline (Alfuzosin, Terazosin, Doxazosin)
- Hypotension oder anamnestisch orthostatische Hypotension
- Anamnestisch gastrointestinale oder ösophageale Obstruktion
- BPH und gleichzeitig Abflusshindernis der oberen Harnwege, chronische Harnwegsinfektion oder Blasensteine
- Überlaufinkontinenz, Anurie oder progrediente Niereninsuffizienz
- Leberinsuffizienz

5.2.7 Warnhinweise

Vor und während einer medikamentösen Behandlung muss ein Prostatakarzinom ausgeschlossen sein. Aus diesem Grund sind eine rektale Palpation und die Bestimmung des S-PSA vor und während einer medikamentösen Therapie der BPH sinnvoll.

5-α-Reduktasehemmer Bisher liegen keine überzeugenden Anhaltspunkte dafür vor, dass Patienten mit einem Prostatakarzinom von der Behandlung mit einem 5-α-Reduktasehemmer profitieren würden. **Finasterid** und **Dutasterid** reduzieren den PSA-Wert um etwa 50 % nach 6 Monaten, auch bei gleichzeitig vorliegendem Prostatakarzinom. Diese PSA-Reduktion bei der Behandlung mit Finasterid/Dutasterid schließt jedoch ein gleichzeitiges Vorliegen eines Prostatakarzinoms nicht aus. Die Reduktion des PSA um 50 % ist unabhängig von der Höhe des PSA-Werts stets zu erwarten, auch wenn es individuelle Unterschiede gibt. Verbleibt der PSA-Wert dennoch unter einer Behandlung mit einem 5-α-Reduktasehemmer erhöht, sollte dies sorgfältig abgeklärt werden. Der Anteil des **freien PSA** (Verhältnis zwischen freiem und totalem PSA) wird durch diese Substanzgruppe nicht signifikant verringert, sondern bleibt während der Behandlung konstant. Wird der Anteil des freien PSA zur diagnostischen Abklärung eines Prostatakarzinoms verwendet, muss der Wert nicht wie oben beschrieben korrigiert werden.

Dutasterid wird über die Haut resorbiert. Frauen, Kinder und Jugendliche sollten daher den Kontakt mit undichten Kapseln vermeiden und im Fall eines Kontakts die Kontaktstelle unbedingt mit Seife und Wasser reinigen.

α-1-Rezeptorblocker Diese Substanzgruppe sollte bei antihypertensiv behandelten Patienten **mit Vorsicht** gegeben werden. Einige Stunden nach Verabreichung kann eine posturale Hypotension mit oder ohne Beschwerden (Schwindel, Müdigkeit, Schwitzen) auftreten. Die Wirkung ist meist vorübergehend, tritt i. d. R. zu Beginn der Einnahme auf und ist meist kein Grund, die Behandlung abzubrechen.

Wie bei anderen vasodilatierenden Substanzen ist auch bei der Behandlung mit einem α-1-Rezeptorblocker bei Patienten mit folgenden **akuten Herzerkrankungen Vorsicht geboten:**

- Lungenödem bei Aorta- oder Mitralklappenstenose
- Herzinsuffizienz mit hyperkinetischem Herzsyndrom
- Rechtsherzinsuffizienz durch Lungenembolie oder Perikarderguss
- Linksherzinsuffizienz mit geringem Füllungsdruck

Bei **Patienten mit stabiler Herzinsuffizienz** bedarf es bei einer Behandlung mit einem α-1-Rezeptorblocker besonderer Vorsicht. Treten Angina-pectoris-Beschwerden erneut auf oder verschlechtern sich diese, muss die Behandlung abgebrochen werden.

Bei einigen Patienten, die zuvor mit **Tamsulosin** oder einem anderen α-1-Rezeptorblocker behandelt und einer Kataraktoperation unterzogen worden waren, konnte eine diffuse Komplikation an der Iris (Floppy-Iris-Syndrom) beobachtet werden. Ein Klasseneffekt kann daher nicht ausgeschlossen werden. Veränderungen der Irismuskulatur können eine Kataraktoperation erschweren, weshalb der behandelnde Augenarzt vor einer solchen Operation über die laufende oder vorherige Behandlung mit einem α-1-Rezeptorblocker informiert werden sollte.

Eine gleichzeitige Gabe eines α-1-Rezeptorblockers und eines **PDE-5-Hemmers** (Sildenafil, Tadalafil, Vardenafil) kann bei manchen Patienten eine symptomatische Hypotension hervorrufen. Um das Risiko einer posturalen Hypotension zu minimieren, sollte die Behandlung mit einem α-1-Rezeptorblocker vor Beginn mit einem PDE-5-Hemmer gut eingestellt sein.

Patienten mit einer angeborenen oder einer früher bekannten **erworbenen QTc-Verlängerung** oder solche, die Medikamente einnehmen, die eine QTc-Verlängerung verursachen können, sollten vor der Behandlung mit **Alfuzosin** untersucht werden.

Patienten mit **stark herabgesetzter Nierenfunktion** (GFR < 30 ml/min) sollten **kein Alfuzosin** erhalten, da für diese Gruppe keine klinischen Sicherheitsdaten vorliegen. Ist die GFR hingegen > 30 ml/min oder ist der Patient jung, kann die normale Dosierung verabreicht werden.

5.2.8 Pharmakologische Angaben

Eine einmalige Dosis mit 5 mg Dutasterid hat eine Halbwertszeit von 3–9 Tagen. Bei therapeutischen Konzentrationen (0,5 mg/d) überwiegt der langsamere, lineare Eliminationsweg und die Halbwertszeit erreicht 3–5 Wochen (▶ Tab. 5.5).

Tab. 5.5 Pharmakologische Angaben für α-1-Rezeptorblocker und 5-α-Reduktasehemmer

	Halbwertszeit	Bei herabgesetzter Funktion der		Aktiver Metabolit
		Leber	Niere	
Finasterid	4–12 h	Keine Angaben	Ohne Einfluss	Ja, aber mit schwachem Effekt
Dutasterid	3–5 Wo.	Vorsichtig dosieren	Ohne Einfluss	Keine Angaben
Alfuzosin	9,1 h (Depotpräparat)	Nicht bei Leberinsuffizienz geben	Nicht bei GFR < 30 ml/min geben	Nein
Terazosin	12 h	Keine Angaben	Ohne Einfluss	Keine Angaben
Doxazosin	22 h	Vorsichtig dosieren	Ohne Einfluss	Keine Angaben
Tamsulosin	10 h	Keine Anpassung bei gering- bis mittelgradiger Leberinsuffizienz	Ohne Einfluss	Ja

5.2.9 Therapiekontrolle

Zur Auswertung von BPH-Beschwerden wird die **IPSS-Skala** empfohlen (International Prostatic Symptom Score). Diese Bewertungsskala ist sowohl zur primären Diagnostik als auch zur Verlaufskontrolle oder bei abwartendem Offenlassen geeignet. Wird zunächst abgewartet oder der Patient medikamentös behandelt und weist der Patient initial eine Restharnmenge auf, sollte die Restharnmenge sonografisch bestimmt werden. Klare Grenzwerte der Restharnmenge existieren nicht; diese variiert interindividuell, sowohl ohne Harnwegsbeschwerden als auch z. B. bei BPH. Bei bestehender LUTS sollte jedoch eine Restharnmenge > 100 ml weiter abgeklärt oder zumindest beobachtet werden.

Die Wirkung der 5-α-Reduktasehemmer tritt nach einer Behandlungsdauer von 1–2 Monaten ein, eine abschließende Therapieauswertung sollte jedoch erst nach 6 Monaten erfolgen. Mögliche Nebenwirkungen zeigen sich sukzessive, können aber auch nach einer gewissen Behandlungsdauer wieder zurückgehen.

Die Wirkung der α-1-Rezeptorblocker tritt rasch ein und die meisten Patienten können bereits nach 4 Wochen einen Unterschied feststellen. Auch eventuelle Nebenwirkungen zeigen sich nach einigen Tagen und sistieren bei Beendigung der Therapie.

5.2.10 Alternative Behandlungen

Asymptomatische Patienten mit BPH bedürfen keiner Behandlung. Etwa die Hälfte aller Männer, die auf ihre **BPH-Beschwerden** untersucht werden, entscheidet sich gegen eine medikamentöse Behandlung.

Absolute Behandlungsindikationen bei Patienten mit einer symptomatischen BPH, denen auch eine operative Behandlung empfohlen werden sollte, sind:

- Harnverhalt mit Katheterisierungsbedarf
- Ernste Infektionen
- Blasensteine und relevante Restharnmenge
- Chronische Restharnmenge mit Beeinträchtigung der Nieren

5.2.11 Beschwerden beim Absetzen

Zu Medikamenten für die BPH-Behandlung sind bisher keine problematischen Beschwerden direkt nach deren Absetzen beschrieben. Es liegen jedoch Studienergebnisse vor, die ein erneutes Wachstum der Prostata mit darauffolgender zunehmender Symptomatik nach Absetzen von 5-α-Reduktasehemmern zeigen. Das Prostatavolumen verringert sich um 25 % während einer einjährigen Behandlung mit einem 5-α-Reduktasehemmer. Nach einem weiteren Jahr ohne fortgesetzte Behandlung vergrößert sich das Prostatavolumen laut einer Untersuchung wieder um 20 %. Der PSA-Wert erreicht nach etwa 6 Monaten nach Absetzen eines 5-α-Reduktasehemmers wieder den Ausgangswert vor Behandlungsbeginn.

Wird ein α-1-Rezeptorblocker abgesetzt, kann sich der Blutdruck leicht erhöhen, was jedoch kaum als Symptom wahrgenommen wird. Die LUTS-Problematik verstärkt sich jedoch innerhalb einiger Tage, vorausgesetzt, der α-1-Rezeptorblocker konnte während der Behandlungsphase zuvor diese Symptome lindern.

5.2.12 Behandlung beenden

Die Behandlung mit einem BPH-Medikament kann und sollte direkt beendet werden. Treten Beschwerden im Zuge einer Kombinationsbehandlung auf, kann es ratsam sein, zunächst den α-1-Rezeptorblocker abzusetzen und den 5-α-Reduktasehemmer allein weiterzugeben. Auch bei unproblematischer Kombinationsbehandlung sollte der α-1-Rezeptorblocker nach 6–9 Monaten abgesetzt werden.

5.2.13 Am Lebensende

Liegt am Lebensende eine schwere und nicht heilbare Krankheit vor, bieten BPH-Medikamente nur sehr geringen oder keinen Nutzen zur Verbesserung der Lebensqualität. Bei starken LUTS-Beschwerden kann ein Katheter einen verringerten Harnfluss entlasten und symptomlindernd wirken. Gegen Schmerzen oder Krämpfe in den unteren Harnwegen bieten Opioide gute Linderung. Butylscopolamin als Injektion ist häufig effektiv gegen schweren Harndrang und Blasenkrämpfe, sowohl mit als auch ohne vorhandenen Katheter. Bereitet eine große Prostata Probleme mit Schmerzen oder bei der transurethralen Katheterisierung, kann ein frühzeitig geplanter und suprapubisch gelegter Katheter eine bessere Alternative darstellen als ein transurethraler Katheter.

5.2.14 Sonstiges

Der stärkste einzelne Indikator für eine spätere Entwicklung eines Harnverhalts in Abwesenheit eines Prostatakarzinoms ist der **PSA-Wert.** Ein Wert von 1,4 µg/ml entspricht in Bezug auf die Risikoeinschätzung einem Prostatavolumen von 30 ml. Der PSA-Wert ist nicht tumorspezifisch und kann nur schlecht zwischen einer symptomatischen BPH und einem Prostatakarzinom unterscheiden, besonders wenn der Tumor klein und lokalisiert ist. Auch korreliert der PSA-Wert mit dem Alter des Patienten und dessen Prostatavolumen, wobei Letzteres wiederum mit dem Alter des Patienten korreliert.

Die Adhärenz in der medikamentösen BPH-Behandlung ist häufig nicht allzu gut, da ein relativ großer Teil (etwa 25 %) die Behandlung bereits in einem frühen Stadium abzubrechen scheint. Dies geschieht häufiger bei jüngeren Patienten, wenn keine anderen Erkrankungen, sondern nur ein einzelnes Symptom und ein normaler PSA-Wert vorliegen. Die mediane Behandlungsdauer lag bei nur 3 Monaten!

5-α-Reduktasehemmer haben keinen Einfluss auf die spätere Zuverlässigkeit einer Diagnostik eines Prostatakarzinoms und auf den Quotienten zwischen freiem und totalem PSA.

Die **α-1-Rezeptorblocker** Alfuzosin, Terazosin und Doxazosin zeigten in Studien verglichen mit Placebo ein erhöhtes Risiko für die Entwicklung von gefäßassoziierten Ereignissen.

Tamsulosin, Doxazosin und Terazosin haben keinen oder nur einen sehr kleinen Effekt auf den Blutdruck bei normotensiven Patienten mit BPH.

Referenzartikel und andere Quellen

AWMF Leitlinie 015/005, S2e Leitlinie – Belastungsinkontinenz der Frau 2013, www.awmf.org/leitlinien/detail/ll/084-001.html (letzter Zugriff : 20. Dezember 2017).

AWMF Leitlinie 084/001, S2e Leitlinie – Harninkontinenz bei geriatrischen Patienten, Diagnostik und Therapie, 2016, www.awmf.org/leitlinien/detail/ll/084-001.html (letzter Zugriff : 20. Dezember 2017).

Emberton M, Cornel EB, Bassi PF, Fourcade RO, Gómez JM, Castro R. Benign prostatic hyperplasia as a progressive disease: a guide to the risk factors and options for medical management. Int J Clin Pract. 2008 Jul; 62(7): 1076–1086. Epub 2008 May 8.

Jeong YB, Kwon KS, Kim SD, Kim HJ. Effect of discontinuation of 5alpha-reductase inhibitors on prostate volume and symptoms in men with BPH: a prospective study. Urology. 2009 Apr; 73(4): 802–806. Epub 2009 Feb 3.

Nickel JC, Sander S, Moon TD. A meta-analysis of the vascular-related safety profile and efficacy of alpha-adrenergic blockers for symptoms related to benign prostatic hyperplasia. Int J Clin Pract. 2008 Oct; 62(10): 1547–1559.

Therapeutics Initiative. Benign Prostatic Hypertrophy: An up-date on drug therapy. Therapeutics Letter 58 (Jan–Mar 2006). www.ti.ubc.ca/PDF/58.pdf (letzter Zugriff: 12. November 2017).

Vårdprogram för Akademiska sjukhuset och primärvården i Uppsala län: Symtomgivande Benign Prostatahyperplasi. Utarbetat av Urologkliniken, Akademiska sjukhuset. 2005

Verhamme KM, Dieleman JP, Bleumink GS, Bosch JL, Stricker BH, Sturkenboom MC. Treatment strategies, patterns of drug use and treatment discontinuation in men with LUTS suggestive of benign prostatic hyperplasia: the Triumph project. Eur Urol. 2003 Nov; 44(5): 539–545.

Wilt TJ, MacDonald R, Hagerty K, Schellhammer P, Kramer BS. Five-alpha-reductase Inhibitors for prostate cancer prevention. Cochrane Database Syst Rev. 2008 Apr 16; (2): CD007091.

6 Endokrines System

Jürgen Herbers

6.1 Glukokortikoide H02AB

Betamethason, Dexamethason, Methylprednisolon, Prednisolon, Prednison, Hydrokortison

Injektionspräparate sind in diesem Kapitel nicht aufgeführt.

6.1.1 Indikationen

- Zustände, in denen der antiinflammatorische und immunsuppressive Effekt der Glukokortikoide erwünscht ist, v. a. als kurzzeitige Behandlung (Betamethason, Dexamethason, Methylprednisolon, Prednisolon, Prednison)
- Hirnödem (Betamethason, Dexamethason, Methylprednisolon)
- Substitutionstherapie bei Nebennierenrindeninsuffizienz (Hydrokortison)

6.1.2 Wirkmechanismus

Außer in der Substitutionstherapie einer Nebennierenrindeninsuffizienz kommt die **Kortisontherapie** einer Überdosierung verglichen mit dem physiologischen Zustand gleich. Dieser Effekt verursacht zusätzlich zur beabsichtigten Entzündungshemmung, Immunsuppression und Reduktion allergischer Symptome auch nicht erwünschte Nebeneffekte in verschiedenen physiologischen Prozessen. In den meisten Gewebearten finden sich Glukokortikoidrezeptoren und durch die Bindung an zytoplasmatische Rezeptoren entsteht die pharmakologische Wirkung auf zellulärer Ebene. Therapeutisch können Glukokortikoide antiinflammatorisch, antiallergisch und immunsuppressiv wirken.

Betamethason ist ein sehr potentes und systemisch wirksames Glukokortikoid. Da es keinen mineralokortikoiden Effekt aufweist, sind die Natriumretention und die Kaliumausscheidung unbedeutend. Aus diesem Grund ist es jedoch als einziges Glukokortikoid ungeeignet für die Substitutionstherapie. Es ist v. a. zur Initialtherapie akuter allergischer oder rheumatologischer Erkrankungen indiziert und sollte bei Langzeittherapie auf Prednison oder Prednisolon umgestellt werden.

Dexamethason ist ein synthetisches Kortikosteroid mit hauptsächlich glukokortikoider Wirkung. Die mineralokortikoide Wirkung ist minimal, eine Natrium- oder Flüssigkeitsretention findet praktisch nicht statt. Die hypophysenhemmende Wirkung ist hingegen hoch.

Methylprednisolon ist ein Derivat aus Prednisolon. Der Wirkmechanismus ist nicht vollständig geklärt. Durch die Methylierung wurde die mineralokortikoide Aktivität fast vollständig eliminiert, weshalb nur ein geringes Risiko für Natriumretention und Ödeme besteht.

Prednisolon ist ein synthetisches Glukokortikoid mit mineralokortikoiden Wirkungen wie Hypokaliämie und Natriumretention. Im Körper wird Prednison in einer reversiblen Reaktion zu Prednisolon umgewandelt.

Hydrokortison ist ein natürlich im Körper vorkommendes Glukokortikoid mit hauptsächlich glukokortikoider und schwacher mineralokortikoider Wirkung. Es kann auch zur Substitutionstherapie verwendet werden.

6.1.3 Empfohlene Tagesdosen und Dosisbereiche

In ▶ Tab. 6.1 sind häufig verordnete Dosierungsbereiche für die jeweiligen Substanzen angegeben. Bei besonderem Bedarf kann jedoch auch eine höhere Tagesdosis notwendig werden. In der Langzeittherapie oder in der Ausschleichphase können auch niedrigere Dosen gegeben werden.

Tab. 6.1 Dosierungsempfehlungen für Glukokortikoide

	Dosisintervall	Häufige Tagesdosis	Einnahme zur Mahlzeit
Betamethason	12–24 h	6–15 mg	Kein Einfluss
Dexamethason	12–24 h	0,75–3 mg	Kein Einfluss
Methylprednisolon	12–24 h	4–20 mg	Kein Einfluss
Prednisolon	12–24 h	5–20 mg	Kein Einfluss
Prednison	24 h	25–50 mg	Kein Einfluss
Hydrokortison	8–12 h	20–30 mg	Kein Einfluss

6.1.4 Nebenwirkungen

Häufige Nebenwirkungen

Ödeme, Hypertonie, Schlafstörungen, Hautatrophie, Muskelatrophie, Cushing-artige Symptome, Hemmung der körpereigenen ACTH- und Kortisolausschüttung (bei längerer Behandlung), Hypokaliämie, Natriumretention mit Hypernatriämie, negativer Stickstoffhaushalt, Immunsuppression, Osteoporose und verzögerte Wundheilung.

Das Auftreten von Nebenwirkungen hängt nicht nur von der Dosierung und der Behandlungsdauer ab, sondern auch von der individuellen Empfindlichkeit. Nach einer länger andauernden Behandlung kann praktisch jeder Patient mehr oder weniger ausgeprägte Nebenwirkungen aufweisen.

Die **Entwicklung einer Osteoporose** mit Erhöhung des Frakturrisikos ist eine häufige und ernste Nebenwirkung. Bis zu 50 % aller Patienten mit einer Langzeitbehandlung mit Kortison (> 6 Monate mit 7,5 mg Prednisolonäquivalent) erleiden Frakturen und dies meist während des ersten Behandlungsjahres. Die Knochendichte verringert sich während des ersten Jahres um etwa 12 %, danach jährlich um 3 %. Physiologisch verringert sich die Skelettmasse ab dem 40. Lebensjahr linear um 1 % pro Jahr. Dies deutet darauf hin, dass sich der trabekuläre Knochen schneller verringert als der kortikale. Dies wiederum erklärt, warum sich Frakturen am ehesten in Wirbeln, Rippen und Beckenknochen ereignen.

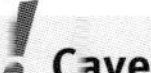

Cave

Nebenwirkungen durch eine Kortisonbehandlung sind umso häufiger und mit größeren Konsequenzen verbunden, je älter der Patient ist.

Ernsthafte Nebenwirkungen

Depression, Psychose, Aktivierung einer psychischen Erkrankung, aseptische Knochennekrose, Sehnenruptur und irreversible subkapsuläre Linsenveränderungen.

Ein weiterer bedrohlicher und unerwünschter Nebeneffekt von Kortison ist eine verschlechterte Glukosetoleranz. Dies kann dazu führen, dass ein latenter Diabetes manifest wird oder sich ein bereits manifester Diabetes verschlechtert. Glukokortikoide konkurrieren mit Insulin, wodurch sich die Insulinantwort abschwächt. Durch ein Beenden einer Glukokortikoid-Therapie kann sich die metabole Stoffwechsellage deutlich verbessern. Überwiegen die positiven Effekte einer Kortisontherapie die metabolen Probleme, sollte die diabetische Stoffwechsellage durch eine Insulintherapie korrigiert werden.

6.1.5 Wichtige Interaktionen

Antianginosa

Folgende Interaktionen vom Typ C oder D sind **für Methylprednisolon** allein beschrieben:

Diltiazem kann die Exposition von Methylprednisolon erhöhen. Eine gleichzeitige Gabe beider Substanzen muss zwar nicht vermieden, eventuelle Nebenwirkungen jedoch beobachtet werden. Eventuell muss die Dosis von Methylprednisolon um etwa 50 % gesenkt werden.

Antibiotika

6

Folgende Interaktionen vom Typ C oder D sind **für Methylprednisolon** allein beschrieben:

Clarithromycin Die Plasmakonzentration von Methylprednisolon erhöht sich und die Wirkung verlängert sich. Beachte eventuelle Nebenwirkungen, besonders Cushing-Symptomatik. Bei Bedarf muss die Methylprednisolon-Dosis gesenkt werden. Um Interaktionen zu vermeiden, kann Roxithromycin oder Azithromycin anstelle von Clarithromycin gegeben werden.

Telithromycin Die Konzentration von Methylprednisolon erhöht sich und die Wirkdauer kann sich verlängern. Beachte eventuelle Nebenwirkungen, bei Bedarf Senkung der Methylprednisolon-Dosis. Anstelle von Telithromycin kann Azithromycin oder Roxithromycin gegeben werden.

Antiemetika

Folgende Interaktionen vom Typ C oder D sind **für Dexamethason** beschrieben:

Aprepitant Die Dexamethason-Konzentration kann sich erhöhen. Die Dexamethason-Dosis sollte um 25–50 % gesenkt werden.

Folgende Interaktionen vom Typ C oder D sind **für Methylprednisolon** allein beschrieben:

Aprepitant Die Konzentration von oral verabreichtem Methylprednisolon kann ansteigen. Die Methylprednisolon-Dosis muss bei oraler Gabe ggf. um etwa 50 %, bei parenteraler Gabe um etwa 25 % gesenkt werden.

Antiepileptika

Folgende Interaktionen vom Typ C und D sind **für sämtliche Glukokortikoide** beschrieben:

Carbamazepin, Phenobarbital Die Wirkung von Kortikosteroiden kann sich abschwächen. Der Kortisoneffekt sollte klinisch sorgfältig kontrolliert und ggf. die Kortisondosis angepasst werden. Oxcarbazepin, Lamotrigin oder Gabapentin können Alternativen mit einem geringeren Interaktionsrisiko darstellen.

Phenytoin Kann die Plasmakonzentration von Kortikosteroiden verringern und dadurch die Wirkung abschwächen. Sowohl erniedrigte als auch erhöhte Phenytoin-Konzentrationen sind beschrieben. Die Kortisonwirkung sollte klinisch gut beobachtet, die Dosis ggf. angepasst und die Plasmakonzentration von Phenytoin kontrolliert werden.

Antimykotika

Folgende Interaktionen vom Typ C und D sind **für Prednisolon und Prednison** beschrieben:

Fluconazol Erhöht die Plasmakonzentration von Prednisolon (Metabolit von Prednison); ggf. muss die Dosis von Prednison/Prednisolon bei gleichzeitiger Einnahme angepasst werden. Alternativ zu Fluconazol kann Terbinafin bei Haut- oder Nagelmykosen gegeben werden.

Folgende Interaktionen vom Typ C oder D sind **für Dexamethason** beschrieben:

Capsofungin Dexamethason kann die Plasmakonzentration von Capsofungin senken; ggf. müssen 70 mg Capsofungin täglich gegeben werden.

Itraconazol Die Plasmakonzentration von Dexamethason erhöht sich. Dies kann zu einer Nebennierenrindendepression führen; die Dexamethason-Dosis muss ggf. angepasst werden. Zur Behandlung von kutanen Mykosen kann Terbinafin als Alternative zu Itraconzol eingesetzt werden.

Folgende Interaktionen vom Typ C oder D sind **für Methylprednisolon** allein beschrieben:

Itraconazol Die Plasmakonzentration von Methylprednisolon erhöht sich. Die Dosis von Methylprednisolon muss ggf. angepasst werden. In der Behandlung kutaner Mykosen kann anstelle von Itraconazol Terbinafin gegeben werden.

Ketoconazol Die Plasmakonzentration von Methylprednisolon erhöht sich bei gleichzeitiger Gabe von Ketoconazol. Eventuell muss die Dosis von Methylprednisolon um etwa 50 % gesenkt werden. In der Behandlung kutaner Mykosen kann anstelle von Ketoconazol Terbinafin gegeben werden.

Posaconazol, Voriconazol Die Plasmakonzentration von Methylprednisolon erhöht sich, eine Nebennierenrindenhemmung kann auftreten. Gegebenenfalls muss die Dosis von Methylprednisolon angepasst werden.

Antithrombotische Mittel

Folgende Interaktionen vom Typ C und D sind **für sämtliche Glukokortikoide** beschrieben:

Warfarin, Phenprocoumon Das Risiko für gastrointestinale Blutungen erhöht sich, besonders bei Patienten mit GI-Blutungen in der Anamnese. Mittels INR-Messungen lässt sich das Blutungsrisiko nicht ausreichend einschätzen. Auch der Hämoglobinwert muss kontrolliert werden, um frühzeitige GI-Blutungen zu entdecken. Die zusätzliche Gabe eines PPI sollte erwogen werden.

Immunsuppressiva

Folgende Interaktionen vom Typ C oder D sind **für Methylprednisolon** allein beschrieben:

Cyclosporin Die Konzentration beider Substanzen kann sich markant erhöhen, weshalb die Blutspiegel beider Substanzen kontrolliert werden sollten. Klinisch sollten Zeichen einer zu hohen Kortisondosierung beobachtet werden; ggf. muss die Dosis beider Medikamente reduziert werden.

Folgende Interaktionen vom Typ C oder D sind **für Methylprednisolon, Prednisolon und Prednison** beschrieben:

Tacrolimus Die Plasmakonzentration von Tacrolimus verringert sich bei gleichzeitiger Gabe eines Glukokortikoids und kann sich umgekehrt beim Absetzen eines Glukokortikoids erhöhen. Die Blutkonzentration von Tacrolimus sollte überwacht werden, besonders bei Dosisänderungen des Glukokortikoids.

Lipidsenker

Folgende Interaktionen vom Typ C oder D sind **für Hydrokortison** allein beschrieben:

Colestyramin Die Exposition von Hydrokortison kann sich bei gleichzeitiger Gabe um etwa 40 % verringern. Hydrokortison und Colestyramin sollten mit 4 Stunden Abstand voneinander eingenommen werden. Die klinische Wirkung von Hydrokortison sollte überwacht und die Dosis von Methylprednisolon ggf. erhöht werden.

6

Tuberkulosemittel

Folgende Interaktionen vom Typ C und D sind **für sämtliche Glukokortikoide** beschrieben:

Rifampicin Der Kortisonspiegel im Plasma kann sich verringern und dadurch kann sich die Wirkung abschwächen. Möglicherweise muss die Kortisondosis erhöht werden. Wie hoch die Dosis gesteigert werden muss, ist jedoch kaum vorherzusagen.

Folgende Interaktionen vom Typ C und D sind **für Prednisolon und Prednison** beschrieben:

Rifabutin Kann die Konzentration und damit die Wirkung von Prednison/Prednisolon verringern. Werden diese Substanzen zusammen verabreicht, muss die Kortikosteroid-Dosis ggf. erhöht werden. Wie hoch diese Dosisänderung sein muss, ist jedoch kaum vorherzusagen.

Mineralstoffe

Folgende Interaktionen vom Typ C oder D sind **für Dexamethason** beschrieben:

Magnesium Die Aufnahme von Dexamethason kann sich bei gleichzeitiger Behandlung mit magnesiumhaltigen Antazida deutlich verringern (um bis zu 75 %). Die Einnahme beider Substanzgruppen sollte 2–4 Stunden auseinanderliegen.

6.1.6 Kontraindikationen

Systemische Pilzinfektionen.

6.1.7 Warnhinweise

Bei **latentem oder manifestem Diabetes** müssen die Vorteile einer Glukokortikoid-Behandlung sorgfältig mit den Nachteilen abgewogen werden. Da Glukokortikoide auf Rezeptorebene mit Insulin konkurrieren, kann sich die metabole Situation verschlechtern. Dies lässt sich jedoch mit einer erhöhten Insulindosis und regelmäßigen Blutzuckerkontrollen kompensieren.

Bei bekannter **Osteoporose** verschlechtert sich die Erkrankung nach 3-monatiger kontinuierlicher Behandlung mit einem Glukokortikoid, weshalb eine solche Behandlung gut geplant werden muss. Bei bestehendem Magen- oder Duodenalulkus kann sich durch eine Glukokortikoid-Therapie leicht eine Verschlechterung einstellen, wenn nicht gleichzeitig eine Ulkusbehandlung durchgeführt wird.

Bei **Herzinsuffizienz, Niereninsuffizienz und Hypertonie** ist besondere Vorsicht geboten, da Kortikosteroide Flüssigkeitsretention und Elektrolytstörungen verursachen können, wodurch sich diese Erkrankungen verschlechtern können.

Glukokortikoide sollten nicht bei **infektiösen Erkrankungen** ohne gleichzeitige kausale Behandlung gegeben werden.

Kortikosteroide in relativ hoher Dosierung können mit einer aktiven Immunisierung interferieren. Eine Lebendimpfung sollte daher sorgfältig überwacht werden.

Eine Behandlung mit einem Glukokortikoid kann zum Ausbruch einer latent vorliegenden psychischen Erkrankung und nicht selten zu einer kognitiven Beeinträchtigung führen, besonders bei Älteren und bei dazu prädisponierten Patienten.

6

6.1.8 Pharmakologische Angaben

Die Angaben in ▶Tab. 6.2 beruhen auf verfügbaren Daten zu den Substanzen in Tablettenform.

▶Tab. 6.3 zeigt die relativen Dosisäquivalente bei erhältlichen Tabletten. Muss ein Glukokortikoid durch ein anderes ersetzt werden, liefert diese Tabelle die Dosisumrechnung.

Tab. 6.2 Pharmakologische Angaben für Glukokortikoide

	Halbwertszeit im Plasma	Wirkdauer im Gewebe	Schwangerschaft	Stillzeit
Betamethason	5 h	> 48 h	C	II
Dexamethason	3,5–4,5 h	> 36 h	C	III
Methylprednisolon	3 h	> 36 h	C	III
Prednisolon	2–3 h	12–36 h	C	II
Prednison	4 h	Keine Angaben	C	II
Hydrokortison	1–2 h	8–12 h	C	III

Tab. 6.3 Pharmakologische Angaben für die Dosisumrechnung von Glukokortikoiden

	Kleinste verfügbare Tablettenstärke	Tabletten teilbar in	Prednisolon 7,5 mg entsprechen	Betamethason 6 mg entsprechen
Betamethason	0,5 mg	Hälften	1 mg	6 mg
Dexamethason	0,5 mg	Hälften	1 mg	7,5 mg
Methylprednisolon	4 mg	Viertel	6 mg	40 mg
Prednisolon	1,0 mg	Hälften	7,5 mg	50 mg
Prednison	5 mg	Hälften	7,5 mg (kann nicht verabreicht werden)	50 mg
Hydrokortison	10 mg	Hälften	30 mg	200 mg

6.1.9 Therapiekontrolle

Da bei allen mit einem Glukokortikoid behandelten Patienten früher oder später Nebenwirkungen auftreten, muss eine solche Therapie sorgfältig und regelmäßig überwacht werden. Das Ziel hierbei ist, die **Therapiedauer** möglichst zu **begrenzen** und die **geringstmögliche Tagesdosis** zu wählen. Dies kann bedeuten, dass nach einer Ausschleichphase ein Absetzversuch unternommen wird und vom behandelnden Arzt die niedrigstmögliche Dosierung mit noch ausreichender Linderung angestrebt wird. Der natürliche Verlauf von behandelten Erkrankungen bietet immer wieder die Möglichkeit, die Dosis zu reduzieren oder einen Absetzversuch zu unternehmen.

Leider kommt es immer wieder vor, dass eine Kortisonbehandlung hoch dosiert über längere Zeit gegeben und nicht evaluiert wird. Hierdurch werden Patienten unnötig Risiken und Beschwerden ausgesetzt, die durch einen bereits bei Behandlungsbeginn erstellten klaren Behandlungs- und Auswertungsplan hätten vermieden werden können.

6.1.10 Alternative Behandlungen

Systemische Glukokortikoid-Therapien sollten wo immer möglich durch **Lokalbehandlungen** ersetzt werden, z. B. bei Asthma, entzündlicher Darmerkrankung, Gelenkentzündungen, allergischer Rhinitis und Hauterkrankungen. Allerdings können auch Lokalbehandlungen mit einem Glukokortikoid auf Dauer Nebenwirkungen verursachen, wenn auch in deutlich geringerem Ausmaß.

In der antiinflammatorischen Behandlung sind **NSAR** häufig eine gute Alternative (▶ Kap. 7.1)

Bei allergischen Zuständen ist eine Kortisonbehandlung in den meisten Fällen nicht notwendig und kann bei Gabe über mehrere Wochen sogar ungeeignet sein. Hier sind in den meisten Situationen mit lokaler allergischer Reaktion **Antihistaminika** die bessere Wahl.

6.1.11 Beschwerden beim Absetzen

Bereits im Jahr 1960 wurden Absetzbeschwerden nach Beenden einer Glukokortikoid-Therapie beschrieben. Da Kortison in mehrere physiologische Prozesse eingreift, bewirkt das plötzliche Absetzen einer Langzeitbehandlung große Beschwerden: Fieber, Appetitverlust, Übelkeit, Gewichtsverlust, Gelenk- und Muskelschmerzen, Stimmungsschwankungen und Herzrasen. Diese Beschwerden können immer wieder als ein Wiederauftreten der Symptomatik der ursprünglich behandelten Erkrankung fehlgedeutet werden und erzeugen so beim Patienten eine innere Ablehnung gegen eine Dosisreduktion oder ein Absetzen der Behandlung.

Eine Behandlung mit max. 10 mg/d Prednisolon über nicht mehr als 3 Wochen verursacht selten eine bleibende Hemmung der körpereigenen Kortisolproduktion. Wird jedoch ein Glukokortikoid nach einer längeren Behandlungsdauer abrupt abgesetzt, bleibt ACTH, das die körpereigene Kortisolproduktion stimuliert, über eine gewisse Zeit weiter gehemmt. Nach längerer Kortisongabe entwickelt sich außerdem eine Nebennierenrindenatrophie, die über mehrere Monate nach Absetzen von Kortison bestehen kann.

6.1.12 Behandlung beenden

Glukokortikoide sollten **langsam nach einem besonderen Schema** ausgeschlichen werden. Nach einer oralen Akutbehandlung über 2–3 Wochen, z. B. bei Asthma, kann Kortison jedoch direkt abgesetzt werden, ohne dass Absetzbeschwerden befürchtet werden müssen.

Bei einer Behandlungsdauer > 3 Wochen und < 3 Monate wird die Dosis wöchentlich 2–4 Wochen lang um 25–50 % reduziert. Je kürzer die Behandlungsdauer war, umso schneller kann das Ausschleichen erfolgen. Auch frühere Therapieperioden müssen mit beachtet werden, besonders Perioden aus dem Vorjahr, da diese ein etwas langsameres Ausschleichen notwendig machen können.

Das Schema in ▶Tab. 6.4 dient als Unterstützung zum Ausschleichen einer oralen Kortisonbehandlung nach einer kontinuierlichen Einnahme über mind. 3 Monate. Dabei muss sowohl die Krankheitsaktivität als auch eine eventuell während der Reduktion entstehende Absetzsymptomatik beachtet und die Dosierung entsprechend angepasst werden. Treten Beschwerden auf, kann die Dosierung derjenigen Woche, die eine akzeptable Balance bot, erneut gegeben und danach jeder Reduktionsschritt von 1 auf 2 Wochen verlängert werden.

Tab. 6.4 Ausschleichschema für Glukokortikoide nach einer kontinuierlichen Einnahme über mind. 3 Monate

Woche	Betamethason [mg]	Dexamethason [mg]	Methylprednisolon [mg]	Prednisolon [mg]
1	6	9	40	50
2	5,5	8,25	32	40
3	5	7,5	24	30
4	4,5	6,75	20	25
5	4	6	16	20
6	3,5	5,25	12	15
7	3	4,5	10	12,5
8	2,5	3,75	8	10
9	2	3	6	7,5
10	1,5	2,25	4	6,25
11	1	1,5	3	5
12	0,5	0,75	2	3,75
13	0,27	0	1	2,5
14	0		0	1,25
				0

Beachte: Die Dosen in derselben Spalte sind nicht als äquipotent anzusehen. Die interindividuelle Variation ist beträchtlich. Und auch bei Befolgen dieses Ausschleichschemas kann eine vorübergehende Hemmung der Kortisolproduktion auftreten

6.1.13 Am Lebensende

Die **antiinflammatorischen Effekte** der Glukokortikoide können am Lebensende von großem Nutzen sein. Dies gilt besonders bei malignen Erkrankungen und speziell bei Ödemen, die Tumoren umgeben. Um Hirntumoren entstehen häufig Hirnödeme; eine hohe Dosis Betamethason (8–32 mg) kann für eine gewisse Zeit Kopfschmerzen, Müdigkeit, Somnolenz und Übelkeit lindern, wahrscheinlich bedingt durch eine lokale Ödemreduktion. Bei abdominellen Tumoren oder Ileus-Symptomatik können Glukokortikoide lokale Schmerzen, Krämpfe und Übelkeit/Erbrechen mindern und den Allgemeinzustand für eine gewisse Zeit verbessern. Diese Möglichkeit einer kurzfristigen Verbesserung ist von großer Bedeutung, wenn in naher Zukunft liegende wichtige Ereignisse wie z. B. die Taufe eines Enkels, eine kürzere Reise oder ein Geburtstag damit noch ermöglicht werden können.

Glukokortikoide wie **Betamethason** oder **Dexamethason** lindern effektiv zytostatikabedingte Übelkeit und diffuse Übelkeit in einer palliativen Situation. Glukokortikoide mit mineralokortikoidem Effekt (auch erst bei höherer Dosierung) wie Prednisolon und Methylprednisolon sind in der palliativen Situation ungeeignet, da sich Ödeme oder Elektrolytstörungen bilden können.

Treten **Schluckschwierigkeiten** auf, ist es wichtig, eine bestehende oral verabreichte Glukokortikoid-Therapie nicht zu beenden, sondern parenteral in Form von täglichen Injektionen fortzusetzen. Dies verhindert Absetzreaktionen und eine plötzliche Verschlechterung des Zustands bei einem Rezidiv von Tumorödemen. Bei einem Hirnödem kann diese Verschlechterung den intrakraniellen Druck erhöhen und ernste Folgen haben.

6.1.14 Sonstiges

In der Nebennierenrinde werden Kortikosteroide (v. a. Kortisol) und Mineralokortikoide (v. a. Aldosteron) gebildet. Die Kortisolsekretion ist während der frühen Morgenstunden am höchsten, am Abend niedriger und nach Mitternacht am niedrigsten. Nach den Mahlzeiten und nach Anstrengung kann eine leichte Erhöhung beobachtet werden. Glukokortikoide wirken sowohl auf den Glukose- als auch auf den Fettgewebsstoffwechsel. In der Muskulatur, im Knochengewebe und im Bindegewebe entstehen katabole Effekte unter dem Einfluss von Glukokortikoiden.

Eine Kortisontherapie ist die **häufigste Ursache für sekundäre Osteoporose.** Da die der Kortisonbehandlung zugrunde liegende Erkrankung selbst negative Auswirkungen auf den Knochenumsatz haben kann, kann dies die Situation noch verkomplizieren und das Frakturrisiko weiter erhöhen. Patienten mit Kortison haben einen geringeren Verlust an Knochenmasse, wenn sie zusätzlich mit Vitamin D und Kalzium behandelt werden.

Studien deuten darauf hin, dass die tägliche Kortisondosis von größerer Bedeutung ist als die kumulativ eingenommene. Eine Prednisolon-Dosis von mind. 5 mg/d gibt Anlass zu einer Osteoporoseprophylaxe, besonders bei einer Behandlungsdauer ≥ 3 Monaten. In diesem Fall sollten Bisphosphonate angeboten werden, besonders bei Fragilitätsfrakturen.

Während der Einnahme von Glukokortikoiden ist das Risiko von **oberen gastrointestinalen Blutungen und Läsionen** leicht erhöht. Dieses Risiko steigt markant an, wenn zusätzlich NSAR oder ASS gegeben werden. Eine Kortisonbehandlung allein ohne anamnestische gastrointestinale Beschwerden bedarf keiner speziellen Vorsichtsmaßnahmen. Liegen hingegen anamnestisch gastrointestinale Beschwerden vor oder wird Kortison mit einem anderen Medikament kombiniert, welches das Blutungsrisiko erhöht, sollte die Magenschleimhaut in erster Linie mit einem PPI geschützt werden.

Eine niedrig dosierte Glukokortikoid-Therapie hat keine offensichtlichen Auswirkungen auf das **kardiovaskuläre Risiko.** Eine Studie konnte jedoch zeigen, dass eine hoch dosierte Therapie mit kardiovaskulären Komplikationen assoziiert ist. Eine andere Studie konnte ein erhöhtes Risiko für kardiovaskuläre Ereignisse wie Herzinsuffizienz und ischämische Herzerkrankung nach einer systemischen Glukokortikoid-Therapie nachweisen.

Ein Cochrane Review verglich die orale mit der parenteralen Gabe von Kortison bei MS-Schüben. In den vier Studien, die die geforderten Kriterien erfüllten, konnte weder in der klinischen noch in der pharmakologischen Wirkung ein Unterschied nachgewiesen werden.

Steroidbehandlung > 1 Jahr kann zu irreversiblen subkapsulären Linsenveränderungen im Auge führen. Bei hoher Tagesdosis erhöht sich das Risiko, z. B. bei Prednisolon ≥ 15 mg/d.

6

Referenzartikel und andere Quellen

Aly A. Steroider och NSAID: Kombination ökar risk för magsår. Läkartidningen. 1997 Feb 12; 94(7): 545–546.

Bhattacharyya A, Kaushal K, Tymms DJ, Davis JR. Steroid withdrawal syndrome after successful treatment of Cushings syndrome: a reminder. Eur J Endocrinol. 2005 Aug; 153(2): 207–210.

Burton JM, O'Connor PW, Hohol M, Beyene J. Oral versus intra-venous steroids for treatment of relapses in multiple sclerosis. Cochrane Database Syst Rev. 2009 Jul 8; (3): CD006921.

Guslandi M, Tittobello A. Steroid ulcers: a myth revisited. Steroids cause peptic ulcers only when given together with non-steroidal anti-inflammatory drugs. BMJ. 1992 Mar 14; 304(6828): 655–656.

Hochberg Z, Pacak K, Chrousos GP. Endocrine withdrawal syndromes. Endocr Rev. 2003 Aug; 24(4): 523–538.

Joseph RM, Hunter AL, Ray DW, Dixon WG. Systemic glucocorticoid therapy and adrenal insufficiency in adults: A systematic review. Semin Arthritis Rheum. 2016 Aug; 46 (1):133-41.

Kuhn JM, Prévost G. How to manage the interruption of a treatment with anti-inflammatory corticosteroids? Presse Med. 2014 Apr; 43 (4 Pt 1):453-9.

Nielsen GL, Sørensen HT, Mellemkjoer L, Blot WJ, McLaughlin JK, Tage-Jensen U, Olsen JH. Risk of hospitalization resulting from upper gastrointestinal bleeding among patients taking corticosteroids: a register-based cohort study. Am J Med. 2001 Nov; 111(7): 541–545.

Ruyssen-Witrand A, Fautrel B, Saraux A, Le Loët X, Pham T. Cardiovascular risk induced by low-dose corticosteroids in rheumatoid arthritis: A systematic literature review. Joint Bone Spine. 2010 May 13. [Epub ahead of print]

van Staa TP, Leufkens HG, Cooper C. The epidemiology of corticosteroid-induced osteoporosis: a meta-analysis. Osteoporos Int. 2002 Oct; 13(10): 777–787.

Vyvey M. Steroids as pain relief adjuvants. Can Fam Physician. 2010 Dec; 56(12):1295-7, e415.

Woolf AD. An update on glucocorticoid-induced osteoporosis. Curr Opin Rheumatol. 2007 Jul; 19(4): 370–375.

7 Muskel- und Skelettsystem

Klaus Herlan, Frank Schröder

7.1 NSAR – Nichtsteroidale Antirheumatika und Antiphlogistika M01A

Diclofenac, Diclofenac-Kombinationen, Piroxicam, Meloxicam, Ibuprofen, Naproxen, Ketoprofen, Dexibuprofen, Ibuprofen-Kombinationen, Indometacin, Celecoxib, Etoricoxib

7.1.1 Indikationen

▶ Tab. 7.1.

Tab. 7.1 Indikationen für die Behandlung mit NSAR

	Rheumatoide Arthritis	Arthrose	Morbus Bechterew	Akuter Gichtanfall	Extraartikuläre Entzündung	Dysmenorrhö	Postoperative Schmerzen	Leichte bis mittlere Schmerzen	Migräneanfall	Akuter Gallen- stein- und Nieren- steinanfall
Indometacin	X	X	X	X	X					
Diclofenac	X	X	X	X		X	X	(X)	X	X
Piroxicam	X	X	X		X					
Meloxicam	X	X	X							
Ibuprofen	X	X			X	X		X	X	
Naproxen	X	X	X			X		X	X	
Ketoprofen	X	X	X			X		X		
Dexibuprofen		X				X		X		
Celecoxib	X	X	X		X		X	X		
Etoricoxib	X	X	X	X	X			X		

7.1.2 Wirkmechanismus

NSAR sind **nichtsteroidale antiinflammatorische Substanzen** mit analgetischen, antiphlogistischen und antipyretischen Eigenschaften. Sie finden häufige Anwendung im klinischen Alltag. Über das Enzym Cyclooxygenase werden Prostaglandine synthetisiert, die eine wichtige Funktion bei Inflammation, Schmerz und Fieber haben. Bisher sind zwei Isoformen dieses Enzyms identifiziert worden, **COX-1** und **COX-2.** Die Isoform COX-2 wird bei proinflammatorischen Stimuli induziert und ist vermutlich primär an der Synthese von Prostanoiden beteiligt, die Schmerzen, Inflammation und Fieber verursachen können. COX-2 ist zusätzlich beteiligt an der Regulation der Nierenfunktion sowie verschiedenen ZNS-Funktionen wie Nozizeption, Fieberinduktion und kognitiven Funktionen. COX-2 scheint darüber hinaus auch bei der Wundheilung eine Rolle zu spielen. Der Unterschied in der Hemmung der Thrombozytenaggregation zwischen den traditionellen COX-1-hemmenden NSAR und den neueren selektiven COX-2-Inhibitoren kann bei Patienten mit erhöhtem thrombembolischen Risiko von klinischer Bedeutung sein. Die selektive COX-2-Hemmung verringert dabei die Produktion von antithrombotischem Prostazyklin, ohne dass die verringerte Produktion von prothrombotischem Thromboxan über die COX-1-Hemmung dies ausgleichen würde. Zu den selektiven COX-2-Hemmern gehören die Substanzen Celecoxib und Etoricoxib. Bei rheumatischen Erkrankungen wirken NSAR sowohl antiinflammatorisch als auch analgetisch und lindern somit Ruheschmerzen, Bewegungsschmerzen, Morgensteifigkeit und Gelenkschwellungen.

NSAR werden im allgemeinmedizinschen Alltag sowohl bei akuten als auch subakuten Schmerzzuständen vorwiegend des Bewegungsapparats häufig eingesetzt. Die längerfristige Einnahme sollte aufgrund potenzieller **gastrointestinaler Nebenwirkungen** sorgfältig abgewogen werden, ggf. sollte ein Protonenpumpeninhibitor (z. B. Pantoprazol, Omeprazol) begleitend gegeben werden. Auch eine potenzielle **Nephrotoxizität** bei langfristiger Einnahme (Analgetikanephropathie) sollte beachtet werden. Bei längerer Einnahme sollte die Nierenfunktion sorgfältig überprüft werden.

7.1.3 Empfohlene Tagesdosen und Dosisbereiche

Die Empfehlungen zur Tagesdosis gelten für die orale Zufuhr (▶ Tab. 7.2).

Tab. 7.2 Dosierungsempfehlungen für NSAR

	Dosisintervall	Tagesdosis	Einnahme zu den Mahlzeiten
Indometacin	6–24 h	50–150 mg	Als Zäpfchen, Hart- oder Retardkapseln sowie Tabletten
Diclofenac	8–12 h	50–150 mg	Verzögert die Resorption
Piroxicam	24 h	10–20 mg	Ohne Einfluss
Meloxicam	24 h	7,5–15 mg	Ohne Einfluss
Ibuprofen	6–8 h	600–2.400 mg	Ohne Einfluss
Naproxen	12–24 h	500–1.000 mg	Verzögert die Resorption
Ketoprofen	8–12 h, 24 h (retard)	50–200 mg	Verzögert die Resorption
Dexibuprofen	8–12 h	400–1.200 mg	Verzögert die Resorption
Celecoxib	12–24 h	200–400 mg	Verzögert die Resorption
Etoricoxib	24 h	30–120 mg	Ohne Einfluss

7.1.4 Nebenwirkungen

Häufige Nebenwirkungen

Die häufigsten beobachteten Nebenwirkungen betreffen den Verdauungstrakt: epigastrische Beschwerden wie Übelkeit, Erbrechen, Bauchschmerzen, dyspeptische Beschwerden, Gastritis, Stomatitis, Obstipation und Durchfall. Weiterhin sind Ödeme, Müdigkeit, Fieber, Exantheme, Urtikaria, Juckreiz, erhöhte Leberwerte, Dyspnoe, Sialadenitis, Parotitis, Schwindel, Kopfschmerzen, Tinnitus, Müdigkeit und Depressionen unter NSAR beschrieben.

Ernsthafte Nebenwirkungen

Anaphylaktische/r Reaktion/Schock, Thrombozytopenie, mukokutanes Syndrom, Agranulozytose, aplastische Anämie, Blutungen, Herzinsuffizienz, Lungenödem,

Angioödeme, Pankreatitis, Ikterus, blutendes Ventrikel-/Duodenalulkus, interstitielle Nephritis, Niereninsuffizienz und Urämie können bei der Therapie mit NSAR vorkommen.

7.1.5 Wichtige Interaktionen

Antidepressiva

Folgende Interaktionen vom Typ C und D sind **für sämtliche traditionellen NSAR** (tNSAR), exklusive Celecoxib und Etoricoxib, beschrieben:

Duloxetin Die gleichzeitige Gabe kann das Risiko gastrointestinaler Blutungen erhöhen. Bei länger dauernder Therapie sollten Blutbildkontrollen erfolgen und eine PPI-Behandlung erwogen werden.

SSRI: Sertralin, Venlafaxin, Escitalopram, Paroxetin, Fluxetin, Citalopram, Clomipramin Das Risiko für gastrointestinale Blutungen steigt signifikant bei der Kombination von tNSAR und SSRI (inklusive Venlafaxin und Clomipramin). Ist eine gleichzeitige Gabe notwendig, sollte vorbeugend ein PPI gegeben werden und es sollten regelmäßige Blutbildkontrollen erfolgen.

Antimykotika

Folgende Interaktionen vom Typ C und D sind nur **für Celecoxib** beschrieben:

Fluconazol Die Plasmakonzentration von Celecoxib erhöht sich und damit auch das Risiko für Nebenwirkungen. Bei gleichzeitiger Einnahme von Fluconazol sollte die Celecoxib-Dosis halbiert werden.

Folgende Interaktionen vom Typ C und D sind nur **für Ibuprofen** beschrieben:

Fluconazol Die Plasmakonzentration von Ibuprofen erhöht sich. Eine niedrige Ibuprofen-Dosis ist zu empfehlen, besonders wenn Nebenwirkungen auftreten.

Voriconazol Die Plasmakonzentration von Ibuprofen erhöht sich. Eine Verringerung der Ibuprofen-Dosis um 50 % wird empfohlen.

Antipsychotika

Folgende Interaktionen vom Typ C und D sind **für sämtliche NSAR** beschrieben:

Lithium Die gleichzeitige Einnahme kann den Lithiumspiegel und somit das Risiko für eine lebensbedrohliche Lithiumintoxikation erhöhen. Diese Kombination sollte vermieden werden. Ist dies nicht möglich, empfiehlt sich die Kontrolle des Lithiumspiegels. Es sollte auf Zeichen einer eventuellen Lithiumintoxikation (Asthenie, Übelkeit, Tremor, Ataxie, Krampfanfälle) geachtet und die Dosis je nach Lithiumspiegel angepasst werden.

Antithrombotische Mittel

Folgende Interaktionen vom Typ C und D sind **für sämtliche NSAR** beschrieben:

Clopidogrel Bei gleichzeitiger Gabe erhöht sich das Risiko von intrazerebralen und gastrointestinalen Blutungen, besonders bei älteren Patienten. In der Schmerzbehandlung kann Paracetamol eine sinnvolle Alternative zu einem NSAR sein. Ist eine gleichzeitige Einnahme unumgänglich, sollten z. B. Protonenpumpeninhibitoren (Pantoprazol, Omeprazol) oder H2-Rezeptorblocker (z. B. Ranitidin) als Magenschleimhautschutz erwogen werden.

Ticlopidin Sowohl Ticlopidin als auch NSAR hemmen die Thrombozytenaggregation und können somit die Blutungszeit verlängern. Kann diese Kombination nicht vermieden werden, sollte eine PPI-Behandlung erwogen werden, um das Risiko einer gastrointestinalen Blutung zu verringern. PPI werden in dieser Situation niedrig dosiert gegeben, da Ticlopidin die Bioverfügbarkeit von PPI erhöht.

Klassische indirekte Antikoagulanzien: Phenprocoumon und Warfarin Die kombinierte Gabe von **Phenprocoumon** und NSAR erhöht das Blutungsrisiko, besonders im Gastrointestinalkanal. COX-2-Hemmer scheinen in diesem Punkt nicht sicherer zu sein als herkömmliche NSAR. Generell sollten NSAR bei Patienten mit **Phenprocoumon** nicht gegeben werden. Das Interaktionsrisiko ist am höchsten für Phenylbutazon, gefolgt von Diclofenac und Ibuprofen. Weitere Substanzen sind nicht untersucht. Um das Blutungsrisiko einzuschätzen, reicht es nicht aus, die INR zu kontrollieren, da die Thrombozytenfunktion ebenfalls beeinflusst werden kann. Bei gleichzeitiger Gabe von **Phenprocoumon** und NSAR sollte die Gabe eines PPI erwogen werden.

Folgende Interaktionen vom Typ C und D sind nur **für Celecoxib und Etoricoxib** beschrieben:

Azetylsalizylsäure Das Risiko für gastrointestinale Blutungen erhöht sich. Eine Kombination von analgetischen Dosen ASS (> 325 mg) und Coxiben ist irrational, da die Vorteile der Coxibe ausbleiben.

Folgende Interaktionen vom Typ C und D sind nur **für Ibuprofen** beschrieben:

Azetylsalizylsäure, niedrig dosiert Bei gleichzeitiger Einnahme von Ibuprofen verringert sich der kardioprotektive Effekt von ASS. Wird Ibuprofen einige wenige Male bei Bedarf eingenommen, sollte ASS mit 2 Stunden Abstand vor oder aber 8 Stunden nach der Einnahme von Ibuprofen eingenommen werden. Bei kontinuierlicher Schmerzbehandlung sollte Paracetamol als Ersatz erwogen werden.

Betablocker

Folgende Interaktionen vom Typ C und D sind **für sämtliche traditionellen NSAR** (tNSAR), exklusive Celecoxib und Etoricoxib, beschrieben:

Atenolol, Bisoprolol, Carvedilol, Metoprolol, Propranolol, Timolol, Sotalol Bei manchen Patienten können tNSAR den antihypertensiven Effekt von Betablockern verringern. Daher sollte der Blutdruck regelmäßig kontrolliert werden, ggf. bedarf es einer Dosisanpassung des Betablockers. Kalziumkanalblocker können als antihypertensive Alternative gegeben werden.

Diuretika

Folgende Interaktionen vom Typ C und D sind **für sämtliche traditionellen NSAR** (tNSAR), exklusive Celecoxib und Etoricoxib, beschrieben:

Spironolacton, Eplerenon, Amilorid Bei gleichzeitiger Behandlung mit einem tNSAR kann die diuretische und blutdrucksenkende Wirkung nachlassen. Die Senkung des Blutdrucks ist i. d. R. mäßig stark ausgeprägt, das Risiko für Komplikationen ist jedoch besonders bei älteren Patienten erhöht. Akutes Nierenversagen wurde beschrieben. Diese Kombination kann auch zu Gewichtszunahme führen. Blutdruck und Körpergewicht sollten sorgfältig überwacht und die Diuretikadosis ggf. angepasst werden. Kalziumkanalblocker interagieren nicht mit NSAR und können eine sinnvolle Alternative darstellen.

Thiaziddiuretika: Hydrochlorothiazid, Bendroflumethiazid, Indapamid Die gleichzeitige Gabe von tNSAR kann die diuretische und antihypertensive Wirkung der Thiazide abschwächen und zu Gewichtszunahme führen. Die Blutdruckerhöhung ist meist nicht deutlich, das Risiko für Komplikationen ist besonders bei älteren Patienten jedoch erhöht. Blutdruck und Gewicht sollten sorgfältig kontrolliert und die Thiaziddosis ggf. angepasst werden. Da Kalziumkanalblocker nicht mit NSAR interagieren, können sie eine sinnvolle Alternative für die antihypertensive Therapie darstellen.

Schleifendiuretika: Bumetanid, Furosemid, Torasemid Die Wirkung von Schleifendiuretika kann sich bei gleichzeitiger Gabe abschwächen. Verminderte Diurese und die Progredienz einer Herzinsuffizienz sind beschrieben. Genaue Kontrollen von Blutdruck, Gewicht und Flüssigkeitsbilanz sind empfohlen. Gegebenenfalls Anpassung der Diuretikadosis. Kalziumkanalblocker interagieren nicht mit tNSAR und können bei Hypertonie alternativ gegeben werden.

Herzglykoside

Folgende Interaktionen vom Typ C und D sind nur **für Indometacin** beschrieben:

Digoxin Indometacin kann den Digoxin-Spiegel und dadurch das Risiko für toxische Effekte erhöhen. Eventuelle Nebenwirkungen auf Digoxin sollten aufmerksam beobachtet, der Digoxin-Spiegel kontrolliert und die Dosis ggf. um 50 % gesenkt werden.

Immunsuppressiva

Folgende Interaktionen vom Typ C und D sind **für sämtliche NSAR** beschrieben:

Cyclosporin Diese Kombination erhöht bei manchen Patienten das Risiko der Nephrotoxizität. Cyclosporin erhöht die Plasmakonzentration der meisten NSAR. Die Spiegel von Kreatinin und Cyclosporin sollten kontrolliert werden. Zu Beginn einer NSAR-Therapie sollte bei Patienten, die bereits mit einem Cyclosporin behandelt wurden, das NSAR um 25–50 % niedriger als die normale Startdosis dosiert werden.

Lipidsenker

Folgende Interaktionen vom Typ C und D sind nur **für Diclofenac** beschrieben:

Colestyramin Die Absorption von Diclofenac verringert sich bei gleichzeitiger Gabe von Colestyramin (und zu einem gewissen Teil auch bei Colestipol) und kann zu einem schlechteren Ansprechen führen. Diese Kombination sollte vermieden werden. Müssen beide Präparate dennoch zusammen gegeben werden, sollte die Einnahme 2 Stunden auseinanderliegen.

Folgende Interaktionen vom Typ C und D sind **für Meloxicam und Piroxicam** beschrieben:

Colestyramin Piroxicam und Meloxicam werden bei einer kombinierten Gabe von Colestyramin schneller eliminiert, wodurch sich der analgetische Effekt dieser drei Substanzen abschwächen kann. Diese Interaktion kann verringert (jedoch nicht komplett aufgehoben) werden, indem beide Substanzen einige Stunden voneinander getrennt eingenommen werden. Die analgetische Wirkung sollte kontrolliert werden. Ibuprofen interagiert in geringerem Maße mit Colestyramin und kann alternativ gegeben werden.

Mittel mit Wirkung auf das Renin-Angiotensin-System

Folgende Interaktionen vom Typ C und D sind **für sämtliche traditionellen NSAR** (tNSAR), exklusive Celecoxib und Etoricoxib, beschrieben:

ACE-Inhibitoren: Captopril, Enalapril, Fosinopril, Lisinopril, Perindopril, Ramipril tNSAR können den antihypertensiven Effekt von ACE-Hemmern abschwächen. Auch eine Verschlechterung der Nierenfunktion ist beschrieben, v. a. bei älteren Patienten. Blutdruck und Nierenfunktion sollten kontrolliert werden. Kalziumkanalblocker interagieren nicht mit tNSAR und können eine sinnvolle Alternative sein.

AT_2-Blocker: Valsartan, Eprosartan, Telmisartan, Losartan, Candesartan, Irbesartan Der antihypertensive Effekt von AT_2-Blockern (Sartane/ARB) wird durch tNSAR abgeschwächt. Bei der Kombination beider Substanzen steigt das Risiko für eine Niereninsuffizienz. Genaue Kontrollen von Blutdruck, Kreatinin und Elektrolyten sind erforderlich. Kalziumkanalblocker interagieren nicht mit tNSAR und können bei Hypertonie alternativ gegeben werden.

Weitere nennenswerte Interaktionen

- **Methotrexat:** NSAR hemmen die tubuläre Sekretion von Methotrexat, zudem kann eine metabolische Interaktion in Form einer verringerten Methotrexat-Clearance vorkommen. Bei hoch dosierter Methotrexat-Behandlung (> 15 mg/Wo.) sollten NSAR nicht gegeben werden. Auch bei niedrig dosierter Methotrexat-Behandlung besteht ein Risiko für Interaktionen, besonders bei herabgesetzter Nierenfunktion. Vorsicht bei Einnahme von Methotrexat und NSAR innerhalb von 3 Tagen: Dadurch kann der Methotrexat-Spiegel und damit die Toxizität ansteigen.
- **Kortikosteroide:** Das Risiko für obere gastrointestinale Blutungen/Ulzera erhöht sich bei gleichzeitiger Behandlung mit NSAR und Kortikosteroiden. Hier sollte ein PPI als Magenschutz erwogen werden.

7.1.6 Kontraindikationen

- Blutbildungsstörungen, Zustände mit erhöhter Blutungsneigung, aktive Blutungen
- Aktive oder rezidivierende gastrointestinale Ulzera
- Anamnestische gastrointestinale Blutung oder Perforation im Zusammenhang mit einer NSAR-Behandlung
- Bekannte bronchiale Hyperreagibilität, Asthma oder Urtikaria nach Einnahme von ASS oder NSAR in der Anamnese (mögliche Kreuzreaktion)
- Ausgeprägte Leberfunktionsstörung
- Höhergradige Herzinsuffizienz (NYHA II–IV)
- Schwere Niereninsuffizienz
- 3. Trimenon der Schwangerschaft
- Für Coxibe gilt außerdem:
  - Gesamte Schwangerschaft und Stillzeit
  - Chronisch entzündliche Darmerkrankungen
  - Patienten mit arterieller Hypertonie, deren Blutdruck nicht adäquat eingestellt ist
  - Bekannte manifeste koronare Herzkrankheit, periphere arterielle Verschlusskrankheit
  - Zerebrovaskuläre Erkrankung

7

7.1.7 Warnhinweise

Bei Patienten mit erhöhtem Risiko für **gastrointestinale Blutungen** durch NSAR ist Vorsicht geboten. Dies sind generell ältere Patienten, aber auch Patienten, die Kortikosteroide oder Azetylsalizylsäure einnehmen, sowie Patienten mit gastrointestinalen Erkrankungen wie Ulzera oder einer gastrointestinalen Blutung in der Anamnese. In klinischen Studien zeigte sich kein signifikanter Unterschied in der gastrointestinalen Sicherheit zwischen COX-2-Hemmern und Azetylsalizylsäure, verglichen mit traditionellen NSAR und Azetylsalizylsäure. Patienten mit Colitis ulcerosa, Morbus Crohn, reduzierter Leberfunktion, SLE, Störungen der Hämatopoese oder der Gerinnung sollten kein NSAR erhalten. Zwischen Dosierung und ernsten gastrointestinalen Nebenwirkungen besteht ein starker Zusammenhang. Daher sollte bei jedem Patienten die niedrigste wirksame Dosis angestrebt werden. Die Kombination mehrerer NSAR oder eines NSAR mit Azetylsalizylsäure am selben Behandlungstag sollte nach Möglichkeit vermieden werden.

Aufgrund der Bedeutung der Prostaglandine für die renale Perfusion muss **bei herabgesetzter Herz- und Nierenfunktion besondere Vorsicht** gelten. Dies gilt auch für die Kombinationsbehandlung mit anderen nephrotoxischen Substanzen wie z. B. Cyclosporin. Bei älteren Patienten können besonders bei gleichzeitiger Diuretikagabe auch Flüssigkeitsretention, Ödeme und eine verschlechterte Nierenfunktion auftreten. Verschiedene Antiphlogistika können bei kaliumsparenden Diuretika (z. B. Aldosteronantagonisten) den diuretischen Effekt hemmen oder aber den diuretischen Effekt potenzieren.

Bei Patienten mit **Asthma bronchiale,** allergischer Rhinitis oder erhöhter Infektanfälligkeit können allergische Reaktionen wie Asthmaanfälle (sog. Analgetika-Asthma), Quincke-Ödem oder Urtikaria auftreten. Hier ist **besondere Vorsicht** geboten.

Klinische Studien legen den Verdacht nahe, dass selektive COX-2-Hemmer, verglichen mit Placebo und manchen tNSAR, mit einem erhöhten **Risiko für thrombembolische Ereignisse** (besonders Myokardinfarkt und Hirninfarkt) assoziiert sind. Da das kardiovaskuläre Risiko der COX-2-Hemmer sowohl mit der Dosis als auch Behandlungsdauer ansteigen kann, sind sie kontraindiziert z. B. bei Herzinsuffizienz NYHA II–IV, KHK und pAVK. Sie sollten so kurz wie nötig und so gering dosiert wie möglich gegeben werden. Patienten mit relevanten kardiovaskulären Risikofaktoren sollten COX-2-Hemmer nur nach reiflicher Abwägung erhalten.

NSAR können die **Fertilität** beeinträchtigen und sollten daher nicht bei Frauen mit Kinderwunsch gegeben werden. Dies betrifft ebenso alle Substanzen, die die Cyclooxygenase oder die Prostaglandinsynthese hemmen.

Etoricoxib ist besonders in höheren Dosen mit einer größeren Inzidenz und einem höheren Ausprägungsgrad einer Hypertonie im Vergleich zu anderen NSAR und selektiven COX-2-Hemmern verbunden. Daher bedarf es bei der Gabe von Etoricoxib einer besonders guten Blutdruckeinstellung und -kontrolle, ggf. muss Etoricoxib niedriger dosiert gegeben oder ganz abgesetzt werden.

Bei Patienten mit normaler Nierenfunktion ist die Hemmung der renalen Prostaglandinsynthese ohne wesentliche Bedeutung. Bei chronischer Nieren-, Herz- oder Leberinsuffizienz oder bei Zuständen mit verringertem Plasmavolumen (z. B. Dehydrierung) kann eine **Hemmung der Prostaglandinsynthese** zu akutem Nierenversagen, Flüssigkeitsretention und akuter Herzinsuffizienz führen.

Bei **niereninsuffizienten Patienten** kann sich die Nierenfunktion bei gleichzeitiger Einnahme von ACE-Hemmern/AT_2-Blockern und NSAR zusätzlich verschlechtern.

Bei älteren oder exsikkierten Patienten kann diese Kombination durch den direkten Einfluss auf die glomeruläre Filtration zu akutem Nierenversagen führen. Außerdem kann der antihypertensive Effekt der ACE-Hemmer durch NSAR (inklusive COX-2-Hemmer) über die NSAR-bedingte Natriumretention verringert werden.

7.1.8 Pharmakologische Angaben

▶ Tab. 7.3.

Tab. 7.3 Pharmakologische Angaben für NSAR

	Halbwertszeit	Herabgesetzte Funktion der		Schwangerschaft	Stillzeit	Aktiver Metabolit
		Leber	Niere			
Diclofenac	1–2 h	Vorsichtig dosieren	Keine Gabe bei GFR < 30 ml/min	C	II	Ja
Piroxicam	50 h	Vorsichtig dosieren	Keine Gabe bei GFR < 30 ml/min	C	II	Nein
Meloxicam	20 h	Vorsichtig dosieren	Geringe Dosierung bei GFR < 25 ml/min	C	III	Nein
Ibuprofen	2 h	Vorsichtig dosieren	Keine Gabe bei GFR < 30 ml/min	C	II	Nein
Naproxen	10–17 h	Vorsichtig dosieren	Keine Gabe bei GFR < 30 ml/min	C	II	Nein
Ketoprofen	2 h	Vorsichtig dosieren	Keine Gabe bei GFR < 30 ml/min	C	IVa	Nein
Dexibuprofen	1,8–3,5 h	Vorsichtig dosieren	Keine Gabe bei GFR < 30 ml/min	C	IVb	Nein
Celecoxib	8–12 h	Vorsichtig dosieren	Keine Gabe bei GFR < 30 ml/min	C	IVb	Nein
Etoricoxib	22 h	Vorsichtig dosieren	Keine Gabe bei GFR < 30 ml/min	C	IVa	Nein

7.1.9 Therapiekontrolle

- Der Placeboeffekt kann laut Studien zu medikamentöser Behandlung bei Arthrose bis zu 60 % der Wirkung ausmachen, wodurch sich Schwierigkeiten in der Therapiebewertung ergeben.
- Die Schmerztherapie kann vor und während der Behandlung mittels einer VAS-Skala ausgewertet werden, zusätzlich sollte bei Gelenkerkrankungen eine objektive Einschätzung der Gelenkmobilität erfolgen.

- Da NSAR eine relative hohe „Problemfrequenz“ aufweisen, bedarf es sorgfältiger und wiederholter klinischer Untersuchungen als Grundlage für eine Weiterführung der analgetischen Therapie. Bei solchen Untersuchungen sollten der Blutdruck und das Körpergewicht sowie die Laborparameter Hb, Natrium, Kalium, Kreatinin und die eGFR kontrolliert werden.

7.1.10 Alternative Behandlungen

Bei langjährigen chronifizierten Schmerzzuständen entsteht eine veränderte Schmerzmodulation, sodass Analgetika generell eine zunehmend schlechtere Wirksamkeit zeigen können. Individuell angepasste **körperliche Aktivität** (gerne in Gruppen), Informationen zu den Beschwerdeursachen, **Veränderungen des Lebensstils** und **psychotherapeutische Unterstützung** sind wichtige Instrumente, um die Schmerzen ohne oder mithilfe von Medikamenten zu bewältigen.

In der Behandlung von leichteren Schmerzen sollte **Paracetamol** das Mittel der ersten Wahl sein. Zeigt Paracetamol keine Wirkung oder sind die Schmerzen etwas stärker, sollte ein **traditionelles NSAR** wie Ibuprofen in der niedrigstmöglichen Dosis gegeben werden. Dabei sollte beachtet werden, dass die Einnahmedauer 3 Wochen nicht überschreitet. Auch eine Kombination eines NSAR mit Paracetamol kann erfolgreich sein, wenn Ibuprofen oder Paracetamol allein nicht ausreichend wirksam sind. Im nächsten Schritt können schwache und starke **Opioide** gegeben werden; hierfür bedarf es jedoch einer sorgfältigen Abwägung und Planung, um das Risiko für eine Gewöhnung und Nebenwirkungen so gering wie möglich zu halten.

7.1.11 Beschwerden beim Absetzen

NSAR können die Serumkonzentration oder die klinische Wirkung z. B. von Lithium, Phenprocoumon, Fluconazol oder eines Antihypertensivums verändern und eine Dosisänderung der letztgenannten Substanzen nötig machen. Wird nun ein NSAR nach einer solchen Dosisänderung ohne Kompensation für die beendete Interaktion abgesetzt, kann als Folge die Konzentration des verbleibenden Medikaments zu gering sein oder die klinische Wirkung z. B. des Betablockers, Thiaziddiuretikums oder ACE-Hemmers zu stark ausfallen. Als Folgen können z. B. die Verschlechterung einer psychischen Erkrankung durch eine zu geringe Lithiumdosis, ein unzureichender Effekt von Marcumar oder Digoxin oder eine zu starke Blutdrucksenkung auftreten.

Im Übrigen sind keine Absetzbeschwerden bei NSAR beschrieben.

7.1.12 Behandlung beenden

NSAR können bei Bedarf direkt ohne eine Phase der Dosisreduktion abgesetzt werden. Im Fall einer vorliegenden Interaktion muss ein NSAR eventuell vorsichtig ausgeschlichen werden, um die klinischen Veränderungen verfolgen zu können und die Dosis aufgrund der nun ausbleibenden Interaktion anzupassen. Dies gilt im Besonderen bei Kombinationen mit Digoxin, Lithium, kaliumsparenden Diuretika, Thiaziddiuretika, AT_2-Blockern und Phenprocoumon.

7.1.13 Am Lebensende

Berücksichtigt man die erhöhte Blutungsneigung, aber auch die verschlechterte Lebensqualität bei Herzinsuffizienz und verschlechterter Nierenfunktion, sollten NSAR am Lebensende generell nicht gegeben werden. Die Risiken einer NSAR-Behandlung erhöhen sich deutlich. Der Nettonutzen verringert sich weiterhin dadurch, dass starke Opioide meistens eine bessere Schmerzlinderung erzielen.

Bei malignombedingten Skelettschmerzen (z. B. Skelettmetastasen bei Prostatakarzinom) hingegen können NSAR und hier besonders Diclofenac als analgetische Ergänzung zu einem starken Opioid unter Abwägung von großem therapeutischen Nutzen sein.

7.1.14 Sonstiges

In einer großen europäischen Metaanalyse von Observationsstudien und RCT (randomisierten kontrollierten Studien) wurde im Jahr 2008 festgestellt, dass NSAR das Risiko für Herzinsuffizienz erhöhen können. Das absolute Risiko war zwar relativ gering, jedoch vergleichbar mit tNSAR und Coxiben. Das Risiko, durch NSAR eine Herzinsuffizienz zu entwickeln, entspricht dem bei linksventrikulärer Hypertrophie, Diabetes mellitus und Herzklappenvitien. Die Empfehlung lautet daher, NSAR und Coxibe bei Patienten mit erhöhtem Risiko der Entwicklung einer Herzinsuffizienz zu vermeiden.

Die Prävalenz von NSAR- oder ASS-bedingten Ulkusblutungen hat in den letzten Jahren zugenommen, auch wenn der Anteil der Assoziationen mit Helicobacter pylori abnimmt. Laut einer dänischen Studie waren 81 % der blutenden gastrointestinalen Ulzera mit einer NSAR-/ASS-Behandlung verbunden. NSAR sind aufgrund der Nebenwirkungen auch häufig als Ursache einer stationären Behandlung einzustufen. Besonders Personen > 70 Jahre sowie Patienten mit einer stark eingeschränkten Nierenfunktion (GFR < 30 ml/min) weisen ein erhöhtes Risiko für NSAR-Nebenwirkungen auf.

Ibuprofen als Kombinationspräparat mit einem schwachen Opioid (Codein) kann zu Obstipation und Toleranz führen (▶ Kap. 8.1).

Traditionelle NSAR hemmen die Thrombozytenaggregation und verlängern die Blutungszeit, jedoch nicht die selektiven COX-2-Hemmer. Diese Effekte sind von kürzerer Dauer als bei Azetylsalizylsäure und bei den meisten Substanzen innerhalb 24 Stunden nach Absetzen abgeklungen.

Die Einnahme von PPI als begleitendem Magenschutz sollte ebenfalls direkt mit dem Absetzen eines NSAR beendet werden.

Das nichtsaure Nichtopioid-Analgetikum und Antipyretikum **Metamizol** (**Novaminsulfon**) ist in Schweden, wie auch in vielen anderen Ländern (u.a. USA, Kanada, Großbritannien, Australien, Frankreich, Japan) wegen seiner seltenen, aber schweren Nebenwirkung der Agranulozytose nicht zugelassen. Diese kann einen Tag bis mehrere Monate nach der ersten Verabreichung auftreten. Studien zeigen eine Mortalität von bis zu 23 %. Die in Deutschland häufig vertretene Meinung, dass diese Nebenwirkung nur in 1,1 von 1 Million Anwendungen auftritt, beruht auf älteren Studien mit methodischen Mängeln. Aktuelle Studien zeigen eine Häufigkeit dieser Nebenwirkung von 1 pro 1.439 Verordnungen. Laut Empfehlung der Arzneimittelkommission der deutschen Ärzteschaft ist der Einsatz nur dann gerechtfertigt, wenn Paracetamol, NSAR oder Opioide nicht ausreichen oder nicht gegeben werden dürfen.

Referenzartikel und andere Quellen

AWMF Leitlinie 035/038, S1 Leitlinie Hausärztliche Beratung „Ganz am Ende des Lebens" unter Berücksichtigung der rechtliches Aspekte der DEGAM. 2013. www.awmf.org/uploads/tx_szleitlinien/053-038l_S1_Ganz_am_Ende_des_Lebens_2013-09.pdf (letzter Zugriff: 12. November 2017).

AWMF 053/036, DEGAM S1-Handlungsempfehlung Chronischer Schmerz. www.awmf.org/leitlinien/detail/ll/053-036.html (letzter Zugriff: 12. November 2017).

Gislason GH, Rasmussen JN, Abildstrom SZ, Schramm TK, Hansen ML, Fosbøl EL et al. Increased mortality and cardiovascular morbidity associated with use of nonsteroidal anti-inflammatory drugs in chronic heart failure. Arch Intern Med. 2009 Jan 26; 169(2): 141–149.

McNicol E, Strassels SA, Goudas L, Lau J, Carr DB. NSAIDS or paracetamol, alone or combined with opioids, for cancer pain. Cochrane Database Syst Rev. 2005 Jan 25; (1): CD005180.

Odar-Cederlöf I, Oskarsson P, Ohlén G, Tesfa Y, Bergendal A, Helldén A, Bergman U. Adverse drug effect as cause of hospital admission. Common drugs are the major part according to the cross-sectional study. Läkartidningen. 2008 Mar 18-Apr 1; 105(12–13): 890–893.

Ong CK, Lirk P, Tan CH, Seymour RA. An evidence-based update on nonsteroidal anti-inflammatory drugs. Clin Med Res. 2007 Mar; 5(1): 19–34.

Rostom A, Dube C, Wells G, Tugwell P, Welch V, Jolicoeur E et al. Prevention of NSAID-induced gastroduodenal ulcers. Cochrane Database Syst Rev. 2002; (4): CD002296.

SBU. Rehabilitering vid långvarig smärta. En systematisk litteraturöversikt. Stockholm: Statens beredning för medicinsk utvärdering (SBU). 2010. SBU-rapport nr 198. ISBN 978-91-85413-34-8.

Scott PA, Kingsley GH, Scott DL. Non-steroidal anti-inflamma-tory drugs and cardiac failure: meta-analyses of observational studies and randomised controlled trials. Eur J Heart Fail. 2008 Nov; 10(11): 1102–1107. Epub 2008 Aug 29.

Therapieempfehlungen der Arzneimittelkommission der deutschen Ärzteschaft zu Tumorschmerz. www.akdae.de/Arzneimitteltherapie/TE/A-Z/PDF_Kurzversion/Tumorschmerz_k.pdf (letzter Zugriff: 12. November 2017).

Vestergård A, Bredahl K, de Muckadell OB, Pedersen OB, Hansen JM. Bleeding peptic ulcer. Prevalence of Helicobacter pylori and use of nonsteroidal anti-inflammatory drugs/acetylsalicylic acid. Ugeskr Laeger. 2009 Jan 19; 171(4): 235–239.

7.2 Gichtmittel M04A

Allopurinol, Probenecid

7.2.1 Indikationen

Allopurinol

- Primäre Gicht, bei Harnsäurewerten ≥ 8,5 mg/100 ml im Serum, besonders im Zusammenhang mit einer Gichtnephropathie oder Harnsteinen
- Sekundäre Gicht oder sekundäre Hyperurikämie aufgrund von Erkrankungen mit exzessivem Nukleoproteinsäure-Katabolismus (z. B. Leukämie, Polyzythämie, Myelom)
- Als Prophylaxe bei Harnsäurenephropathie während intensiver Behandlung eines neoplastischen Zustands mit Bestrahlung oder antineoplastischen Substanzen, bei denen eine rasche Gewebedestruktion entsteht

Probenecid

- Chronische Gichtarthritis
- Zusammen mit Penicillinen, um das Dosierungsintervall verlängern zu können und höhere Serumkonzentrationen zu erreichen

7.2.2 Wirkmechanismus

Die **Xanthinoxidase** katalysiert die Umwandlung von Hypoxanthin zu Xanthin und von Xanthin zu Harnsäure. Allopurinol hemmt die Xanthinoxidase und senkt dadurch den Harnsäurespiegel durch eine verminderte Neubildung. Allopurinol senkt folglich den Harnsäurespiegel im Serum, fördert die Mobilisierung von ausgefallenem Urat aus dem Gewebe, verringert die Uratausscheidung im Urin und verhindert die Bildung von Uratkonkrementen im Urin.

Probenecid beschleunigt die Ausscheidung von Harnsäure, indem es die Reabsorption von Harnsäure in den Nierentubuli hemmt. Hierdurch reduziert sich der Harnsäuregehalt im Blut und die Anfallsfrequenz nimmt ab. Probenecid verbessert Gelenkbeschwerden, verhindert die Neubildung von Gichttophi und kann in manchen Fällen auch deren Rückbildung bewirken. Probenecid hat keinen eigenen analgetischen Effekt. Probenecid hemmt auch kompetitiv die tubuläre Ausscheidung von Penicillin und einigen anderen Substanzen.

7.2.3 Empfohlene Tagesdosen und Dosisbereiche

Übersteigt die tägliche Allopurinol-Dosis 300 mg, sollte die Dosierung auf mehrere Einnahmen verteilt werden, am ehesten alle 8–12 Stunden. Um das Risiko gastrointestinaler Beschwerden zu minimieren, wird Allopurinol nach den Mahlzeiten eingenommen (▶ Tab. 7.4).

Zu Beginn einer Behandlung mit Allopurinol kann die Mobilisierung von ausgefällten Urat zu einer Verschlechterung eines akuten Gichtanfalls führen. Daher sollte eine Allopurinol-Therapie nicht im Zusammenhang mit einem akuten Gichtanfall begonnen werden, sondern erst wenn dieser abgeklungen ist. Als initiale Dosis nach einem Gichtanfall wird zunächst eine geringe Dosis mit 100 mg empfohlen, die schrittweise erhöht wird. Wird Probenecid durch Allopurinol ersetzt, kann das Wiederauftreten eines Gichtanfalls vermieden werden, indem Probenecid langsam über einen Monat ausgeschlichen wird, nachdem Allopurinol angesetzt worden ist.

Probenecid bewirkt eine rasche Senkung des Harnsäurespiegels durch eine erhöhte Ausscheidung, trägt aber gleichzeitig zu einem erhöhten Risiko der Uratkonkremente in den Harnwegen bei. Hierbei ist es sinnvoll, die Diurese durch eine reichliche Flüssigkeitszufuhr zu fördern. Bei einem akuten Gichtanfall muss die Analgesie über die meist relativ wenigen Tage der Schmerzen durch NSAR und Kortikoide optimiert werden.

Tab. 7.4 Dosierungsempfehlungen für Gichtmittel

	Dosisintervall	Leichte Gicht	Mittelschwere Gicht	Schwere Gicht	Einnahme zu den Mahlzeiten
Allopurinol	8–24 h	100–200 mg	300–600 mg	700–800 mg	Nach einer Mahlzeit
Probenecid	12–24 h	500 mg	1.000 mg	1.000 mg	Zu einer Mahlzeit mit reichlich Flüssigkeit

7.2.4 Nebenwirkungen

Häufige Nebenwirkungen

- Hautausschläge kommen bei etwa 4 % aller Patienten mit normaler Nierenfunktion und bei bis zu 15 % aller Patienten mit reduzierter Nierenfunktion vor (Allopurinol).
- Übelkeit (Probenecid).

Bedrohliche Nebenwirkungen

- Agranulozytose, aplastische Anämie, toxische epidermale Nekrolyse, Angioödem, Steven-Johnson-Syndrom (Allopurinol)
- Hämolytische Anämie (Probenecid)

7.2.5 Wichtige Interaktionen

Antibiotika

Folgende Interaktionen vom Typ C und D sind **für Allopurinol** beschrieben:

Amoxicillin Die gleichzeitige Gabe von Allopurinol und Amoxicillin kann die Häufigkeit eines Hautausschlags erhöhen. Diese beiden Substanzen sollten bei hyperurikämischen Patienten nicht zusammen gegeben werden. Bei gut ausgewählten Patienten und mit sorgfältiger Überwachung können beide Substanzen zusammen eingenommen werden.

Ampicillin Allopurinol scheint bei gleichzeitiger Gabe von Ampicillin das Risiko von dermatologischen Nebenwirkungen zu erhöhen. Diese Kombination sollte vermieden oder der Patient sorgsam hinsichtlich Hauterscheinungen überwacht werden.

Antiepileptika

Folgende Interaktionen vom Typ C und D sind **für Allopurinol** beschrieben:

Carbamazepin Zwei von drei Studien zeigten eine Erhöhung der Plasmakonzentration von Carbamazepin um 30 % bei Ansetzen von Allopurinol. Der Carbamazepin-Spiegel sollte kontrolliert und die Dosis ggf. angepasst werden.

Immunsuppressiva

Folgende Interaktionen vom Typ C und D sind **für Allopurinol** beschrieben:

Azathioprin, Mercaptopurin Allopurinol kann die Plasmakonzentration von Mercaptopurin (aktiver Metabolit von Azathioprin) deutlich erhöhen und dadurch eventuell zu lebensbedrohlichen myelotoxischen Nebenwirkungen führen. Die Dosis von Azathioprin und Mercaptopurin sollte um etwa 50–75 % gesenkt und Blutbildkontrollen sollten durchgeführt werden.

Cyclosporin Allopurinol kann bei manchen Patienten die Konzentration von Cyclosporin erhöhen. Ebenso kann das Risiko der Nephrotoxizität erhöht sein. Regelmäßige Kontrollen des Blutbilds und des Cyclosporin-Spiegels sind empfohlen. Beim An- und Absetzen von Allopurinol muss die Cyclosporin-Dosis ggf. angepasst werden.

Mineralstoffe

Folgende Interaktionen vom Typ C und D sind **für Allopurinol** beschrieben:

Aluminium Die gleichzeitige Gabe kann die Wirkung von Allopurinol verringern. Die Einnahme beider Substanzen sollte im Abstand von mind. 3 Stunden erfolgen.

Tuberkulosemittel

Folgende Interaktionen vom Typ C und D sind **für Allopurinol** beschrieben:

Pyrazinamid Allopurinol erhöht die Plasmakonzentration des aktiven Metaboliten von Pyrazinamid. Dies kann zu Hyperurikämie führen. Diese Kombination sollte vermieden und Pyrazinamid bei einem akuten Gichtanfall nicht gegeben werden.

Bei Gabe von Allopurinol und Zytostatika (z. B. Cyclophosphamid, Doxorubicin, Bleomycin, Procarbazin, Alkylhalogenide) treten Blutbildveränderungen häufiger auf als bei Einzelgabe der Wirkstoffe. Blutbildkontrollen sind daher in kurzen Zeitintervallen durchzuführen.

Zytostatika

Folgende Interaktionen vom Typ C und D sind **für Probenecid** beschrieben:

Methotrexat Probenecid hemmt die renale Ausscheidung von Methotrexat. Die Gefahr der Myelotoxizität erhöht sich. Diese Kombination sollte vermieden werden.

Weitere relevante Interaktionen

- **Theophyllin** (z. B. Bronchoretard®): hohe Dosen **Allopurinol** (≥ 600 mg) verringern die Theophyllin-Clearance, weshalb der Theophyllin-Spiegel gemessen werden sollte.
- Es liegen Berichte vor, die eine erhöhte Wirkung von **Warfarin** bei gleichzeitiger Gabe von **Allopurinol** nahelegen. Diese Patienten sollte sorgsam überwacht werden.
- **Probenecid** kann die Konzentration von **Indometacin** und **Naproxen** im Plasma erhöhen. Diese Kombination sollte vermieden werden.
- **Probenecid** kann die Paracetamol-Clearance durch die Hemmung der Konjugation mit Glukuronsäure nahezu halbieren. Dies bedeutet, dass die Dosis von **Paracetamol** bei gleichzeitiger Behandlung halbiert werden kann.

7.2.6 Kontraindikationen

Schwere Nierenschädigung (Probenecid).

7.2.7 Warnhinweise

Treten **Hautreaktionen** oder andere Zeichen der Überempfindlichkeit auf, sollte Allopurinol umgehend abgesetzt werden.

Während eines **akuten Gichtanfalls** sollte eine Behandlung mit Allopurinol nicht begonnen werden, sondern erst nach Abklingen des Anfalls. Es kann aber weitergegeben werden, wenn es schon vor dem Anfall eingenommen wurde; eine Pause ist nicht notwendig.

Eine **aplastische Anämie** mit tödlichem Ausgang ist in sehr seltenen Fällen unter einer Allopurinol-Behandlung beschrieben worden. Eine herabgesetzte Nierenfunktion kann hierfür ein Risikofaktor sein und bedarf einer Dosisanpassung. Bei einer GFR von 10–20 ml/min sollte die Dosis auf 100–200 mg/d und bei einer GFR < 10 ml/min auf 100 mg/d gesenkt werden. Bei V. a. hämatologische Nebenwirkungen ist ein Absetzen von Allopurinol indiziert.

Bei **stark erhöhten Harnsäurewerten** (z. B. während der Behandlung maligner Erkrankungen) ist ein verminderter Harnsäurewert mit einer relativen Erhöhung der Xanthin- und Hypoxanthinfraktionen verbunden. Unter solchen Umständen kann sich in seltenen Fällen sogar die absolute Xanthinkonzentration erhöhen und zu Xanthinablagerungen in den Harnwegen führen. Dieses Risiko wird durch eine ausreichende Flüssigkeitszufuhr gemindert. Eine Alkalisierung des Urins ist zur Behandlung von Harnsäuresteinen von außerordentlicher Bedeutung, in der Behandlung von Xanthinsteinen jedoch eher von geringerem Nutzen. Bei Patienten mit Allopurinol-Behandlung wurden Harnsäurekristalle in Muskelgeweben vorgefunden, deren klinische Bedeutung jedoch noch ungeklärt ist.

Treten **große Harnsäureausfällungen** im Nierenbecken auf, kann eine adäquate Allopurinol-Behandlung diese zwar auflösen, dabei aber gleichzeitig zu symptomatischen Harnleitersteinen führen.

7

7.2.8 Pharmakologische Angaben

▶ Tab. 7.5 und ▶ Tab. 7.6.

Tab. 7.5 Pharmakologische Angaben für Gichtmittel

	Halbwertszeit	Funktionseinschränkung der		Schwangerschaft	Stillzeit	Aktiver Metabolit
		Leber	Niere			
Allopurinol	1–2 h	Vorsichtig dosieren	Standarddosis bei GFR › 20 ml/min	B:2	IVb	Ja
Probenecid	2–6 h	Kein Einfluss	Vorsichtig dosieren	B:2	IVa	Keine Angaben

Tab. 7.6 Referenzintervalle für S-Harnsäure

Frauen › 18 J.	2,4–5,7 mg/dl
Männer › 18 J.	3,4–7,0 mg/d

Hyperurikämie wird verursacht durch:

1. Erhöhte Uratproduktion, diese wiederum entsteht durch
   - einen erhöhten Nukleinsäureabbau bei myeloproliferativen Erkrankungen und anderen Neoplasien, v. a. im Zusammenhang mit Bestrahlung oder Chemotherapie.
   - Psoriasis.
   - einen erhöhten Harnsäuremetabolismus durch Enzymstörung in der Leber.
   - Alkohol.
2. Verringerte Ausscheidung, diese wiederum entsteht durch
   - herabgesetzte Glomerulusfiltration.
   - defekte Tubulusfunktion.
   - Thiazide und Schleifendiuretika.

7.2.9 Therapiekontrolle

Der Behandlungseffekt nach einem akuten Gichtanfall wird über eine effektive Schmerzlinderung und die verbesserte Beweglichkeit im betroffenen Gelenk beurteilt. Außerdem kann die Entzündungsreaktion mittels CRP und BSG beobachtet werden.

Nach dem Anfall wird der Harnsäurewert regelmäßig kontrolliert, um die Wirkung der vorbeugenden Maßnahmen abzuschätzen und somit einen erneuten Gichtanfall zu vermeiden. Bei medikamentöser Therapie ist auch die Bestimmung des Kreatininwerts und der eGFR wichtig. Behandlungsziel ist dabei, den unteren Normalwert der Harnsäure anzustreben, damit Harnsäureansammlungen besser ausgeschieden werden können.

7.2.10 Alternative Behandlungen

Die grundlegenden Behandlungsziele der Gichtbehandlung sind, in kurzer Zeit den Harnsäurewert zu verringern und über eine längere Zeit die Harnsäurekristalle vorsichtig zu eliminieren.

Wichtige Eigenmaßnahmen sind hierbei eine **deutliche Begrenzung des Alkoholkonsums,** ein **Verzicht auf Nikotinkonsum** sowie eine **zielstrebige Umstellung der Ernährung,** um einen zu hohen BMI und eine verringerte Insulinresistenz zu reduzieren. Allein durch diätetische Maßnahmen kann der Harnsäurewert um 15 % reduziert werden.

7

Gichtanfälle sind traditionell mit **Colchicin** und NSAR behandelt worden. Colchicin wurde bereits in der Antike gegen Gichtanfälle gegeben; es wird auch in mehreren Ländern weiterhin verwandt, während in Schweden die Verschreibung vor einigen Jahren zunehmend abgenommen hat. Im Prinzip sind sämtliche Colchicin-Präparate in Schweden vor 50–60 Jahren vom Markt genommen worden. Einzig Colchicin APL ist übrig geblieben, ein von der Apotheke selbst hergestelltes Präparat, und wird im Vergleich zu Allopurinol und Probenecid sehr eingeschränkt verwendet. Im Jahr 2008 nahm die FDA in den USA Colchicin aufgrund von Todesfällen bei intravenöser Gabe vom Markt. Auch gastrointestinale Nebenwirkungen treten bei 80 % der Fälle innerhalb eines Tages in Form von schwerer Diarrhö und Übelkeit/Erbrechen auf und stellen ein großes Problem dar, da eine adäquate Dosierung häufig nur schwer zu erzielen ist. Zudem ist Colchicin bei herabgesetzer Nierenfunktion nicht geeignet. Colchicin ist jedoch das Präparat der zweiten Wahl, wenn NSAR oder Kortikosteroide kontraindiziert oder ineffektiv sind.

Febuxostat ist ein selektiver Xanthinoxidasehemmer und seit 2008 zugelassen zur Behandlung von chronischer Hyperurikämie bei Erkrankungen, die bereits zu einer Ausfällung von Uratkristallen geführt haben (z. B. bei bestehenden Gichttophi und/oder Gichtarthritis). Daten für einen eindeutigen Vorteil hinsichtlich Wirksamkeit und Verträglichkeit gegenüber Allopurinol liegen nicht vor.

Info-Box

Vorschlag zur Behandlung bei oder nach akutem Gichtanfall

- Immobilisierung des betroffenen Gelenks.
- NSAR (z. B. Ibuprofen) in einer akuten Dosierung oder Prednisolon 30–35 mg/d über 4–5 d.
- PPI (z. B. Omeprazol) als Magenschutz bei Bedarf über 5 d.
- Im akuten Zustand ggf. effektive Schmerzlinderung mit einem Opioid.
- Bereits bestehende Allopurinol-Behandlung kann während des Anfalls bestehen bleiben, später Dosisanpassung.
- Intraartikuläre Injektion eines lang wirksamen Kortikosteroids kann bei guter Ausführung von großem Nutzen sein.
- Eine bestehende Diuretikabehandlung sollte in ihrem Nutzen überprüft und eventuell beendet (nicht bei Herzinsuffizienz) oder reduziert werden.
- Probenecid zur Uratausscheidung, jedoch nicht bei herabgesetzter Nierenfunktion oder bekannten Harnwegskonkrementen.
- Auf lange Sicht harnsäuresenkende Behandlung, besonders bei Gelenkbefall, Tophi oder wiederholten Anfällen.
- Behandlungsziel ist die Senkung des Harnsäurewerts auf einen Wert innerhalb der Normalgrenzen, um die Kristallauflösung zu begünstigen und eine Kristallneubildung zu verhindern.
- In randomisierten kontrollierten Studien zur Behandlung des akuten Gichtanfalls konnte Prednisolon 30 mg/d verglichen mit Indometacin 50 mg 3 ×/d eine signifikant verbesserte Kosteneffektivität zeigen. In einer weiteren RCT wurden dieselben Therapiealternativen verglichen und zeigten gleichwertige und positive klinische Effekte. In einer weiteren Studie wurde Prednisolon 35 mg/d über 4 d verglichen mit Naproxen 500 mg 2 ×/d ebenfalls über 4 d; beide Wirkstoffe zeigten dieselben guten Ergebnisse hinsichtlich der symptomatischen Linderung. In einer Verlaufsuntersuchung 3 Wo. später waren beide Gruppen gänzlich beschwerdefrei.
- Bei Patienten mit Herzinsuffizienz, Niereninsuffizienz, anamnestischem Ulkus/Blutung oder anderen Zuständen mit erhöhtem Risiko für Nebenwirkungen durch NSAR und orale Kortikosteroide könnten intraartikuläre Steroidinjektionen eine sicherere Alternative darstellen.

7.2.11 Beschwerden beim Absetzen

- Die Zufuhr von Probenecid sollte kontinuierlich und ohne Dosierungsunterbrechung erfolgen. Beim Absetzen steigen die Harnsäurewerte im Blut rasch an.
- Allopurinol weist keine bekannten Absetzbeschwerden auf.

7.2.12 Behandlung beenden

Allopurinol kann bei Bedarf ohne Dosisreduktion beendet werden.

Muss Probenecid abgesetzt werden (z. B. Nebenwirkungen oder verschlechterte Nierenfunktion), sollte die Einnahme über einen Monat schrittweise reduziert und gleichzeitig eine erneute Uratneubildung, aufgrund erhöhter Uratwerte, verhindert werden. Dazu kann Allopurinol vorsichtig eindosiert und über 1 Monat schrittweise aufdosiert werden.

7.2.13 Am Lebensende

Bei einer schwer kranken Person mit bestehender antihyperurikämischen Behandlung zur Verhinderung eines Gichtanfalls kann es sinnvoll sein, diese Behandlung fortzusetzen. Hier sollte wenn möglich Allopurinol gegeben werden, um eine weiter fortlaufende Uratproduktion zu verhindern. Dies gilt besonders bei vorliegendem Malignom und/oder nach einer Zytostikatherapie oder Bestrahlung.

Besteht eine Behandlung mit Probenecid, sollte diese vorsichtig ausgeschlichen werden, da später aufgrund von Schluckbeschwerden ein plötzliches Absetzen die Harnsäurewerte rasch erhöhen und zu einem akuten Gichtanfall führen kann. Zusätzlich sollte Allopurinol addiert werden, um bei einem nachlassenden Probenecid-Effekt die Uraterhöhung auszugleichen und um einen akuten Gichtanfall zu vermeiden, der am Lebensende äußerst kräftezehrend wird und ungelegen kommt. Kann Allopurinol nicht weitergegeben werden, wird dieses einfach abgesetzt.

7.2.14 Sonstiges

Gicht ist keine lebensbedrohliche Erkrankung, sie ist jedoch **extrem schmerzhaft und invalidisierend.** Etwa 1 % der Bevölkerung wird im Leben davon betroffen, deutlich häufiger bei Männern. Innerhalb von 3 Jahren erleiden 80 % mind. einen weiteren Anfall. Die Prävalenz hat sich in den letzten 20 Jahren verdoppelt. **Erhöhte Harnsäurewerte** sind ein wichtiger Teil in der Gichtdiagnostik, während eines akuten Gichtanfalls sinkt jedoch der Harnsäurewert bei 20 % der Patienten auf normale Werte ab. Außer Geschlecht und Alter scheinen auch individuelle Faktoren entscheidend zu sein, bei welchem Harnsäurewert ein akuter Gichtanfall auftritt. Die Diagnose gründet sich (außer auf die S-Harnsäure) auf das klinische Bild und möglicherweise auf den Nachweis von **Uratkristallen im Gelenkpunktat.** Meist ist das Metatarsophalangealgelenk der Großzehe betroffen. Das Gelenk ist äußerst schmerzhaft, rot und geschwollen.

Referenzartikel und andere Quellen

AWMF Leitlinie 053/032b, S1 Leitline Gicht: Akute Gicht in der hausärztlichen Versorgung, DEGAM, 2013, www.awmf.org/leitlinien/detail/ll/053-032b.html (letzter Zugriff: 18. Juli 2017).

Cattermole GN, Man CY, Cheng CH, Graham CA, Rainer TH. Oral prednisolone is more cost-effective than oral indomethacin for treating patients with acute gout-like arthritis. Eur J Emerg Med. 2009 Oct; 16(5): 261–266.

Ellman MH, Becker MA. Crystal-induced arthropathies: recent investigative advances. Curr Opin Rheumatol. 2006 May; 18(3): 249–255.

Janssens HJ, Lucassen PL, Van de Laar FA, Janssen M, Van de Lisdonk EH. Systemic corticosteroids for acute gout. Cochrane Database Syst Rev. 2008 Apr 16; (2): CD005521.

Janssens HJ, Janssen M, van de Lisdonk EH, van Riel PL, van Weel C. Use of oral prednisolone or naproxen for the treatment of gout arthritis: a double-blind, randomised equivalence trial. Lancet. 2008 May 31; 371(9627): 1854–1860.

Jordan KM, Cameron JS, Snaith M, Zhang W, Doherty M, Seckl J et al; British Society for Rheumatology and British Health Professionals in Rheumatology Standards, Guidelines and Audit Working Group (SGAWG). British Society for Rheumatology and British Health Professionals in Rheumatology guideline for the management of gout. Rheumatology (Oxford). 2007 Aug; 46(8): 1372–1374.

KBV Wirkstoff aktuell Febuxostat (Ausgabe 5/2014), www.kbv.de/html/ais.php (letzter Zugriff: 12. November 2017).

Management of Acute and Recurrent Gout: A Clinical Practice Guideline From the American College of Physicians Ann Intern Med. doi:10.7326/M16–0570.
Schlesinger N, Schumacher R, Catton M, Maxwell L. Colchicine for acute gout. Cochrane Database Syst Rev. 2006 Oct 18; (4): CD006190.
Terkeltaub R. Update on gout: new therapeutic strategies and options. Nat Rev Rheumatol. 2010 Jan; 6(1): 30–38.

7.3 Bisphosphonate und Kombinationen M05BA + M05BB

Etidronat, Alendronat, Ibandronat, Risedronat (M05BA)

Bisphosphonat und Kalzium/Cholecalciferol (M05BB)

Etidronat + Kalziumkarbonat, Alendronat + Cholecalciferol

Cave: Bisphosphonate mit den Indikationen Hyperkalzämie oder Knochendestruktion bei malignen Prozessen werden in diesem Kapitel nicht besprochen, sondern nur orale Bisphosphonate mit der Indikation Osteoporose.

7.3.1 Indikationen

- Postmenopausale Osteoporose (Alendronat, Etidronat, Ibandronat, Risedronat, Etidronat + Kalziumkarbonat, Risedronat + Kalziumkarbonat)
- Prophylaktisch gegen die Verringerung der Knochenmasse bei postmenopausalen Frauen mit Osteoporose oder bei Frauen, die ein erhöhtes Risiko haben, eine Osteoporose zu entwickeln, und bei denen eine Östrogensubstitution nicht geeignet ist (Etidronat, Etidronat + Kalziumkarbonat)
- Therapie der Osteoporose bei Männern mit erhöhtem Frakturrisiko (Risedronat)
- Prophylaxe gegen die Verringerung der Knochenmasse bei kortisonbehandelten postmenopausalen Frauen (Etidronat, Etidronat + Kalziumkarbonat)
- Therapie der postmenopausalen Osteoporose bei Frauen mit möglicher Entwicklung eines Vitamin-D-Mangels (Alendronat + Cholecalciferol)
- Symptomatischer Morbus Paget (Etidronat)

7.3.2 Wirkmechanismus

Bisphosphonate sind synthetische Pyrophosphatanaloga, die über längere Dauer im Knochengewebe gespeichert werden. Die Hauptaufgabe der Bisphosphonate ist die Hemmung der osteoklastenvermittelten Knochenresorption. Der Knochenumsatz wird dabei verringert, da die Aktivität der Osteoblasten und die Knochenmineralisierung unverändert bleiben. Die ersten Zeichen verminderten Knochenumsatzes sind bereits nach einem Monat zu erkennen, ihre max. Wirkung entfalten Bisphosphonate nach etwa 6 Monaten. Die durch eine Glukokortikoid-Therapie erhöhte und nach 3–6 Monaten sichtbare Knochenresorption kann durch die gleichzeitige Einnahme von Bisphosphonaten effektiv kontrolliert werden.

Die zitierten Cochrane Reviews beschreiben Folgendes zu Alendronat, Risedronat und Etidronat:

- **Alendronat 10 mg/d** konnte in Studien zur Sekundärprävention eine signifikante Reduktion von Frakturen in Wirbelkörpern, Hüften und Sprunggelenken zeigen. In der Reduktion von Wirbelkörperfrakturen bei postmenopausaler Osteoporose konnte Alendronat die höchste Evidenzstufe erreichen.

- **Risedronat 5 mg/d** konnte in Studien zur Sekundärprävention eine signifikante Reduktion von Frakturen in Wirbeln und Hüfte, jedoch nicht in den Sprunggelenken zeigen. Primärpräventiv konnte bei Risedronat keine signifikante Reduktion von Wirbelfrakturen oder peripheren Frakturen gezeigt werden.
- **Etidronat 400 mg/d** konnte in der Sekundärprävention eine signifikante Reduktion von Wirbelkörperfrakturen zeigen; in primärpräventiver Therapie konnte dies nicht gezeigt werden. Bei peripheren Frakturen wurde bei Etidronat keine signifikante Reduktion nachgewiesen, sowohl primär- als auch sekundärpräventiv.
- Bei **Ibandronat 150 mg/Monat** ist die wissenschaftliche Datenlage weniger deutlich, jedoch konnten Studien eine signifikante Verringerung von vertebralen Frakturen nachweisen. Bei peripheren Frakturen ließ sich kein Effekt nachweisen.

Zu den wochenweise verabreichten Präparaten liegt bisher keine Dokumentation in Frakturstudien vor, eine Erhöhung der Knochendichte konnte jedoch bestätigt werden.

Patienten unter Therapie mit Bisphosphonaten sollten dringend ausreichend Kalzium und Vitamin D zu sich nehmen (▶ Kap. 2.6 und ▶ Kap. 2.7).

7.3.3 Empfohlene Tagesdosen und Dosisbereiche

Die absolute Bioverfügbarkeit ist bei oral eingenommenen Bisphosphonaten sehr gering, häufig kaum 1 %. Die gleichzeitige Nahrungsaufnahme verschlechtert die Resorption aller Bisphosphonate durch Komplexbildung mit Kalzium zusätzlich. Sie sollten daher als ganze Tabletten mit einem Glas (Leitungs-)Wasser eingenommen werden, da andere Getränke durch den Kalziumgehalt die Resorption beeinträchtigen. Nach der Einnahme sollte der Patient aufrecht sitzen oder stehen, um eine Reizung oder Schädigung der Ösophagusschleimhaut zu verhindern. Dosierungsempfehlungen ▶ Tab. 7.7.

Tab. 7.7 Dosierungsempfehlungen für Bisphosphonate

	Einnahmezeitpunkt	Empfohlene Dosierung	Empfehlung zur optimalen Absorption	Einnahme zu den Mahlzeiten
Etidronat	Zur Nacht	400 mg/d über 14 d, alle 3 Mon.	2 h vor und nach Einnahme nüchtern bleiben	Verschlechtert die Resorption
Alendronat	Morgens, tgl.	5–10 mg/d	Einnahme nüchtern ≥ 30 Min. vor dem Frühstück	Verschlechtert die Resorption
Alendronat (Wochentablette)	Morgens, 1 ×/Wo.	70 mg/Wo.	Einnahme nüchtern ≥ 30 Min. vor dem Frühstück	Verschlechtert die Resorption
Ibandronat	Morgens, 1 ×/Mon.	150 mg/Mon.	Einnahme nach mind. 6 h nächtlichen Fastens und 1 h vor dem Frühstück	Verschlechtert die Resorption
Risedronat (Wochentablette)	Morgens, 1 ×/Wo.	70 mg/Wo.	Einnahme nüchtern ≥ 30 Min. vor dem Frühstück	Verschlechtert die Resorption

7.3.4 Nebenwirkungen

Häufige Nebenwirkungen

Obstipation, Übelkeit, Bauchschmerzen, Dyspepsie, Diarrhö, Kopfschmerzen, Muskelschmerzen, leichtere ösophageale Beschwerden und grippeähnliche Symptome.

Bedrohliche Nebenwirkungen

Ösophagusbeschwerden bedingt durch Erosionen und Ulzera, die durch Bisphosphonate ausgelöst oder deren Entstehung begünstigt wird, besonders bei Alendronat. Dies kann eine Perforation oder Strikturen im Ösophagus und damit ernste Folgen für den einzelnen Patienten nach sich ziehen. Als weitere ernste Nebenwirkung kann eine Kiefernekrose auftreten.

7.3.5 Wichtige Interaktionen

Mineralstoffe

Folgende Interaktionen vom Typ C und D sind **für alle Bisphosphonate** beschrieben:

Aluminium/Sucralfat, Kalzium (Milch, Joghurt), Magnesium, Eisen Bisphosphonate können mit Kalzium und anderen kationenhaltigen Pharmaka, z.B. Antazida, Komplexe bilden. Dies kann die Absorption der Bisphosphonate verringern und damit ihre Wirkung abschwächen. Um diese Interaktion zu vermeiden, empfiehlt es sich, Bisphosphonate morgens und Kalzium und andere komplexbildende Pharmaka abends zu verabreichen. Der Zeitabstand zwischen der Einnahme dieser beiden Substanzen sollte mind. 2 Stunden betragen.

7.3.6 Kontraindikationen

Veränderungen in der Speiseröhre, die die Passage verzögern. Hypokalzämie. Stark herabgesetzte Nierenfunktion.

7.3.7 Warnhinweise

Eine eventuelle **Hypokalzämie** muss vor Beginn einer Behandlung mit Bisphosphonaten behandelt sein.

Die **Einhaltung der angegebenen Einnahmevorschriften** ist sehr wichtig, da diese verhindern helfen, dass Tabletten in der Speiseröhre verbleiben oder sich ihre Passage verzögert. Dies ist besonders bei Alendronat von Bedeutung. Alendronat und Risedronat werden beide als Wochentablette angeboten, wodurch sich eine tägliche Belastung der Speiseröhre minimieren lässt.

Liegen eine **herabgesetzte Nierenfunktion** oder **Harnwegskonkremente** vor, werden Kontrollen von Kalzium im Blut empfohlen.

Seit 2002 werden im Zusammenhang mit intravenöser Bisphosphonat-Therapie **Osteonekrosen des Kiefers** beschrieben, die ansonsten im Zusammenhang mit einer Zahnextraktion, lokaler Infektion oder hohen Strahlendosen auftreten. Die meisten dieser Fälle sind zusätzlich mit einer Krebserkrankung, Zytostatika- oder Kortisonbehandlung assoziiert. Auch bei Patienten mit Osteoporose, die orale Bisphosphonate in nicht zu vernachlässigender Frequenz erhalten haben, sind Kiefernekrosen beschrieben. Eine größere multizentrische Studie konnte zeigen, dass 37 (7,8 %) von 470 Patienten mit bisphosphonatbedingter Kiefernekrose Bisphosphonat oral erhielten. Vor Beginn einer Bisphosphonat-Therapie sollte bei Patienten mit weiteren Risikofaktoren (z. B. Malignome, Zytostatika, Bestrahlung, Glukokortikoide, schlechte Mundhygiene) stets eine zahnärztliche Untersuchung durchgeführt werden. Während einer Bisphosphonat-Behandlung sollten diese Patienten ihre Mundhygiene optimieren und Zahnschäden vorbeugen. Entwickeln Patienten unter Bisphosphonaten eine Kiefernekrose, können oralchirurgische Maßnahmen den Zustand verschlechtern. Für Patienten, die eine Zahnbehandlung benötigen, weisen die vorliegenden Daten nicht auf eine Verminderung des Risikos einer Kiefernekrose durch Absetzen der Bisphosphonate während dieser Behandlung hin.

Cholecalciferol (Vitamin D_3) kann eine Hyperkalzämie und/oder Hyperkalzurie verstärken, wenn es bei Erkrankungen mit unregulierter Überproduktion von Calcitriol (körpereigenes Vitamin D) gegeben wird, z. B. bei Leukämie, Lymphomen und Sarkoidose. Hier sollte Kalzium im Urin und Serum kontrolliert werden.

Bei **Malabsorptionssyndrom** kann sich die Absorption von Vitamin D_3 verringern.

Da sowohl NSAR als auch Bisphosphonate mit **gastrointestinalen Beschwerden** verbunden sind, sollte bei gleichzeitiger Gabe Vorsicht gelten.

7.3.8 Pharmakologische Angaben

▶ Tab. 7.8.

Tab. 7.8 Pharmakologische Angaben für Bisphosphonate

	Halbwertszeit im Skelett	Herabgesetzte Funktion der Leber	Herabgesetzte Funktion der Niere	Schwangerschaft	Stillzeit	Aktiver Metabolit
Etidronat	2–10 Wo.	Kein Einfluss	Vorsichtig dosieren	C	IVa	Nein
Alendronat	> 10 J.	Kein Einfluss	Keine Gabe bei GFR < 35 ml/min	C	IVa	Nein
Ibandronat	Angaben fehlen	Kein Einfluss	Keine Gabe bei GFR < 30 ml/min	B:3	IVa	Nein
Risedronat	Angaben fehlen	Kein Einfluss	Keine Gabe bei GFR < 30 ml/min	B:3	IVa	Nein

7.3.9 Therapiekontrolle

Knochendichtemessungen sind sowohl im Hinblick auf die Ressourcen als auch auf die praktische Ausführung nicht immer leicht durchzuführen und werfen in ihrer Zuverlässigkeit häufig Fragezeichen auf. Das sicherste Maß der Therapiekontrolle ist das Ausbleiben von Skelettereignissen oder eine verringerte Frakturinzidenz. Vor Behandlungsbeginn sollten Kreatinin, GFR und Kalzium bestimmt werden, um ausgehend von den Laborwerten und der Therapiekonstruktion eine individuelle Planung zu erstellen.

7.3.10 Alternative Behandlungen

Maßnahmen, die zu einer **verringerten Frakturinzidenz bei Osteoporose** beitragen können, sind:

- Individuell angepasstes Training der Muskelkraft und des Gleichgewichts.
- Verringerung des Sturzrisikos durch häusliche Maßnahmen bei Beleuchtung, Teppichen, Schwellen, Kabeln, Treppen und Schuhen.
- Vermeidung von Pharmaka, die den Gleichgewichtssinn beeinträchtigen oder Schwindel, Orthostase oder eine verlängerte Reaktionszeit verursachen.
- Minimierung der Dosierung von Glukokortikoiden, falls diese nicht gänzlich abgesetzt werden können.
- Hüftprotektoren.
- Reduktion von Alkohol und Nikotin.
- Visuskorrektur.
- Gehhilfen.

Die oben genannten Maßnahmen sollten ergriffen werden, bevor eine pharmakologische Behandlung begonnen wird. Sie sind kosteneffektiv und können zu einem großen Teil unmittelbar präventiv wirken.

Nur diejenigen Pharmaka, die in kontrollierten Studien eine Verringerung des Frakturrisikos zeigen konnten, können zur Osteoporose-Therapie empfohlen werden. Einige der häufigsten Alternativen zu oralen Bisphosphonaten sind Kalzium + Vitamin D, Zoledronsäure (intravenös verabreichtes Bisphosphonat), Östrogen/Tibolon und SERM (selektive Östrogenrezeptor-Modulatoren).

Die Kombination von Vitamin D (400–800 I.E./d) + Kalzium (500–1.000 mg) verringert das Risiko von nichtvertebralen Frakturen bei älteren Frauen in Heimen. Daher kann auch die Behandlung von Frauen > 80 Jahren ungeachtet der Wohnform sinnvollerweise erwogen werden. Die Empfehlung gilt v. a. bei Mangelernährung und geringer Sonnenexposition. Diese Faktoren erhöhen das Risiko eines Vitamin-D-Mangels. Auch die Behandlung von Männern kann aufgrund des hohen Risikos von Hüftfrakturen im Alter > 80 Jahren diskutiert werden. Eine Therapie mit Vitamin D und Kalzium verringert den Verlust an Knochenmasse bei Kortisondauerbehandlung und kann auch ohne vorliegende Frakturdaten empfohlen werden.

Zoledronsäure ist ein Bisphosphonat und beugt signifikant vertebralen und peripheren Frakturen bei Frauen mit postmenopausaler Osteoporose vor. Es kann in gewissen Situationen alternativ zu oralen Bisphosphonaten gegeben werden. Die Dosierung beträgt 5 mg als Kurzinfusion einmal pro Jahr über 3 Jahre.

7.3.11 Beschwerden beim Absetzen

Da sich Bisphosphonate über lange Zeit am Skelett binden, dauert es nach Absetzen der Behandlung länger, bis die Bisphosphonat-Konzentration im Knochengewebe absinkt. Explizite Absetzbeschwerden sind nicht beschrieben.

7.3.12 Behandlung beenden

Zu Sicherheit und Effekt einer 3- bis 5-jährigen Behandlung mit oralen Bisphosphonaten liegen zuverlässige Daten vor. Eine verlängerte Gabe von Alendronat bis zu 10 Jahren und bei Risedronsäure bis zu 7 Jahren konnte eine weitere Zunahme der Knochenmasse in den Lendenwirbeln zeigen. Wie diese Erhöhung der Knochenmasse mit einer Festigung des Skeletts und einem bestehenden Frakturrisiko einhergeht, ist jedoch nicht gesichert. Nach Absetzen eines Bisphosphonats scheint die Hemmung der Osteoklastenaktivität noch über mehrere Jahre fortzubestehen. Daher ist es sinnvoll, dem Patienten nach 3–5 Jahren einen entweder vorläufigen oder endgültigen Therapieabbruch vorzuschlagen. In die Entscheidung zu einem solchen Abbruch sollten der Wunsch des Patienten, das bestehende Frakturrisiko, das Alter, die Adhärenz zu einer oralen Einnahme, Nebenwirkungen, zukünftige Zahnbehandlungen und die Möglichkeit, das Sturzrisiko weiter zu reduzieren, einfließen. In den Jahren nach beendeter Behandlung sollte der Patient weiterhin beobachtet werden, um ihn so gut wie möglich in seinen Bemühungen um die Vermeidung von Stürzen zu unterstützen. Sind diese Möglichkeiten begrenzt oder treten im Zusammenhang mit einer Osteoporose Frakturen auf, kann ein erneutes Ansetzen eines Bisphosphonats diskutiert werden.

7.3.13 Am Lebensende

Die orale Bisphosphonat-Therapie sollte so rasch wie möglich beendet werden, sobald eine schwere, unheilbare, das Leben stark verkürzende Erkrankung diagnostiziert wird. Für ein Fortsetzen der Behandlung liegt keine wissenschaftliche Evidenz vor. Weitere Bisphosphonat-Gaben erhöhen nur die Gefahr von Problemen wie Ösophagusschäden, Übelkeit und im schlimmsten Fall einer Kiefernekrose.

Auch eine bestehende intravenöse Therapie mit Bisphosphonaten mit der Indikation einer Osteoporose sollte schnellstmöglich beendet werden. Knochendestruktion bei malignen Prozessen ist eine weitere Indikation von intravenös applizierten Bisphosphonaten. In manchen Fällen mit schweren Skelettschäden können daher auch im Palliativstadium weitere Infusionen sinnvoll sein. Dies gilt auch bei schwerer Hyperkalziämie, sofern diese die Lebensqualität stark beeinträchtigt. Diese Vorteile einer über einen gewissen Zeitraum fortgesetzten Bisphosphonat-Behandlung müssen jedoch mit den Risiken und Problemen, die diese für den einzelnen Patienten bedeuten kann, abgewogen werden.

7.3.14 Sonstiges

Es liegen keine Studien zu Patienten > 80 Jahren mit einer Bisphosphonat-Behandlung vor.

In den Studien, die den aktuell bei Osteoporose verabreichten Pharmaka zugrunde liegen, sind Vitamin D und Kalzium zusätzlich gegeben worden. Ein Vitamin-D-Mangel ist schwer zu diagnostizieren und die Symptome sind häufig diffus. Teile der Bevölkerung haben ein erhöhtes Risiko für einen Vitamin-D-Mangel, v. a. durch eine zu geringe Sonnenexposition. Laut Berechnungen ist eine Exposition der Hände, der Arme und des Gesichts von etwa 15 Minuten während 3–4 Tagen in der Woche ausreichend.

Die häufigste Ursache einer sekundären Osteoporose ist eine Behandlung mit Glukokortikoiden durch Hemmung der Knochenbildung, Verstärkung der Knochenresorption, Reduktion der gastrointestinalen Kalziumresorption sowie Induktion eines Hypogonadismus mit verminderter körpereigener Sexualhormonproduktion. In den ersten 3–6 Monaten einer Glukokortikoid-Therapie ist der Verlust an Knochenmasse am höchsten.

Auch Kortikoide, die über eine gewisse Zeit in hoher Dosierung inhaliert wurden, erhöhen das Osteoporoserisiko. Besonders bei Patienten mit anderen Risikofaktoren sollte eine begleitende Gabe von Bisphosphonaten zusätzlich zu einer Kortikoidtherapie erwogen werden.

Einige Berichte weisen auf einen möglichen Zusammenhang zwischen einer über längere Zeit gegebenen Bisphosphonat-Therapie und der erhöhten Inzidenz von Frakturen im diaphysären oder subtrochantären Femur hin. Laut einigen randomisierten kontrollierten Studien liegt hierfür jedoch keine klare Evidenz vor.

Referenzartikel und andere Quellen

AWMF Leitlinie Bisphosphonat-assoziierte Kiefernekrosen (Register-Nr. 007/091 Klasse S3), www.awmf.org/leitlinien/detail/ll/007-091.html (letzter Zugriff: 12. November 2017).

Kanis JA, Burlet N, Cooper C, Delmas PD, Reginster JY, Borgstrom F, Rizzoli R; European Society for Clinical and Economic Aspects of Osteoporosis and Osteoarthritis (ESCEO). European guidance for the diagnosis and management of osteoporosis in postmenopausal women. Osteoporos Int. 2008 Apr; 19(4): 399–428. Epub 2008 Feb 12.

Wells GA, Cranney A, Peterson J, Boucher M, Shea B, Robinson V et al. Alendronate for the primary and secondary prevention of osteoporotic fractures in postmenopausal women. Cochrane Database Syst Rev. 2008 Jan 23; (1): CD001155.

Wells G, Cranney A, Peterson J, Boucher M, Shea B, Robinson V et al. Risedronate for the primary and secondary prevention of osteoporotic fractures in postmenopausal women. Cochrane Database Syst Rev. 2008 Jan 23;(1):CD004523.

Wells GA, Cranney A, Peterson J, Boucher M, Shea B, Robinson V et al. Etidronate for the primary and secondary prevention of osteoporotic fractures in postmenopausal women. Cochrane Database Syst Rev. 2008 Jan 23; (1): CD003376.

Woo SB, Hellstein JW, Kalmar JR. Narrative [corrected] review: bisphosphonates and osteonecrosis of the jaws. Ann Intern Med. 2006 May 16; 144(10): 753–761.

8 Nervensystem

Joachim Fessler, Andrea Fräulin, Wilhem-Bernhard Niebling, Irmgard Streitlein-Böhme, Frank Schröder, Joachim Seffrin, Ewald Unteregger und Michael Waschkies

8.1 Schwache Opioide N02A

Kodein-Kombinationspräparate, Tramadol

Info-Box

Kernaussagen der AWMF Empfehlungen der S3-Leitlinie: Opioide, Langzeitanwendung zur Behandlung bei nicht tumorbedingten Schmerzen:

- Geringer bis mäßiger Effekt bei diabetischer Polyneuropathie, Arthrose, Postzosterneuralgie und chronischen Rückenschmerzen
- Primär Kurzzeittherapie (4–12 Wo.), eventuell Langzeittherapie bei Therapierespondern
- Keine Monotherapie, Einsatz von retardierten Präparaten
- Kein Einsatz bei primären Kopfschmerzen, funktionellen Störungen (z. B. Reizdarm), Fibromyalgie, Schmerzen als Symptom psychischer Störungen, fehlender Compliance

8.1.1 Indikationen

- Opioidsensitive Schmerzen, bei denen ein peripher wirksames Analgetikum allein nicht ausreicht (Kodein kombiniert mit anderen Substanzen).
- Behandlung von mäßig starken und starken Schmerzen (Tramadol).

8.1.2 Wirkmechanismus

Kodein wirkt zentral analgetisch über Opiatrezeptoren im ZNS. Es wird hauptsächlich durch Glukuronidierung metabolisiert, ein kleiner Teil wird zu Morphin über das Enzym CYP2D6 O-demethyliert. Berechnungen zufolge werden 30 mg Kodein zu 3 mg Morphin metabolisiert. Somit entsteht auch eine Wirkung am μ-Rezeptor. Vor diesem Metabolisierungsschritt hat Kodein eine schwache Affinität zu Opiatrezeptoren. Kodein wirkt hustendämpfend und reduziert die Darmperistaltik. Da bei etwa 10 % der Bevölkerung dieser Metabolisierungsschritt fehlt, entwickeln diese Personen nur einen reduzierten oder keinen Effekt auf Kodein. Dies gilt auch bei Kindern < 6 Jahren.

Tramadol ist ebenfalls ein zentral wirksames Opioidanalgetikum. Es wirkt vermutlich als selektiver Agonist an den μ-, δ- und κ-Opioidrezeptoren, mit höherer Affinität am μ-Rezeptor. Die Potenz von Tramadol an den Opioidrezeptoren entspricht ⅒ bis ⅙ derer von Morphin. Ein anderer Mechanismus, der zur Schmerzlinderung beiträgt, ist eine Hemmung der neuronalen Aufnahme von Noradrenalin und Serotonin. Die Beeinträchtigung der gastrointestinalen Motilität und des kardiovaskulären Systems ist gering. Tramadol hat wie Kodein einen hustendämpfenden Effekt.

Zu **Paracetamol** (enthalten in Kombinationspräparaten mit Kodein) ▶ Kap. 8.3.

8.1.3 Empfohlene Tagesdosen und Dosisbereiche

Besonders bei Älteren kann eine vorsichtige Anfangsdosierung sehr sinnvoll sein (z. B. 50 mg pro Tag jeden dritten Tag). Dadurch entstehen weniger Nebenwirkungen, wie z. B. die häufig vorkommende Übelkeit und der Schwindel. Dosierungsempfehlungen ▶ Tab. 8.1.

Tab. 8.1 Dosierungsempfehlungen für schwache Opioide

	Dosisintervall	Tagesdosis bei Schmerzen	Einnahme zu den Mahlzeiten
Kodein	6–8 h	30–160 mg	Ohne Einfluss
Tramadol	6–8 h	150–400 mg	Ohne Einfluss
Tramadol (Depottablette)	12 h	150–400 mg	Ohne Einfluss

8.1.4 Nebenwirkungen

Häufige Nebenwirkungen

- **Kodein:** Müdigkeit, Übelkeit, Obstipation
- **Tramadol:** Schwindel, Kopfschmerzen, Übelkeit, Erbrechen, Obstipation, Mundtrockenheit, Schwitzen, Müdigkeit

Ernsthafte Nebenwirkungen

Leberschädigung, Halluzinationen, Verwirrtheit, Pankreatitis, Angioödeme, anaphylaktische Reaktion, Harnverhalt und Krämpfe.

8

8.1.5 Wichtige Interaktionen

Antiarrhythmika

Folgende Interaktionen vom Typ C und D sind **für Kodein** beschrieben:

Chinidin Bei gleichzeitiger Gabe verringert sich der analgetische und der hustendämpfende Effekt deutlich. Diese Kombination sollte vermieden werden. Anstelle von Chinidin kann Buprenorphin gegeben werden.

Antidepressiva

Folgende Interaktionen vom Typ C und D sind **für Kodein** beschrieben:

Clomipramin Kann die analgetische und hustendämpfende Wirkung von Kodein verringern. Der klinische Effekt von Clomipramin sollte kontrolliert werden. Bei kurzer Behandlungsdauer kann Buprenorphin alternativ gegeben werden, bei längerer Behandlungsdauer kann ein SSRI, das nicht die Aktivierung von Kodein beeinflusst, gegeben werden, z. B. Citalopram oder Sertralin.

Duloxetin Die analgetische Wirkung von Kodein kann sich verringern. Diese Kombination sollte vermieden werden. Ist eine gleichzeitige Behandlung dennoch notwendig, muss die Kodeindosis ggf. erhöht werden. Anstelle von Kodein, Tramadol oder Ethylmorphin (in Deutschland nicht erhältlich) sollte ein anderes Analgetikum gegeben werden oder anstelle von Duloxetin ein anderes Antidepressivum, das nicht CYP2D6 hemmt, z. B. Citalopram, Escitalopram, Sertralin oder Venlafaxin.

Fluoxetin, Paroxetin Die analgetische und hustendämpfende Wirkung von Kodein wird deutlich verringert. Diese Kombination sollte vermieden werden. Bei kurzfristiger Therapie kann Buprenorphin eine Alternative zu Kodein darstellen. Bei einer Dauerbehandlung kann Kodein mit einem SSRI kombiniert werden, das die Aktivierung von Kodein zu Morphin nicht hemmt (z. B. Citalopram, Sertralin).

Folgende Interaktionen vom Typ C und D sind **für Tramadol** beschrieben:

Amitriptylin, Citalopram, Escitalopram, Fluvoxamin, Imipramin, Sertralin, Venlafaxin Die gleichzeitige Gabe von Tramadol und anderen serotonergen Substanzen kann das Risiko eines Serotoninsyndroms erhöhen. Ein anderes Analgetikum ohne Serotonineinfluss (z. B. Kodein) sollte anstelle von Tramadol gegeben werden.

Clomipramin Reduziert die analgetische Wirkung von Tramadol. Die Kombination kann ein Serotoninsyndrom verursachen. Ein anderes Analgetikum, das nicht über CYP2D6 metabolisiert wird, oder ein anderes Antidepressivum, das CYP2D6 nicht hemmt, sollte gewählt werden.

Duloxetin Die analgetische Wirkung von Tramadol kann sich verringern. Das Risiko für serotonerge Überaktivität und das Serotoninsyndrom kann erhöht sein. Diese Kombination sollte vermieden und ein anderes Analgetikum als Tramadol, Ethylmorphin oder Kodein gegeben werden.

Fluoxetin, Paroxetin Die analgetische Wirkung von Tramadol wird reduziert. Die Kombination von SSRI und Tramadol kann ein Serotoninsyndrom auslösen und sollte zugunsten eines anderen Analgetikums vermieden werden.

Moclobemid Die gleichzeitige Gabe erhöht die Gefahr eines Serotoninsyndroms. Moclobemid kann die analgetische Wirkung von Tramadol durch die Hemmung von CYP2D6 verringern. Moclobemid und Tramadol sollten nicht miteinander kombiniert werden. Anstelle von Tramadol sollte Buprenorphin erwogen werden, da es schwächer serotonerg wirkt. Auch die Aktivierung von Tramadol zu Morphin wird von Moclobemid gehemmt.

Folgende Interaktionen vom Typ C und D sind **für Tramadol und Kodein** beschrieben:

Bupropion Verringert den analgetischen Effekt von Tramadol, Kodein und Ethylmorphin und den antitussiven Effekt von Kodein. Diese Kombination sollte vermieden werden. Anstelle von Tramadol, Kodein oder Ethylmorphin kann alternativ Morphin, Buprenorphin oder Fentanyl gegeben werden.

Antiemetika

Folgende Interaktionen vom Typ C und D sind **für Tramadol** beschrieben:

Ondansetron Bei gleichzeitiger Gabe von Ondansetron kann sich die schmerzlindernde Wirkung von Tramadol verringern, diese Kombination sollte nach Möglichkeit vermieden werden. Bei dennoch notwendiger gleichzeitiger Gabe muss die Tramadol-Dosis ggf. angepasst werden. Alternativ kann ein Opioid, das kein Prodrug ist und keine serotonerge Wirkung aufweist (Morphin, Fentanyl), gegeben werden.

Antiepileptika

Folgende Interaktionen vom Typ C und D sind **für Kodein** beschrieben:

Phenobarbital Bei der Kombination von Opiaten und Barbituraten erhöht sich die Gefahr der Atemdepression. Diese Kombination vermeiden. Muss dennoch die gleichzeitige Gabe erfolgen, muss die Atmung überwacht werden.

Folgende Interaktionen vom Typ C und D sind **für Tramadol** beschrieben:

Carbamazepin Verringert und verkürzt die analgetische Wirkung von Tramadol. Tramadol kann die Krampfschwelle senken. Diese Kombination sollte nach Möglichkeit vermieden werden. Die Tramadol-Wirkung sollte beobachtet und evaluiert werden. Alternativ kann Kodein zusammen mit Oxcarbazepin, Lamotrigin oder Gabapentin gegeben werden.

8

Phenobarbital Die Kombination von Barbituraten und Opiaten erhöht die Gefahr der Atemdepression und sollte vermieden werden. Bei dennoch notwendiger gleichzeitiger Gabe muss die Atmung gut überwacht werden.

Antimykotika

Folgende Interaktionen vom Typ C und D sind **für Tramadol und Kodein** beschrieben:

Terbinafin Verringert die analgetische Wirkung von Tramadol und Kodein. Diese Kombination sollte vermieden und ein anderes Analgetikum gegeben werden. Bei der Behandlung von Haut- oder Nagelmykosen kann Itraconazol anstelle von Terbinafin verabreicht werden.

Antipsychotika

Folgende Interaktionen vom Typ C und D sind **für Kodein** beschrieben:

Haloperidol, Melperon Die gleichzeitige Gabe verringert die analgetische und die hustendämpfende Wirkung von Kodein. Ein Analgetikum, das nicht über CYP2D6 metabolisiert wird (z. B. Buprenorphin), oder ein Neuroleptikum, das nicht CYP2D6 hemmt (z. B. Quetiapin oder Risperidon), sollte gewählt werden.

Levomepromazin Die gleichzeitige Gabe kann die analgetische Wirkung von Kodein verringern. Eine klinische Relevanz ist jedoch noch nicht sicher belegt. Die analgetische Wirkung sollte kontrolliert und ggf. ein anderes Analgetikum als Kodein oder Tramadol gegeben werden.

Folgende Interaktionen vom Typ C und D sind **für Tramadol** beschrieben:

Haloperidol Verringert die analgetische Wirkung von Tramadol, indem es dessen Aktivierung zu Morphin hemmt. Analgetika, die nicht über CYP2D6 metabolisiert werden (z. B. Buprenorphin) oder Neuroleptika, die CYP2D6 nicht hemmen (Quetiapin, Olanzapin, Risperidon), sollten stattdessen gegeben werden.

Levomepromazin Die gleichzeitige Behandlung kann die analgetische Wirkung von Tramadol verringern. Die klinische Relevanz dieser Interaktion ist jedoch noch nicht geklärt. Die Analgesie von Tramadol sollte kontrolliert und ggf. ein anderes Analgetikum als Tramadol oder Kodein gewählt werden.

Melperon Verringert die analgetische Wirkung von Tramadol. Analgetika, die nicht über CYP2D6 metabolisiert werden (z. B. Buprenorphin), oder Neuroleptika, die CYP2D6 nicht hemmen (Quetiapin, Olanzapin, Risperidon), sollten stattdessen gegeben werden.

Antithrombotische Mittel

Folgende Interaktionen vom Typ C und D sind **für Tramadol** beschrieben:

Phenprocoumon Die Wirkung kann sich bei gleichzeitiger Gabe von Tramadol erhöhen; damit steigt das Blutungsrisiko. Diese Kombination sollte vermieden werden; alternativ kann Kodein anstelle von Tramadol gegeben werden.

Weitere relevante Interaktionen

- **Johanniskraut** (**Hypericum perforatum**) verringert die Plasmakonzentration von **Kodein.**

- **Alkohol, Schlafmedikamente** und andere **zentral wirkende Medikamente** können eine möglicherweise auftretende Schläfrigkeit während einer **Tramadol-Behandlung** verstärken.
- Zu **Paracetamol** in den Kombinationspräparaten ▶Kap. 8.3.

8.1.6 Kontraindikationen

- **Kodein:** Leberzirrhose, Gallengangsspasmen, Drogenmissbrauch.
- **Tramadol:** Behandlung mit einem MAO-Hemmer, bis zu 2 Wochen nach Absetzen eines MAO-Hemmers, akute Intoxikation mit Alkohol, Hypnotika, Analgetika, Opioiden oder Psychopharmaka. In der Therapie der Narkotikaabstinenz: unkontrollierte Epilepsie, Drogenmissbrauch.

8.1.7 Warnhinweise

Bei langfristiger Einnahme und höheren Dosen entsteht die Gefahr der Toleranz und Abhängigkeit. Kodein sollte Patienten mit Missbrauchstendenzen nicht verschrieben werden, da in dieser Gruppe das Risiko für die Einnahme von exzessiven Dosen zentral wirkender Analgetika erhöht ist.

8.1.8 Pharmakologische Angaben

▶Tab. 8.2.

Tab. 8.2 Pharmakologische Angaben zu schwachen Opioiden

	Halbwertszeit	Herabgesetzte Funktion der		Schwangerschaft	Stillzeit	Aktiver Metabolit
		Leber	Niere			
Kodein	2–3 h	Vorsichtig dosieren	Vorsichtig dosieren	C	II	Ja
Tramadol	6 h	Vorsichtig dosieren	Keine Gabe bei GFR < 10 ml/min	C	III	Ja

8.1.9 Therapiekontrolle

Behandlungen mit schwachen Opioiden werden tendenziell ohne routinemäßige Auswertung weiter fortgeführt. Häufig wird initial eine gute Analgesie erreicht, aufgrund der Toleranzentwicklung und einer veränderten Schmerzmodulation hält die gute Wirkung häufig jedoch nicht lange an. Die Schmerzintensität sollte sinnvollerweise mit einer VAS-Skala gemessen und die schmerzbedingte Funktionseinschränkung beurteilt werden. Ein geplantes Ausschleichen der Behandlung mit anschließender Evaluation ist eine wichtige Methode, um anschließend weitere Maßnahmen zu beschließen.

8.1.10 Alternative Behandlungen

Bei lange bestehenden Schmerzen ändert sich die Schmerzmodulation und Analgetika, darunter auch die schwachen Opioide, erzielen zunehmend schlechtere Behandlungseffekte. Alternative und ergänzende Methoden wie Informationen zu den

Schmerzursachen, angepasste körperliche Aktivität, TENS, Akupunktur und Verhaltenstherapie können hier hilfreich sein.

In einem SBU-Bericht (staatl. schwedische Gesundheitsbehörde mit Leitlinienkompetenz, Anm. d. Ü.) im Jahre 2010 wird u. a. festgehalten:

Verhaltenstherapeutische Maßnahmen verbessern das Aktivitätsvermögen deutlicher nach 2–5 Jahren als körperliche Aktivität/Training allein oder als eine Kombinationstherapie, bestehend aus körperlicher Aktivität/Training, manuellen und physikalischen Methoden (starke wissenschaftliche Evidenz).

Die schmerzlindernde Wirkung von Akupunktur ist bei lang dauernden Rückenschmerzen 3 Monate nach der Behandlung vergleichbar mit einer Schein-Akupunktur (mäßig starke wissenschaftliche Evidenz).

Die schmerzlindernde Wirkung sowohl von hoch- als auch niederfrequentem TENS ist kurzfristig besser als bei der Kontrollbehandlung mit TENS ohne echte Behandlung (begrenzte wissenschaftliche Evidenz).

Schmerzen sind häufig ein mehr oder weniger starkes Moment bei vielen Erkrankungen, die medizinisch behandelt werden müssen, z. B. Diabetes, Morbus Parkinson, Depression, Osteoporose und Arthrose. Hier ist es zielführend, zunächst auch die Grunderkrankung optimal einzustellen.

8

NSAR haben eine bessere analgetische Wirkung als Paracetamol. Hinsichtlich der Nebenwirkungsrisiken können sie in einigen Fällen wie bei Herzinsuffizienz oder höherem Alter die schlechtere Wahl sein. Kodein als Einzeldosis mit 30 mg reduziert Schmerzen besser als Placebo, jedoch schlechter als Ibuprofen 400 mg. Die Kombination von Paracetamol und einem NSAR kann eine effektive Variante bei mittelschweren kurzfristigen Schmerzen darstellen, wo die Einzelsubstanzen keine wirksame Linderung erreichen. Diese Kombination birgt auch nicht die Gefahr der Toleranz, verglichen mit schwachen und starken Opioiden (▶ Kap. 7.1).

8.1.11 Beschwerden beim Absetzen

Kodein verursacht grundsätzlich die gleichen Absetzbeschwerden und Reboundphänomene wie die starken Opioide Morphin oder Oxycodon. Aufgrund des schwächeren Agonismus am μ-Rezeptor fallen die Beschwerden allerdings weniger stark aus als bei Morphin. Die möglichen Absetzbeschwerden sind Angst, Schwitzen, Reizbarkeit, Unwohlsein, Rastlosigkeit, Tremor, Muskelspannungen, Herzrasen und Gähnen. Reboundphänomene äußern sich in Form von erhöhten Schmerzen; dies tritt jedoch v. a. bei Therapieabbruch bei starken Opioiden auf.

Im Nebenwirkungsregister der WHO finden sich viele beschriebene Fälle mit Absetzbeschwerden, Abhängigkeitsproblemen und Missbrauch nach einer Tramadol-Therapie. Da Tramadol eine komplexe Pharmakokinetik aufweist und an mehrere Rezeptoren binden kann, ergeben sich auch mehrere denkbare Mechanismen für Absetzbeschwerden: sowohl opioidähnliche mit Schüttelfrost, Schwitzen, Schmerzen, Übelkeit und Schlafstörungen als auch atypische und serotonerge mit Unruhe, Angst, Halluzinationen, Panikattacken, Unwirklichkeitsgefühl, Parästhesien, Tremor und Muskelkrämpfen. Letztere erinnern an die Absetzbeschwerden bei SSRI. Diese Absetzbeschwerden scheinen bereits nach nur einigen Wochen der Behandlung und auch bei geringen Dosierungen auftreten zu können. Das Risiko für diese Beschwerden erhöht sich jedoch bei höheren Tagesdosen und nach längerer Behandlungsdauer. In einigen Fällen wurden die Absetzbeschwerden nach eigenhändigem Absetzen durch die Patienten als so belastend empfunden, dass die Therapie wieder begonnen wurde, ohne dass jedoch die Schmerzen fortbestanden hätten.

8.1.12 Behandlung beenden

▶ Tab. 8.3 ist ein Vorschlag zur Dosisreduktion bei normaler Dosierung von schwachen Opioiden und nicht bei ausgesprochenem Missbrauch mit hohen Tagesdosen. In letzteren Fällen sollte der Patient suchtmedizinisch behandelt werden.

Tab. 8.3 Vorschlag zur Dosisreduktion von schwachen Opioiden

	Maximaldosis	1 Woche	1 Woche	1 Woche	1 Woche	
Kodein	30 mg 4 × 2	30 mg 4 × 1	30 mg 2 × 1	0		
	30 mg 3 × 2	30 mg 3 × 1	30 mg 2 × 1	0		
Tramadol (Depottablette)	100 mg 2 × 2	100 mg 2 × 1,5	100 mg 2 × 1	100 mg 2 × ½	100 mg 1 × ½ (evtl.)	0

Kodein hat ein relativ starkes Abhängigkeitspotenzial, ein hohes Risiko für Absetzbeschwerden und erzeugt ein Verlangen nach dieser Substanz nach Absetzen der Behandlung (Craving).

Tramadol mit seiner Wirkung auf mehrere Rezeptorsysteme und dadurch deutlich komplexeren Absetzreaktionen sollte in den meisten Fällen langsam abgesetzt werden. Am ehesten wird Tramadol mit teilbaren Depottabletten 100 mg ausgeschlichen. Dadurch entstehen 2 Dosierungen pro Tag, was für die länger dauernde Reduktionszeit vorteilhaft ist.

Muss gleichzeitig noch ein Benzodiazepin ausgeschlichen werden, sollte das Opioid zuerst nach obigem Schema reduziert werden. Danach kann das Benzodiazepin nach dem Reduktionsvorschlag in ▶ Kap. 8.7 ausgeschlichen werden.

8.1.13 Am Lebensende

Als Schmerzmedikation in der Finalphase (▶ Tab. 8.4) einer schweren Erkrankung sollte ein starkes Opioid (in erster Linie Morphin) gegeben werden. Ist die Schmerzlinderung für den Patienten akzeptabel und wünscht er, weiter ein schwaches Opioid zu erhalten, kann dieses bis zum Auftreten von Schluckbeschwerden oder bis zu einer Verschlechterung der Schmerzen weitergegeben werden. Bei einem Wechsel zu oralem Morphin wird sinnvollerweise ein Depotpräparat gewählt. Treten Schluckbeschwerden auf, kann das Morphin über eine Pumpe weiter verabreicht werden.

Tab. 8.4 Schmerzmedikation in der Finalphase – Wechsel von einem schwachen zu einem starken Opioid

Maximaldosis	Entsprechung in Morphin	Entsprechung in Morphin in mg	Dosiserhöhung + 25 % zur besseren Analgesie ergibt
Kodein 240 mg/d	10 %	24 mg Morphin/d	30 mg Morphin/d
Tramadol 400 mg/d	10 %	40 mg Morphin/d	50 mg Morphin/d

Das Schema in ▶Tab. 8.4 soll bei einem Wechsel von einem schwachen zu einem starken Opioid behilflich sein. Bei niedrigerer Tagesdosis des schwachen Opioids kann über den prozentualen Morphineffekt die Morphindosis berechnet werden. Da Patienten nach einer gewissen Behandlungsdauer mit einem schwachen Opioid nicht mehr als opioidnaiv gelten können, sollte eine ausreichende, wenn auch vorsichtige Dosis an Morphin verordnet werden.

Kodein wird bei einem Wechsel direkt abgesetzt. Tramadol sollte langsam ausgeschlichen werden, um serotonerge Absetzbeschwerden zu vermeiden. Zum Ausschleichen sollte die Tagesdosis wöchentlich um mehr als 100 mg gesenkt werden, da die Patienten häufiger überwacht werden können. So kann die Dosis etwa um 100 mg jeden dritten Tag gesenkt werden. Entstehen Absetzbeschwerden, kann kurz wirksames Tramadol oral oder vorsichtig parenteral gegeben werden.

Für weitere Details zu einem Wechsel zu parenteraler Gabe von Morphin als Pumpe oder zu einem anderen starken Opioid ▶Kap. 8.2.

8.1.14 Sonstiges

Die Aufteilung in schwache und starke Opioide kann etwas zweifelhaft erscheinen, da sämtliche Opioide an den μ-Rezeptoren agonisieren. Da schwache Opioide einen etwas begrenzteren Effekt haben und in Situationen mit weniger ausgeprägten und kurzfristigen Schmerzen gegeben werden, erscheint diese Aufteilung in einem Handbuch überschaubarer.

Langsam-Metabolisierer des Enzyms CYP2D6 (ca. 7 % der Bevölkerung in Schweden) können durch Kodein eine schlechtere Analgesie erhalten, da die Aktivierung zu Morphin entfällt und genau dieses Morphin für den schmerzlindernden Effekt bei Kodein sorgt.

Etwa 3 % der Bevölkerung gehören hingegen zu den ultraschnellen Metabolisierern aufgrund einer hohen Aktivität des Enzyms CYP2D6 und erhalten dadurch größere Mengen an aktiven Kodeinmetaboliten in Form von Morphin. In diesen Fällen können auch bei therapeutischen Dosen von Kodein hohe Morphinspiegel und -intoxikationen entstehen. Daher ist es noch wichtiger, eine herabgesetzte Nierenfunktion auszuschließen.

Die Kombination mit Kodein und Paracetamol erzielt bei 50 % der Patienten mit mäßig starken bis starken postoperativen Schmerzen eine gute Schmerzlinderung verglichen mit < 20 % bei Placebo.

Das Serotoninsyndrom, beschrieben bei gleichzeitiger Behandlung von SSRI und Tramadol, äußert sich durch Verwirrtheit, Tremor, Schwitzen, Fieber, Herzrasen und Hyperreflexie. In schweren Fällen treten auch eine Bewusstseinstrübung, erweiterte und häufig lichtstarre Pupillen, Muskelsteifigkeit, Krämpfe und Hypothermie auf. Daher besteht die Empfehlung, Tramadol bei Patienten mit SSRI nicht zu verabreichen oder vor Behandlungsbeginn eines SSRI Tramadol langsam auszuschleichen. Auch bei trizyklischen Antidepressiva und anderen Antidepressiva wie z. B. Venlafaxin und v. a. bei MAO-Hemmern wie Moclobemid sollte auf eine ungeeignete Tramadol-Kombination verzichtet werden.

Eine Cochrane-Übersicht mit fünf randomisierten kontrollierten Studien und insgesamt 374 Teilnehmern konnte zeigen, dass Tramadol 100–400 mg/d periphere neuropathische Schmerzen effektiv lindern konnte verglichen mit Placebo. 12 % der behandelten Patienten brachen die Therapie aufgrund von Nebenwirkungen ab.

Die Injektion von Tramadol bringt keinen Vorteil in der Analgesie, da die aktiven Metaboliten (und damit der opioide Effekt) keine ausreichenden Konzentrationen erreichen. Gleichzeitig steigt die Exposition von unmetabolisiertem Tramadol und dadurch die Frequenz von Nebenwirkungen wie z. B. Krämpfen.

Analgetika als Brausetabletten, die Natriumbikarbonat enthalten, sollten nicht bei Patienten mit Herz- oder Niereninsuffizienz gegeben werden.

Das Opioid Tilidin findet in Schweden keine Anwendung. Die Hersteller des Wirkstoffs haben dort noch nie Zulassungsverfahren beantragt und die praktizierenden Ärzte nutzen die im Buch beschriebenen Alternativen.

Referenzartikel und andere Quellen

Duehmke RM, Hollingshead J, Cornblath DR. Tramadol for neuropathic pain. Cochrane Database of Systematic Reviews 2006, Issue 3. Art. No.: CD003726.

Moore RA, Rees J, Derry S, McQuay HJ. Single dose oral dihydroKodeine for acute postoperative pain. Cochrane Database of Systematic Reviews 2000, Issue 2. Art. No.: CD002760.

Regionalt Vårdprogram: Läkemedelsberoende, Stockholms Läns Landsting 2004.

Ripamonti C, Fagnoni E, De Conno F. Withdrawal syndrome after delayed tramadol intake. Am J Psychiatry. 2004 Dec; 161(12): 2326–2327.

Sandqvist A, Dahlqvist R. Utsättningssymtom efter behandling med tramadol. Läkartidningen. 2009 Feb 18–24; 106(8): 520–521.

SBU. Rehabilitering vid långvarig smärta. En systematisk litteraturöversikt. Stockholm: Statens beredning för medicinsk utvärdering (SBU); 2010. SBU-rapport nr 198. ISBN 978-91-85413-34-8.

Tjäderborn M, Jönsson AK, Ahlner J, Hägg S. Tramadol dependence: a survey of spontaneously reported cases in Sweden. Pharmacoepidemiol Drug Saf. 2009 Dec; 18(12): 1192–1198.

Toms L, Derry S, Moore RA, McQuay HJ. Single dose oral paracetamol (acetaminophen) with Kodeine for postoperative pain in adults. Cochrane Database of Systematic Reviews 2009, Issue 1. Art. No.: CD001547.

AWMF 145/003, Empfehlungen der S3-Leitlinie: Opioide, Langzeitanwendung zur Behandlung bei nicht tumorbedingten Schmerzen www.awmf.org/leitlinien/detail/ll/145-003.html (letzter Zugriff: 12. November 2017).

8.2 Starke Opioide N02A

Morphin, Hydromorphon, Oxycodon, Oxycodon + Naloxon, Pethidin, Fentanyl, Buprenorphin

Info: In diesem Kapitel werden nur Opioide als Analgetika berücksichtigt.

Info-Box

WHO-Stufenschema zur medikamentösen Schmerztherapie

Möglichst orale Therapie in festen Intervallen

- Stufe 1: nichtopioides Analgetikum, ggf. in Kombination mit Adjuvanzien
- Stufe 2: schwaches Opioid, ggf. in Kombination mit nichtopioiden Analgetika und/oder Adjuvanzien
- Stufe 3: starkes Opioid, ggf. in Kombination mit nichtopioiden Analgetika und/oder Adjuvanzien

8

8.2.1 Indikationen

- **Morphin, Hydromorphon, Oxycodon:** Starke, opioidempfindliche Schmerzen sowie krebsbedingte Schmerzen
- **Oxycodon + Naloxon:** Starke Schmerzen, die nur mit Opioiden ausreichend analgetisch behandelt werden können
- **Pethidin:** Starke Schmerzzustände
- **Fentanyl:** Starke chronische Schmerzen, bei denen nur Opioide einen ausreichenden analgetischen Effekt bieten
- **Buprenorphin:** Therapie nichtmaligner, mäßig starker Schmerzen, die nur durch ein Opioid ausreichend gelindert werden können
- **Morphin + Spasmolytikum:** Starke Schmerzen jeder Genese, bei denen Morphin und andere Opiate infrage kommen, z. B. spastische Krampfzustände der glatten Muskulatur, besonders der Gallen- und Harnwege sowie im Magen-Darm-Kanal
- **Hydromorphon + Atropin:** Schwere Schmerzzustände mit oder ohne Spasmen der glatten Muskulatur

8.2.2 Wirkmechanismus

8

Opioide entfalten ihre schmerzlindernde Wirkung durch die Aktivierung von Opioidrezeptoren im Gehirn und Rückenmark, wodurch Schmerzimpulse gehemmt werden. In diesem Zusammenhang haben μ-Rezeptoren die wichtigste Funktion: Durch eine medikamentöse Aktivierung wird die Übertragung der Schmerzimpulse hauptsächlich auf zentralnervöser Ebene gehemmt. **Morphin** bildet den Hauptanteil der in Opium enthaltenen Alkaloide und ist der Prototyp der Opioidagonisten. Der analgetische Effekt von Morphin beruht sowohl auf einer veränderten Schmerzwahrnehmung als auch auf einer Erhöhung der Schmerzschwelle.

Hydromorphon ist ein semisynthetischer Opioidagonist mit naher Verwandtschaft zu Morphin. Verglichen mit Morphin ist bei Hydromorphon der Wirkungseintritt rascher und die Wirkdauer etwas kürzer. Oral verabreicht, entspricht das analgetische Potenzverhältnis zwischen Hydromorphon und Morphin 7,5 : 1.

Oxycodon hat bei oraler Gabe verglichen mit Morphin eine deutlich höhere Bioverfügbarkeit. Oral gegeben, entspricht das analgetische Potenzverhältnis zwischen Oxycodon und Morphin 1 : 2. Wie bei Morphin und Hydromorphon akkumuliert auch Oxycodon bei Niereninsuffizienz und erhöht die Rate an Nebenwirkungen.

Pethidin kann nur parenteral verabreicht werden und wirkt etwas rascher als Morphin. Die analgetische Wirkdauer ist kurz. Mundtrockenheit ist ein besonders auffälliges Merkmal und durch die Verwandtschaft zu Atropin zu erklären. Da potenziell ZNS-toxische Metaboliten akkumuliert werden, ist die therapeutische Breite begrenzt.

Fentanyl ist wie die übrigen Opioide ein starker μ-Opioidrezeptoragonist und ungleich potenter als Morphin. Fentanyl (und Buprenorphin) sind lipophiler als andere Opioide und passieren somit leichter Haut und Schleimhäute.

Buprenorphin ist ein partieller Opioidagonist an den μ-Opioidrezeptoren, antagonisiert jedoch zusätzlich die κ-Opioidrezeptoren. Eine durch Buprenorphin ausgelöste Atemdepression kann durch das Antidot Naloxon nur schwer revidiert werden.

8.2.3 Empfohlene Tagesdosen und Dosisbereiche

Bei starken Opioiden (außer Pethidin, nur injizierbar) variiert die gastrointestinale Absorption stark. Dies ist bei einer Umstellung auf eine parenterale Gabe oder von einem Opioid auf ein anderes von Bedeutung. Die Umrechnungstabelle (▶ Tab. 8.5) gibt eine Hilfestellung für die Bestimmung einer äquipotenten Dosis bei unterschiedlichen Substanzen und bei der Umstellung auf eine andere Darreichungsform.

8.2.4 Nebenwirkungen

Häufige Nebenwirkungen

Mundtrockenheit, Obstipation, Übelkeit, Erbrechen, Sedierung, Miosis, Harnverhalt, Schwindel, Verwirrtheit, Halluzinationen und Schwitzen.

Bedrohliche Nebenwirkungen

Atemdepression, anaphylaktische Reaktion, Agranulozytose, erhöhte INR, Angioödeme, Ikterus, intrahepatische Cholestase und Krämpfe.

8.2.5 Wichtige Interaktionen

Antiarrhythmika

Folgende Interaktionen vom Typ C und D sind **für Fentanyl** beschrieben:

Dronedaron Die Konzentration von Fentanyl kann sich erhöhen und dadurch die Gefahr der Sedierung und Atemdepression. Die Kombination sollte vermieden werden.

Tab. 8.5 Dosierungsempfehlungen für starke Opioide

	Dosisintervall	Bioverfügbarkeit der oralen Medikation	Initiale Dosis	Einnahme zu den Mahlzeiten
Morphin (Depottablette)	12 h	10–50 %	10–20 mg 2 ×/d	Verzögert die Aufnahme leicht
Hydromorphon (Depottablette)	12 h	17–62 %	4 mg 2 ×/d	Kein Einfluss
Oxycodon (Depottablette)	12 h	60–87 %	10 mg 2 ×/d	Kein Einfluss
Pethidin (Injektionslösung)	3 h			
Fentanyl (Depotpflaster)	3 d			
Fentanyl (Tabletten)	Max. 4 Dosen/d (bei Bedarf)	50 % (sublinguale Verabreichung)		
Buprenorphin (Bukkaltabletten)	6–8 h	50 % (sublinguale Verabreichung)		
Buprenorphin (Depotpflaster)	7 d			

Ist eine gleichzeitige Gabe dennoch notwendig, sollte die Opiatdosis reduziert werden. Es liegen jedoch keine Studien über die Größenordnung der Dosisreduktion vor.

Folgende Interaktionen vom Typ C und D sind **für Oxycodon** beschrieben:

Dronedaron Die Plasmakonzentration von Oxycodon kann sich erhöhen; dadurch steigt auch das Risiko für schwere Nebenwirkungen wie Sedierung und Atemdepression. Diese Kombination sollte vermieden werden. Ist eine gleichzeitige Behandlung dennoch notwendig, sollte Oxycodon initial niedriger dosiert werden und die Aufdosierung nach der klinischen Wirkung erfolgen.

Antibiotika

Folgende Interaktionen vom Typ C und D sind **für Buprenorphin** beschrieben:

Clarithromycin, Erythromycin Die gleichzeitige Gabe kann die Konzentration von Buprenorphin erhöhen und das Risiko von konzentrationsabhängigen Nebenwirkungen steigern. Um das Nebenwirkungsrisiko zu verringern, sollte die Buprenorphin-Dosis gesenkt werden. Alternativ kann zur Vermeidung dieser Interaktion Azithromycin oder Roxithromycin gegeben werden.

Folgende Interaktionen vom Typ C und D sind **für Fentanyl** beschrieben:

Clarithromycin, Erythromycin Die Konzentration von Fentanyl kann sich erhöhen, die Wirkdauer verlängern und somit das Risiko der Atemdepression ansteigen. Um dieses Risiko zu minimieren, sollte die Fentanyl-Dosis gesenkt werden. Auch ein Wechsel zu Azithromycin oder Roxithromycin sollte erwogen werden.

Folgende Interaktionen vom Typ C und D sind **für Oxycodon** beschrieben:

Clarithromycin, Erythromycin, Telithromycin Die Konzentration von Oxycodon kann sich verdoppeln und dadurch die Opioidwirkung verstärken. Gegebenenfalls muss die Oxycodon-Dosis gesenkt werden. Alternativ kann auf Roxithromycin oder Azithromycin anstelle von Telithromycin, Clarithromycin oder Erythromycin umgestellt werden.

Antidepressiva

Folgende Interaktionen vom Typ C und D sind **für Pethidin** beschrieben:

Moclobemid Das Risiko eines serotonergen Syndroms kann sich bei gleichzeitiger Gabe von Moclobemid und Pethidin erhöhen. Diese Kombination sollte vermieden werden. Anstelle von Pethidin kann Morphin gegeben werden.

Antiepileptika

Folgende Interaktionen vom Typ C und D sind **für Buprenorphin** beschrieben:

Phenobarbital, Phenytoin Die Konzentration von Buprenorphin kann sich verringern, was die Wirkung beeinträchtigen kann. Die klinische Wirkung von Buprenorphin sollte überwacht und die Dosis ggf. erhöht werden. Auch eine Umstellung auf ein nicht induzierendes Antiepileptikum wie Valproinsäure, Gabapentin oder Lamotrigin kann sinnvoll sein.

Folgende Interaktionen vom Typ C und D sind **für Fentanyl** beschrieben:

Carbamazepin, Phenobarbital, Phenytoin Die Exposition von Fentanyl kann sich verringern, sodass es zu einem Therapieversagen kommen kann. Gegebenenfalls kann eine Dosiserhöhung um 50–100 % notwendig werden, um die therapeutische Wirkung aufrechtzuerhalten. Die Gabe eines anderen Antiepileptikums wird empfohlen.

Folgende Interaktionen vom Typ C und D sind **für Morphin** beschrieben:

Gabapentin Die Exposition von Gabapentin erhöht sich im Durchschnitt um 44 %. In einem Fall führte die gleichzeitige Behandlung zu Schläfrigkeit, Verwirrtheit und Halluzinationen. Beachte das Risiko für ZNS-Nebenwirkungen bei der Wahl der Therapie. Werden beide Präparate gleichzeitig gegeben, sollte die Gabapentin-Dosis ggf. reduziert werden.

Folgende Interaktionen vom Typ C und D sind **für Oxycodon** beschrieben:

Carbamazepin, Phenobarbital, Phenytoin Die Konzentration von Oxycodon kann sich deutlich verringern, die Wirkung kann somit ausbleiben. Die gleichzeitige Gabe von Oxycodon und über CYP3A4 metabolisierte Antiepileptika (Carbamazepin, Phenytoin, Phenobarbital) sollte vermieden werden. Bei Dauerbehandlung sollte die Gabe eines nichtinduzierenden Antiepileptikums wie Lamotrigin oder Gabapentin erwogen werden.

Folgende Interaktionen vom Typ C und D sind **für Pethidin** beschrieben:

Carbamazepin, Phenobarbital, Phenytoin Die Plasmakonzentration von Pethidin kann sich verringern und somit auch die analgetische Wirkung. Zudem kann sich die Konzentration eines toxischen Metaboliten von Pethidin erhöhen und damit auch die Gefahr für Nebenwirkungen. Diese Kombination sollte vermieden werden. Anstelle von Pethidin sollte die Gabe von Morphin erwogen oder ein anderes Antiepileptikum anstelle von Phenytoin, Phenobarbital oder Carbamazepin gewählt werden.

8

Antimykotika

Folgende Interaktionen vom Typ C und D sind **für Buprenorphin** beschrieben:

Itraconazol, Ketoconazol, Voriconazol Die Plasmakonzentration von Methadon erhöht sich bei gleichzeitiger Behandlung. Auf mögliche Methadon-Nebenwirkungen sollte geachtet werden. Je nach klinischem Zustand kann eine Dosisreduktion notwendig werden. Bei Nagel- und Hautmykosen ist Terbinafin eine gute Alternative zu Itraconazol.

Itraconazol, Ketoconazol, Posaconazol, Voriconazol Die Plasmakonzentration von Buprenorphin erhöht sich; dies kann eine Atemdepression begünstigen. Die Buprenorphin-Dosis sollte gesenkt werden. Patienten mit dieser Kombination sollten gut überwacht werden.

Folgende Interaktionen vom Typ C und D sind **für Fentanyl** beschrieben:

Fluconazol, Itraconazol, Ketoconazol, Posaconazol, Voriconazol Die Plasmakonzentration von Fentanyl kann sich bei gleichzeitiger Behandlung erhöhen und somit das Risiko einer Atemdepression. Die Kombination von Fentanyl mit einem Antimykotikum vom Azoltyp sollte vermieden werden. Bei einer kutanen Mykose kann stattdessen Terbinafin gegeben werden, das die Fentanyl-Konzentration wahrscheinlich nicht beeinträchtigt.

Folgende Interaktionen vom Typ C und D sind **für Oxycodon** beschrieben:

Itraconazol, Ketoconazol, Posaconazol, Voriconazol Die gleichzeitige Behandlung erhöht die Oxycodon-Konzentration um das 3- bis 5-Fache. Bei den meisten Patienten führt dies zu mäßigen pharmakodynamischen Konsequenzen; bei Patienten ohne Aktivität der Enzyms CYP2D6 kann diese Interaktion erhebliche Konsequenzen nach sich ziehen. Eine Senkung der Oxycodon-Dosis um mind. 50 % kann notwendig werden. Nebenwirkungen wie Übelkeit und Atemdepression sollten aufmerksam beobachtet werden.

Antiparkinsonmittel

Folgende Interaktionen vom Typ C und D sind **für Pethidin** beschrieben:

Rasagilin Die gleichzeitige Einnahme kann Stupor, Agitation und Delirium verursachen. Diese Kombination sollte vermieden werden. Patienten mit einem MAO-Hemmer sollte eher Kodein oder Morphin erhalten, da diese keine serotonergen Effekte aufweisen.

Selegilin Die gleichzeitig Einnahme kann Stupor, Agitation und Delirium verursachen. Diese Kombination sollte vermieden werden.

Anxiolytika

Folgende Interaktionen vom Typ C und D sind **für Morphin** beschrieben:

Hydroxyzin Die gleichzeitige Gabe von Hydroxyzin und Morphin kann über additive Verstärkung ZNS-Depression und Schläfrigkeit bewirken. Ein nicht sedierendes Antihistaminikum sollte erwogen werden.

Hypothalamushormone

Folgende Interaktionen vom Typ C und D sind **für Buprenorphin** beschrieben:

Somatostatin (Ocreotid) Der analgetische Effekt von Methadon verringert sich und eine Dosiserhöhung kann notwendig werden. Ist dies nicht ausreichend, kann ein Absetzen von Somatostatin in manchen Fällen notwendig werden. Auch kann eine andere Substanz anstelle eines Opioids gegeben werden.

8

Immunsuppressiva

Folgende Interaktionen vom Typ C und D sind **für Oxycodon** beschrieben:

Cyclosporin Oxycodon kann die Konzentration von oral gegebenem Cyclosporin verringern. Der Cyclosporin-Spiegel sollte regelmäßig kontrolliert und die Dosis von Cyclosporin ggf. angepasst werden.

Weitere relevante Interaktionen

Folgende Interaktionen vom Typ C und D sind **für Oxycodon** beschrieben:

Grapefruitsaft Eine mäßige Erhöhung der Oxycodon-Konzentration ist zu erwarten. Grapefruitsaft sollte bei Patienten mit Oxycodon vermieden werden.

Folgende Interaktionen vom Typ C und D sind **für Fentanyl** beschrieben:

Johanniskraut (Hypericum perforatum) Die Konzentration von Fentanyl kann sich verringern, sodass der therapeutische Effekt von oral verabreichtem Fentanyl ausbleiben kann. Die Wirkdauer von oral, transmukal, transdermal und intravenös verabreichtem Fentanyl kann sich verkürzen. Die orale Gabe von Fentanyl sollte vermieden werden. Die transmukale und intravenöse Verabreichung von Fentanyl muss ggf. häufiger erfolgen, um die Schmerzlinderung aufrechtzuerhalten. Eine Umstellung auf ein anderes Opioid, z. B. Morphin, kann sinnvoll sein.

8.2.6 Kontraindikationen

Bei sämtlichen starken Opioiden gelten folgende Kontraindikationen:

- Atemdepression
- Akute Lebererkrankung

- Schädeltrauma
- Paralytischer Ileus
- Stark herabgesetzte Leberfunktion
- Koma
- Konvulsive Zustände
- Unruhezustände unter Alkohol- oder Schlafmitteleinfluss

Bei Patienten, die mit einem **MAO-Hemmer** behandelt werden oder in den letzten 2 Wochen behandelt wurden, und bei Patienten mit **Myasthenia gravis** oder **Delirium** ist Buprenorphin kontraindiziert.

In der Palliativmedizin können starke Opioide bei einigen dieser Kontraindikationen dennoch verwendet werden, wie z.B. bei paralytischem Ileus. Morphin kann hier helfen, Dyspnoe und schwere Schmerzen zu lindern. Hierzu bedarf es aber ausreichender Erfahrung.

Schwache und starke Opioide sollten nicht zusammen gegeben werden, da sie um dieselben Rezeptoren konkurrieren.

8.2.7 Warnhinweise

Bei Hypotension, Hypovolämie, Hypothyreoidismus, herabgesetzter Leber- oder Nierenfunktion, Prostatahypertrophie, Pankreatitis, Gallenwegs- oder Harnleiterspasmen und bei älteren Patienten insgesamt sollte die Dosis reduziert werden. Die Reduktion sollte jedoch nicht zu rasch erfolgen, um Absetzbeschwerden zu vermeiden.

8

Erhöhter intrakranieller Druck und Schädeltraumata erhöhen u.a. die Gefahr der Atemdepression.

Die Behandlung von lange bestehenden, nicht krebsbedingten Schmerzen ist mit einem großen Risiko verbunden, ein Abhängigkeitssyndrom zu entwickeln. Die analgetische Wirkung wird zunehmend durch einen erhöhten Bedarf und ein Verlangen nach anderen Opioideffekten ersetzt.

Ältere Patienten reagieren empfindlicher auf die Effekte der starken Opioide und benötigen in der Aufdosierungsphase i.d.R. niedrigere Dosen, bis eine individuell ausreichende Schmerzlinderung erreicht wurde.

8.2.8 Pharmakologische Angaben

Bei starken Opioiden (außer Pethidin, nur injizierbar) variiert die gastrointestinale Absorption stark. Dies ist bei einer Umstellung auf eine parenterale Gabe oder von

Tab. 8.6 Pharmakologische Angaben für starke Opioide

	Halbwertszeit	Herabgesetzte Funktion der		Schwangerschaft	Stillzeit	Aktiver Metabolit
		Leber	Niere			
Hydromorphon	2–4 h	Vorsichtig dosieren	Vorsichtig dosieren	C	IVa	Ja
Oxycodon	3–5 h	Vorsichtig dosieren	Vorsichtig dosieren	C	III	Nein
Pethidin	2–4 h	Vorsichtig dosieren	Vorsichtig dosieren	C	II	Angaben fehlen

Tab. 8.6 Pharmakologische Angaben für starke Opioide (Forts.)						
	Halbwertszeit	**Herabgesetzte Funktion der**		**Schwangerschaft**	**Stillzeit**	**Aktiver Metabolit**
		Leber	**Niere**			
Fentanyl	7 h	Vorsichtig dosieren	Geringer Einfluss	C	III	Nein
Buprenorphin	20–73 h	Vorsichtig dosieren	Geringer Einfluss	C	IVa	Ja

einem Opioid auf ein anderes von Bedeutung. Die Umrechnungstabelle (▶ Tab. 8.7) gibt eine Hilfestellung für die Bestimmung einer äquipotenten Dosis bei unterschiedlichen Substanzen und bei der Umstellung auf eine andere Darreichungsform.

Umrechnung bei starken Opioiden

Die Angaben der ▶ Tab. 8.7 beruhen zu einem großen Teil auf Studien mit Einzeldosen. Patienten mit langfristiger Opioidtherapie entwickeln eine Toleranz für die analgetische Wirkung. Es liegt auch eine gute Dokumentation dazu vor, dass die Toleranzentwicklung bei einem einzelnen Patienten nicht automatisch gleichermaßen bei verschiedenen Opioide auftritt. Aufgrund dieser inkompletten Kreuztoleranz sollte die berechnete Dosis des neuen Opioids reduziert werden, meist ist der äquianalgetische Effekt mit einer um 30–50 % reduzierten Dosis zu erreichen. In ▶ Tab. 8.7 sind Vorschläge für äquianalgetische Dosen dargestellt, die anschließend noch kompensiert werden müssen.

Tab. 8.7 Umrechnungstabelle für starke Opioide

	Form	**Vergleichbare Tagesdosis**	**Vergleichbare Tagesdosis**	**Vergleichbare Tagesdosis**
Morphin	Tablette	30 mg	60 mg	90 mg
	Injektion	10 mg	20 mg	30 mg
Hydromorphon	Tablette	7,5 mg	15 mg	22,5 mg
	Injektion	1,5 mg	3 mg	4,5 mg
Oxycodon	Tablette	20 mg	40 mg	60 mg
	Injektion	16 mg	32 mg	48 mg
Pethidin	Injektion	75 mg	150 mg	225 m
Fentanyl	Depotpflaster	12 µg/h	25 µg/h	37,5 µg/h
Buprenorphin	Bukkaltablette	0,4 mg	0,8 mg	1,2 mg

Oxycodon wird gastrointestinal besser absorbiert als Morphin, weshalb bei der Umrechnung 10 mg Morphin 5–8 mg Oxycodon entsprechen. Wird Oxycodon von oraler zu parenteraler Gabe umgestellt, werden i. d. R. 80 % der oralen Dosis benötigt.

Die Umstellung von Morphin auf ein Fentanyl-Pflaster ist eine komplexe Aufgabe, da die Absorption in Haut und Darm stark individuell variiert. Die Umrechnungsangaben der Hersteller unterscheiden sich von denen einiger unabhängiger Studien (▶ Tab. 8.8), v. a. im Vergleich der oralen Dosierung bei Morphin und Fentanyl. Wie die ▶ Tab. 8.8 zeigt, sind die Unterschiede relativ groß und geben somit die interindividuelle Variation wieder. Wichtig ist zunächst, dass der Behandlung mit einem Fentanyl-Pflaster stets eine orale Opioidbehandlung vorausgeht, die langsam bis zu einer ausreichenden Analgesie auftitriert wird. Das initiale, orale Opioid wird sinnvollerweise später als kurz wirksames Bedarfsopioid bei Schmerzdurchbrüchen verwendet, alternativ kann Fentanyl als Bukkaltablette gegeben werden.

Tab. 8.8 Umrechnung von Morphin auf Fentanyl-Pflaster (nach Donner)

Tagesdosis Morphin laut Herstellerangaben	Tagesdosis Morphin (nach Donner)	Fentanyl Depotpflaster
‹ 135 mg	30–60–90 mg	25 µg/h
135–180–224 mg	91–120–150 mg	50 µg/h
225–270–314 mg	151–180–210 mg	75 µg/h
315–360–404 mg	211–240–270 mg	100 µg/h

8.2.9 Therapiekontrolle

Da Schmerzen durch viele Faktoren beeinflusst werden (physische, psychische, existenzielle und soziale), kann dies die Auswertung erschweren. Eine der meist erprobten Verfahren ist die **visuelle Analogskala** (VAS). Hier geben die Patienten ihr aktuelles Schmerzempfinden auf einer Skala an und dokumentieren diese Werte zusammen mit anderen Angaben über eine gewisse Dauer. Diese Angaben umfassen benötigte Bedarfsdosen, Grad und Art der Nebenwirkungen (wie z. B. Müdigkeit, Obstipation und Übelkeit) und ob andere Umstände die Schmerzen beeinflusst haben. Diese Angaben bilden die Grundlage, um mit dem Patienten/Angehörigen die aktuellen Therapiemaßnahmen auszuwerten.

8.2.10 Alternative Behandlungen

Bei länger bestehenden Schmerzen verändert sich die Schmerzmodulation und die Wirkung der Opioide lässt stetig nach. Hier können alternative Therapiemethoden wie Informationen über die Schmerzursache, individuell angepasste physische Aktivität, TENS, Akupunktur und verhaltenstherapeutische Maßnahmen von großem Wert sein.

Ein SBU-Bericht (staatl. schwedische Gesundheitsbehörde mit Leitlinienkompetenz, Anm. d. Ü.) im Jahr 2010 hält u. a. fest:

Verhaltenstherapeutische Maßnahmen verbessern das Aktivitätsvermögen deutlicher nach 2–5 Jahren als körperliche Aktivität/Training allein oder als eine Kombinationstherapie aus körperlicher Aktivität/Training, manuellen und physikalischen Methoden (starke wissenschaftliche Evidenz).

Die schmerzlindernde Wirkung von Akupunktur ist bei lang dauernden Rückenschmerzen 3 Monate nach der Behandlung vergleichbar mit einer Schein-Akupunktur (mäßig starke wissenschaftliche Evidenz).

Die schmerzlindernde Wirkung sowohl von hochfrequentem als auch niederfrequentem TENS ist kurzfristig besser als bei der Kontrollbehandlung mit TENS ohne echte Behandlung (begrenzte wissenschaftliche Evidenz).

Schmerzen sind häufig ein mehr oder weniger starkes Moment bei vielen Erkrankungen, die medizinisch behandelt werden müssen, z. B. Diabetes, Morbus Parkin-

8

son, Depression, Osteoporose und Arthrose. Hier ist es sinnvoll, auch die Grunderkrankung optimal einzustellen.

Die Kombination von Paracetamol mit einem NSAR kann eine effektive Variante bei mittelschweren kurzfristigen Schmerzen sein, wo die Einzelsubstanzen keine wirksame Linderung erreichen. Diese Kombination birgt auch nicht die Gefahr der Toleranz im Vergleich zu schwachen und starken Opioiden (▶ Kap. 7.1).

Die wissenschaftliche Datenlage spricht dafür, dass starke Opioide bei peripheren neuropathischen Schmerzen wie bei Polyneuropathie oder postherpetischer Neuralgie wirksam sind. Für die Wirksamkeit von starken Opioiden bei lang dauernden muskuloskelettalen Schmerzen hingegen ist die wissenschaftliche Datenlage nur mäßig gut. Für Unterschiede in der Wirkung sowohl bei nozizeptiven als auch neuropathischen Schmerzen gibt es innerhalb der starken Opioide keinen wissenschaftlichen Anhaltspunkt. Neuropathische Schmerzen durch Gürtelrose, Diabetes oder Schlaganfall werden > 20 % durch Amitriptylin gelindert.

Schmerzen bei Fibromyalgie werden mäßig gut durch Amitriptylin gelindert, während für NSAR/Coxibe dazu die wissenschaftliche Grundlage fehlt. Für die Linderung von langjährigen Spannungskopfschmerzen durch Amitriptylin liegt eine starke wissenschaftliche Datenlage vor. Antiepileptika wie Gabapentin können neuropathische Schmerzen durch eine Trigeminusneuralgie, diabetische Neuropathie, postherpetische Neuralgie oder nach einem Schlaganfall akzeptabel lindern.

Die wissenschaftliche Datenlage zu SSRI/SNRI und Schmerzlinderung bei lang dauernden Schmerzen ist unzureichend.

Bei neuropathischen Schmerzen und Schmerzen in kleinen Gelenken kann die lokale Anwendung von Capsaicin Linderung verschaffen.

8.2.11 Beschwerden beim Absetzen

Da starke und schwache Opioide das Belohnungssystem im Gehirn beeinflussen, birgt die Behandlung mit diesen Substanzen ein offensichtliches Risiko einer Abhängigkeit. Dies ist ein wichtiger Faktor in der Absetzproblematik. Der verschreibende Arzt wird vor das ethische Dilemma gestellt, sowohl das selbstverständliche Recht des Patienten auf Schmerzlinderung als auch das Risiko einer Abhängigkeitsentwicklung mit ihren negativen Folgen berücksichtigen zu müssen.

Abstinenz und Absetzbeschwerden können akut und verzögert auftreten. Die akute Abstinenz kann sowohl früh als auch spät auftreten. Die akute frühe Abstinenz (innerhalb von 6–24 Stunden) ist u. a. durch Gähnen, Schwitzen, Rhinorrhö, Tränenfluss, erweiterte Pupillen und Gänsehaut gekennzeichnet, während sich die akute späte Phase (nach etwa 2–3 Wochen) häufig in Form von Übelkeit/Erbrechen, Diarrhö, Knochenschmerzen und Niedergeschlagenheit äußert.

Die verzögerte Phase kann 1–7 Monate dauern und besteht aus Depression, Apathie, Initiativlosigkeit und verringerter Stresstoleranz.

Des Weiteren kommen auch Rebound-Phänomene wie starke Schmerzen vor, die auftreten, sobald die Serumkonzentration des starken Opioids stark genug gesunken ist. Bei Depotpflastern mit Fentanyl treten die Schmerzen ungefähr 1 Tag nach Entfernen des Pflasters oder 1 oder mehrere Tage nach einem vergessenen Pflasterwechsel auf. Bei Retardpräparaten von Morphin oder Oxycodon tritt der Schmerz einige Stunden nach einer vergessenen Dosierung auf. Unerwünschte Effekte beim Absetzen werden rasch mit einer Bedarfsdosis der aktuellen Therapie gelindert, das bedeutet 1/6 der Tagesdosis in schnell wirksamer Form.

8.2.12 Behandlung beenden

Das Absetzen von starken Opioiden lässt sich häufig primärärztlich ambulant durchführen. Wichtige Voraussetzungen hierfür sind jedoch gute Kenntnisse und gute Erreichbarkeit der Behandler. Um ein gutes Ergebnis zu erzielen, sind eine sorgfältige Planung und Evaluation notwendig. Im ersten Schritt wird ein Präparat gewählt, das oral als Tablette eingenommen werden kann. Auch mittels einer Dosierungspumpe mit kontinuierlicher oder subkutaner Zufuhr kann ein Ausschleichen geschehen (ohne Extradosen). Im nächsten Schritt wird eine regelmäßige und über den Tag gleichmäßig verteilte Zufuhr gewährleistet. Kurz und schnell wirksame Präparate erschweren einen erfolgreichen Ablauf einer Dosisreduktion.

Anschließend wird ein Reduktionsschema erstellt, mit dem die Dosis um etwa 10 % pro Woche reduziert wird. Mit dieser vorsichtigen Reduktion treten Abstinenzbeschwerden selten auf. Liegt eine schwere Abhängigkeit vor oder werden vom Patienten weitere Drogen eingenommen, sollte das Ausschleichen von einer suchtmedizinischen Stelle durchgeführt werden, ggf. auch stationär. Hier kann eine Dosisreduktion mit kürzeren Schritten erfolgen, meist jeden dritten Tag.

▶ Tab. 8.9 zeigt ein Ausschleichschema für die drei meist verwendeten Opioide mit einer retardierten Alternative. Die Dosierungen in der jeweils gleichen Spalte sind nicht äquipotent.
Beachte: Fentanylpflaster müssen jeden dritten Tag gewechselt werden, weshalb eine Woche hier auf 6 Tage verkürzt wurde. Beim Ausschleichen von Fentanyl sollte stets auch die Möglichkeit bestehen, bei Bedarf ein kurz wirksames Opioid in Form von Morphin oder Oxycodon zu geben.

Tab. 8.9 Ausschleichschema für Morphin, Oxycodon und Fentanyl

	Tagesdosis [in mg]	Woche 1	Woche 2	Woche 3	Woche 4	Woche 5	Woche 6	Woche 7	Woche 8	
Morphin	50	45	40	35	30	25	20	15	10	0
Oxycodon	50	45	40	35	30	25	20	15	10	0
Fentanyl	67	50	50	37	37	25	25	12	12	0

8.2.13 Am Lebensende

Am Lebensende sollte eine Schmerztherapie mit einem starken Opioid durchgeführt werden, in erster Linie mit Morphin als Depotpräparat. Bei Schluckbeschwerden kann eine Morphinpumpe subkutan oder intravenös angeschlossen werden.

Der Beginn der Opioidbehandlung sollte stets mit darmmotorikstimulierenden Substanzen begleitet werden. Ältere und schwer kranke Patienten erleiden häufig noch größere Beschwerden durch eine Obstipation als jüngere Patienten.

Eine antiemetische Therapie zu Beginn einer Opioidbehandlung sollte nicht regelhaft, sondern nur bei Bedarf erfolgen. Relativ wenige Patienten leiden mit Opioiden unter Übelkeit oder Erbrechen (ca. 10 %); diese Beschwerden sistieren i. d. R. spontan nach einigen Wochen. Antiemetika können störende kognitive Nebenwirkungen verursachen.

Kognitive Nebenwirkungen hingegen kommen bei Älteren und Schwerkranken, die Opioide einnehmen, häufiger vor. Hier kann die Umstellung auf eine andere Substanz sinnvoll sein, da Patienten individuell unterschiedlich auf die verschiedenen Substanzen und deren Metaboliten reagieren.

Kognitive Defizite im Zusammenhang mit Opioiden bei einer schweren Erkrankung können durch die Opioide, andere Medikamente oder durch die Interaktionen dieser Substanzen untereinander bedingt sein, jedoch ebenso durch Hyperkalzämie, Hypoxie, Anämie, Ernährungsprobleme oder eine allgemeine Beeinträchtigung, z.B. durch eine Krebserkrankung, Nieren- oder Herzinsuffizienz. Eine Opioidbehandlung sollte daher nicht beendet oder verändert werden, bevor nicht die Ursache der kognitiven Störung geklärt wurde.

Starke Opioide und insbesondere Morphin können Unruhe und Angst lindern. Diese Wirkung ist jedoch nicht so stark ausgeprägt wie bei Benzodiazepinen. Beide Substanzgruppen können gut miteinander kombiniert werden. Es gibt Evidenz, dass die Behandlung von Dyspnoe ebenfalls mit einem oralen oder parenteralen Opioid effektiv durchgeführt werden kann. Von großer Bedeutung ist zudem, dass keine Evidenz zu Atemdepression vorliegt, solange Opioide zur Behandlung von Dyspnoe bis zu einer wirksamen Dosis vorsichtig aufdosiert werden. Welches der Opioide hierbei die wirksamste Dyspnoelinderung bietet, ist unklar; Morphin ist jedoch Mittel der ersten Wahl.

8.2.14 Sonstiges

Bei kurz andauernden, aber starken Schmerzen z.B. nach einem Trauma oder einer Operation können lang wirksame, starke Opioide in geringer Dosierung verwendet werden, wie z.B. Morphin 10–20 mg alle 12 Stunden.

Bei chronischen Schmerzen, d.h. Schmerzen, die 3 Monate und länger anhalten, eignen sich die Opioide je nach Schmerzcharakter gut zur Schmerztherapie.

Wissenschaftliche Untersuchungen zeigen, dass Opioide selten eine vollständige Schmerzfreiheit erzielen; eine Schmerzreduktion von 30–50 % kann hier als ein positives Behandlungsergebnis angesehen werden. In der palliativen Schmerzbehandlung z.B. von Malignomen oder Herzinsuffizienz zeigt der klinische Eindruck, dass Morphin meist eine gute Analgesie mit VAS-Werten < 3 erzielt.

In der Regel bekommen alle Morphinpatienten Obstipationsbeschwerden. Daher ist es wichtig, bereits zu Behandlungsbeginn ergänzend motorikstimulierende Substanzen wie z.B. Natriumpicosulfat zu geben. Übelkeit bereitet häufig keine Probleme, dennoch sollten Antiemetika rasch gegeben werden können. Tritt Übelkeit als Nebenwirkung auf, sollte ein Antiemetikum regelmäßig über 2–3 Wochen verabreicht werden. Nach dieser Zeit ist eine opioidbedingte Übelkeit nahezu immer spontan verschwunden.

Pethidin wird aufgrund der Akkumulation von toxischen Metaboliten und einer schwer zu berechnenden Wirkung nicht empfohlen.

Die Nierenfunktion wird generell mit zunehmendem Alter schlechter. Daher sollte die GFR berechnet und mit der aktuellen Opioiddosierung abgeglichen werden. Bei einer eGFR < 30 ml/min sollte ein Opioid mit aktiven Metaboliten (wie Morphin) gänzlich vermieden werden. Ansonsten können schwere kognitive Störungen die Folge sein. Bei einer GFR von 30–50 ml/min kann Morphin in niedrigen Tagesdosen bis max. 40 mg unter Beobachtung eventueller Metabolitnebenwirkungen gegeben werden.

Die Plasmakonzentration von Oxycodon ist bei Patienten mit herabgesetzter Nierenfunktion (GFR < 60 ml/min) um bis zu 50 % verglichen mit Patienten mit normaler Nierenfunktion erhöht.

Eine erhöhte Körpertemperatur (40 °C) kann die Absorption von Fentanyl aus dem Depotpflaster um bis zu 30 % erhöhen. Patienten mit Fieber sollten daher beobachtet und ihre Fentanyl-Dosis bei Bedarf gesenkt werden.

Referenzartikel und andere Quellen

AWMF 053/036, DEGAM S1-Handlungsempfehlung Chronischer Schmerz www.awmf.org/leitlinien/detail/ll/053-036.html (letzter Zugriff: 12. November 2017).

AWMF 145/003, Empfehlungen der S3-Leitlinie: Opioide, Langzeitanwendung zur Behandlung bei nicht tumorbedingten Schmerzen www.awmf.org/leitlinien/detail/ll/145-003.html (letzter Zugriff: 12. November 2017).

Barber JB, Gibson SJ. Treatment of chronic non-malignant pain in the elderly: safety considerations. Drug Saf. 2009; 32(6): 457–474.

Chou R, Fanciullo GJ, Fine PG, Adler JA, Ballantyne JC, Davies P et al; American Pain Society-American Academy of Pain Medicine Opioids Guidelines Panel. Clinical guidelines for the use of chronic opioid therapy in chronic noncancer pain. J Pain. 2009 Feb; 10(2): 113–130.

Donner B, Zenz M, Tryba M, Strumpf M. Direct conversion from oral morphine to transdermal fentanyl: a multicenter study in patients with cancer pain. Pain. 1996 Mar; 64(3): 527–534.

Gaskell H, Derry S, Moore RA, McQuay HJ. Single dose oral oxycodone and oxycodone plus paracetamol (acetaminophen) for acute postoperative pain in adults. Cochrane Database of Systematic Reviews 2009, Issue 3. Art. No.: CD002763.

Jennings AL, Davies AN, Higgins JP, Gibbs JS, Broadley KE. A systematic review of the use of opioids in the management of dyspnoea. Thorax. 2002. 57: 939–944.

Läkemedelsverket. Användning av opioider vid långvarig icke cancerrelaterad smärta. Info från Läkemedelsverket 1: 2002.

McNicol E, Horowicz-Mehler N, Fisk RA, Bennett K, Gialeli-Goudas M, Chew PW et al; American Pain Society. Management of opioid side effects in cancer-related and chronic noncancer pain: a systematic review. J Pain. 2003 Jun; 4(5): 231–256.

Mercadante S, Porzio G, Ferrera P, Fulfaro F, Aielli F, Verna L et al. Sustained-release oral morphine versus transdermal fentanyl and oral methadone in cancer pain management. Eur J Pain. 2008 Nov; 12(8): 1040–1046. Epub 2008 Mar 18.

O'Connor AB, Dworkin RH. Treatment of neuropathic pain: an overview of recent guidelines. Am J Med. 2009 Oct; 122(10 Suppl): S22–S32.

Parsons HA, de la Cruz M, El Osta B, Li Z, Calderon B, Palmer JL, Bruera E. Methadone initiation and rotation in the outpatient setting for patients with cancer pain. Cancer. 2010 Jan 15; 116(2): 520–528.

Quigley C. Opioid switching to improve pain relief and drug tolerability. Cochrane Database of Systematic Reviews 2004, Issue 3. Art. No.: CD004847.

SBU. Rehabilitering vid långvarig smärta. En systematisk litteraturöversikt. Stockholm: Statens beredning för medicinsk utvärdering (SBU); 2010. SBU-rapport nr 198. ISBN 978-91-85413-34-8.

Trescot AM, Helm S, Hansen H, Benyamin R, Glaser SE, Adlaka R et al. Opioids in the management of chronic non-cancer pain: an update of American Society of the Interventional Pain Physicians' (ASIPP) Guidelines. Pain Physician. 2008 Mar; 11(2 Suppl): 5–62.

Zeppetella G, Ribeiro MDC. Opioids for the management of breakthrough (episodic) pain in cancer patients. Cochrane Database of Systematic Reviews 2006, Issue 1. Art. No.: CD004311.

8

8.3 Paracetamol N02BE

Paracetamol

8.3.1 Indikationen

Kopfschmerzen, Zahnschmerzen, Fieber bei Erkältungskrankheiten, Menstruationsschmerzen, Muskelschmerzen, als Analgetikum bei rheumatischen Schmerzen, Hyperpyrexie.

8.3.2 Wirkmechanismus

Paracetamol ist ein Anilinderivat mit analgetischer Wirkung. Diese Wirkung entsteht vermutlich dadurch, dass das Paracetamol-Molekül freie OH- und O-Radikale z. B. aus Gewebeschäden auffangen und unschädlich machen kann. Paracetamol hemmt im Gegensatz zu NSAR nicht die Prostaglandin-Synthetase. Es ist allerdings denkbar, dass die analgetische Wirkung zum Teil durch andere Einflüsse auf die Prostaglandin- und Leukotriensynthese erklärt werden kann.

Die antipyretische Wirkung entsteht durch eine erhöhte Wärmeabgabe, vermittelt über die zentrale Körperregulierung des Körpers.

8.3.3 Empfohlene Tagesdosen und Dosisbereiche

Die üblichen Tabletten entfalten ihre volle Wirkung innerhalb 1 Stunde, Brausetabletten innerhalb von 30 Minuten und Zäpfchen erst nach 2–3 Stunden.

Das Dosisintervall sollte aufgrund der Lebertoxizität 6 Stunden nicht unterschreiten. Daher wird empfohlen, während des Tages 3 Dosierungen zu verordnen, um nachts bei Bedarf eine vierte Dosis geben zu können. Bei Personen > 75 Jahren wird jedoch aufgrund des erhöhten Risikos einer Lebertoxizität eine max. Tagesdosis von 3 g empfohlen (▶ Tab. 8.10).

Tab. 8.10 Dosierungsempfehlung für Paracetamol

	Dosisintervall	Schmerzen	Fieber	Einnahme zu den Mahlzeiten
Paracetamol	6–8 h	2–4 g	2–4 g	Ohne Einfluss

8.3.4 Nebenwirkungen

Häufige Nebenwirkungen

Häufige Nebenwirkungen sind Schwitzen, Hautrötungen bis hin zur Urtikaria. Rötung und Reizung der Rektalschleimhaut können bei Zäpfchen auftreten. Magenschmerzen kommen vor. Dem Nebenwirkungsrapport der schwedischen Arzneimittelbehörde liegen mehrere Berichte zu Verwirrtheit und Halluzinationen während einer Behandlung mit Paracetamol vor, bei denen nach Einschätzung der Behörde ein Zusammenhang mit der Medikation vorliegt.

Bedrohliche Nebenwirkungen

Lebernekrose und Angioödeme. Bei Dauerbehandlung kann die Gefahr einer Nierenschädigung nicht ausgeschlossen werden.

8.3.5 Wichtige Interaktionen

Antidiabetika

Folgende Interaktionen vom Typ C und D sind **für Paracetamol** beschrieben:

Exenatide Die Plasmakonzentration von Paracetamol kann sich leicht verringern, wenn es nach der Gabe von Exenatide eingenommen wird. Auch der Wirkeintritt von Paracetamol kann sich verzögern. Paracetamol sollte 1 Stunde vor oder 6 Stunden nach der subkutanen Injektion von Exenatide eingenommen werden.

Antiemetika

Folgende Interaktionen vom Typ C und D sind **für Paracetamol** beschrieben:

Granisetron, Ondansetron, Palonosetron, Tropisetron Die analgetische Wirkung von Paracetamol kann sich bei gleichzeitiger Gabe eines Serotonin-5-HT3-Antagonisten (Setron) deutlich verringern. Die Paracetamol-Wirkung sollte gut überwacht werden. NSAR können bei dieser Kombination eine gute Alternative zu Paracetamol darstellen.

Antiepileptika

Folgende Interaktionen vom Typ C und D sind **für Paracetamol** beschrieben:

Carbamazepin Die gleichzeitige Gabe von Paracetamol und Carbamazepin erhöht das Risiko der Hepatotoxizität, besonders bei älteren Patienten und solchen mit Risikofaktoren, z. B. herabgesetzter Leberfunktion. Hohe Dosen Paracetamol sollten bei Patienten mit Carbamazepin vermieden werden.

Phenobarbital, Phenytoin Die Verstoffwechslung von Paracetamol erhöht sich, dadurch kann sich die analgetische Wirkung verringern. Das Risiko der Lebertoxizität kann ansteigen. Die gleichzeitige Gabe eines Enzyminduktors und von Paracetamol in hoher Dosierung sollte vermieden werden.

Antithrombotische Mittel

Folgende Interaktionen vom Typ C und D sind **für Paracetamol** beschrieben:

Phenprocoumon, Warfarin Während einer kontinuierlichen Behandlung mit Paracetamol kann sich das Blutungsrisiko erhöhen. Dieser Effekt kann bereits nach 5 Tagen regelmäßiger Gabe von Paracetamol eintreten. Einzelne Dosen Paracetamol in normaler Dosierung bewirken keine Verstärkung des Warfarin- bzw. Phenprocoumon-Effekts. Die INR sollte gut überwacht werden.

Weitere relevante Interaktionen

Colestyramin Reduziert die Resorption von Paracetamol und sollte daher mind. 1 Stunde nach der Einnahme von Paracetamol eingenommen werden.

Johanniskraut (Hypericum perforatum) Senkt höchstwahrscheinlich die Paracetamol-Konzentration, indem es dessen Metabolismus induziert.

Probenecid Senkt die Clearance von Paracetamol beinahe um die Hälfte, indem es dessen Konjugierung mit Glucuronsäure hemmt. Daher sollte die Paracetamol-Dosis bei gleichzeitiger Behandlung mit Probenecid um die Hälfte gesenkt werden.

Metoclopramid Erhöht die Resorptionsgeschwindigkeit von Paracetamol.

8.3.6 Kontraindikationen

Bekannte Überempfindlichkeit gegen Paracetamol, schwere hepatozelluläre Insuffizienz.

8.3.7 Warnhinweise

Bei Überschreitung der empfohlenen Dosen erhöht sich das Risiko einer schweren Leberschädigung. Bei Erwachsenen treten toxische Effekte bereits nach 6 g auf, 15 g können zum Tode führen. Zusätzlicher Alkoholkonsum oder eine gleichzeitige Gabe eines Enzyminduktors verschlechtern die Situation. Frühe Zeichen der Intoxikation sind Übelkeit, Erbrechen, Anorexie, Blässe und Bauchschmerzen. Diese klingen nach etwa 2 Tagen wieder ab. Nach 3–4 Tagen zeigen sich schwere Symptome der Leberschädigung wie Ikterus, Enzephalopathie und Koagulationsstörungen. Bei schwerer Vergiftung kann auch ein Nierenversagen hinzukommen.

5 % des aufgenommenen Paracetamols werden hepatisch zu einem sehr toxischen Metabolit verstoffwechselt. Bei normaler Dosierung werden die Leberzellen durch körpereigenes Glutathion geschützt. Bei einer Überdosierung wird Glutathion gänzlich verbraucht und es treten Zelltod und im schlimmsten Fall eine schwere Leberschädigung auf. Wird nun Acetylcystein intravenös zugeführt, kann der hepatozelluläre Schutz aufrechterhalten werden. Kann die Antidottherapie innerhalb von 10 Stunden verabreicht werden, kann eine Leberzellschädigung nahezu immer verhindert werden.

Die gleichzeitige Gabe von Paracetamol und paracetamolhaltigen Kombinationspräparaten sollte vermieden werden, da es hier ungewollt zu Überdosierungen kommen kann. Der Patient sollte darüber informiert werden, dass Paracetamol verschiedene Handelsnamen haben kann, was immer wieder versehentlich zu hohen Einnahmen dieser Substanz führt.

Brausetabletten mit Paracetamol erhöhen nicht unwesentlich die Natriumaufnahme. Hierdurch können höhere Blutdruckwerte auftreten und es kommt zur Verschlechterung von Herz- und Niereninsuffizienz.

8.3.8 Pharmakologische Angaben

Paracetamol hat einen sehr toxischen Metaboliten, jedoch keinen Metaboliten mit bekannter analgetischer oder antipyretischer Wirkung. Die antipyretische Wirkdauer ist länger (8 h) als die analgetische (▶ Tab. 8.11).

Tab. 8.11 Pharmakologische Angaben für Paracetamol

	Analgetische Wirkdauer	Halbwertszeit	Herabgesetzte Funktion der		Schwangerschaft	Stillzeit	Aktiver Metabolit
			Leber	Niere			
Paracetamol	45 h	2 h	Vorsichtig dosieren	Vorsichtig dosieren	A	II	Toxisch

8.3.9 Therapiekontrolle

Um eine dauerhafte Paracetamol-Einnahme ohne klaren Nutzen zu verhindern, empfiehlt es sich, eine strukturierte Therapiekontrolle vorzunehmen. Zu selten werden bei einer Dauerbehandlung mit Paracetamol eine Quantifizierung des Schmerzes mittels einer VAS-Skala und eine Untersuchung des Funktionsstatus durchgeführt. Die wissenschaftliche Evidenz zur kontinuierlichen Dauerbehandlung mit Paracetamol ist schwach.

Bei zweifelhafter Wirkung können das probatorische Absetzen und eine mit dem Patienten gemeinsam vorgenommene Effektbeurteilung dieser Maßnahme sinnvoll sein, um den therapeutischen Nutzen zu bewerten. Vielen Patienten genügt eine bedarfsmäßige statt einer kontinuierlichen Einnahme von Paracetamol.

8.3.10 Alternative Behandlungen

Bei lange bestehenden Schmerzen ändert sich die Schmerzmodulation und Analgetika wie Paracetamol wirken zunehmend schlechter. Alternative und ergänzende Methoden wie Informationen zu den Schmerzursachen, angepasste körperliche Aktivität, TENS, Akupunktur und Verhaltenstherapie können hier hilfreich sein.

In einem SBU-Bericht (staatl. schwedische Gesundheitsbehörde mit Leitlinienkompetenz, Anm. d. Ü.) aus dem Jahr 2010 wird u. a. festgehalten:

- Verhaltenstherapeutische Maßnahmen verbessern das Aktivitätsvermögen deutlicher nach 2–5 Jahren als körperliche Aktivität/Training allein oder als eine Kombinationstherapie, bestehend aus körperlicher Aktivität/Training, manuellen und physikalischen Methoden (starke wissenschaftliche Evidenz).
- Akupunktur kann ergänzend zu einer anderen Therapie die Schmerzlinderung verbessern (begrenzte wissenschaftliche Evidenz).
- Die wissenschaftliche Datenlage ist unzureichend, um den funktionellen Effekt von TENS auf längere Sicht zu beurteilen.

NSAR haben in allen vergleichenden Studien einen besseren analgetischen Effekt als Paracetamol, aufgrund ihres höheren Nebenwirkungsprofils können sie jedoch in manchen Situationen die schlechtere Wahl sein. Die Kombination von Paracetamol mit einem NSAR kann eine gute Alternative bei mittelschweren, kurz dauernden Schmerzen sein, bei denen diese Substanzen allein keine akzeptable Schmerzlinderung erzielen. Hierdurch entsteht auch ein zu vernachlässigendes Risiko der Gewöhnung im Vergleich zu Paracetamol und einem schwachen Opioid wie Kodein oder Tramadol.

Bei Fieber lassen sich das Krankheitsgefühl häufig durch Maßnahmen wie Aufenthalt in einem kühlen Raum, Tragen leichter Kleidung, reichliche Flüssigkeitszufuhr sowie feuchte und lauwarme Hautumschläge (Wadenwickel) verringern und das Wohlbefinden erhöhen.

8.3.11 Beschwerden beim Absetzen

Reaktionen beim Absetzen sind keine bekannt.

8.3.12 Behandlung beenden

Die Behandlung mit Paracetamol kann ohne das Risiko von Absetzbeschwerden unmittelbar beendet werden (siehe oben).

8.3.13 Am Lebensende

Im Endstadium einer schweren Erkrankung ist eine analgetische Therapie mit Paracetamol allein meist völlig wirkungslos. Fast immer ist die Behandlung mit einem starken Opioid aufgrund der deutlich besseren Schmerzlinderung die klar bessere Alternative. Opioide können zudem als Injektion, Depotpflaster oder über eine Medikamentenpumpe gegeben werden.

Für eine Kombinationsbehandlung mit Paracetamol und einem Opioid zur Schmerzlinderung ist die Evidenz nicht ausreichend. Bei schwer kranken Patienten ist ein Absetzversuch von Paracetamol sinnvoll. Abgesehen vom geringen zusätzlichen Nutzen einer ergänzenden Behandlung zu einem Opioid kann in dieser Lebenssituation auch die relativ hohe Menge an einzunehmenden Tabletten eine Last darstellen. Liegt eine Leber- oder Niereninsuffizienz vor, ist Paracetamol ungeeignet. Erfährt der Patient Linderung durch Paracetamol, kann auch eine bedarfsmäßige Gabe sinnvoll sein.

Auch wenn am Lebensende häufig Schluckbeschwerden die Tabletteneinnahme erschweren, werden Zäpfchen häufig nicht als eine würdige Behandlungsform empfunden.

Bei Fieber, das nicht ausreichend durch pflegerische Maßnahmen gelindert werden kann, kann Paracetamol bei Bedarf von Nutzen sein.

8.3.14 Sonstiges

8

Eine Review zu Schmerzlinderung bei Osteoarthritis im Knie konnte keine signifikante Analgesie durch Paracetamol im Vergleich zu Placebo feststellen. NSAR hingegen waren wirksam. Paracetamol scheint im Vergleich zu NSAR keine antiinflammatorische Wirkung zu haben.

Personen, die mit 4 g Paracetamol täglich behandelt wurden, wiesen in einer RCT erhöhte Werte der Alaninaminotransferase (ALAT = GPT) auf. Die Kombination mit einem starken Opioid (Hydrocodon) ergab den gleichen Effekt, jedoch ohne eine weitere zusätzliche Steigerung des ALAT-Wertes. Erhöhte ALAT-Werte können daher als Folge einer normalen Paracetamol-Einnahme angesehen werden, solange kein anderer ursächlicher Faktor vorliegt. Dies zeigt wiederum, dass die breite Anwendung von max. dosiertem Paracetamol sowohl im Eigengebrauch als auch ärztlich verschrieben die Leberfunktion beeinflusst.

Es liegen Berichte vor, wonach Personen < 50 kg Körpergewicht bei Tagesdosen von 4 g eine Leberfunktionseinschränkung erlitten. In diesen Fällen wird eine max. Tagesdosis von 2 g empfohlen, falls auf Paracetamol nicht verzichtet werden kann.

Bei der Behandlung von Fieber sollte Paracetamol bei Kindern im Alter von 6 Monaten bis 4 Jahren erst eingesetzt werden, wenn die Körpertemperatur Werte erreicht, bei denen Fieberkrämpfe auftreten können, d. h. erst ≥ 39 °C. Bei Kindern > 4 Jahren und Erwachsenen wird die Behandlung mit fiebersenkenden Medikamenten erst empfohlen, wenn das Fieber starke Beschwerden verursacht. Es liegen keine Daten vor, die dafür sprechen, dass Infektionserkrankungen durch ein Senken der Körpertemperatur in ihrem Verlauf beeinflusst werden.

Bei verlangsamter Magenentleerung ist die Absorption von oral eingenommenem Paracetamol unsicher. Dies tritt häufig bei Schmerzen, Übelkeit und gleichzeitiger Opioidtherapie auf.

In Beobachtungsstudien zeigten sich Hinweise auf einen Zusammenhang zwischen Paracetamol-Einnahme und einem erhöhten Risiko für gastrointestinale Nebenwirkungen; allerdings ist nicht geklärt, ob es sich um einen kausalen Zusammenhang handelt.

Referenzartikel und andere Quellen

Abdulla A, Adams N, Bone M et al; British Geriatric Society. Guidance on the management of pain in older people. Age Ageing. 2013 Mar; 42 Suppl 1: 1–57.

Axelsson B, Stellborn P, Ström G. Analgesic effect of paracetamol on cancer related pain in concurrent strong opioid therapy. A prospective clinical study. Acta Oncol. 2008; 47(5): 891–895.

Bannuru RR, Schmid CH, Kent DM et al. Comparative effectiveness of pharmacologic interventions for knee osteoarthritis: a systematic review and network meta-analysis. Ann Intern Med. 2015 Jan 6; 162(1): 46–54.

Fredenberg S, Vinge E, Karling M. Läkemedelsboken 2014 (www.lakemedelsboken.se [letzter Zugriff: 12. November 2017]): 889–913.

Heard KJ. Acetylcysteine for acetaminophen poisoning. N Engl J Med. 2008 Jul 17; 359(3): 285–292.

Launiainen T, Sajantila A, Rasanen I et al. Adverse interaction of warfarin and paracetamol: evidence from a post-mortem study. Eur J Clin Pharmacol. 2010 Jan; 66(1): 97–103.

Lynch ME, Watson CP. The pharmacotherapy of chronic pain: a review. Pain Res Manag. 2006 Spring; 11(1): 11–38.

Makris UE, Abrams RC, Gurland B, Reid MC. Management of persistent pain in the older patient: a clinical review. JAMA. 2014 Aug 27; 312(8): 825–836.

Nabal M, Librada S, Redondo MJ et al. The role of paracetamol and nonsteroidal antiinflammatory drugs in addition to WHO Step III opioids in the control of pain in advanced cancer. A systematic review of the literature. Palliat Med. 2012 Jun; 26(4): 305–312.

SBU. Rehabilitering vid långvarig smärta. En systematisk litteraturöversikt. Stockholm: Statens beredning för medicinsk utvärdering (SBU); 2010. SBU-rapport nr 198. ISBN 978-91-85413-34-8.

SBU. Metoder för behandling av långvarig smärta. En systematisk litteraturöversikt. Stockholm: Statens beredning för medicinsk utvärdering (SBU); 2006. SBU-rapport nr 177/1. ISBN 9185413062. www.sbu.se (letzter Zugriff: 12. November 2017).

Toms L, McQuay HJ, Derry S, Moore RA. Single dose oral paracetamol (acetaminophen) for postoperative pain in adults. Cochrane Database Syst Rev. 2008 Oct 8; (4): CD004602.

Towheed TE, Maxwell L, Judd MG et al. Acetaminophen for osteoarthritis. Cochrane Database Syst Rev. 2006 Jan 25; (1): CD004257.

Watkins PB, Kaplowitz N, Slattery JT et al. Aminotransferase elevations in healthy adults receiving 4 grams of acetaminophen daily: a randomized controlled trial. JAMA. 2006 Jul 5; 296(1): 87–93.

Zhang W, Nuki G, Moskowitz RW, et al. OARSI recommendations for the management of hip and knee osteoarthritis: part III: Changes in evidence following systematic cumulative update of research published through January 2009. Osteoarthritis Cartilage. 2010; 18: 476–499.

8.4 Triptane N02CC

Almotriptan, Eletriptan, Naratriptan, Rizatriptan, Sumatriptan, Zolmitriptan

8.4.1 Indikationen

- **Sämtliche Triptane:** Akute Behandlung von Kopfschmerzen bei Migräne mit oder ohne Aura
- **Sumatriptan-Injektionslösung:** Clusterkopfschmerzen

8

8.4.2 Wirkmechanismus

Triptane binden an und stimulieren Serotoninrezeptoren (5-HT). Sie sind selektive Agonisten an vaskulären 5-HT1B-Rezeptoren und neuronalen 5-HT1D-Rezeptoren. Sie wirken vasokonstriktorisch hauptsächlich an den kranialen arteriellen Gefäßwänden. Gefäßerweiterung und Ödeme der Gefäßwände werden als die zugrunde liegenden Mechanismen eines Migräneanfalls angesehen, welchen die Triptane entgegenwirken. Triptane dämpfen zusätzlich die Aktivität des Trigeminusnervs, der ebenfalls als ein Teil der Migräneproblematik vermutet wird. Triptane haben keine signifikante Affinität oder pharmakologische Aktivität gegenüber anderen 5-HT-Rezeptoren der Subtypen 5-HT2, 5-HT3 und 5-HT4 oder adrenergen, dopaminergen, histaminergen oder muskarinergen Rezeptoren.

Triptane sind i. d. R. auch wirksam bei migräneassoziierten Symptomen wie Übelkeit, Erbrechen und Licht- und Geräuschempfindlichkeit.

8.4.3 Empfohlene Tagesdosen und Dosisbereiche

Bei Migräne mit Aurabeschwerden konnte eine Wirkung nur nachgewiesen werden, wenn die Triptane während der Kopfschmerzphase eingenommen wurden. Triptane sollen zu Beginn der Kopfschmerzen eingenommen werden, können jedoch auch später während der Kopfschmerzphase einen Effekt haben. Da die Pharmakokinetik bei Personen > 65 Jahren unvollständig erforscht ist, liegt bei diesen Patienten keine Erfahrung zu Sumatriptan als Injektionslösung vor (▶ Tab. 8.12).

Tab. 8.12 Dosierungempfehlungen für Triptane

	Dosisintervall	Kopfschmerzen bei Migräne mit oder ohne Aura		Clusterkopfschmerz	Einnahme zu den Mahlzeiten
		Tablette	Alternative		
Eletriptan	Max. 2 ×/d, laut S1-Leitlinie mind. 6 h zwischen 2 Dosen	20–40 mg/d, max. 80 mg/d	–	–	
Naratriptan (rezeptfrei)	Max. 2 ×/d, laut S1-Leitlinie mind. 6 h zwischen 2 Dosen	2,5 mg/d, max. 5 mg/d	–	–	Kein Einfluss
Rizatriptan	Max. 2 ×/d, laut S1-Leitlinie mind. 6 h zwischen 2 Dosen	5–10 mg/d, max. 20 mg/d oder als Schmelztablette	–	–	Verzögert die Resorption um 1 h
Sumatriptan	Max. 2 ×/d, laut S1-Leitlinie mind. 6 h zwischen 2 Dosen	50–100 mg/d, max. 300 mg/d	Nasenspray: 10–20 mg/d, max. 40 mg/d Supp.: 25 mg/d, max. 50 mg/d	Inj.-Lös.: 6 mg s. c., max. 12 mg/d, mind. 1 h zwischen 2 Dosen	Kein Einfluss

Tab. 8.12 Dosierungempfehlungen für Triptane *(Forts.)*

	Dosisintervall	Kopfschmerzen bei Migräne mit oder ohne Aura		Clusterkopfschmerz	Einnahme zu den Mahlzeiten
		Tablette	Alternative		
Zolmitriptan	Max. 2 ×/d, laut S1-Leitlinie mind. 6 h zwischen 2 Dosen	2,5–5 mg/d, max. 10 mg/d oder 2,5 mg als Schmelztablette	Nasenspray: bis 5 mg/d, max. 10 mg/d	2,5–5 mg/d, max. 10 mg/d oder 2,5 mg als Schmelztablette Nasenspray: 5–10 mg/d, max 10 mg/d	Kein Einfluss
Frovatriptan	Max. 2 ×/d, laut S1-Leitlinie mind. 6 h zwischen 2 Dosen	2,5 mg/d	–	–	Kein Einfluss

8.4.4 Nebenwirkungen

Häufige Nebenwirkungen

Schmerzen, Wärme- oder Kältegefühl, Druck- oder Beklemmungsgefühl auf Brustkorb oder Hals, Gefühl der Muskelschwäche, Müdigkeit, vorübergehende Blutdruckerhöhung, Herzklopfen, Flush, Schwitzen, Übelkeit, Erbrechen, Dyspnoe, Muskelschmerzen, Schwindel, Schläfrigkeit, Parästhesien, Hypästhesien, Kribbelparästhesien.

Bedrohliche Nebenwirkungen

Herzinfarkt, Koronarspasmus, periphere vaskuläre Ischämie, ischämische Colitis, Anaphylaxie, Krampfanfall, vorübergehender Sehverlust, permanenter Sehverlust.

8.4.5 Wichtige Interaktionen

Antibiotika

Folgende Interaktionen vom Typ C und D sind **für Eletriptan** beschrieben:

Clarithromycin, Telithromycin Die Konzentration von Eletriptan kann sich erhöhen, dadurch kann sich das Nebenwirkungsrisiko erhöhen. Eletriptan sollte frühestens 72 Stunden nach Einnahme eines CYP3A4-hemmenden Makrolids gegeben werden.

Erythromycin Bei gleichzeitiger Gabe von Erythromycin wird eine erhöhte Exposition von Eletriptan beobachtet, wodurch Brustschmerzen oder andere triptanbedingte Nebenwirkungen verursacht werden können. Um diese Interaktion zu vermeiden, sollte Eletriptan bis zu 72 Stunden nach einer Erythromycin-Einnahme nicht eingenommen werden. Anstelle von Erythromycin kann Azithromycin oder Roxithromycin gegeben werden.

Antidepressiva

Folgende Interaktionen vom Typ C und D sind **für Almotriptan** beschrieben:

Fluoxetin, Paroxetin Bei gleichzeitiger Behandlung entsteht die Gefahr extensiver serotonerger Effekte, die in ein Serotoninsyndrom münden können. Zusätzlich können sich die Almotriptan-Spiegel erhöhen. Eventuelle serotonerge Symptome und Nebenwirkungen von Almotriptan sollten aufmerksam beobachtet werden. Die Almotriptan-Dosis kann gesenkt oder ein anderes Triptan gewählt werden (z. B. Zolmitriptan, Rizatriptan), das nicht mit Paroxetin interagiert. Alternativ kann ein anderes SSRI-Präparat, das CYP2D6 nicht beeinflusst (z. B. Citalopram), gegeben werden. Diese Interaktionen gelten für MAO-Hemmer und SNRI.

Folgende Interaktionen vom Typ C und D sind **für Rizatriptan** beschrieben:

Fluoxetin, Paroxetin Bei gleichzeitiger Behandlung entsteht die Gefahr extensiver serotonerger Effekte, die in ein Serotoninsyndrom münden können. Das gilt auch für MAO-Hemmer und SNRI.

Moclobemid Die gleichzeitige Gabe von Moclobemid und Rizatriptan erhöht die Plasmakonzentration von Rizatriptan. Diese Kombination sollte vermieden werden. Bei dennoch notwendiger Kombination sollte Rizatriptan niedrig dosiert werden.

Folgende Interaktionen vom Typ C und D sind **für Sumatriptan** beschrieben:

Moclobemid Die Plasmakonzentration von Sumatriptan erhöht sich deutlich bei gleichzeitiger Gabe von Moclobemid. Theoretisch erhöht sich dadurch das Risiko eines Serotoninsyndroms. Diese Kombination sollte vermieden werden. Werden beide dennoch kombiniert gegeben, sollte die Sumatriptan-Dosis halbiert werden. Das gilt auch für andere MAO-Hemmer, SSRI und SNRI.

Folgende Interaktionen vom Typ C und D sind **für Zolmitriptan** beschrieben:

Fluvoxamin Die Plasmakonzentration von Zolmitriptan kann sich bei gleichzeitiger Gabe erhöhen, die serotonerge Wirkung wird verstärkt. In seltenen Fällen ist bei der Kombination eines SSRI mit einem Triptan ein Serotoninsyndrom beschrieben, diese Kombination sollte vermieden werden. Gegebenenfalls Umstellung auf ein anderes Triptan, das nicht über CYP1A2 metabolisiert wird (Sumatriptan, Naratriptan, Rizatriptan, Almotriptan oder Eletriptan), oder ein SSRI, das CYP1A2 nicht hemmt (z. B. Citalopram).

Moclobemid Die Plasmakonzentration von Zolmitriptan erhöht sich und somit auch das Risiko serotonerger Nebenwirkungen. Die Zolmitriptan-Dosis sollte 5 mg nicht überschreiten. Monitoring auf eventuelle serotonerge Nebenwirkungen.

Antimykotika

Folgende Interaktionen vom Typ C und D sind **für Eletriptan** beschrieben:

Itraconazol, Ketoconazol Die gleichzeitige Gabe erhöht die Eletriptan-Konzentration. Hohe Dosen konnten ohne klinische Nebenwirkungen gegeben werden, der Blutdruck sinkt jedoch i. d. R. Eletriptan sollte frühestens 72 Stunden nach der Einnahme von Ketoconazol/Itraconazol gegeben werden. Puls, Blutdruck und EKG sollten kontrolliert werden. Bei Haut- oder Nagelmykosen kann eine Umstellung von Ketoconazol/Itraconazol auf Terbinafin erfolgen.

Betablocker

Folgende Interaktionen vom Typ C und D sind **für Rizatriptan** beschrieben:

Propranolol Die Plasmakonzentration von Rizatriptan kann sich bei gleichzeitiger Gabe von Propranolol deutlich erhöhen. Rizatriptan sollte bei dieser Kombination in einer Dosierung von 5 mg anstelle von 10 mg gegeben werden.

Mutterkornalkaloide

Folgende Interaktionen vom Typ C und D sind **für sämtliche Triptane** beschrieben:

Dihydroergotamin, Ergotamin, Methylergometrin Die gleichzeitige Behandlung mit Ergotalkaloiden und Triptanen kann einen verstärkten Vasospasmus verursachen. Bei einem Fall mit zerebralem Infarkt wurde die Kombinationsbehandlung als ursächlich angesehen. Diese Kombination ist kontraindiziert.

Weitere relevante Interaktionen

Folgende Interaktionen vom Typ C und D sind **für Eletriptan** beschrieben:

Grapefruitsaft Die Konzentration von Eletriptan kann sich erhöhen. Hohe Dosen Eletriptan konnten ohne klinische Auswirkungen zusammen mit starken CYP3A4-Hemmern gegeben werden, jedoch ist ein erhöhter Blutdruck zu erwarten. Eine Wash-out-Phase von 72 Stunden wird nach der letzten Einnahme von Grapefruitsaft und vor der ersten oralen Gabe von Eletriptan empfohlen.

8.4.6 Kontraindikationen

Die Substanzgruppe der 5-HT1B/1D-Rezeptoragonisten ist mit Koronarspasmen assoziiert, weshalb Patienten mit koronarer Herzkrankheit von klinischen Studien ausgeschlossen waren. Triptane werden daher nicht bei Patienten mit anamnestischem Herzinfarkt oder bestehender koronarer Herzerkrankung, Koronarspasmen oder peripherer Gefäßerkrankung empfohlen.

Triptane sollten nicht bei Patienten mit anamnestischer zerebrovaskulärer Erkrankung oder transitorischen ischämischen Attacken (TIA) gegeben werden.

Die gleichzeitige Gabe eines Triptans mit Ergotamin, einem Ergotamin-Derivat oder einem anderen Triptan ist kontraindiziert.

Patienten mit deutlich eingeschränkter Nieren- und Leberfunkton sollten keine Triptane erhalten.

Eine mittelschwere oder schwere Hypertonie sowie eine nicht gut eingestellte Hypertonie sind ebenso Kontraindikationen.

Nicht bei gleichzeitiger Anwendung von MAO-Hemmern geben und erst 2 Wochen nach Abbruch einer MAO-Hemmer-Therapie.

8.4.7 Warnhinweise

Bei Patienten mit 5-HT1B/1D-Agonisten sind zerebrovaskuläre Ereignisse beschrieben. Migränepatienten können ein erhöhtes Risiko für gewisse zerebrovaskuläre Ereignisse haben, z. B. eine TIA.

Nach der Gabe eines Triptans sollten mind. 6 Stunden vergehen, bis Ergotamin gegeben werden kann. Mindestens 24 Stunden sollten nach der Gabe eines Ergotamin-Präparats vergehen, bis ein Triptan gegeben werden kann.

Bei der Kombination eines SSRI/SNRI mit einem Triptan besteht laut Food and Drug Administration (FDA) die Möglichkeit eines Serotoninsyndroms, das Risiko erscheint jedoch sehr gering. Es ist bei solchen Kombinationen ratsam, auf eventuelle serotonerge Nebenwirkungen zu achten: Verwirrtheit, Agitiertheit, Hyperreflexie, Myoklonus, Fieber und Diarrhö.

Ein zu hoher Verbrauch an Medikamenten gegen Migräne kann zu täglichem und chronischem Kopfschmerz führen. Langjährige Behandlung von Kopfschmerzen mit Analgetika kann die Kopfschmerzen verschlechtern. Wird eine solche Situation vermutet, sollte der Patient sorgfältig darüber aufgeklärt und die Behandlung angepasst werden.

Bei gleichzeitiger Gabe von Johanniskraut (Hypericum perforatum) und Triptanen sind Triptannebenwirkungen häufiger aufgetreten.

Schläfrigkeit kann ein Problem bei Migränepatienten darstellen, zum Teil bedingt durch die Migräneanfälle selbst, zum Teil bedingt durch die Triptanbehandlung. Dies kann die Fahrtüchtigkeit beeinträchtigen.

8.4.8 Pharmakologische Angaben

▶ Tab. 8.13.

Tab. 8.13 Pharmakologische Angaben für Triptane

	Wirkeintritt nach	Halbwertszeit	Eingeschränkte Funktion der		Schwangerschaft	Stillzeit	Aktiver Metabolit
			Leber	Niere			
Almotriptan (rezeptfrei)	0,5 h	3,5 h	Vorsicht	Bei GFR < 30 ml/min max. 12,5 mg/d	B:1	IVa	Nein
Eletriptan	0,5 h	4 h	Vorsicht	Nicht bei GFR < 15 ml/min geben	B:1	IVb	Nein
Naratriptan (rezeptfrei)	1 h	6 h	Vorsicht	Nicht bei GFR < 30 ml/min geben	B:1	IVb	Nein
Rizatriptan	0,5 h	2–3 h	Vorsicht	Bei GFR 30–90 ml/min 5 mg	B:1	IVa	Ja
Sumatriptan	Nasenspray 15 min Supp. 2 h Tablette 0,5 h Injektion 10 min	2 h	Vorsicht, reduzierte Dosis	Hat kaum Einfluss	B:1	IVb	Nein
Zolmitriptan	Nasenspray 30 min Tablette 1 h	2,5–3 h	Vorsicht	Nicht bei GFR < 15 ml/min geben	B:1	IVb	Ja
Frovatriptan		26 h					

8.4.9 Therapiekontrolle

Ein **Tagebuch über die Migräneanfälle** zu führen, ist sehr wichtig, um mit diesen Daten später die Anfallstherapie und eine eventuell durchgeführte Prophylaxe oder deren Notwendigkeit beurteilen zu können. Zusätzlich können anhand dieser Daten möglicherweise Zusammenhänge mit anfallsauslösenden Faktoren gefunden und diese anschließend vermieden werden. Diese Faktoren können Schlafmangel, unregelmäßige Einnahme der Mahlzeiten oder Stress und körperliche Belastungen sein.

8.4.10 Alternative Behandlungen

Entspannung und Ruhe sind natürliche Methoden, verschiedene Arten von Kopfschmerz zu lindern, so auch Migräne. Leichtere Analgetika wie Azetylsalizylsäure, Paracetamol und NSAR in Form von Ibuprofen, Diclofenac-Kalium oder Naproxen können allein oder kombiniert mit Triptanen eingenommen werden, um einen beginnenden Migräneanfall zu lindern. Viele Patienten empfinden die Gabe eines NSAR als ausreichend und eine Triptanbehandlung als überflüssig. Da Triptane auch bei einem bereits über eine kurze Zeit bestehenden Migräneanfall eine gute Linderung bewirken können, ergibt sich ein Zeitfenster, in dem zunächst mit einem leichten Analgetikum behandelt und der Effekt abgewartet werden kann. Tritt keine Wirkung ein, kann ein Triptan gegeben werden.

Früher wurden Ergotamin-Präparate in großem Umfang bei Migräne eingesetzt. In gewissen Situationen kann Ergotamin wirkungsvoller als ein Triptan wahrgenommen werden, besonders bei langen, aber seltenen Anfällen. Ergotamin hat eine längere Wirkdauer, kann jedoch bei höherer Dosierung periphere Gefäßkonstriktionen verursachen.

Bei menstruationsbedingter Migräne ist Naproxen oder Diclofenac-Kalium häufig wirkungsvoller.

Eine medikamentöse Migräneprophylaxe kann ab 3 Anfällen pro Monat sinnvoll werden. Das Ziel ist hierbei, die Anfallsintensität und -frequenz um die Hälfte zu reduzieren. Hier sind Betablocker, Propranolol und Metoprolol die Prophylaxe der ersten Wahl. Propranolol wird i. d. R. mit 40 mg 3 ×/d gegeben (oder 80 mg 2 ×/d; Maximaldosis 240 mg) und Metoprolol 50–100 mg 2 ×/d (oder 100–200 mg 1 ×/d als Depotpräparat). Die Wirkung der Migräneprophylaxe wird nach 2–3 Monaten ausgewertet; ein Absetzversuch ist vor Ablauf eines Jahres sinnvoll.

Eine gute Wirksamkeit gegenüber Clusterkopfschmerz zeigt Sumatriptan 6 mg subkutan injiziert. Die Wirkung tritt i. d. R. bereits nach 10 Minuten ein und kann die meisten Anfälle kupieren. Bis zu 2 Dosen pro Tag können während der gesamten Beschwerdedauer gegeben werden. Auch die Behandlung mit Sauerstoff kann mittelschwere Anfälle beenden. Der Kalziumantagonist Verapamil (80–160 mg 3 ×/d) kann als Prophylaxe bei Clusterkopfschmerz unter EKG-Kontrolle bis max. 960 mg gegeben werden. Verapamil interagiert nicht mit Triptanen.

8.4.11 Beschwerden beim Absetzen

Arzneimittelbedingte Kopfschmerzen und ihre autonome Begleitsymptomatik (Schwindel, Übelkeit, Erbrechen, Hypotension, Tachykardie, Unruhe und Schlafstörungen) können je nach auslösender Substanz eine unterschiedliche Intensität und Dauer aufweisen. Bei Triptanen können die Beschwerden bis zu 7 Tage anhalten, bei Ergotamin (wirkt an mehreren Rezeptorsystemen) und anderen gebräuchlichen Analgetika sind noch längerfristige Beschwerden möglich. Absetzbeschwerden sind einige Tage direkt nach dem Absetzen der Triptane am intensivsten, nehmen allerdings in den darauffolgenden Tagen spürbar ab.

8.4.12 Behandlung beenden

Bei arzneimittelbedingten Kopfschmerzen empfiehlt es sich, Triptane direkt abzusetzen und gleichzeitig eine Bedarfsmedikation für die in den nächsten Tagen vermuteten Absetzbeschwerden bereitzuhalten. In manchen Fällen kann diese Periode durch Ruhe, Entspannung, Veränderungen des Lebensstils, kognitive Verhaltenstherapie überbrückt werden. Es empfiehlt sich jedoch trotzdem, ein anderes Analgetikum in Bereitschaft zu halten. Hier kann ein NSAR und/oder Paracetamol zur Kupierung der stärksten Schmerzspitzen gegeben werden. In einer kleineren Studie wurde Prednisolon mit relativ guten Ergebnissen hoch dosiert über 6 Tage gegeben. Topiramat (Antiepileptikum) zeigte ebenfalls gute Studienergebnisse, war jedoch mit zahlreichen Nebenwirkungen behaftet. Eine prophylaktische Behandlung kann ebenfalls versucht werden, da diese eine gute Wirkung gegen arzneimittelbedingte Kopfschmerzen zeigte.

Besteht zusätzlich eine Therapie mit Benzodiazepinen, Antidepressiva und/oder Schlafmitteln, sollte sinnvollerweise ein psychiatrisch-fachärztlicher Kontakt erfolgen.

Es fehlen bisher gute und wegweisende Studienergebnisse, die bei arzneimittelbedingten Kopfschmerzen konkret befolgt werden könnten.

8.4.13 Am Lebensende

Häufig liegt im Endstadium einer schweren Erkrankung eine Herz-Kreislauf-Erkrankung, eine verschlechterte periphere Durchblutung oder eine erhöhte Bereitschaft für pharmakologische Nebenwirkungen vor, sodass Triptane oder Ergotamin im Fall von Migräneanfällen absolut nicht gegeben werden sollten. Hier sind Injektionen mit Morphin vorzuziehen. Migräneanfälle scheinen jedoch am Lebensende kaum aufzutreten.

8.4.14 Sonstiges

Zwischen den verschiedenen oral verfügbaren Triptanen scheint kein deutlicher Unterschied zu bestehen. Die individuelle Wahl entscheidet sich i. d. R. durch den vom Patient erfahrenen Unterschied bei Wirkung und Nebenwirkungen sowie durch die mögliche Gabe bei Übelkeit. Bei starker Übelkeit und Erbrechen sind eine subkutane Injektion, ein Nasenspray, Schmelztabletten oder ein Zäpfchen besser zu applizieren als Tabletten. Bei Zäpfchen ist der Wirkeintritt jedoch aufgrund der langsameren Resorption deutlich verzögert.

Arzneimittelbedingte Kopfschmerzen können auch durch Migränemedikamente ausgelöst werden. Häufige Einnahmen (10 Dosen pro Monat oder mehr) können diese Beschwerden verursachen, jedoch bereits 3 Dosen pro Monat mit Zolmitriptan oder Naratriptan konnten dasselbe Ergebnis zeigen. Die Einnahme von 10 Dosen Triptan pro Monat ist mit einem 20-fach erhöhten Risiko für arzneimittelbedingte Kopfschmerzen verbunden, verglichen mit einer Einnahme von 5 Dosen pro Monat. Die langfristige Exposition von Triptanen bewirkt eine Herabregulation der Serotoninrezeptoren im ZNS und eine verminderte Synthese von Serotonin. In der Pathophysiologie des chronischen Kopfschmerzes scheint eine zentralnervöse Sensibilisierung eine große Rolle zu spielen. Dies kann bei der Entstehung von chronischem Kopfschmerz von Bedeutung sein. Um die Entstehung triptanbedingter Kopfschmerzen zu vermeiden, ist es wichtig, die Einnahme von Triptanen auf 8–10

Dosen zu begrenzen. Werden weitere Dosen benötigt, ist eine prophylaktische Behandlung indiziert. Da die Behandlung triptanbedingter Kopfschmerzen eine komplexe Aufgabe darstellt, ist eine neurologisch-fachärztliche Konsultation häufig erforderlich.

Referenzartikel und andere Quellen

De Felice M, Ossipov MH, Wang R, Lai J, Chichorro J, Meng I et al. Triptan-induced latent sensitization: a possible basis for medication overuse headache. Ann Neurol. 2010 Mar; 67(3): 325–337.

Deutsche Gesellschaft für Neurologie, S1-Leitlinie Therapie der Migräne. 2012. www.dgn.org/leitlinien/2298-ll-55-2012-therapie-der-migraene (letzter Zugriff: 12. November 2017).

Deutsche Gesellschaft für Neurologie, S1-Leitlinie Clusterkopfschmerz und trigeminoautonome Kopfschmerzen. 2015. www.dgn.org/leitlinien/3051-ll-54-ll-clusterkopfschmerz-und-trigeminoautonome-kopfschmerzen, (letzter Zugriff: 12. November 2017).

Dodick DW, Martin VT, Smith T, Silberstein S. Cardiovascular tolerability and safety of triptans: a review of clinical data. Headache. 2004 May; 44 Suppl 1: 20–30.

Evers S, Marziniak M. Clinical features, pathophysiology, and treatment of medication-overuse headache. Lancet Neurol. 2010 Apr; 9(4): 391–401.

Katsarava Z, Fritsche G, Muessig M, Diener HC, Limmroth V. Clinical features of withdrawal headache following overuse of triptans and other headache drugs. Neurology. 2001 Nov 13; 57(9): 1694–1698.

Katsarava Z, Jensen R. Medication-overuse headache: where are we now? Curr Opin Neurol. 2007 Jun; 20(3): 326–330.

Membe S, McGahan L, Cimon K, Gawel M, Giammarco R, Mierzwinski-Urban M, Triptans for Acute migraine: comparative clinical effectiveness and cost-effectiveness [Technology report no 76]. Ottawa: Canadian Agency for Drugs and Technologies in Health; 2007.

Moro E, Crema F, De Ponti F, Frigo G. Triptans and gastric accommodation: pharmacological and therapeutic aspects. Dig Liver Dis. 2004 Jan; 36(1): 85–92.

Shapiro RE, Tepper SJ. The serotonin syndrome, triptans, and the potential for drug-drug interactions. Headache. 2007 Feb; 47(2): 266–269.

8.5 Andere Antiepileptika N03AX

Folgende Substanzen werden in diesem Kapitel besprochen, da sie häufig außerhalb der eigentlichen Indikation Epilepsie verordnet werden:

- Gabapentin
- Pregabalin
- Lamotrigin

Weitere Substanzen aus der Gruppe N03AX sind ausschließlich zur Behandlung der Epilepsie zugelassen: Felbamat, Lacosamid, Levetiracetam, Retigabin, Stiripentol und Zonisamid. Topiramat ist neben der Behandlung der Epilepsie auch bei Migräne zugelassen.

8.5.1 Indikationen

- **Gabapentin:**
  - Ist als Zusatztherapie bei Erwachsenen und Kindern ≥ 6 Jahren mit partiellen Anfällen mit und ohne sekundäre Generalisierung indiziert.
  - Ist als Monotherapie bei Erwachsenen und Jugendlichen ≥ 12 Jahren mit partiellen Anfällen mit und ohne sekundäre Generalisierung indiziert.

- Ist zur Behandlung von peripheren neuropathischen Schmerzen wie schmerzhafter diabetischer Neuropathie und postherpetischer Neuralgie bei Erwachsenen indiziert.
- **Pregabalin:**
  - Wird angewendet zur Zusatztherapie von partiellen Anfällen mit und ohne sekundäre Generalisierung im Erwachsenenalter.
  - Zur Behandlung von peripheren und zentralen neuropathischen Schmerzen im Erwachsenenalter.
  - Zur Behandlung des generalisierten Angstsyndroms bei Erwachsenen.
- **Lamotrigin:**
  - ≥ 13 Jahren: Zusatzbehandlung oder Monotherapie bei partiellem oder generalisiertem Anfall, inkl. tonisch-klonischer Anfälle.
  - Anfälle in Zusammenhang mit dem Lennox-Gastaut-Syndrom; Lamotrigin wird als Zusatztherapie gegeben, kann aber auch als initiales Antiepileptikum angewendet werden, um damit die Behandlung des Lennox-Gastaut-Syndroms zu beginnen.
  - 2–12 Jahre: Zusatztherapie bei partiellen und generalisierten Anfällen einschließlich tonisch-klonischer Anfälle sowie bei Anfällen in Zusammenhang mit dem Lennox-Gastaut-Syndrom.
  - Zur Monotherapie typischer Absencen.
  - Bipolare Störung: ≥ 18 Jahren Prophylaxe einer depressiven Episode bei Patienten mit bipolarer Erkrankung Typ I, die vorrangig eine depressive Symptomatik erleben.
  - Lamotrigin ist nicht zur Akutbehandlung von manischen oder depressiven Episoden zugelassen.

8

8.5.2 Wirkmechanismus

- **Gabapentin:** Hat zwar eine strukturelle Ähnlichkeit mit dem Neurotransmitter GABA (Gamma-Aminobuttersäure), der Wirkmechanismus unterscheidet sich jedoch von anderen Substanzen, die die GABA-Synapse beeinflussen, darunter Valproat, Barbiturate, Benzodiazepine, GABA-Transaminase-Hemmer, GABA-Wiederaufnahme-Hemmer und GABA-Pro-Drugs. Der genaue Wirkmechanismus ist nicht bekannt. In relevanten klinischen Studien wird keine Bindung an die üblichen Rezeptoren für Arzneimittel oder Neurotransmitter im Gehirn beobachtet, wie z. B. GABA-, NMDA-, Glutamat-, Glycin- oder Benzodiazepinrezeptoren.
- **Pregabalin:** Ist ein lipophiles Analogon der inhibierenden Signalsubstanz GABA, eine Molekülvariante von Gabapentin und passiert leichter die Blut-Hirn-Schranke. Der Wirkmechanismus ist unbekannt. Pregabalin bindet nicht direkt an die GABA- oder Benzodiazepinrezeptoren und hat keinen unmittelbaren Einfluss auf die Wiederaufnahme oder den Abbau von GABA. Pregabalin ist nicht an Opioid-, Serotonin- oder Dopaminrezeptoren wirksam und hemmt auch nicht die Transportmechanismen von Serotonin, Dopamin oder Noradrenalin.
- **Lamotrigin:** Hemmt dauerhaft neuronale Entladungen und die Freisetzung von Glutamat (ein Neurotransmitter, der bei der Entstehung von epileptischen Anfällen eine Schlüsselrolle spielt). Diese Wirkmechanismen tragen wahrscheinlich zu den antikonvulsiven Eigenschaften von Lamotrigin bei. Die bei der bipolaren Erkrankung therapeutisch wirksamen Mechanismen sind allerdings noch nicht geklärt; wahrscheinlich spielen Interaktionen mit den spannungsabhängigen Natriumkanälen eine wichtige Rolle.

8.5.3 Empfohlene Tagesdosen und Dosisbereiche

▸ Tab. 8.14.

Tab. 8.14 Dosierungsanweisungen für Gabapentin, Pregabalin und Lamotrigin

	Dosis-intervall	Einnahme zur Mahlzeit	Epilepsie	Neuropathischer Schmerz	Generalisierte Angst
Gabapentin	8 h	Kein Einfluss auf die Resorption	900–3.600 mg	900–3.600 mg	Keine Indikation
Pregabalin	8–12 h	Verzögert die Resorption	150–600 mg	150–600 mg	150–600 mg
Lamotrigin	12–24 h	Verzögert die Resorption	100–500 mg	Bipolare Erkrankung	
				200(–400) mg	

8.5.4 Nebenwirkungen

Häufige Nebenwirkungen

- **Gabapentin:** Infektionen, Leukopenie, Anorexie, Appetitsteigerung, Depression, Unruhe, Somnolenz, Schwindel, Ataxie, Hyperkinesie, Dysarthrie, Amnesie, Tremor, Insomnie, Kopfschmerzen, gestörtes Koordinationsvermögen, Nystagmus, Reflexstörungen, Sehstörungen, Hypertonie, Vasodilatation, Dyspnoe, Bronchitis, Erbrechen, Übelkeit, Gingivitis, Diarrhö, Bauchschmerzen, Dyspepsie, Verstopfung, Mundtrockenheit, Gesichtsschwellung, Hautausschlag, Juckreiz, Akne, Gelenkschmerzen, Muskelschmerzen, Rückenschmerzen, Erschöpfung, Fieber, periphere Ödeme, Gangstörung.
- **Pregabalin:** Gewichtszunahme, Appetitsteigerung, Ödeme, Gleichgewichtsstörungen, Stürze, Rauschgefühl, Gefühl der Abnormalität, Müdigkeit, Muskelkrämpfe, Arthralgie, Rückenschmerz, Schmerzen in Armen und Beinen, Zervikalspasmus, Erektionsstörung, Erbrechen, Übelkeit, Obstipation, Durchfall, Spannungsgefühl im Bauch, Mundtrockenheit, Schwindel, verschwommenes Sehen, Diplopie, Ataxie, Koordinationsstörungen, Tremor, Dysarthrie, Gedächtnisstörung, Parästhesie, Hypästhesie, Insomnie, Sedierung, Lethargie, Euphorie, Konfusion, Reizbarkeit, Desorientierung, Suchtentwicklung.
- **Lamotrigin:** Aggressivität, Reizbarkeit, Schläfrigkeit, Müdigkeit, Schwindel, Tremor, Schlaflosigkeit, Agitation, Kopfschmerz, Übelkeit, Erbrechen, Durchfall, Mundtrockenheit, Hautausschlag, Stevens-Johnson-Syndrom, toxische epidermale Nekrolyse und DRESS-Syndrom (Exanthem mit Eosinophilie und systemischen Reaktionen).

Bedrohliche Nebenwirkungen

- **Gabapentin:** Rhabdomyolyse, DRESS-Syndrom, akutes Nierenversagen, Angioödem, epidermale Nekrolyse, Pankreatitis, Hepatitis, Ikterus, Psychose, Halluzinationen, Verwirrtheit.
- **Pregabalin:** Lungenödem, Herzinsuffizienz, Angioödem, Pankreatitis, Stevens-Johnson-Syndrom, Rhabdomyolyse, Nierenversagen.
- **Lamotrigin:** DRESS-Syndrom, Stevens-Johnson-Syndrom, toxische epidermale Nekrolyse.

8

8.5.5 Wichtige Interaktionen

Antidepressiva

Folgende Interaktionen vom Typ C sind **für Lamotrigin** beschrieben:

Sertralin Eine gleichzeitige Behandlung erhöht die Lamotrigin-Exposition und dadurch das Risiko der Toxizität von Lamotrigin. Daher wird bei gleichzeitiger Gabe eine Kontrolle der Lamotrigin-Dosis empfohlen. Eventuell muss die Dosis von Lamotrigin/Sertralin verringert werden.

Antiepileptika

Folgende Interaktionen vom Typ C sind **für Lamotrigin** beschrieben:

Carbamazepin Die Konzentration von Lamotrigin kann sich verringern. Es empfiehlt sich eine Kontrolle der Lamotrigin- und der Carbamazepin-Konzentration. Bei gleichzeitiger Gabe von Carbamazepin sollte die Dosis von Lamotrigin ungefähr auf das Doppelte erhöht werden. Vorsicht bei Patienten, die mit einer hohen Dosis Carbamazepin behandelt und nun auf Lamotrigin eingestellt werden; hier sollte der antiepileptische Effekt beobachtet und auf Symptome der Neurotoxizität geachtet werden. Falls ZNS-Nebenwirkungen auftreten, sollte die Carbamazepindosis gesenkt werden.

Lacosamid Die Kombination erhöht das Risiko von neurologischen Nebenwirkungen. Diese sollten aufmerksam beobachtet werden. Bei schweren Nebenwirkungen sollte die gleichzeitige Gabe beendet werden.

Phenobarbital, Primidon Bei gleichzeitiger Gabe von Phenobarbital/Primidon kann die Plasmakonzentration von Lamotrigin markant sinken und sollte kontrolliert werden. Die Lamotrigin-Dosis sollte bei gleichzeitiger Gabe von Phenobarbital/Primidon ungefähr auf das Doppelte angehoben werden.

Phenytoin Bei gleichzeitiger Gabe von Phenytoin kann sich die Plasmakonzentration von Lamotrigin verringern und sollte daher kontrolliert werden. Bei gleichzeitiger Gabe von Phenytoin sollte die Dosis von Lamotrigin etwa verdoppelt werden.

Valproinsäure Die Konzentration von Lamotrigin kann sich erhöhen, was zu Nebenwirkungen führen kann (Müdigkeit, Verwirrtheit, Ataxie). Einzelne Fälle von schweren Nebenwirkungen wurden berichtet. Eine genaue Kontrolle der Plasmakonzentration wird empfohlen, wenn gleichzeitig Valproat gegeben wird. Die Lamotrigin-Dosis sollte i. d. R. etwa halbiert werden.

Antipsychotika

Folgende Interaktionen vom Typ C sind **für Lamotrigin** beschrieben:

Quetiapin Die Konzentration von Quetiapin kann sich um 50 % verringern, daher wird eine Kontrolle der Quetiapin-Konzentration empfohlen.

Opioide

Folgende Interaktionen vom Typ C sind **für Gabapentin** beschrieben:

Morphin Die Gabapentin-Exposition erhöht sich im Durchschnitt um 44 %. Auftreten allgemeiner ZNS-Nebenwirkungen. Falls beide Präparate gleichzeitig gegeben werden, sollte man eine Reduzierung der Gabapentin-Dosis erwägen.

Pregabalin kann die Wirkung von Alkohol und Benzodiazepinen verstärken. In kontrollierten klinischen Studien hatten wiederholte Gaben von Pregabalin, die gleichzeitig mit Oxycodon, Lorazepam oder Ethanol appliziert wurden, keine relevante klinische Auswirkung auf die Atmung. Nach der Markteinführung erschienen Berichte über Atemprobleme bei Patienten, die Pregabalin und andere zentralnervös dämpfende Präparate zusammen eingenommen hatten. Pregabalin scheint die kognitive und grobmotorische Funktionseinschränkung von Oxycodon verstärken zu können.

Östrogene

Folgende Interaktionen vom Typ C sind **für Lamotrigin** beschrieben:

Estradiol, Estriol, Ethinylestradiol Bei gleichzeitiger Gabe von Östrogenen kann die Plasmakonzentration von Lamotrigin auf etwa die Hälfte sinken. Während der medikamentenfreien Woche unter Kontrazeption kann die Lamotrigin-Konzentration steigen. Beim Ansetzen einer medikamentösen Kontrazeption wurde eine schlechtere antiepileptische Einstellung beobachtet.

Beachte

Beim Absetzen der Kontrazeption wurden Nebenwirkungen von Lamotrigin beobachtet. Daher sollte die Lamotrigin-Konzentration sowohl beim An- als auch Absetzen von kombinierten Kontrazeptiva und Hormonersatzpräparaten kontrolliert und die Dosis danach eingestellt werden. Möglicherweise kann die kontrazeptive Wirkung nachlassen. Außerdem sollten Monopräparate mit Progesteron erwogen werden.

Ulkustherapeutika

Folgende Interaktionen vom Typ C sind **für Gabapentin** beschrieben:

Aluminium, Magnesium, Sucralfat Bei gleichzeitiger Einnahme von Antazida verringert sich die Bioverfügbarkeit von Gabapentin um ¼. Die Einnahme von Antazida/Magnesium sollte 2 Stunden vor und nach der Einnahme von Gabapentin vermieden werden.

8.5.6 Kontraindikationen

Überempfindlichkeit gegen die aktive Substanz oder gegen einen der Zusatzstoffe.

8.5.7 Warnhinweise

Die Behandlung mit **Gabapentin** ist assoziiert mit Schwindel und Somnolenz, beeinträchtigt die Fahrtüchtigkeit und erhöht somit das Sturzrisiko, was besonders bei alten Patienten zu beachten ist. Berichte über Verwirrtheit, Bewusstlosigkeit und psychische Störungen liegen ebenfalls vor. Falls eine akute Pankreatitis während der Behandlung mit Gabapentin auftritt, muss ein Abbruch der Behandlung erwogen werden.

Für **Pregabalin** liegen Berichte über Überempfindlichkeitsreaktionen mit Angioödem vor. Die Behandlung mit Pregabalin sollte bei Symptomen eines Angioödems sofort beendet werden.

Niereninsuffizienz wurde berichtet, kann aber reversibel sein. Auch liegen Berichte über Herzinsuffizienz bei Behandlung mit Pregabalin vor.

Bei der Behandlung von zentralem neuropathischem Schmerz aufgrund eines Rückenmarkschadens erhöht sich die Inzidenz von ZNS-Nebenwirkungen, speziell der Somnolenz.

Fälle von Suchtentwicklung und missbräuchlicher Anwendung werden häufig berichtet, daher gilt besondere Vorsicht nicht nur bei früherer Suchtproblematik.

Für **Lamotrigin** gibt es Berichte über Hautreaktionen, die v. a. in den ersten 8 Wochen auftreten. Dies sind wohl mehrheitlich leichte und vorübergehende Beschwerden, aber es wurden auch potenziell lebensgefährliche Hautreaktionen wie Stevens-Johnson-Syndrom, toxische epidermale Nekrolyse und DRESS-Syndrom berichtet. Deshalb ist auf die vorgeschriebene, langsame Dosissteigerung unbedingt zu achten.

Ein abruptes Absetzen von Antiepileptika kann einen **Status epilepticus** verursachen.

8.5.8 Pharmakologische Angaben

Nach oraler Einnahme erreicht Gabapentin die max. Plasmakonzentration innerhalb von 2–3 Stunden. Bei älteren Patienten oder solchen mit reduzierter Nierenfunktion ist die Clearance von Gabapentin herabgesetzt. Die Bioverfügbarkeit von Gabapentin verschlechtert sich mit steigender Tagesdosis von 60 % bei 900 mg/d auf 27 % bei 4800 mg/d. Die Gabapentin-Konzentration erhöht sich also nicht proportional zur Dosierung. Eine 7-fache Dosiserhöhung ergibt nur eine 3-fache Konzentrationserhöhung.

Pregabalin wird nicht metabolisiert, sondern in unveränderter Form mit der Niere ausgeschieden. Bei reduzierter Nierenfunktion muss die Senkung der Tagesdosis erwogen werden.

Die Halbwertszeit von Lamotrigin wird in hohem Maße von der Komedikation beeinflusst. Werden gleichzeitig Medikamente wie z. B. Carbamazepin oder Phenytoin gegeben, die die Glucuronidierung induzieren, vermindert sich die Halbwertszeit von Lamotrigin von 33 Stunden auf ca. 14 Stunden. Andererseits erhöht sich die Halbwertszeit bei gleichzeitiger Gabe von Valproat auf ca. 70 Stunden (▶ Tab. 8.15).

Tab. 8.15 Pharmakologische Angaben für Gabapentin, Pregabalin und Lamotrigin

	Wirkdauer	Halbwertszeit	Herabgesetzte Funktion der		Schwangerschaft	Stillzeit	Aktiver Metabolit
			Leber	Niere			
Gabapentin	ca. 1 d	5–7 h	Kein Einfluss	Vorsichtig dosieren	B:3	IVb	Nein
Pregabalin	ca. 1 d	6 h	Kein Einfluss	Vorsichtig dosieren	B:3	IVa	Nein
Lamotrigin	Einige Tage	14–103 h	Langsam aufdosieren	Langsam aufdosieren	B:3	III	Ja

8.5.9 Therapiekontrolle

Bei einigen Antiepileptika lässt sich die Tagesdosis nach den Serumspiegeln einstellen. Bei Gabapentin, Pregabalin und Lamotrigin gibt es jedoch keine festen Richtwerte für eine ideale Dosierung. Das klinische Bild ist hier das wichtigste Steuerungsinstrument. Das Ziel ist die Anfallsfreiheit bei gleichzeitiger Verträglichkeit.

Dieses Ziel wird i.d.R. bei 75 % der Patienten erreicht, nachdem 2–4 adäquate Wirkstoffe ausprobiert wurden.

Die regelmäßige Einnahme von Antiepileptika kann vielfältige Nebenwirkungen mit sich bringen, weshalb es wichtig ist, nach einer längeren anfallsfreien Phase das Absetzen der Medikation zu erwägen. Untersuchungsergebnisse legen nahe, bei Kindern mind. 2 Jahre Anfallsfreiheit abzuwarten, besonders wenn ein partieller Anfall oder ein pathologisches EEG vorlag. Bei generalisierten Anfällen bei Kindern oder Erwachsenen liegen jedoch keine gesicherten wissenschaftlichen Grundlagen vor, die bei Anfallsfreiheit einen optimalen Zeitpunkt der Beendigung der antiepileptischen Behandlung empfehlen. Die klinische Erfahrung und gute Kenntnis des Patienten sind dabei die wichtigsten Faktoren, um über das Absetzen einer Behandlung entscheiden zu können.

Neurogene Schmerzen werden durch multiple Einflussfaktoren bestimmt (physische, psychische, existenzielle und soziale) und sind daher schwer zu beurteilen. Die häufigste Messmethode ist die VAS/NRS (visuelle Analogskala, numerische Ratingskala). Hier gibt der Schmerzpatient seine aktuell empfundenen Schmerzen auf der VAS-Skala oder in Form eines numerischen Wertes zwischen 0 und 10 an und berichtet diese VAS/NRS-Werte zusammen mit weiteren schmerzrelevanten Angaben über einen bestimmten Zeitraum. Diese Angaben helfen bei der Beratung zur Einnahme bedarfsmäßig eingenommener Schmerzmedikamente wie z.B. schnell wirkender Opioide und der Beurteilung der Effektivität der Schmerzbehandlung.

Die Behandlung mit Pregabalin bei generalisierter Angststörung und die Behandlung mit Lamotrigin bei bipolarer Erkrankung sollten vom erfahrenen Spezialisten (Psychiater, Neurologe) festgelegt werden.

8.5.10 Alternative Behandlungen

Treten epileptische Anfälle trotz Behandlungsversuche mit 2–4 verschiedenen empfohlenen Substanzen weiter auf, sollten andere Therapieoptionen in einem speziellen Epilepsiezentrum erwogen werden.

Bei älteren Patienten mit peripheren neuropathischen Schmerzen ist **Amitriptylin** das Mittel der Wahl, wobei die Begrenzungen des Wirkprinzips bei betagten Menschen zu beachten sind. So ist u.a. auf die Erhöhung des Sturzrisikos zu achten, zudem sind negative Effekte auf die kognitive Leistung zu bedenken. Andere Maßnahmen können eine Unterstützung der Behandlung mit einem geeigneten Opioid, Nervenblockaden oder die Gabe von Morphin kombiniert z.B. mit Bupivacain und Clonidin mittels eines intraduralen/intrathekalen Katheters sein.

Laut der Richtlinien des schwedischen Gesundheitsamtes von 2013 zeigt **kognitive Verhaltenstherapie** (KVT) eine gute Wirkung bei der generalisierten Angststörung bei Erwachsenen (Evidenzgrad 1), weshalb diese Therapieform priorisiert wird. Danach folgt die Behandlung mit SSRI oder SNRI. Pregabalin hat ebenfalls dokumentierte Effekte, allerdings ist das Risiko-Nutzen-Verhältnis unklar, weshalb diese Behandlung nachrangig beurteilt wird. Benzodiazepine werden hingegen bei generalisierter Angststörung nicht empfohlen und stellen keine Alternative dar. Sowohl für **Pregabalin** als auch **Benzodiazepine** ist von einem **Suchtrisiko** auszugehen.

8.5.11 Beschwerden beim Absetzen

Gabapentin Krampfanfälle, Verwirrtheit, Delir, Desorientierung, Schwitzen, Übelkeit, Schmerzen, Schlaflosigkeit, Reizbarkeit, Agitiertheit, Herzklopfen und Angst. Absetzreaktionen treten nach 1–2 Tagen auf und ähneln denen, die bei abruptem Absetzen von Alkohol oder Benzodiazepinen nach Gewöhnung entstehen, und sind als Entzug anzusehen. Versuche, diese Symptome mit Benzodiazepinen (z. B. Lorazepam) zu lindern, führten zu keinen guten Ergebnissen. Wird Gabapentin jedoch erneut gegeben, verschwinden die Beschwerden nach 1–2 Tagen. Es gibt Hinweise darauf, dass Gabapentin die Synthese von GABA verstärkt.

Pregabalin Beim Beenden einer Behandlung mit Pregabalin wurden folgende Reaktionen beobachtet: Krampfanfälle, Schlafstörungen, Kopfschmerzen, Übelkeit, Angst, Durchfall, grippeähnliche Symptome, Depression, Schmerzen, starkes Schwitzen und Schwindel. Der Patient sollte bei Therapiebeginn über das Risiko einer Suchtentwicklung aufgeklärt werden. Die Inzidenz und die Ausprägung der Entzugssymptome scheinen dosisabhängig zu sein.

Lamotrigin Wie bei anderen Antiepileptika kann ein abruptes Absetzen von Lamotrigin Reboundanfälle auslösen. Falls nicht Sicherheitsgründe (z. B. DRESS-Syndrom) ein plötzliches Absetzen nötig machen, sollte die Lamotrigin-Dosis schrittweise reduziert werden (▶ Tab. 8.16). In klinischen Studien zur bipolaren Störung traten jedoch keine eindeutigen Beschwerden bei plötzlichem Absetzen von Lamotrigin im Vergleich zu Placebo auf.

8

Wird eine medikamentöse antiepileptische Behandlung plötzlich oder unbegründet abgesetzt, kann ein Krampfanfall induziert werden. Die Häufigkeit und Ausprägung der Anfälle können dann höher sein als vor Beginn der antiepileptischen Therapie. Im schlimmsten Fall kann ein **Status epilepticus** auftreten. Wird die Therapie umgehend wieder angesetzt, verbessert sich die Prognose wieder.

8.5.12 Behandlung beenden

Noch gibt es keine sicheren Studienergebnisse als Grundlage für ein sicheres und optimales Absetzschema von Antiepileptika. Art und Häufigkeit der Anfälle, Ursache der Epilepsie, EEG-Veränderungen und Begleiterkrankungen müssen ebenfalls mitberücksichtigt werden. Daher sollte ein Reduzieren der Antiepileptika immer in Abstimmung mit oder primär von einem neurologisch erfahrenen Arzt vorgenommen werden. Das Schema in ▶ Tab. 8.16 ist eine Empfehlung, wie die Therapie beendet werden kann, und stützt sich v. a. auf klinische Erfahrungen.

Lamotrigin kann als Einzeldosis oder zweimal täglich gegeben werden. Das Schema in ▶ Tab. 8.16 ist für die Lamotrigin-Therapie bei der Indikation Epilepsie ausgerichtet. Bei bipolarer Störung gibt es Evidenz, nach der ein abruptes Absetzen zulässig ist.

Bei **Gabapentin** und **Pregabalin** gilt das Absetzschema in ▶ Tab. 8.16 für sämtliche Indikationen. Treten während des Absetzens epileptische Anfälle oder andere Absetzreaktionen auf, sollte die Tagesdosis wieder auf die nächsthöhere Dosis angepasst werden. Bei einem späteren Absetzversuch sollte – wenn praktisch möglich – die Tagesdosis in kleineren Schritten reduziert und/oder die Reduktionsintervalle sollten von 1 auf 2 Wochen erhöht werden.

Tab. 8.16 Absetzschema für Gabapentin, Pregabalin und Lamotrigin

	Max. Dosis	Woche 1	Woche 2	Woche 3	Woche 4	Woche 5	Woche 6	Woche 7	Woche 8
Gabapentin	600 mg 2–2–2	600 mg 1–1–1	300 mg 1–1–1	100 mg 1–1–1	0				
Pregabalin	150 mg 2–0–2	150 mg 2–0–1	150 mg 1–0–1	100 mg 1–0–1	75 mg 1–0–1	50 mg 1–0–1	25 mg 1–0–1	25 mg 0–0–1	0
Lamotrigin	600 mg	500 mg	400 mg	300 mg	200 mg	100 mg	0		

8.5.13 Am Lebensende

Bei palliativen Patienten sollten Antiepileptika i. d. R. nach einem ersten Anfall angesetzt werden, wenn die zugrunde liegende Ursache eine progrediente Erkrankung des Gehirns ist, z. B. ein Tumor. Das Risiko für einen erneuten Anfall ist hier erhöht. Bei anderen Erkrankungen ist die Wahrscheinlichkeit oft geringer und eine antikonvulsive Therapie erst bei einem erneuten Anfall indiziert. Geeignete Präparate sind in diesen Situationen Oxcarbazepin oder Valproat. Oxcarbazepin hat den großen Vorteil, dass eine effektive Tagesdosis innerhalb weniger Tage erreicht werden kann. Auch Valproat kann schnell aufdosiert werden und ist auch in intravenöser Form erhältlich. Die Behandlung mit Gabapentin oder Pregabalin als Zusatzbehandlung kann bis in die Schlussphase des Lebens nötig werden. Gabapentin oder Pregabalin sollten dann auf die niedrigste effektive Dosis gesenkt werden. Pregabalin sollte auf 25–50 mg/d reduziert werden, damit die häufig ernsten Entzugssymptome möglichst nicht auftreten oder wenn Schluckprobleme die Einnahme erschweren. Gabapentin sollte auf max. 300 mg/d dosiert werden. Die Therapie mit Gabapentin oder Pregabalin kann bei einem durch eine schwere Erkrankung geschwächten Patienten u. U. Nebenwirkungen verursachen, die die Lebensqualität am Ende des Lebens zusätzlich verschlechtern. Dies ist wiederum ein Argument dafür, die Therapie ganz zu beenden.

Lamotrigin kann das Mittel der ersten Wahl bei Epilepsie sein und sollte in diesem Fall beibehalten werden, allerdings in der niedrigstmöglichen Tagesdosis, um Anfälle in der Endphase des Lebens zu vermeiden.

Zur Akutbehandlung eines eventuellen Krampfanfalls sollte eine Diazepam- oder Midazolam-Injektion bereitliegen. Diazepam kann auch rektal vom Pflegepersonal oder von nahen Angehörigen appliziert werden. Midazolam als Lösung kann bukkal verabreicht werden und wird hier schnell von der Mundschleimhaut resorbiert.

Bei neuropathischen Schmerzen kann Gabapentin oder Pregabalin versucht werden. Bei möglichen Nebenwirkungen durch diese Präparate sollte die Behandlung entsprechend den obigen Empfehlungen zur Epilepsiebehandlung schrittweise reduziert oder beendet werden. Die Schmerzbehandlung mit einem geeigneten Opioid, das ggf. als Tropfen oral oder als Injektion auch parenteral applizierbar ist, sollte bereitstehen, um bei einer Verschlechterung der Schmerzen rasch helfen zu können.

Bei generalisierter Angststörung muss Pregabalin ggf. auf 25–50 mg/d nach der Reduktionstabelle reduziert werden, damit Entzugssymptome vermieden werden, falls das Präparat nicht mehr eingenommen werden kann. Gleichzeitig kann Midazolam

8

zur Angstlinderung bukkal, subkutan oder intravenös über eine Medikamentenpumpe gegeben werden.

> **! Cave**
> Benzodiazepine lindern nicht die Absetzsymptome von Pregabalin, weshalb die Dosisreduktion entsprechend ▶Tab. 8.16 vorgenommen werden sollte.

Bei bipolarer Störung kann Lamotrigin so lange beibehalten werden, bis es nicht mehr eingenommen werden kann, ohne dass Absetzreaktionen auftreten.

8.5.14 Sonstiges

Etwa 3 von 4 Personen mit Epilepsie erreichen unter medikamentöser Behandlung eine Langzeitremission und von diesen können die meisten später die medikamentöse Behandlung beenden. Epilepsie im Erwachsenenalter wird häufig sekundär von einer Hirnverletzung, einem zerebralen Insult, einer Gefäßmissbildung, einem Trauma, einem Tumor oder einer Infektion verursacht. Da diese Erkrankungen i. d. R. bestehende Schäden im Gehirngewebe verursachen, sind Anfallsrezidive bei Beendigung der antikonvulsiven Therapie häufig. Daher sollte die Beendigung einer antikonvulsiven Therapie in Abstimmung mit dem Neurologen erfolgen.

Mehr als die Hälfte der Patienten, die Gabapentin gegen neuropathische Schmerzen erhalten, erreichen keine suffiziente Besserung. Das Behandlungsresultat variiert allerdings zwischen verschiedenen neuropathischen Schmerzproblemen. Für Gabapentin und Pregabalin liegt die beste Datenlage für Schmerzlinderung bei postherpetischer Neuralgie, schmerzhafter diabetischer Polyneuropathie und Fibromyalgie vor. Pregabalin kann auch bei zentral ausgelöstem neuropathischen Schmerz z. B. nach Schlaganfall gut wirksam sein. Jeder vierte Patient, der Antiepileptika bei neuropathischem Schmerz erhält, beendet jedoch die Therapie aufgrund der Nebenwirkungen.

Ältere Patienten haben häufig eine eingeschränkte Nierenfunktion und einen beeinträchtigten Arzneimittelmetabolismus. Auch bei normaler antikonvulsiver Dosis können unerwünschte Wirkungen auftreten. Eine zu hohe Dosierung von Lamotrigin kann ihrerseits generalisierte epileptische Anfälle auslösen.

Referenzartikel und andere Quellen

Ben-Menachem E, Olsson I, Uvebrant P. Läkemedelsboken (www.lakemedelsboken.se [letzter Zugriff: 12. November 2017]). 2015 Mars: 972–982.

Braun KP, Schmidt D. Stopping antiepileptic drugs in seizure-free patients. Curr Opin Neurol. 2014 Apr; 27(2): 219–226.

Chalabianloo F, Schjøtt J. Pregabalin and its potential for abuse. Tidsskr Nor Laegeforen. 2009 Jan 29; 129(3): 186–187.

Chaparro LE, Smith SA, Moore RA et al. Pharmacotherapy for the prevention of chronic pain after surgery in adults. Cochrane Database Syst Rev. 2013 Jul 24; 7: CD008307.

Dworkin RH, O'Connor AB, Audette J et al. Recommendations for the pharmacological management of neuropathic pain: an overview and literature update. Mayo Clin Proc. 2010 Mar; 85(3 Suppl): S3–S14.

Goodyear-Smith F, Halliwell J. Anticonvulsants for neuropathic pain: gaps in the evidence. Clin J Pain. 2009 Jul–Aug; 25(6): 528–536.

Hellwig TR, Hammerquist R, Termaat J. Withdrawal symptoms after gabapentin discontinuation. Am J Health Syst Pharm. 2010 Jun 1; 67(11): 910–912.

Howard P, Twycross R, Shuster J et al. Anti-epileptic drugs. J Pain Symptom Manage. 2011 Nov; 42(5): 788–804. Review.

Moore RA, Wiffen PJ, Derry S et al. Gabapentin for chronic neuropathic pain and fibromyalgia in adults. Cochrane Database Syst Rev. 2014 Apr 27; 4: CD007938.

Norton JW. Gabapentin withdrawal syndrome. Clin Neuropharmacol. 2001 Jul–Aug; 24(4): 245–246.

Oto M, Espie C, Pelosi A et al. The safety of antiepileptic drug withdrawal in patients with non-epileptic seizures. J Neurol Neurosurg Psychiatry. 2005 Dec; 76(12): 1682–1685.

Ranganathan LN, Ramaratnam S. Rapid versus slow withdrawal of antiepileptic drugs. Cochrane Database Syst Rev. 2006 Apr 19; (2): CD005003.

SBU. Behandling av ångestsyndrom, volym 1. En systematisk litteraturöversikt. Stockholm: Statens beredning för medicinsk utvärdering (SBU); 2005. SBU-rapport nr 171/1–2.

Socialstyrelsen. Nationell utvärdering 2013 – vård och insatser vid depression, ångest och schizofreni. Indikatorer och underlag för bedömningar.

Strozzi I, Nolan SJ, Sperling MR et al. Early versus late antiepileptic drug withdrawal for people with epilepsy in remission. Cochrane Database Syst Rev. 2015 Feb 11; 2: CD001902.

Wiffen PJ, Derry S, Moore RA et al. Antiepileptic drugs for neuropathic pain and fibromyalgia – an overview of Cochrane reviews. Cochrane Database Syst Rev. 2013 Nov 11; 11: CD010567.

8.6 Neuroleptika N05A

Aripiprazol, Flupentixol, Haloperidol, Chlorprothixen, Clozapin, Levomepromazin, Melperon, Olanzapin, Paliperidon, Perphenazin, Quetiapin, Risperidon, Sertindol, Ziprasidon, Zuclopenthixol

Lithium wurde aufgrund des gegenüber den übrigen Neuroleptika abweichenden pharmakologischen Profils nicht mit aufgeführt. Auch werden in diesem Kapitel hauptsächlich Neuroleptika zur oralen Gabe besprochen.

8.6.1 Indikationen

▶ Tab. 8.17.

Tab. 8.17 Indikationen für Neuroleptika

	Aripiprazol	Flupentixol	Haloperidol	Chlorprothixen	Clozapin	Levomepromazin	Melperon	Olanzapin	Paliperidon	Perphenazin	Quetiapin	Risperidon	Sertindol	Ziprasidon	Zuclopenthixol
Schizophrenie	X	X	X		X			X	X	X	X	X	X	X	X
Paranoide Zustände			X	X						X					X
Schwere Unruhezustände bei Demenz							X					X			
Psychotische Symptome bei Morbus Parkinson					X										

Tab. 8.17 Indikationen für Neuroleptika *(Forts.)*

	Aripiprazol	Flupentixol	Haloperidol	Chlorprothixen	Clozapin	Levomepromazin	Melperon	Olanzapin	Paliperidon	Perphenazin	Quetiapin	Risperidon	Sertindol	Ziprasidon	Zuclopenthixol
Manische Psychosen	X		X	X		X									X
Mittelschwere bis schwere manische Episoden	X							X			X	X			
Phasenprophylaxe bei bipolarer Erkrankung	X							X			X				
Akute manische Episoden bei bipolarer Erkrankung												X			
Organische Psychosen			X				X								
Kurzzeittherapie der Persönlichkeitsstörung mit hervortretender psychotischer Symptomatik												X			
Potenzierung einer Analgesie						X									
Mittelschwere bis schwere manische Episode bei bipolarer Erkrankung	X										X			X	
Schizophreniformes Syndrom										X					
Depressiver Schub einer bipolaren Erkrankung											X				
Manische Phasen einer depressiven Störung															
Übelkeit und Erbrechen			X												
Verwirrtheit bei Älteren							X								X

8.6.2 Wirkmechanismus

Neuroleptika sind eine sehr heterogene Arzneimittelgruppe, deren gemeinsamer und hauptsächlicher Effekt darin besteht, D2-artige Dopaminrezeptoren zu blockieren. Darüber hinaus blockieren die meisten Neuroleptika auch einige andere Rezeptorsysteme, wodurch sich die unterschiedlichen Behandlungs- und Nebenwirkungsprofile erklären. Die antipsychotische Wirkung entsteht aufgrund dieser D2-Dopaminrezeptorblockade. Sie kann bereits in den ersten Tagen nach Behandlungsbeginn eintreten, was auf eine gute Therapieprognose hindeutet; sie kann allerdings auch einige Wochen auf sich warten lassen. Dosiserhöhungen sollten nicht häufiger als jede zweite Woche vorgenommen werden.

In der Behandlung der Schizophrenie ist die medikamentöse Behandlung mit Neuroleptika jeder anderen Behandlung überlegen. Die meisten Neuroleptika wirken zusätzlich dämpfend und sedierend, was in einigen Behandlungssituationen wertvoll sein kann. Gleichzeitig kann dieser Effekt negative Auswirkungen in Form kognitiver Beeinträchtigung haben, nicht zuletzt bei der Behandlung von älteren und Demenzpatienten. Hier sollte die geringstmögliche Dosis der etablierten Standardpräparate gegeben werden.

8.6.3 Empfohlene Tagesdosen und Dosisintervalle

▶ Tab. 8.18.

Tab. 8.18 Dosierungsempfehlungen für Neuroleptika

	Dosisintervall	Schizophrenie	Paranoider Zustand	Manischer Zustand	Verwirrtheit bei Älteren	Einnahme zur Mahlzeit
Aripiprazol	24 h	10–30 mg				Kein Einfluss
Flupentixol	8 h	3–20 mg				Kein Einfluss
Haloperidol	Bis 24 h	5–30 mg	5–30 mg	5–30 mg		Kein Einfluss
Chlorprothixen	8–24 h		15–150 mg	15–150 mg		Kein Einfluss
Clozapin	12–24 h	200–600 mg				Kein Einfluss
Levomepromazin	8 h	15–150 mg				Kein Einfluss
Melperon	8 h				25–400 mg	Kein Einfluss
Olanzapin	24 h	5–20 mg		5–20 mg		Kein Einfluss
Paliperidon	24 h	3–12 mg	3–12 mg	3–12 mg		Aufnahme um 50 % erhöht
Perphenazin	8–12 h	4–24 mg	4–24 mg			Kein Einfluss
Quetiapin	12–24 h	150–750 mg		400–800 mg		Kein Einfluss
Risperidon	12–24 h	2–6 mg		1–6 mg		Kein Einfluss
Sertindol	12 h	12–20 mg				Kein Einfluss

Tab. 8.18 Dosierungsempfehlungen für Neuroleptika *(Forts.)*

	Dosis-intervall	Schizo-phrenie	Parano-ider Zustand	Mani-scher Zustand	Verwirrt-heit bei Älteren	Einnahme zur Mahlzeit
Ziprasidon	12 h	40–160 mg		40–160 mg		Empfohlen
Zuclo-penthixol	12–24 h	20–75 mg	20–40 mg	10–50 mg	2–6(–40) mg	Kein Einfluss

Anmerkung zu Clozapin: Wurde die Behandlung mehr als 2 Tage unterbrochen, ist wieder mit 12,5 mg zu beginnen. Vor und während der Therapie sowie nach dem Beenden der Behandlung ist das Blutbild wegen des Agranulozytoserisikos zu kontrollieren, während der Therapie mind. alle 4 Wochen. Bei der Behandlung mit Chlorprothixen und Einzeldosen > 30 mg oder Tagesdosen > 90 mg wird Bettruhe empfohlen.

8.6.4 Nebenwirkungen

Häufige Nebenwirkungen

Durch die Dopaminblockade entstehen häufig motorische Nebenwirkungen in Form von Muskelsteifheit, Krämpfen, Dystonie, Hyperkinesie und Tremor. Diese Beschwerden können mehr oder weniger als medikamentös induzierter Parkinsonismus bezeichnet werden. Bei manchen Präparaten wie z. B. Haloperidol treten diese extrapyramidalen Nebenwirkungen bei bis zu 75 % der behandelten Patienten auf.

Anticholinerge Wirkungen wie z. B. Mundtrockenheit, Übelkeit, Erbrechen und Verstopfung sind häufig. Weitere häufige Nebenwirkungen der Neuroleptika sind Tachykardie, orthostatische Hypotension, Myalgie, Akathisie, Schlafstörungen, Schwindel, Sedierung, Müdigkeit und verschwommenes Sehen.

Eine akute Dystonie betrifft i. d. R. die Kopf- und Nackenmuskeln und tritt bei jüngeren Patienten häufiger auf als bei älteren. Dieser Zustand lässt sich rasch durch Injektion mit Biperiden lindern.

Akathisie (Sitzunruhe) kann eine stark störende Nebenwirkung sein und als Angstsymptomatik fehlgedeutet werden.

Neuroleptika können die Krampfschwelle senken, was insbesondere bei Patienten mit bekanntem Krampfleiden zu beachten ist.

Die meisten Neuroleptika bewirken eine Gewichtszunahme, die in manchen Fällen bedenkliche Ausmaße annehmen und mit erhöhtem Risiko für das Auftreten eines Diabetes mellitus einhergehen kann. Der Effekt ist bei Olanzapin besonders ausgeprägt.

Beachte

Neuroleptika können die Krampfschwelle senken, was insbesondere bei Patienten mit bekanntem Krampfleiden zu beachten ist.

Bedrohliche Nebenwirkungen

Spätdyskinesien sind iatrogen bedingte Zustände, deren Entstehung mit zunehmendem Alter und zunehmender akkumulierter Gesamtdosis an Neuroleptika wahrscheinlicher wird. Sie sind selten reversibel, kaum beeinflussbar und können bis mehrere Jahre nach Beendigung der Therapie anhalten. Durch Anti-Parkinson-Medikamente werden Spätdyskinesien nicht gelindert, sondern eher verschlechtert. Eine bestehende Behandlung mit Neuroleptika sollte in der Dosis reduziert oder ganz abgesetzt werden, ggf. in Absprache mit dem Psychiater.

Das **maligne neuroleptische Syndrom** ist selten (0,02–0,5 %), jedoch lebensbedrohlich. Symptome sind Fieber, Rigor, beeinträchtigtes Bewusstsein und schwere Kreislaufstörungen. Dieser Zustand bedarf dringlich psychiatrischer Beurteilung und häufig intensivmedizinischer Maßnahmen.

Neuroleptika können eine Verlängerung des QTc-Zeit bewirken. Fälle mit plötzlichem Tod aufgrund möglicherweise kardialer Ursache sind bei Neuroleptika beschrieben.

Olanzapin, Aripiprazol und Risperidon aus der Gruppe der sog. atypischen Neuroleptika zeigten in einigen Studien mit Demenzpatienten ein erhöhtes Risiko für zerebrovaskuläre Ereignisse. Olanzapin und Aripiprazol sind nicht für die Behandlung einer Psychose und/oder Verhaltensstörungen bei vorliegender Demenz zugelassen. Risperidon ist zur Behandlung bei Aggressivität und bestehender Alzheimer-Demenz bis 6 Wochen Dauer zugelassen. In anderen Studien mit geriatrischen Patientengruppen konnte allerdings kein erhöhtes Risiko für zerebrovaskuläre Ereignisse oder Mortalität bei diesen Präparaten im Vergleich zu konventionellen Neuroleptika nachgewiesen werden.

8.6.5 Wichtige Interaktionen

Antiarrhythmika

Folgende Interaktionen vom Typ C und D sind **für Haloperidol** beschrieben:

Amiodaron Mögliche Verlängerung der QTc-Zeit und erhöhtes Risiko von kardialen Arrhythmien. Diese Kombination sollte vermieden werden.

Dronedaron Mögliche Verlängerung der QTc-Zeit und erhöhtes Risiko von kardialen Arrhythmien. Diese Kombination sollte vermieden werden.

Folgende Interaktionen vom Typ C und D sind **für Quetiapin** beschrieben:

Dronedaron Die Plasmakonzentration von Quetiapin kann deutlich ansteigen, wodurch sich das Risiko der Sedierung, einer Verlängerung der QTc-Zeit und anderer Nebenwirkungen durch Quetiapin erhöht. Kombination besser vermeiden. Quetiapin sollte ansonsten niedrig dosiert begonnen, die QTc-Zeit gemessen und ggf. der Quetiapin-Spiegel kontrolliert werden.

Folgende Interaktionen vom Typ C und D sind **für Sertindol** beschrieben:

Amiodaron Die QTc-Zeit kann sich verlängern und das Risiko von kardialen Arrhythmien steigt an. Die gleichzeitige Behandlung ist kontraindiziert.

Dronedaron Die QTc-Zeit kann sich verlängern und das Risiko von Torsade de pointes steigt an. Die gleichzeitige Behandlung ist zu vermeiden.

Flecainid Die QTc-Zeit kann sich verlängern und das Risiko kardialer Arrhythmien steigt an. Die gleichzeitige Behandlung ist zu vermeiden.

Folgende Interaktionen vom Typ C und D sind **für Ziprasidon** beschrieben:

Amiodaron Die QTc-Zeit kann sich verlängern und das Risiko kardialer Arrhythmien steigt an. Die gleichzeitige Behandlung ist zu vermeiden.

Disopyramid Die QTc-Zeit kann sich verlängern und das Risiko kardialer Arrhythmien steigt an. Die gleichzeitige Behandlung ist zu vermeiden.

Folgende Interaktionen vom Typ C und D sind **für Ziprasidon und Risperidon** beschrieben:

Dronedaron Mögliche Verlängerung der QTc-Zeit und erhöhtes Risiko von Torsade de pointes. Diese Kombination sollte vermieden werden.

Antibiotika

Folgende Interaktionen vom Typ C und D sind **für Aripiprazol** beschrieben:

Clarithromycin, Telithromycin Die Plasmakonzentration von Aripiprazol erhöht sich. Die Aripiprazol-Dosis sollte bei gleichzeitiger Einnahme um die Hälfte reduziert werden. Azithromycin oder Roxithromycin können anstelle von Clarithromycin oder Telithromycin gegeben werden.

Erythromycin Erythromycin erhöht vermutlich die Plasmakonzentration von Aripiprazol. Die Dosis von Aripiprazol sollte bei gleichzeitiger Gabe gesenkt werden. Eine Kontrolle der QTc-Zeit wird empfohlen. Azithromycin oder Roxithromycin können alternativ gegeben werden.

Folgende Interaktionen vom Typ C und D sind **für Clozapin** beschrieben:

Ciprofloxacin Die Plasmakonzentration von Clozapin erhöht sich. Die Dosis von Clozapin sollte reduziert werden. Alternativ kann der Plasmaspiegel von Clozapin kontrolliert werden. Hohe Dosen von Ciprofloxacin sind zu vermeiden. Anstelle von Ciprofloxacin bietet sich Levofloxacin oder Ofloxacin an.

Rifamycin Die Plasmakonzentration und die klinische Wirkung von Clozapin können sich verringern. Die Kontrolle der klinischen Wirkung und des Clozapin-Spiegels wird empfohlen.

Folgende Interaktionen vom Typ C und D sind **für Haloperidol** beschrieben:

Azithromycin, Clarithromycin, Telithromycin Die Plasmakonzentration von Haloperidol erhöht sich und damit das Risiko neurologischer Nebenwirkungen. Bei gleichzeitiger Gabe von Telithromycin, Clarithromycin, Azithromycin oder Erythromycin muss die Haloperidol-Dosis ggf. gesenkt werden. Als alternatives Makrolid kann Roxithromycin gegeben werden.

Erythromycin Die Plasmakonzentration von Haloperidol und damit das Risiko neurologischer Nebenwirkungen können ansteigen. Die QTc-Zeit kann sich verlängern und somit steigt das Risiko für Torsade de pointes. Diese Kombination vermeiden. Die Kontrolle von EKG und QTc-Zeit wird empfohlen. Die Haloperidold-Dosis muss ggf. gesenkt werden. Azithromycin oder Roxithromycin oder ein Betalaktamantibiotikum können alternativ für Erythromycin gegeben werden.

Moxifloxacin Diese Kombination kann die QTc-Zeit additiv verlängern und das Risiko von kardialen Arrhythmien erhöhen. Diese Kombination sollte vermieden werden.

Folgende Interaktionen vom Typ C und D sind **für Olanzapin** beschrieben:

Ciprofloxacin Die Plasmakonzentration von Olanzapin erhöht sich möglicherweise. Die Verlängerung der QTc-Zeit wurde bei dieser Kombinationsbehandlung beschrieben. Wenn ein Fluorochinolon indiziert ist, kann Ofloxacin gewählt werden.

Folgende Interaktionen vom Typ C und D sind **für Quetiapin** beschrieben:

Clarithromycin, Erythromycin, Telithromycin Diese Makrolide erhöhen den Quetiapin-Spiegel um 130 %. Die gleichzeitige Gabe erhöht das Risiko der QTc-Zeit-Verlängerung, Somnolenz und Atemdepression. Bei notwendiger gleichzeitiger Gabe sollte eine Reduktion der Quetiapin-Dosis um 50–75 % erwogen werden. Die QTc-Zeit sollte kontrolliert werden. Anstelle dieser Makrolide kann Roxithromycin gegeben werden.

Folgende Interaktionen vom Typ C und D sind **für Risperidon** beschrieben:

Clarithromycin, Erythromycin, Telithromycin Diese Makrolide können die Plasmakonzentrationen von Risperidon und seiner Metaboliten erhöhen, die QTc-Zeit kann verlängert werden. Problematische Kombination. Auf mögliche Risperidon-Nebenwirkungen sollte geachtet, der Risperidon-Spiegel, die QTc-Zeit kontrolliert und ggf. die Risperidon-Dosis gesenkt werden. Anstelle dieser Makrolide kann Roxithromycin gegeben werden.

Folgende Interaktionen vom Typ C und D sind **für Sertindol** beschrieben:

Clarithromycin Die Konzentration von Sertindol steigt an und kann zur Verlängerung der QTc-Zeit und kardialen Arrhythmien führen. Diese Kombination ist kontraindiziert.

Erythromycin Die gleichzeitige Behandlung erhöht die Gefahr der Kardiotoxizität (Verlängerung der QTc-Zeit, Arrhythmie, Torsade de pointes, Herzstillstand). Die gleichzeitige Behandlung ist kontraindiziert. Anstelle von Erythromycin sollte Roxithromycin erwogen werden.

Moxifloxacin Die Konzentration von Sertindol steigt an und kann zur Verlängerung der QTc-Zeit und kardialen Arrhythmien führen. Diese Kombination ist kontraindiziert.

Telithromycin Die Konzentration von Sertindol steigt an und kann zur Verlängerung der QTc-Zeit und kardialen Arrhythmien führen. Diese Kombination ist kontraindiziert.

Folgende Interaktionen vom Typ C und D sind **für Ziprasidon und Risperidon** beschrieben:

Moxifloxacin Mögliche Verlängerung der QTc-Zeit und erhöhtes Risiko von kardialen Arrhythmien. Diese Kombination ist kontraindiziert.

Antidepressiva

Folgende Interaktionen vom Typ C und D sind **für Aripiprazol** beschrieben:

Fluoxetin, Paroxetin Die Plasmakonzentration von Aripiprazol kann sich erhöhen. Auf eventuelle Nebenwirkungen von Aripiprazol sollte geachtet und die Dosis ggf. gesenkt werden. Alternativ kann ein SSRI ohne Enzyminduktion von CYP2D6 (z. B. Citalopram oder Sertralin) gegeben werden.

Folgende Interaktionen vom Typ C und D sind **für Clozapin** beschrieben:

Fluoxetin Die Plasmakonzentration von Clozapin erhöht sich i. d. R. um 40 %, bei manchen Patienten möglicherweise auch bis auf ein Mehrfaches. Dadurch erhöht sich das Risiko von Nebenwirkungen durch Clozapin. Die Kontrolle des Clozapin-Spiegels und eine Dosisreduktion sind ggf. sinnvoll. Alternativ kann ein SSRI ohne größeren Einfluss auf den Arzneimittelmetabolismus gegeben werden. Citalopram kann in Kombination mit Clozapin ein Serotoninsyndrom auslösen.

Fluvoxamin Plasmakonzentration und Nebenwirkungsrisiko von Clozapin erhöhen sich deutlich. Die Kombination von Clozapin und Fluvoxamin in jeweils normaler Dosierung ist kontraindiziert. Bei manchen Patienten kann eine Behandlung mit jeweils niedrig dosiertem Clozapin und Fluvoxamin gut ansprechen. Bei Gabe

8

dieser Kombination sollten die Plasmakonzentration von Clozapin und andere Laborparameter (Blutbild) kontrolliert werden.

Paroxetin Die Plasmakonzentration von Clozapin erhöht sich um etwa 30 %. Dies erhöht das Risiko einer Leukopenie. Auf mögliche Clozapin-Nebenwirkungen sollte besonders geachtet, die Leukozytenzahl sollte kontrolliert und die Clozapin-Dosis ggf. reduziert werden. Der Clozapin-Spiegel kann bestimmt werden.

Folgende Interaktionen vom Typ C und D sind **für Haloperidol** beschrieben:

Fluoxetin, Paroxetin Die Plasmakonzentration von Haloperidol erhöht sich, schwere, v. a. extrapyramidale Nebenwirkungen durch Haloperidol können auftreten. Diese müssen aufmerksam beobachtet und die Plasmakonzentration von Haloperidol kontrolliert werden.

Fluvoxamin Die Plasmakonzentration von Haloperidol erhöht sich vermutlich. Dies kann zu schweren Nebenwirkungen führen. Bei gleichzeitiger Behandlung mit Fluvoxamin sollte die Dosis von Haloperidol gesenkt werden.

Venlafaxin Die Plasmakonzentration von Haloperidol erhöht sich wahrscheinlich. die Kontrolle von möglichen Nebenwirkungen von Haloperidol und Venlafaxin wird empfohlen. Die Dosis von Haloperidol muss ggf. reduziert werden.

Folgende Interaktionen vom Typ C und D sind **für Haloperidol, Levomepromazin, Perphenazin und Risperidon** beschrieben:

Clomipramin Es besteht das Risiko erhöhter Plasmakonzentrationen von Clomipramin und seiner Metabolite. Die Nebenwirkungen von Clomipramin sollten überwacht und die Dosis von Clomipramin ggf. gesenkt werden. Die Plasmakonzentration kann bestimmt werden.

Maprotilin Die Plasmakonzentration von Maprotilin kann sich erhöhen, dadurch können vermehrt Nebenwirkungen auftreten. Die Überwachung eventueller Nebenwirkungen wird empfohlen, ggf. ist die Senkung der Maprotilin-Dosis erforderlich. Die Kontrolle der Plasmakonzentration ist möglich.

Folgende Interaktionen vom Typ C und D sind **für Levomepromazin** beschrieben:

Amitriptylin Es besteht die Gefahr, dass die Plasmakonzentrationen von Amitriptylin und seines Metaboliten Nortriptylin ansteigen. Daher sollte auf mögliche Nebenwirkungen geachtet werden. Die Plasmaspiegel dieser Substanzen können kontrolliert werden.

Nortriptylin Die Plasmakonzentration von Nortriptylin erhöht sich. Dadurch steigert sich die Gefahr von Nebenwirkungen wie anticholinergen Effekten und Sedierung. Diese sollten beachtet werden.

Folgende Interaktionen vom Typ C und D sind **für Olanzapin** beschrieben:

Fluvoxamin Die Plasmakonzentration von Olanzapin erhöht sich. Diese Kombination sollte vermieden werden. Anstelle von Fluvoxamin kann Citalopram oder Sertralin gegeben werden.

Folgende Interaktionen vom Typ C und D sind **für Perphenazin** beschrieben:

Fluoxetin, Paroxetin Die Plasmakonzentration von Perphenazin erhöht sich und damit das Risiko möglicher Nebenwirkungen. Auf mögliche Nebenwirkungen sollte geachtet und der Perphenazin-Spiegel kontrolliert werden. Alternativ kann ein anderes SSRI-Präparat gegeben werden, das die CYP2D6-Aktivität nicht beeinflusst.

Nortriptylin Die Plasmakonzentration von Nortriptylin und das Risiko von Nebenwirkungen wie anticholinergen Effekten und Sedierung können sich erhöhen.

Auf mögliche Nebenwirkungen von Nortriptylin sollte geachtet, die Plasmakonzentration kontrolliert und ggf. die Dosis reduziert werden.

Folgende Interaktionen vom Typ C und D sind **für Risperidon** beschrieben:

Fluoxetin, Paroxetin Die Plasmakonzentrationen von Risperidon und seinem aktiven Metaboliten 9-OH-Risperidon steigen an. Dadurch erhöht sich auch das Risiko von Nebenwirkungen durch Risperidon. Die QTc-Zeit kann verlängert werden. Auf Nebenwirkungen durch Risperidon sollte sorgfältig geachtet, EKG-Kontrollen vorgenommen und der Risperidon-Spiegel ggf. kontrolliert werden. Eine niedrige Dosierung von Paroxetin mit 10 mg oder die Umstellung auf ein anderes SSRI ohne Einfluss auf CYP2D6 und QTc-Zeit sollte erwogen werden.

Nortriptylin Die Plasmakonzentration von Nortriptylin kann ansteigen. Nebenwirkungen wie anticholinerge Effekte oder Sedierung werden wahrscheinlicher. Auf mögliche Nebenwirkungen durch Nortriptylin sollte geachtet, der Nortriptylin-Spiegel kontrolliert und ggf. die Dosis gesenkt werden.

Trimipramin Die Plasmakonzentration von Trimipramin kann ansteigen. Auf mögliche Nebenwirkungen von Trimipramin sollte geachtet, die Plasmakonzentration von Trimipramin kontrolliert und ggf. die Trimipramin-Dosis gesenkt werden.

Folgende Interaktionen vom Typ C und D sind **für Sertindol** beschrieben:

Fluoxetin, Paroxetin Die Konzentration von Sertindol steigt an und kann zur Verlängerung der QTc-Zeit und kardialen Arrhythmien führen. Bei dieser Kombination ist Vorsicht geboten. Eine niedrige Erhaltungsdosis von Sertindol wird empfohlen, ebenso wie regelmäßige EKG-Kontrollen vor und nach einer Dosisanpassung dieser Substanzen.

Folgende Interaktionen vom Typ C und D sind **für Zuclopenthixol** beschrieben:

Clomipramin Es besteht die Gefahr erhöhter Plasmakonzentrationen von Clomipramin und seiner Metaboliten. Es sollten die Plasmaspiegel kontrolliert, auf Nebenwirkungen durch Clomipramin geachtet und die Clomipramin-Dosis ggf. gesenkt werden.

Fluoxetin, Paroxetin Die Plasmakonzentration von Zuclopenthixol erhöht sich und damit das Risiko für anticholinerge und extrapyramidale Nebenwirkungen sowie kardiale Arrhythmien. Auf mögliche Nebenwirkungen durch Zuclopenthixol sollte geachtet, der Zuclopenthixol-Spiegel kann kontrolliert werden. Alternativ kann ein SSRI, das CYP2D6 nicht hemmt, z. B. Sertralin, anstelle von Fluoxetin gegeben werden.

Maprotilin Die Plasmakonzentration von Maprotilin kann ansteigen. Auf mögliche Maprotilin-Nebenwirkungen sollte geachtet, der Plasmaspiegel kontrolliert und die Dosis von Maprotilin ggf. gesenkt werden.

Trimipramin Die Plasmakonzentration von Trimipramin kann ansteigen. Auf mögliche Trimipramin-Nebenwirkungen sollte geachtet, der Plasmaspiegel kontrolliert und die Dosis von Trimipramin ggf. gesenkt werden.

Antiepileptika

Folgende Interaktionen vom Typ C und D sind **für Aripiprazol** beschrieben:

Carbamazepin, Phenobarbital, Phenytoin Die Plasmakonzentration von Aripiprazol verringert sich, dies kann die klinische Wirkung abschwächen. Die Plasmakonzentration von Aripiprazol sollte kontrolliert werden. Gegebenenfalls bedarf es einer Dosiserhöhung bis auf das Doppelte, alternativ kann ein nicht induzierendes Antiepileptikum wie Valproat, Lamotrigin oder Gabapentin gegeben werden.

Folgende Interaktionen vom Typ C und D sind **für Clozapin** beschrieben:

Carbamazepin Die Plasmakonzentration von Clozapin verringert sich. Diese Kombination erhöht die Gefahr der Knochenmarkdepression. Die Kontrolle des Clozapin-Spiegels sowie des Blutbilds wird empfohlen.

Phenobarbital Die Clozapin-Konzentration verringert sich bei gleichzeitiger Einnahme um etwa 30 %. Gegebenenfalls muss die Clozapin-Dosis erhöht werden. Kontrolle der klinischen Wirkung und/oder der Clozapin-Konzentration werden empfohlen.

Phenytoin Die Plasmakonzentration von Clozapin verringert sich bei gleichzeitiger Behandlung. Die Kontrolle von Plasmakonzentration und ggf. Anpassung der Clozapin-Dosis ist ratsam.

Folgende Interaktionen vom Typ C und D sind **für Haloperidol** beschrieben:

Carbamazepin Carbamazepin kann auch in niedrigen Dosen die Plasmakonzentration von Haloperidol senken und damit zu einem Therapieversagen führen. Beim Absetzen von Carbamazepin können schwere Nebenwirkungen von Haloperidol auftreten. Die Dosis ist zu reduzieren. Die Plasmaspiegel beider Substanzen können kontrolliert werden.

Phenobarbital, Phenytoin Die Plasmakonzentration und die klinische Wirkung von Haloperidol können sich verringern, der Plasmaspiegel sollte kontrolliert werden. Auch die psychische Symptomatik sollte während der ersten Wochen einer gleichzeitigen Behandlung sowie nach Absetzen eines Antiepileptikums sorgfältig überwacht werden.

Folgende Interaktionen vom Typ C und D sind **für Olanzapin** beschrieben:

Carbamazepin Der Olanzapin-Spiegel verringert sich bei Kombination mit Carbamazepin. Beim An- oder Absetzen von Carbamazepin kann der Olanzapin-Spiegel kontrolliert werden.

Folgende Interaktionen vom Typ C und D sind **für Quetiapin** beschrieben:

Carbamazepin Die Quetiapin-Clearance erhöht sich bei gleichzeitiger Gabe von Carbamazepin deutlich. Dies kann zum Therapieversagen führen. Die Plasmakonzentration eines toxischen Carbamazepin-Metaboliten kann ansteigen. Diese Kombination sollte vermieden und stattdessen kann ein nicht induzierendes Antiepileptikum gegeben werden, z. B. Lamotrigin, Gabapentin oder ggf. Oxcarbazepin.

Phenytoin Die Quetiapin-Clearance erhöht sich bei gleichzeitiger Einnahme von Phenytoin um das 5-Fache. Dies kann zum Therapieversagen führen; diese Kombination sollte vermieden werden. Andere Antiepileptika, die die Neuroleptikakonzentration weniger deutlich beeinflussen wie Oxcarbazepin oder besser Lamotrigin und Gabapentin sollten erwogen werden.

Folgende Interaktionen vom Typ C und D sind **für Risperidon** beschrieben:

Phenobarbital Die Plasmakonzentrationen von Risperidon und dessen aktivem Metaboliten 9-OH-Risperidon können sich stark verringern. Dies kann zum Therapieversagen führen. Ein Absetzen von Phenobarbital kann risperidonbedingte Nebenwirkungen verursachen. Diese Kombination sollte vermieden werden. Ist eine gleichzeitige Einnahme dennoch medizinisch notwendig, sollte der Risperidon-Spiegel sorgfältig kontrolliert werden. Beim An- oder Absetzen von Phenobarbital muss die Dosis von Risperidon angepasst werden.

Folgende Interaktionen vom Typ C und D sind **für Risperidon** beschrieben:

Carbamazepin Die Plasmakonzentrationen von Risperidon und seinem aktiven Metaboliten 9-OH-Risperidon können stark absinken und es kann zum Therapieversagen kommen. Werden diese Substanzen kombiniert gegeben, können beim Absetzen von Carbamazepin Risperidon-Nebenwirkungen auftreten. Diese Kombination ist zu vermeiden. Ist eine gleichzeitige Gabe medizinisch notwendig, sollte die Plasmakonzentration von Risperidon und seinem Metaboliten kontrolliert werden. Beim An- oder Absetzen von Carbamazepin bedarf es einer Dosisanpassung von Risperidon. Anstelle von Carbamazepin kann Valproat eine sinnvolle Alternative sein.

Folgende Interaktionen vom Typ C und D sind **für Sertindol** beschrieben:

Carbamazepin, Oxcarbazepin, Phenobarbital, Phenytoin Die Plasmakonzentration von Sertindol kann absinken und die antipsychotische Wirkung unzureichend werden. Die Tagesdosis von Sertindol muss ggf. bis zur Maximaldosis erhöht werden; ggf. Umstellung auf ein Antiepileptikum ohne oder mit geringerer Induktion wie z. B. Lamotrigin, Gabapentin oder Valproat.

Antimykotika

Folgende Interaktionen vom Typ C und D sind **für Aripiprazol** beschrieben:

Itraconazol, Ketoconazol Die Plasmakonzentration von Aripiprazol erhöht sich, die Aripiprazol-Dosis sollte um etwa 50 % gesenkt werden.

Folgende Interaktionen vom Typ C und D sind **für Haloperidol** beschrieben:

Itraconazol, Ketoconazol, Posaconazol, Voriconazol Die Plasmakonzentration von Haloperidol kann sich erhöhen, dadurch können schwere neurologische Nebenwirkungen durch Haloperidol auftreten. Mögliche Symptome neurologischer Nebenwirkungen sollten aufmerksam beobachtet, die Haloperidol-Konzentration im Blut kontrolliert und die Dosis von Haloperidol ggf. gesenkt werden.

Folgende Interaktionen vom Typ C und D sind **für Quetiapin** beschrieben:

Fluconazol, Itraconazol Die Plasmakonzentration von Quetiapin kann ansteigen, wodurch verstärkt Nebenwirkungen wie Sedierung auftreten können. Auf Nebenwirkungen sollte geachtet werden; ggf. Wechsel zu Terbinafin.

Ketoconazol Die Exposition von Quetiapin erhöht sich bei gleichzeitiger Einnahme von Ketoconazol. Quetiapin sollte nicht mit Ketoconazol kombiniert, stattdessen kann Terbinafin gegeben werden.

Folgende Interaktionen vom Typ C und D sind **für Risperidon** beschrieben:

Itraconazol, Ketoconazol Die Plasmakonzentrationen von Risperidon und seinem aktiven Metaboliten können ansteigen. Der Risperidon-Spiegel sollte kontrolliert und auf mögliche Risperidon-Nebenwirkungen geachtet werden; ggf. Reduktion der Risperidondosis.

Folgende Interaktionen vom Typ C und D sind **für Sertindol** beschrieben:

Fluconazol, Itraconazol, Ketoconazol, Posaconazol, Voriconazol Die Konzentration von Sertindol steigt an und kann zur Verlängerung der QTc-Zeit und zu kardialen Arrhythmien führen. Diese Kombination ist kontraindiziert.

Antiparkinsonmittel

Folgende Interaktionen vom Typ C und D sind **für sämtliche Neuroleptika** (außer für die sog. Atypika Quetiapin, Clozapin, Risperidon und Olanzapin) beschrieben:

8

Apomorphin, Cabergolin, Levodopa, Ropinirol, Rotigotin Typische Neuroleptika sind D2-Dopaminrezeptoragonisten; sie hemmen die Wirkung der genannten Substanzen. Sogenannte atypische Neuroleptika weisen einen ähnlichen Effekt auf; die klinische Wirkung dieser Interaktion ist angeblich weniger bedeutsam. Generell sollte diese Kombination vermieden werden. Bei Morbus Parkinson und Dopaminagonisten-induzierter Psychose sollte Clozapin gegeben werden. Olanzapin oder Quetiapin können zur Behandlung psychotischer Symptome bei Morbus Parkinson erwogen werden, sind in Deutschland dafür jedoch nicht zugelassen und damit Off-Label-Use.

Antiprotozoika

Folgende Interaktionen vom Typ C und D sind **für Sertindol** beschrieben:

Chloroquin Die QTc-Zeit kann sich verlängern und das Risiko kardialer Arrhythmien steigt an. Die gleichzeitige Behandlung ist zu vermeiden.

Folgende Interaktionen vom Typ C und D sind **für Ziprasidon** beschrieben:

Chloroquin Die QTc-Zeit kann sich verlängern und das Risiko kardialer Arrhythmien steigt an. Die gleichzeitige Behandlung ist zu vermeiden.

Antipsychotika

8

Folgende Interaktionen vom Typ C und D sind **für Clozapin** beschrieben:

Levomepromazin Die Plasmakonzentration von Clozapin kann sich verringern, wodurch sich der klinische Effekt abschwächen kann. Die Clozapin-Dosierung kann anhand von Spiegelbestimmungen angepasst werden.

Folgende Interaktionen vom Typ C und D sind **für Haloperidol** beschrieben:

Sertindol Mögliche Verlängerung der QTc-Zeit und erhöhtes Risiko kardialer Arrhythmien. Diese Kombination sollte vermieden werden.

Folgende Interaktionen vom Typ C und D sind **für Levomepromazin** beschrieben:

Clozapin Die Plasmakonzentration von Clozapin kann sich verringern und den klinischen Effekt abschwächen. Die Clozapin-Dosierung kann anhand von Spiegelbestimmungen angepasst werden.

Folgende Interaktionen vom Typ C und D sind **für Sertindol** beschrieben:

Haloperidol, Ziprasidon Die QTc-Zeit kann sich verlängern und das Risiko kardialer Arrhythmien steigt an. Die gleichzeitige Behandlung ist zu vermeiden.

Lithium Die Konzentration von Sertindol steigt an und kann zur Verlängerung der QTc-Zeit und zu kardialen Arrhythmien führen. Bei manchen Patienten kann die Kombination von Lithium mit einem Neuroleptikum das Risiko neurotoxischer Nebenwirkungen erhöhen. Diese Kombination ist kontraindiziert.

Antivirale Mittel

Folgende Interaktionen vom Typ C und D sind **für Sertindol** beschrieben:

Atazanavir, Darunavir, Fosemprenavir, Indinavir, Lopinavir, Ritonavir, Saquinavir, Tipranavir Die Konzentration von Sertindol steigt an und kann zur Verlängerung der QTc-Zeit und zu kardialen Arrhythmien führen. Diese Kombination ist kontraindiziert.

Anxiolytika

Folgende Interaktionen vom Typ C und D sind **für Clozapin** beschrieben:

Alprazolam, Diazepam, Flunitrazepam, Lorazepam, Midazolam, Nitrazepam, Oxazepam, Triazolam Die Kombination mit einem Benzodiazepin kann in seltenen Fällen zu toxischen Effekten wie schwerer Hypotension, Atemdepression, Bewusstlosigkeit und Apnoe mit letalem Ausgang führen. Treten deutliche Sedierung, Schwindel, Ataxie oder Schwäche auf, sollte diese Kombination möglichst beendet werden.

Betablocker

Folgende Interaktionen vom Typ C und D sind **für Haloperidol** beschrieben:

Sotalol Das Risiko einer deutlich erhöhten QTc-Zeit und sekundär von Torsade de pointes erhöht sich. Bei intravenöser Gabe ist dieses Risiko zusätzlich erhöht, die sorgfältige Kontrolle der QTc-Zeit ist erforderlich.

Folgende Interaktionen vom Typ C und D sind **für Sertindol** beschrieben:

Sotalol Die Konzentration von Sertindol steigt an und kann zur Verlängerung der QTc-Zeit und zu kardialen Arrhythmien führen. Diese Kombination ist kontraindiziert.

Folgende Interaktionen vom Typ C und D sind **für Ziprasidon** beschrieben:

Sotalol Die QTc-Zeit kann sich verlängern und das Risiko kardialer Arrhythmien steigt an. Die gleichzeitige Behandlung ist zu vermeiden.

8

Gynäkologika

Folgende Interaktionen vom Typ C und D sind **für sämtliche Neuroleptika** (außer für die sog. Atypika Quetiapin, Clozapin, Risperidon und Olanzapin) beschrieben:

Bromocriptin, Pramipexol Dopaminantagonisten wie z. B. antipsychotische Präparate können die therapeutische Wirkung von Bromocriptin/Pramipexol hemmen. Umgekehrt können Letztere auch Antipsychotika hemmen. Atypische Neuroleptika weisen den gleichen Effekt auf, jedoch ist diese Interaktion klinisch meist nicht von gleicher Bedeutung. Diese Kombination sollte vermieden werden. Bei einer Psychose bei Parkinson-Patienten, die durch Dopaminagonisten verursacht wurde, sind atypische Neuroleptika vorzuziehen. Hierbei ist Quetiapin Mittel der ersten Wahl; Clozapin, Risperidon und Olanzapin sind zweite Wahl.

Kalziumkanalblocker

Folgende Interaktionen vom Typ C und D sind **für Risperidon** beschrieben:

Verapamil Die Plasmakonzentration von Risperidon steigt an und es kann zu Risperidon-bedingten Nebenwirkungen kommen. Kontrolle des Plasmaspiegels von Risperidon. Anstelle von Verapamil können Amlodipin oder Atenolol als Alternativbehandlung erwogen werden.

Folgende Interaktionen vom Typ C und D sind **für Sertindol** beschrieben:

Diltiazem Die Konzentration von Sertindol steigt an und kann zur Verlängerung der QTc-Zeit und zu kardialen Arrhythmien führen. Diese Kombination ist kontraindiziert.

Verapamil Die Konzentration von Sertindol steigt an und kann zur Verlängerung der QTc-Zeit und zu kardialen Arrhythmien führen. Diese Kombination ist kontraindiziert.

Malariamittel

Folgende Interaktionen vom Typ C und D sind **für Sertindol** beschrieben:

Hydroxychloroquin Die QTc-Zeit kann sich verlängern und das Risiko kardialer Arrhythmien steigt an. Die gleichzeitige Behandlung ist zu vermeiden.

Folgende Interaktionen vom Typ C und D sind **für Ziprasidon und Risperidon** beschrieben:

Hydroxychloroquin Mögliche Verlängerung der QTc-Zeit und erhöhtes Risiko von kardialen Arrhythmien. Diese Kombination sollte vermieden werden.

Opioide

Folgende Interaktionen vom Typ C und D sind **für Haloperidol** beschrieben:

Kodein Die analgetische und antitussive Wirkung von Kodein kann abgeschwächt werden. Ein Analgetikum, das nicht über CYP2D6 metabolisiert wird (z.B. Morphin), oder ein anderes Neuroleptikum, das CYP2D6 nicht hemmt (z.B. Quetiapin, Olanzapin oder Risperidon), sollten gegeben werden.

Tramadol Die analgetische Wirkung von Tramadol wird abgeschwächt. Anstelle von Tramadol sollte ein Analgetikum, das nicht über CYP2D6 metabolisiert wird (z.B. Morphin), oder ein anderes Neuroleptikum, das CYP2D6 nicht hemmt (z.B. Quetiapin, Olanzapin oder Risperidon), verordnet werden.

Folgende Interaktionen vom Typ C und D sind **für Levomepromazin** beschrieben:

Kodein, Tramadol Bei dieser Kombination kann sich die analgetische Wirkung abschwächen. Noch ist die klinische Bedeutung dieser Interaktion nicht geklärt. Die analgetische Wirkung sollte beobachtet und ggf. ein anderes Analgetikum als Tramadol oder Kodein gewählt werden.

Folgende Interaktionen vom Typ C und D sind **für Melperon** beschrieben:

Kodein Die analgetische und antitussive Wirkung von Kodein wird abgeschwächt. Anstelle von Kodein sollte ein Analgetikum, das nicht über CYP2D6 metabolisiert wird, oder ein anderes Neuroleptikum, das CYP2D6 nicht hemmt (z.B. Quetiapin, Olanzapin oder Risperidon), gegeben werden.

Tramadol Die analgetische Wirkung von Tramadol wird abgeschwächt. Anstelle von Tramadol sollte ein anderes Analgetikum, das nicht über CYP2D6 metabolisiert wird, oder ein anderes Neuroleptikum, das CYP2D6 nicht hemmt (z.B. Quetiapin, Olanzapin oder Risperidon), verabreicht werden.

Stimulanzien

Folgende Interaktionen vom Typ C und D sind **für Clozapin** beschrieben:

Koffein Die Plasmakonzentration von Clozapin erhöht sich. Nebenwirkungen von Clozapin sind zu erwarten (verstärkte Sedierung, Krämpfe). Patienten, die Clozapin nehmen, sollten plötzliche Änderungen des täglichen Koffeinkonsums vermeiden. Auf mögliche Clozapin-Nebenwirkungen sollte geachtet werden. Die Clozapin-Konzentration im Serum kann kontrolliert werden.

Tuberkulosemittel

Folgende Interaktionen vom Typ C und D sind **für Aripiprazol** beschrieben:

Rifampicin Die Konzentration von Aripiprazol verringert sich, die Dosis von Aripiprazol sollte etwa um das Doppelte erhöht werden.

Folgende Interaktionen vom Typ C und D sind **für Haloperidol** beschrieben:

Rifampicin Die Talkonzentration von Haloperidol verringert sich und folglich schwächt sich die klinische Wirkung von Haloperidol ab. Sorgfältige Kontrolle der klinischen Wirkung, ggf. Erhöhung der Haloperidol-Dosis und Reduktion der Rifampicin-Dosis.

Folgende Interaktionen vom Typ C und D sind **für Risperidon** beschrieben:

Rifampicin Die Plasmakonzentrationen von Risperidon und seinem aktiven Metaboliten 9-OH-Risperidon sinken stark ab und es kann zum Therapieversagen kommen. Diese Kombination sollte vermieden werden. Ist eine gleichzeitige Gabe dennoch notwendig, sollten die Plasmaspiegel von Risperidon und seinem Metaboliten sorgfältig kontrolliert werden.

Folgende Interaktionen vom Typ C und D sind **für Sertindol** beschrieben:

Rifampicin Die Plasmakonzentration von Sertindol kann sich verringern und damit die antipsychotische Wirkung unzureichend werden; ggf. Steigerung der Sertindol-Dosis bis auf die max. Tagesdosis.

Weitere relevante Interaktionen

Folgende Interaktionen vom Typ C und D sind **für Aripiprazol** beschrieben:

Grapefruitsaft Eine Erhöhung der Plasmakonzentration von Aripiprazol ist zu erwarten. Grapefruitsaft sollte während der Einnahme von Aripiprazol vermieden werden.

Folgende Interaktionen vom Typ C und D sind **für Clozapin** beschrieben:

Nikotinkonsum Rauchen verringert die Clozapin- und Norclozapin-Konzentration um etwa 30 %. Eine plötzliches Beenden des Nikotinkonsums erhöht die Gefahr einer Clozapin-Intoxikation. Bei Rauchern, die eine Clozapin-Therapie beginnen, sollte der Clozapin-Spiegel regelmäßig und sorgfältig kontrolliert und die Clozapin-Dosis je nach Menge des Nikotinkonsums angepasst werden.

Folgende Interaktionen vom Typ C und D sind **für Olanzapin** beschrieben:

Nikotinkonsum Die Clearance von Olanzapin kann sich erhöhen. Veränderungen der Rauchgewohnheiten können auf die klinische Wirkung von Olanzapin Einfluss nehmen. Ein schnelles Beenden des Rauchens kann zu toxischen Olanzapin-Konzentrationen führen. Bei geplantem Rauchstopp sollte die Dosis reduziert werden. Der Olanzapin-Spiegel kann im Serum bestimmt werden.

Folgende Interaktionen vom Typ C und D sind **für Quetiapin** beschrieben:

Grapefruitsaft Die Quetiapin-Konzentration erhöht sich i. d. R. deutlich. Grapefruitsaft sollte von Patienten mit Quetiapin nicht genossen werden.

Folgende Interaktionen vom Typ C und D sind **für Sertindol** beschrieben:

Grapefruitsaft Die Plasmakonzentration von Sertindol kann ansteigen. Grapefruitsaft sollte bei Gabe von Sertindol vermieden werden.

8.6.6 Kontraindikationen

ZNS-dämpfende Substanzen wie Alkohol, Barbiturate, Narkotika, Schlafmittel oder Opioide sind in der Kombination mit Neuroleptika problematisch. Bei zerebralen Schäden sollte auf Neuroleptika prinzipiell verzichtet werden. Bei Morbus Parkinson sind Neuroleptika kontraindiziert (außer Clozapin, für das es in Deutschland eine entsprechende Zulassung gibt). Andere Wirkstoffe sind damit Off-Label-Use.

8

Olanzapin ist bei Patienten mit bekanntem Risiko für ein Engwinkelglaukom kontraindiziert.

Sertindol ist bei bekannter, unkorrigierter Hypokaliämie und Hypomagnesiämie kontraindiziert. Sertindol ist ebenso kontraindiziert bei anamnestischer klinisch relevanter kardiovaskulärer Erkrankung, Herzinsuffizienz, kardialer Hypertrophie, Arrhythmien oder Bradykardie (Herzfrequenz < 50/min).

Die meisten Neuroleptika können die QTc-Zeit verlängern. Ganz besonders Sertindol und Ziprasidon sind bei Patienten kontraindiziert, die mit QTc-Zeit-verlängernden Medikamenten behandelt werden oder bei denen eine Verlängerung der QTc-Zeit manifest ist.

Knochenmarkhemmende Substanzen sollten nicht zusammen mit Clozapin gegeben werden.

8.6.7 Warnhinweise

Leider sind zu wenige qualitativ gute Studien bei älteren Personen durchgeführt worden. Die gesammelte klinische Erfahrung zeigt jedoch, dass Ältere eine höhere Empfindlichkeit und Vulnerabilität gegenüber der zentralnervösen Wirkung von Neuroleptika aufweisen. Die Rate an Nebenwirkungen ist daher höher und der Behandlungserfolg häufig zweifelhaft, nicht zuletzt bei Demenzkranken aufgrund der organischen Veränderungen im Gehirn. Einen Sonderfall stellt die Lewy-Körperchen-Demenz dar, bei der eine besondere Überempfindlichkeit auf Neuroleptika besteht. Sie liegt bei etwa 10 % der Demenzkranken vor. Auf ältere hoch dosierte Neuroleptika sollte bei älteren Patienten auch aufgrund der möglichen anticholinergen Nebenwirkungen verzichtet werden, da sie zu kognitiven Störungen bis hin zu schwerer Verwirrtheit führen können. Das Risiko ist besonders hoch bei Älteren mit Demenz, da bei ihnen die kognitive Funktion durch die krankheitsbedingte Degeneration der cholinergen Nervenbahnen bereits reduziert ist.

Aufgrund von kardialen Sicherheitsproblemen sollte Sertindol nur bei Patienten gegeben werden, die mind. ein anderes antipsychotisches Präparat nicht tolerieren konnten. Vor und nach einer Therapie mit Sertindol sind EKG-Kontrollen zwingend notwendig. Dieser Wirkstoff ist deshalb eine Substanz fernerer Wahl.

In einer Metaanalyse mit 17 kontrollierten Versuchsreihen wiesen Ältere mit Demenz, die mit einem Neuroleptikum behandelt wurden (Olanzapin, Aripiprazol, Risperidon und Quetiapin), ein signifikant erhöhtes Mortalitätsrisiko verglichen mit der Placebokontrollgruppe auf.

In placebokontrollierten Studien mit älteren, dementen Patienten zeigte sich bei der Behandlung mit Risperidon ein 3-fach erhöhtes Risiko für zerebrovaskuläre Ereignisse verglichen mit Placebo. Studien mit vergleichbarer Qualität fehlen jedoch für ältere Neuroleptika und es spricht nichts dafür, dass diese von älteren Personen besser vertragen werden. Unter Behandlung mit atypischen Neuroleptika sind Hypoglykämie, Ketoazidose, hyperosmolares Koma und Todesfolge beschrieben. Diabetiker oder Patienten mit Risikofaktoren für Diabetes sollten regelmäßig auf die diabetische Stoffwechsellage hin kontrolliert werden.

8.6.8 Pharmakologische Angaben

▶ Tab. 8.19.

Tab. 8.19 Pharmakologische Angaben für Neuroleptika

	Halbwertszeit	Herabgesetzte Funktion der		Schwangerschaft	Stillzeit	Aktiver Metabolit
		Leber	Niere			
Aripiprazol	75–146 h			B:3	IVa	Ja
Flupentixol	22–36 h	Vorsichtig dosieren	Ohne größere Bedeutung	C	II	Nein
Haloperidol	12–38 h	Vorsichtig dosieren	Ohne größere Bedeutung	C	III	Nein
Chlorprothixen	8–12 h	Vorsichtig dosieren	Vorsichtig dosieren	C	II	Nein
Clozapin	6–26 h	Vorsichtig dosieren	Vorsichtig dosieren	B:1	III	Ja
Levomepromazin	17–20 h	Vorsichtig dosieren	Vorsichtig dosieren	C	II	Angaben fehlen
Melperon	4–8 h	Vorsichtig dosieren	Vorsichtig dosieren	C	IVa	Nein
Olanzapin	34 h (Jüngere) 52 h (Ältere)	Vorsichtig dosieren	Vorsichtig dosieren	C	III	Ja
Paliperidon[1]	24 h p. o. 25–49 d Depot i. m.	Vorsichtig dosieren	Ohne größere Bedeutung	C	III	Nein
Perphenazin	8–12 h	Ohne größere Bedeutung	Vorsichtig dosieren	C	II	Nein
Quetiapin	7 h 12 h aktiver Metabolit	Vorsichtig dosieren	Vorsichtig dosieren	C:2	IVb	Ja
Risperidon	3 h 24 h aktiver Metabolit	Vorsichtig dosieren	Ohne größere Bedeutung	C	IVb	Ja
Sertindol	3 d	½ Dosierung	Dosierung halbieren	C	IVb	Nein
Ziprasidon	7 h	Vorsichtig dosieren	Ohne größere Bedeutung	B:3	IVa	Angaben fehlen
Zuclopenthixol	20 h	Vorsichtig dosieren	Ohne größere Bedeutung	C	II	Nein

[1] Paliperidon ist der aktive Metabolit von Risperidon.

8.6.9 Therapiekontrolle

Die Beurteilung des Behandlungseffekts sollte bereits am ersten Tag beginnen und danach fortlaufend über 1–2 Wochen öfter wiederholt werden, da die Wirkung verzögert auftreten oder sich erst allmählich vollständig entfalten kann. Ein rascher Wirkeintritt deutet auf eine gute Prognose hin. Wurde die therapeutisch geeignete Dosis nach einer langsamen Auftitrierung mit sorgfältigen Kontrollen erreicht, kann diese Dosis auch als Erhaltungsdosis beibehalten werden. War initial eine schnelle Aufdosierung notwendig, sollte nach dieser initialen Phase die Erhaltungsdosis durch langsames Reduzieren austitriert werden.

Der Einsatz von Neuroleptika erfordert großes Wissen und klinisch-psychiatrische Erfahrung.

8.6.10 Alternative Behandlungen

Neuere Neuroleptika, sog. Atypika, werden in immer größerem Ausmaß verordnet, auch wenn sie nicht immer eine bessere Wirkung oder gar weniger Nebenwirkungen als die älteren Substanzen aufweisen. Jedoch kann das Nebenwirkungsprofil bei neueren Neuroleptika andersartig sein. In der Behandlung der Psychose sollten allzu hohe neuroleptische Dosen vermieden werden, da sie im Vergleich zu den Standarddosen häufig keine therapeutischen Vorteile aufweisen, sondern vielmehr das Risiko für Nebenwirkungen erhöhen.

Bei Schizophrenie sollte die Behandlung mit Neuroleptika mit anderen Maßnahmen kombiniert werden, die die Familie des Patienten einbeziehen und soziale, psychologische und psychotherapeutische Unterstützung beinhalten.

Verhaltensänderungen und psychische Beschwerden bei Demenz (Behavioural and Psychological Symptoms of Dementia, BPSD) sollten in erster Linie nicht medikamentös behandelt werden. Als primäre Maßnahmen sind v. a. eine Anpassung der Umgebung und des Kontakts mit dem Kranken notwendig. Nur wenige Medikamente haben nachgewiesene positive Effekte auf BPSD.

Demente sollten bei BPSD zunächst klinisch beurteilt werden, um mögliche zugrunde liegende organische Ursachen auszuschließen. Dies können Schmerzen, Übelkeit oder Obstipation sein, die sich in Unruhe, Aggressivität oder schwerer Verwirrtheit äußern.

8.6.11 Beschwerden beim Absetzen

Bei zu schnellem Absetzen von Neuroleptika können innerhalb von einigen Tagen anticholinerge Beschwerden wie Übelkeit, Erbrechen, Durchfall, Kopfschmerzen und Schwitzen auftreten. Diese klingen i. d. R. innerhalb von 2 Wochen nach Absetzen wieder ab. Bei älteren Neuroleptika (aber auch Clozapin) treten diese Beschwerden verstärkt auf.

Extrapyramidale Symptome können 1–2 Wochen nach einem raschen Absetzen einer neuroleptischen Therapie auftreten und verschwinden i. d. R. nach etwa 4 Wochen. Dies gilt ebenso für Choreoathetose und Dyskinesie, die jedoch in manchen Fällen über Jahre fortbestehen können.

Eine in den ersten Wochen nach Absetzen mögliche Unruhe und Angst kann vorübergehend mit Benzodiazepinen behandelt werden.

Zu rasches Absetzen von **Flupentixol** kann mit Absetzbeschwerden einhergehen. Häufig sind dies Übelkeit, Erbrechen, Anorexie, Diarrhö, Schwitzen, Myalgien,

Parästhesie, Insomnie, Ruhelosigkeit, Angst, Tremor, Schwindel und Agitiertheit. Diese Beschwerden beginnen meist 1–4 Tage nach dem Absetzen und klingen nach 7–14 Tagen wieder ab.

Nach zu abruptem Absetzen von **Clozapin** sind akute Absetzbeschwerden beschrieben, weshalb ein langsames Reduzieren der Dosis empfohlen wird. Ist dennoch ein schnelles Absetzen nötig (z. B. aufgrund einer Leukopenie), sollte der Patient gut auf wiederkehrende psychotische Symptomatik und auf cholinerge Rebound-Phänome wie z. B. starkes Schwitzen, Kopfschmerzen, Übelkeit, Erbrechen und Diarrhö hin überwacht werden. Maligne Katatonie wurde nach abruptem Absetzen von Clozapin beschrieben.

Auch nach plötzlichem Absetzen von Quetiapin sind akute Absetzbeschwerden wie Schlaflosigkeit, Übelkeit, Kopfschmerzen, Diarrhö, Erbrechen, Schwindel und Reizbarkeit beschrieben. Hier wird ein schrittweises Absetzen über mind. 1–2 Wochen empfohlen.

8.6.12 Behandlung beenden

Bei zu raschem Absetzen von Neuroleptika treten mehr oder weniger starke Absetzbeschwerden auf. Häufig sind verschiedene Rezeptorsysteme beteiligt und die Beschwerden können vielfältig sein. Das Beschwerdebild kann sich je nach Neuroleptikum stark unterscheiden.

Um Absetzbeschwerden, aber v. a. auch ein Psychoserezidiv zu vermeiden, sollten Neuroleptika nicht abrupt abgesetzt, sondern schrittweise reduziert werden. Bei Schizophrenie wird die Tagesdosis sehr langsam reduziert, z. B. um 20 % jeden dritten Monat. Dies sollte stets unter psychiatrischer Mitbehandlung erfolgen und erfordert eine gute Kenntnis der Krankheitsgeschichte des Patienten. Hauptsächlich dient diese langsame Reduktion der Vermeidung eines Rezidivs.

Nachstehend ein **Vorschlag für ein Absetzschema** bei anderen Indikationen als der Psychose, z. B. Unruhezustände bei Älteren:

- Halbierung der Tagesdosis über 2 Wochen und danach Absetzen. Dies ist bei niedriger Tagesdosierung und langer Halbwertszeit ausreichend.
- Bei höherer Tagesdosis und kurzer Halbwertszeit wird die Tagesdosis über 2 weitere Wochen halbiert gegeben.

Mithilfe dieser Empfehlung können Absetzbeschwerden durch die beteiligten Rezeptorsysteme vermieden werden.

8.6.13 Am Lebensende

Manche Neuroleptika können Übelkeit am Lebensende lindern. Häufig wird Haloperidol in einer Tagesdosierung von 0,5–1 mg oral oder subkutan gegeben. Bei Demenz sollten Neuroleptika restriktiv verwendet werden. Am Lebensende sollten Neuroleptika jedoch möglichst vermieden werden.

In der Behandlung einer Schizophrenie oder einer anderen chronifizierten psychischen Erkrankung kann eine neuroleptische Therapie beibehalten, jedoch auf die niedrigstmögliche Dosis reduziert werden. Hierbei müssen Nierenfunktion, Leberfunktion, komplizierende Erkrankungen und Interaktionsrisiken mit palliativen Medikamenten unbedingt beachtet werden.

8.6.14 Sonstiges

Allgemein werden Neuroleptika häufig bei Indikationen ohne klare wissenschaftliche Grundlage verschrieben, v. a. bei geriatrischen Patienten und bei Indikationen abseits der Psychosen. Ältere oder demente Patienten mit Unruhezuständen ohne deutliche psychotische Symptomatik sollten keine Neuroleptika erhalten. Bei Symptomen wie lautem Rufen, Umherwandern oder unspezifischer Unruhe konnte keine ausreichende Wirkung für Neuroleptika nachgewiesen werden.

Akathisie (Sitzunruhe) als neuroleptische Nebenwirkung kann nicht durch eine anticholinerge Therapie gelindert werden, sondern durch eine Reduktion der neuroleptischen Dosis. Bis zum Eintreten der Wirkung der Dosisreduktion können Benzodiazepine Akathisiesymptome lindern.

In einer norwegischen Studie wurden 55 demente Patienten in Demenzwohnheimen untersucht. Alle erhielten Haloperidol, Risperidon oder Olanzapin und die Hälfte der Patienten wurde während 4 Wochen auf Placebo umgestellt. Bei Studienende wurden 23 von 27 Patienten in der Interventionsstudie weiterhin ohne ein Neuroleptikum behandelt und die Mehrzahl hatte sich in der NPI-Testung verbessert (Neuropsychiatric Inventory Questionnaire).

In keiner Studie fand sich eine Evidenz für eine verbesserte Lebensqualität durch eine Behandlung mit Neuroleptika bei Demenz. Im Gegenteil deuten einige Studien darauf hin, dass eine solche Behandlung die Lebensqualität negativ beeinflusst.

Ein bei Älteren häufig übersehener Nebeneffekt von Neuroleptika ist die Verminderung des Appetits.

8.7 Benzodiazepinderivate N05BA

Diazepam, Oxazepam, Lorazepam, Alprazolam

Beachte: In diesem Kapitel werden nur oral einzunehmende Benzodiazepine aufgeführt.

8.7.1 Indikationen

Symptomatische Behandlung von Angst-, Spannungs- und Erregungszuständen sowie dadurch bedingten Schlafstörungen (Diazepam, Oxazepam, Lorazepam, Alprazolam)

- Status epilepticus (Diazepam)
- Zerebral und peripher bedingte Muskelspasmen (Diazepam)
- Angstzustände (Alprazolam)
- Prämedikation (Diazepam, Lorazepam)

8.7.2 Wirkmechanismus

Benzodiazepinen liegt eine gemeinsame chemische Grundstruktur und ein gemeinsamer Wirkmechanismus zugrunde. Sie binden an und aktivieren spezifische Rezeptoren in Gehirn und Rückenmark. Diese Rezeptoren sind Teil des GABA-Rezeptorkomplexes, der auch durch Alkohol beeinflusst wird. Die körpereigenen Signalsubstanzen der Benzodiazepinrezeptoren werden Endozepine genannt. Werden Benzodiazepinrezeptoren durch diese Medikamentengruppe und einige andere Schlafmittel (▶Kap. 8.9) aktiviert, ergeben sich folgende Effekte: Dämpfung von Angst, Unruhe und Schlafstörungen. Sie wirken außerdem muskelrelaxierend und krampflösend, Letzteres v.a. bei Diazepam. Die Toxizität ist sehr gering, solange Benzodiazepine nicht mit Alkohol, schwachen oder starken Opioiden oder Antidepressiva kombiniert werden. Eine Toleranzentwicklung scheint nur gegenüber dem sedierenden Effekt aufzutreten, nicht aber gegenüber dem angstlösenden.

8.7.3 Empfohlene Tagesdosen und Dosisintervalle

Die Tagesdosis muss individuell eingestellt werden. Bei Älteren ist es sinnvoll, die niedrigste empfohlene Dosis zu wählen. Die Substanzen müssen nicht mit den Mahlzeiten eingenommen werden, die Aufnahme erfolgt schneller bei leerem Magen und kann bei Einnahme nach den Mahlzeiten etwas verzögert sein. Die Dosisäquivalenzen sind Annäherungsdaten (nach Ashton) und können interindividuell variieren (▶Tab. 8.20).

Tab. 8.20 Dosierungsempfehlungen für Benzodiazepinderivate

	Dosisintervall	Empfohlene Tagesdosis	Dosisäquivalenz
Diazepam	8–24 h	2–15 mg	10 mg
Oxazepam	6–12 h	20–30 mg	20 mg
Lorazepam	8–12 h	0,5–2 mg	1 mg
Alprazolam	8–12 h	0,5–3 mg	0,5 mg

8.7.4 Nebenwirkungen

Häufige Nebenwirkungen

Benommenheit, Müdigkeit, Asthenie, Schwindel, Verwirrtheit, Muskelschwäche, Konzentrationsschwierigkeiten.

Bedrohliche Nebenwirkungen

Ikterus, anaphylaktische Reaktion, Angioödem, Halluzinationen, erhöhtes Sturzrisiko.

8.7.5 Wichtige Interaktionen

Antiarrhythmika

Folgende Interaktionen vom Typ C und D sind **für Alprazolam** beschrieben:

Dronedaron Die Konzentration von Alprazolam und damit die Gefahr der Sedierung können ansteigen. Diese Kombination sollte vermieden und eine Umstellung auf Oxazepam erwogen werden.

Antidepressiva

Folgende Interaktionen vom Typ C und D sind **für Alprazolam** beschrieben:

Fluoxetin Mäßig erhöhte Alprazolam-Spiegel sind beschrieben; die Dosis von Alprazolam muss ggf. reduziert werden. Auf Nebenwirkungen durch Alprazolam muss geachtet werden. Da die Halbwertszeit von Norfluoxetin lang ist, kann die hemmende Wirkung auf den Alprazolam-Stoffwechsel mehrere Wochen anhalten, nachdem Fluoxetin abgesetzt wurde. Lorazepam oder Oxazepam können alternativ gegeben werden.

Fluvoxamin Die Plasmakonzentration von Alprazolam erhöht sich und damit die psychomotorische Wirkung. Die Alprazolam-Dosis sollte reduziert oder ein Benzodiazepin gegeben werden, das nicht oxidiert wird, wie z. B. Lorazepam.

Folgende Interaktionen vom Typ C und D sind **für Diazepam** beschrieben:

Fluvoxamin Die Plasmakonzentration von Diazepam sowie dessen psychomotorische Wirkung erhöhen sich. Diazepam sollte in geringen Dosen gegeben oder auf ein nicht oxidierendes Benzodiazepin (z. B. Lorazepam) umgestellt werden.

Antiepileptika

Folgende Interaktionen vom Typ C und D sind **für Diazepam** beschrieben:

Carbamazepin Die Plasmakonzentration von Diazepam kann stark abfallen; diese Kombination sollte vermieden werden. Ist eine gleichzeitige Gabe notwendig, sollte die Diazepam-Dosis ggf. erhöht oder eine parenterale Zufuhr bevorzugt werden. Bei Gabe von Oxazepam tritt diese Interaktion nicht auf.

Phenytoin Die Plasmakonzentration von Phenytoin kann sich erhöhen; dies kann zu bedrohlichen Nebenwirkungen führen. Es sind auch Fälle mit reduzierter Plasmakonzentration von Phenytoin beschrieben. Der Phenytoin-Spiegel sollte beim An- oder Absetzen von Benzodiazepinen gemessen, auf eventuelle Nebenwirkungen durch Phenytoin sollte geachtet werden.

8

Folgende Interaktionen vom Typ C und D sind **für Alprazolam** beschrieben:

Carbamazepin, Phenobarbital, Phenytoin Die Plasmakonzentration und die Wirkung von Alprazolam können sich bei gleichzeitiger Gabe verringern. Die Alprazolam-Dosis sollte reduziert werden. Die Umstellung auf ein Antiepileptikum ohne enzyminduzierende Wirkung wie Gabapentin, Lamotrigin oder Oxcarbazepin kann sinnvoll sein. Als Schlafmittel kann Oxazepam gegeben werden.

Antimykotika

Folgende Interaktionen vom Typ C und D sind **für Alprazolam** beschrieben:

Itraconazol Die Plasmakonzentration von Alprazolam steigt an und damit auch das Risiko von Nebenwirkungen. Bei dieser Kombination muss eventuell die Alprazolam-Dosis reduziert werden. Eine Umstellung auf Oxazepam oder Lorazepam sollte erwogen werden.

Ketoconazol Die Plasmakonzentration von Alprazolam kann ansteigen und zu ZNS-Nebenwirkungen führen. Bei gleichzeitiger Gabe von Ketoconazol muss die Alprazolam-Dosis ggf. gesenkt oder eine Umstellung auf Oxazepam erwogen werden. Als kutanes Mykotikum kann Terbinafin eine sinnvolle Alternative sein.

Folgende Interaktionen vom Typ C und D sind **für Diazepam** beschrieben:

Fluconazol Die Wirkung von Diazepam kann sich um das 2,5-Fache erhöhen, dies kann zu verstärkter Sedierung führen. Die sedierende Wirkung von Diazepam sollte aufmerksam beobachtet werden. Erhöht sich der Grad der Sedierung, bedarf es ggf. einer Dosisreduktion um 50 %.

Antipsychotika

Folgende Interaktionen vom Typ C und D sind **für Diazepam, Alprazolam, Lorazepam und Oxazepam** beschrieben:

Clozapin Die gleichzeitige Gabe kann in seltenen Fällen zu benzodiazepinbedingten toxischen Reaktionen führen, z. B. schwere Hypotension, Ataxie, Atemdepression, Bewusstlosigkeit und letaler Atemstillstand. Beim Auftreten von Nebenwirkungen wie starker Sedierung, Schwindel, Ataxie und Schwäche sollte die Kombination beendet werden.

Anxiolytika

Folgende Interaktionen vom Typ C und D sind **für Alprazolam** beschrieben:

Diltiazem Die Plasmakonzentration von Alprazolam kann ansteigen und die Wirkdauer kann sich verlängern. Diese Kombination sollte vermieden und anstelle von Alprazolam Oxazepam gegeben werden.

Bronchospasmolytika

Folgende Interaktionen vom Typ C und D sind **für Alprazolam** beschrieben:

Theophyllin Die Plasmakonzentration von Alprazolam sinkt; damit lässt die sedierende Wirkung nach, sodass eine Erhöhung der Alprazolam-Dosis notwendig werden kann. Beim Absetzen von Theophyllin können Nebenwirkungen durch Alprazolam bei gleichbleibender Dosierung auftreten.

Folgende Interaktionen vom Typ C und D sind **für Diazepam** beschrieben:

Theophyllin Kann die sedierende Wirkung von Diazepam abschwächen; diese Kombination sollte nach Möglichkeit vermieden werden. Ist eine gleichzeitige Gabe notwendig, sollte die Diazepam-Dosis vorübergehend erhöht werden.

8

Herzglykoside

Folgende Interaktionen vom Typ C und D sind **für Alprazolam** beschrieben:

Digoxin In manchen Fällen kann sich die Plasmakonzentration von Digoxin deutlich erhöhen. Vor allem bei älteren Patienten wird die Kontrolle des Digoxin-Spiegels empfohlen, sobald die Therapie mit Alprazolam angesetzt wird.

Weitere relevante Interaktionen

Folgende Interaktionen vom Typ C und D sind **für Diazepam** beschrieben:

Grapefruitsaft Wirkungsverstärkung bis auf das 3-Fache. Bei intravenöser Gabe ist diese Interaktion weniger stark ausgeprägt. Diese Kombination sollte vermieden werden. Nach der letzten Einnahme von Grapefruitsaft ist eine Wash-out-Phase von 72 Stunden empfohlen, bevor Diazepam oral eingenommen werden kann; ggf. Umstellung auf Alprazolam oder Oxazepam.

Folgende Interaktionen vom Typ C und D sind **für Lorazepam** beschrieben:

Hypnotika, Sedativa, Muskelrelaxanzien, Analgetika, Psychopharmaka, Lithium, Betablocker, Alkoholkonsum Wechselseitige Wirkungsverstärkung bei gleichzeitiger Anwendung.

Weitere wichtige Informationen zu Interaktionen

- **Probenecid** verdoppelt die Halbwertszeit von Lorazepam und verringert dessen Clearance um die Hälfte, indem es die Konjugation mit Glucuronsäure hemmt. Die Lorazepam-Dosis sollte daher bei gleichzeitiger Gabe von Probenecid um mind. 50 % reduziert werden.

- Alle **Benzodiazepinpräparate** können additive ZNS-Effekte aufweisen, wenn sie zusammen mit anderen **ZNS-wirksamen Substanzen** wie Alkohol, Barbituraten, Neuroleptika, Schlafmitteln, Antidepressiva, Opioiden, sedierenden Antihistaminika und Antiepileptika gegeben werden. Eine Kombination mit diesen Substanzen und/oder Alkohol sollte vermieden werden.
- **Kontrazeptiva** können den Metabolismus von Benzodiazepinen hemmen und somit höhere Plasmakonzentrationen und eine stärkere Wirkung bedingen.

8.7.6 Kontraindikationen

- Schlafapnoe (alle Präparate)
- Schwere respiratorische Insuffizienz (Lorazepam, Alprazolam)
- Myasthenia gravis (Alprazolam)
- Schwere Leberfunktionseinschränkung (Alprazolam)

8.7.7 Warnhinweise

Benzodiazepine sollten mit Vorsicht bei Älteren, herabgesetzter Nieren- und Leberfunktion, Myasthenia gravis, reduziertem Allgemeinzustand und respiratorischer Insuffizienz gegeben werden. Die gleichzeitige Einnahme von Alkohol, anderen Psychopharmaka oder Opioiden erhöht die Gefahr der Atemdepression. Bei Patienten mit anamnestischem Missbrauch von Alkohol oder anderen Drogen besteht beim Ansetzen von Benzodiazepinen sowohl ein erhöhtes Intoxikationsrisiko als auch eine erhöhte Missbrauchsgefahr. Das Risiko einer Gewöhnung an und der Abhängigkeit von Benzodiazepinen steigt mit zunehmender Behandlungsdauer und steigender Dosierung.

Bei depressiven Personen kann die Behandlung mit Benzodiazepinen ohne eine adäquate antidepressive Behandlung das Suizidrisiko erhöhen. Auch eine unbehandelte Angst bei Depression kann das Suizidrisiko erhöhen. Da bei einem Paniksyndrom auch eine Depression vorliegen kann, kann sich bei alleiniger Behandlung der Angst ohne gleichzeitige antidepressive Therapie das Suizidrisiko erhöhen.

8.7.8 Pharmakologische Angaben

Nach etwa 1 Woche Behandlung mit Diazepam entsteht der Hauptmetabolit N-Desmethyldiazepam, weshalb nach diesem Zeitraum die Diazepam-Dosis reduziert werden kann und dabei der Effekt konstant bleibt (▶ Tab. 8.21).

Tab. 8.21 Pharmakologische Angaben für Benzodiazepine

	Halbwertszeit	Funktionseinschränkung der		Schwangerschaft	Stillzeit	Aktiver Metabolit
		Leber	Niere			
Diazepam	20–70 h	Vorsichtig dosieren	Vorsichtig dosieren	C	III	Ja
Oxazepam	10 h	Ohne Einfluss	Vorsichtig dosieren	C	II	Nein
Lorazepam	12 h	Vorsichtig dosieren	Vorsichtig dosieren	C	III	Nein
Alprazolam	12 h	Vorsichtig dosieren	Vorsichtig dosieren	C	IVb	Ja

▶Tab. 8.22 fasst die Empfehlungen der schwedischen Arzneimittelbehörde zu Angststörungen zusammen (Ausgabe 4/2006), die wiederum auf dem SBU-Bericht (Staatliche Kommission für medizinische Empfehlungen) „Therapie der Angststörungen" (2005) beruht.

Tab. 8.22 Empfehlungen der schwedischen Arzneimittelbehörde für die Anwendung von Neuroleptika bei Angststörungen

	SSRI	SNRI	Clomipramin	KVT*	Verhaltenstherapie
Paniksyndrom mit mehreren Anfällen hintereinander	Starke Evidenz		Starke Evidenz	Starke Evidenz	
Soziale Phobie	Starke Evidenz	Starke Evidenz		Starke Evidenz	
Zwangsstörung	Starke Evidenz		Starke Evidenz		Starke Evidenz
Generalisierte Angststörung	Starke Evidenz	Starke Evidenz		Starke Evidenz	
Posttraumatische Belastungsstörung	Starke Evidenz			Starke Evidenz	
Trennungsangststörung bei Jugendlichen				Starke Evidenz	

* kognitive Verhaltenstherapie

8.7.9 Therapiekontrolle

Ausgangspunkt der Diagnostik, Auswertung und Kontrolle der Behandlung ist die Kommunikation zwischen Behandler und Patient. Ergänzend können zur Beurteilung des Schweregrads und des Behandlungseffekts auch Fremdbeurteilungsskalen verwendet werden. Für die verschiedenen Angstsyndrome wurden Funktions- und Symptombeurteilungsskalen entwickelt.

8.7.10 Alternative Behandlungen

Bezüglich der Behandlung von Angstsyndromen hat sich in den letzten Jahren ein Paradigmenwechsel vollzogen. Wurden zuvor über viele Jahre bei Angstzuständen Benzodiazepine eher großzügig verschrieben, hat sich nun ein Wandel hin zu einer evidenzbasierten Therapie z. B. mit SSRI in Verbindung mit psychotherapeutischer Behandlung in Form von kognitiver Verhaltenstherapie vollzogen. Benzodiazepine haben heutzutage eher eine begrenzte Funktion im therapeutischen Arsenal zur Linderung der Angststörung. Einige Substanzen haben einen dokumentierten Effekt bei gewissen Angstzuständen. Gleichzeitig ist es gut belegt, dass Benzodiazepine gravierende Probleme in Form von Nebenwirkungen, Abhängigkeit, Absetzbeschwerden oder Beschwerdezunahme nach einer gewissen Behandlungsdauer aufweisen.

8.7.11 Beschwerden beim Absetzen

Ein abruptes Absetzen von Benzodiazepinen verursacht in unterschiedlicher Ausprägung Ruhelosigkeit, Schlafstörungen, Tremor, Kopfschmerzen, starke Unruhe, Depression, Schwitzen, Muskelkrämpfe, Übelkeit, Erbrechen, Durchfall, Parästhesien, Licht- und Geräuschüberempfindlichkeit, Empfindungs- und Wahrnehmungsstörungen, Panikattacken und Stimmungsschwankungen. Nach abruptem Absetzen, besonders nach hohen Dosen, besteht die Gefahr schwerer Nebenwirkungen wie epileptischer Grand-Mal-Anfälle. Diese treten i.d.R. in den ersten 3 Tagen nach Absetzen auf. Auch partielle, komplexe Anfälle können vorkommen. Eine seltene und schwere Komplikation ist das Delirium mit Verwirrtheit und Halluzinationen. Dieses kann sich einige Tage bis zu 1 Woche nach Absetzen entwickeln.

Grad und Dauer der Absetzbeschwerden scheinen mit der zuvor gegebenen Tagesdosis und Behandlungsdauer zu korrelieren. Rebound-Phänomene wie Unruhe, Schlafstörungen und Angst in verstärkter Form sind möglich.

Absetzbeschwerden können bereits nach einer einwöchigen Behandlungsdauer und empfohlener Dosierung auftreten. Die Abstinenzsymptomatik entwickelt sich je nach Eliminationszeit der Substanz unterschiedlich schnell. Bei Benzodiazepinen mit kurzer Halbwertszeit treten diese Symptome meist innerhalb von 12 Stunden auf, bei solchen mit langer Halbwertszeit häufig erst nach einigen Tagen.

8.7.12 Behandlung beenden

Es kann aus verschiedenen Gründen durchaus vorkommen, dass die Tagesdosis eines Benzodiazepins ungleichmäßig über den Tag aufgeteilt wurde. Daher sollte in einem ersten Schritt die Tagesdosis über 1 Woche gleichmäßig über den Tag verteilt werden. Wichtig ist hierbei, dass der Patient die Dosis zu festen Zeiten einnimmt, also alle 8 Stunden. Das Schema in ▶Tab. 8.23 beschreibt eine relativ hohe Ausgangsdosis; es kann aber bei bestehender niedrigerer Tages-/Ausgangsdosis auch mit dem entsprechenden Wert in einer tieferen Zeile der Tabelle mit der Dosisreduktion begonnen werden. Sind zuvor bereits erschwerende Absetzbeschwerden aufgetreten, sollte die Dosisreduktion besonders vorsichtig erfolgen (z.B. jede zweite Woche mit kleineren Reduktionsschritten). Eine bereits reduzierte Dosis sollte nicht wieder erhöht werden, stattdessen kann mit dem nächsten Reduktionsschritt für eine oder mehrere Wochen pausiert werden.

Tab. 8.23 Reduktionsschema für Benzodiazepine

	Diazepam	**Oxazepam**	**Lorazepam**	**Alprazolam**
Tagesdosis	15 mg	75 mg	6 mg	3 mg
Woche 1	5 mg: 1–1–1	25 mg: 1–1–1	1 mg: 2–2–2	1 mg: 1–1–1
Woche 2	2 mg: 2–2–2	10 mg: 2–2–2	1 mg: 2–1–2	1 mg: 1–½–1
Woche 3	2 mg: 2–1–2	10 mg: 2–1–2	1 mg: 2–1–1	1 mg: 1–½–½
Woche 4	2 mg: 2–1–1	10 mg: 2–1–1	1 mg: 1–1–1	1 mg: ½–½–½
Woche 5	2 mg: 1–1–1	10 mg: 1–1–1	1 mg: 1–½–1	0,5 mg: 1–½–1
Woche 6	2 mg: 1–½–1	10 mg: 1–½–1	1 mg: 1–½–½	0,5 mg: 1–½–½
Woche 7	2 mg: 1–½–½	10 mg: 1–½–½	1 mg: ½–½–½	0,5 mg: ½–½–½
Woche 8	2 mg: ½–½–½	10 mg: ½–½–½	1 mg: ½–0–½	0,5 mg: ½–0–½
Woche 9	2 mg: ½–0–½	10 mg: ½–0–½	1 mg: ½–0–0	0,5 mg: ½–0–0
Woche 10	2 mg: ½–0–0	10 mg: ½–0–0	0	0
Woche 11	0	0		

Das Absetzen von Benzodiazepinen sollte stets mit einem motivierten, mitverantwortlichen und am Entscheidungsprozess teilnehmenden Patienten erfolgen. Während der Reduktion darf keinerlei Alkohol konsumiert werden, da Alkohol das gleiche Rezeptorsystem (GABA) stimuliert. Muss gleichzeitig ein Opioid abgesetzt werden, sollte dies zuerst erfolgen. Die Abhängigkeitsproblematik ist nach einer gewissen Behandlungsdauer mit Benzodiazepinen häufig schwer zu durchbrechen. Nach allgemeiner Auffassung entsteht eine Abhängigkeit bereits nach einigen Wochen mit kontinuierlicher Benzodiazepinbehandlung in therapeutischer Dosierung. Während der gesamten Reduktionsphase benötigt der Patient professionelle und persönliche Unterstützung und zusätzlich klare und unverrückbare Grenzen. Suchtmedizinische Unterstützung kann von großem Nutzen sein, wenn die Problematik ausgeprägt ist.

8.7.13 Am Lebensende

Besteht die Benzodiazepintherapie seit längerer Zeit, sollte diese bei einer schweren unheilbaren Erkrankung oder in einer anderen palliativen Situation nicht beendet werden. Es kann vielmehr notwendig werden, die Tagesdosis zu erhöhen oder sogar ein Benzodiazepin anzusetzen, um eine schwere Angstsymptomatik, Unruhe oder Schlafstörungen zu lindern. Auch bei empfundener Dyspnoe kann ein Benzodiazepin Linderung verschaffen, wenngleich das Mittel der ersten Wahl in diesem Fall Morphin ist. Bei Schluckbeschwerden kann Diazepam injiziert oder mittels einer Medikamentenpumpe zugeführt werden. Das Benzodiazepin Midazolam hat den Vorteil, dass es aufgrund des raschen Wirkeintritts und der relativ kurzen Halbwertszeit in palliativen Situationen über eine Medikamentenpumpe verabreicht werden kann.

Neben dem möglichen Nutzen angstlösender Medikamente ist eine gute palliativmedizinische Versorgung die wichtigste Methode, um Angst zu begegnen und zu lindern. Gespräche und Unterstützung, ausgerichtet auf die Bedürfnisse des Schwerkranken, wirken ebenso angstlösend.

8.7.14 Sonstiges

Hinweise zum bestimmungsgemäßen Gebrauch von benzodiazepinhaltigen Präparaten:

Benzodiazepine sind Arzneistoffe zur symptomatischen Behandlung vorübergehend medikamentös behandlungsbedürftiger schwerer Angstzustände und Schlafstörungen.

Seit Längerem geben Missbrauch und Abhängigkeit Anlass zur Besorgnis. Benzodiazepine werden nach bisherigen Erkenntnissen zu häufig und über eine zu lange Zeit verordnet. Das Risiko einer Abhängigkeitsentwicklung steigt mit der Höhe der Dosis und der Dauer der Anwendung.

Neben ihrem **Abhängigkeitspotenzial** beinhalten Benzodiazepine weitere **Risiken** wie die von Residualeffekten (Beeinträchtigung des Reaktionsvermögens, z. B. Verkehrsgefährdung), Absetzphänomenen einschließlich Rebound-Effekten (verstärktes Wiederauftreten der ursprünglichen Symptomatik nach Absetzen der Medikation), Gedächtnisstörungen und anterograder Amnesie, neuropsychiatrischen Nebenwirkungen einschließlich paradoxer Reaktionen, ferner Änderung der Halbwertszeiten bestimmter Stoffe, insbesondere bei älteren Menschen.

Deshalb sind von den verordnenden Ärzten die folgenden **Richtlinien** zu beachten, die unter Berücksichtigung von Veröffentlichungen der Arzneimittelkommission der Deutschen Ärzteschaft und der Arbeitsgemeinschaft Neuropsychopharmakologie und Pharmakopsychiatrie formuliert wurden:

1. Sorgfältige Indikationsstellung!
2. Bei Patienten mit einer Abhängigkeitsanamnese ist besondere Vorsicht geboten; i. d. R. keine Verschreibung.
3. In der Regel kleinste Packungseinheit verordnen.
4. In möglichst niedriger, aber ausreichender Dosierung verordnen; Dosis möglichst schon in der ersten Behandlungswoche reduzieren bzw. Dosierungsintervall vergrößern.
5. Die Therapiedauer vor Behandlungsbeginn mit dem Patienten vereinbaren und die Behandlungsnotwendigkeit in kurzen Zeitabständen überprüfen. Es gibt Abhängigkeit auch ohne Dosissteigerung (sog. Niedrigdosisabhängigkeit)! Schon ganz normale Dosen können zur Abhängigkeit führen.
6. Nach langfristiger Anwendung schrittweise Dosisreduktion, um Entzugssymptome wie z. B. Unruhe, Angst, Schlafstörungen, Delir oder Krampfanfälle zu vermeiden. Auch leichte Entzugssymptome können zu erneuter Einnahme führen.
7. Beachtung der Informationen des pharmazeutischen Unternehmens und der einschlägigen wissenschaftlichen Veröffentlichungen.
8. Aufklärung des Patienten, dass Benzodiazepine keinesfalls an Dritte weiterzugeben sind.
9. Alle Abhängigkeitsfälle müssen über die jeweiligen Arzneimittelkommissionen der Kammern der Heilberufe dem Bundesinstitut für Arzneimittel und Medizinprodukte zur Kenntnis gebracht werden.
10. Benzodiazepinverschreibungen sollten vom Arzt stets eigenhändig ausgefertigt werden.

8

Referenzartikel und andere Quellen

Ashton H. Protracted withdrawal syndromes from benzodiazepines. J Subst Abuse Treat. 1991;8(1–2):19–28.

Ashton H. Benzodiazepine Abuse, Drugs and Dependence. Harwood Academic Publishers (200), 197–212, Routledge, London & New York.

Denis C, Fatséas M, Lavie E, Auriacombe M. Pharmacological interventions for diazepine mono-dependence management in outpatient settings. Cochrane Database Syst Rev. 1006 Jul 19;3:CD005194.

Lader M, Tylee A, Donoghue J. Withdrawing benzodiazepines in primary care. CNS Drugs. 2009; 23(1):19–34.

Läkemedelsverket. Farma koterapi vid ångest – Behandlingsrekommendation Information från Läkemedelsverket 2006:4.

Parr JM, Kavangh DJ, Cahill L, Mitchell G. McD Young R. Effectiveness of current treatment approaches fpr benzodiazepine discontinuation: a meta-analysis. Addiction. 2009 Jan;104(1):13–24. Epub 2008 Oct 31.

Regional Vårdprogram: Läkemedelsberoende – Lugnande mediciner, sömnmedel och smärtstillande läkemedel, Stockholms Läns Landsting 2004.

SBU. Behandling av ångestsyndrom, volym 1–2. En systemtisk litteraturöversikt. Stockholm: Statens beredning för medicinsk utvärdering (SBU); 2005. SBU-rapport nr 171/1+2.

Voshaar RC, Couvée JE, van Balkom AJ, Mulder PG, Zitman FG. Strategies for discontinuing long-term benzodiazepine use: meta-analysis. Br J Psychiatry. 2006 Sept;189:213–220.

8.8 Diphenylmethan-Derivate N05BB

Hydroxyzin

8.8.1 Indikationen

- Symptomatische Behandlung von Juckreiz infolge Urtikaria oder Ekzemerkrankungen (Neurodermitis)
- Symptomatische Behandlung von Angstzuständen, Spannungszuständen, inneren Unruhezuständen
- Nichtorganische Ein- und Durchschlafstörungen

8.8.2 Wirkmechanismus

Hydroxyzin ist ein schnell wirksamer H1-Rezeptor-Antagonist mit stark juckreizhemmenden und antiallergischen Eigenschaften. Es wird zur ersten Generation der Antihistaminika gerechnet.

Hydroxyzin hat auch einen sedierenden Effekt, der auf seiner Wirkung auf das retikuläre System beruht. Auch anticholinerge, spasmolytische und adrenolytische Effekte sind bei Hydroxyzin bekannt.

8.8.3 Empfohlene Tagesdosen und Dosisbereiche

Die empfohlene Tageshöchstdosis für Hydroxyzin beträgt 75 mg. Falls bei älteren Patienten eine Behandlung mit Hydroxyzin nicht vermieden werden kann, sollte die Tagesdosis von 50 mg/d nicht überschritten werden. Durch die längere Eliminationszeit und die erhöhte Empfindlichkeit für anticholinerge Effekte und andere Nebenwirkungen sind bei älteren Patienten reduzierte Tagesdosen notwendig (▸ Tab. 8.24).

Beachte
Hydroxyzin sollte so niedrig dosiert und so kurz wie möglich gegeben werden.

Tab. 8.24 Dosierungsempfehlungen für Hydroxyzin

	Dosisintervall	Juckreiz und Urtikaria	Angst und Unruhe	Einnahme zu den Mahlzeiten
Hydroxyzin	6–12 h	25–50 mg, abends	10–25 mg 2–3 ×/d	Kein Einfluss auf die Absorption

8.8.4 Nebenwirkungen

Häufige Nebenwirkungen

- Schläfrigkeit, Müdigkeit, Sedierung, Mundtrockenheit.
- Die Behandlung mit Hydroxyzin kann bei älteren Patienten die kognitive Funktionsfähigkeit negativ beeinträchtigen und das Sturzrisiko erhöhen.

Bedrohliche Nebenwirkungen

Verlängerung der QTc-Zeit, Torsade-de-pointes-Tachykardie, Kammerarrhythmien, Kammerflimmern, Kammertachykardie, Asystolie.

8.8.5 Wichtige Interaktionen

Folgende Interaktionen vom Typ C sind **für Hydroxyzin** beschrieben:

Morphin Die gleichzeitige Einnahme von Hydroxyzin und Morphin kann durch einen additiven Effekt eine verstärkte ZNS-Depression verursachen. Anstelle von Hydroxyzin sollte ein nicht sedierendes Antihistaminikum gegeben werden.

Folgende Interaktionen vom Typ D sind **für Hydroxyzin** beschrieben:

Anagrelid, Azithromycin, Chinidin, Chloroquin, Citalopram, Clarithromycin, Domperidon, Disopyramid, Escitalopram, Erythromycin, Flecainid, Haloperidol, Ibutilid, Levofloxacin, Moxifloxacin, Ondansetron, Pentamidin, Sevofluran, Sotalol, Sulpirid, Vandetanib Das Risiko einer QTc-Zeit-Verlängerung und für eine Torsades-de-pointes-Tachykardie ist erhöht. Diese Kombinationen sollten vermieden werden, es sollte ggf. ein anderes Antihistaminikum als Hydroxyzin gegeben werden.

8.8.6 Kontraindikationen

- Bekannte erworbene oder vererbte Form der QTc-Zeit-Verlängerung
- Porphyrie
- Überempfindlichkeit gegenüber Piperazin-Derivaten wie Cetirizin oder Meclozin
- Bekannte Risikofaktoren für eine Verlängerung der QTc-Zeit:
  - Alter > 65 Jahre
  - Weibliches Geschlecht
  - Bekannte Herz- oder Gefäßerkrankung (z. B. KHK)
  - Störungen des Elektrolythaushalts (Hyperkaliämie, Hypomagnesiämie)
  - Positive Familienanamnese für plötzlichen Herztod
  - Ausgeprägte Bradykardien (Sinusbradykardie, AV-Block 2. oder 3. Grades)
  - Gleichzeitige Behandlung mit anderen Medikamenten, die die QTc-Zeit verlängern oder Torsade-de-pointes-Tachykardien verursachen können (z. B. Klasse IA-, Klasse III-Antiarrhythmika, einige Antihistaminika, Antidepressiva, Antibiotika etc.)

8.8.7 Warnhinweise

Nach einem Beschluss der europäischen Arzneimittelbehörde EMA wird die Behandlung mit Hydroxyzin bei älteren Patienten nicht empfohlen. Das Sturzrisiko ist erhöht und bei Demenz kann die kognitive Funktionsfähigkeit beeinträchtigt werden.

- Die Behandlung mit Hydroxyzin sollte bei erhöhter **Neigung zu zerebralen Krampfanfällen** vermieden werden.
- Der **anticholinerge Effekt** kann zu Harnverhalt, Obstipation und erhöhtem intraokularem Druck führen.
- Die gleichzeitige Anwendung von **Antihypertensiva mit Hydroxyzin** kann zu einer verstärkten Sedierung führen.
- Die gleichzeitige Einnahme von **Hydroxyzin und Alkohol** sollte aufgrund einer erhöhten Sedierungsgefahr vermieden werden.

8.8.8 Pharmakologische Angaben

▶Tab. 8.25.

Tab. 8.25 Pharmakologische Angaben für Hydroxyzin

	Wirkdauer	Halbwertszeit	Herabgesetzte Funktion der		Schwangerschaft	Stillzeit	Aktiver Metabolit
			Leber	Niere			
Hydroxyzin	1–2 h	14 h (bei Älteren 29 h)	Vorsichtig dosieren	Vorsichtig dosieren	C	III	Ja

Die Halbwertszeit des aktiven Hauptmetaboliten Cetirizin beträgt bei Erwachsenen etwa 10 Stunden; er wird hauptsächlich unverändert über die Nieren ausgeschieden. Cetirizin ist selbst ein Arzneimittel, zählt zur zweiten Generation der Antihistaminika und wird als häufige Substanz in der antiallergischen Therapie eingesetzt.

8.8.9 Therapiekontrolle

Tritt innerhalb von 2 Tagen nicht die gewünschte Wirkung ein (Linderung von Juckreiz oder Reduzierung der Angst/Unruhe), sollte die Behandlung beendet werden.

8.8.10 Alternative Behandlungen

Zur Linderung von Urtikaria und histaminvermitteltem Juckreiz werden nicht sedierende Antihistaminika wie Cetirizin, Desloratadin oder Loratadin empfohlen. Diese verursachen i. d. R. keine kognitiven Beeinträchtigungen. Bei starken Beschwerden kann Clemastin häufig effektiver sein, es bewirkt jedoch auch unterschiedliche Grade der Sedierung.

Bei einer generalisierten Angststörung ist die kognitive Verhaltenstherapie eine bessere und effektivere Methode als eine Behandlung mit Hydroxyzin. Auch körperliche Aktivität und eine Therapie mit SSRI sind als wirkungsvoller einzustufen.

8.8.11 Beschwerden beim Absetzen

Im Gegensatz zur angstlösenden Behandlung mit Benzodiazepinen treten bei Hydroxyzin keine Beschwerden beim Absetzen der Behandlung auf. Das Ausbleiben von Absetzreaktionen gilt ungeachtet der verabreichten Tagesdosis, der Behandlungsdauer oder -ursache.

8.8.12 Behandlung beenden

Hydroxyzin kann und sollte beim Auftreten von Begleitwirkungen sofort abgesetzt werden, z. B. beim Auftreten von Stürzen oder kognitiven oder kardialen Nebenwirkungen.

8.8.13 Am Lebensende

Aufgrund des Nebenwirkungsprofils dieser Substanz und der Eliminationsprobleme bei Nieren- oder Leberinsuffizienz sollte Hydroxyzin in der palliativmedizinischen Situation nicht verwendet werden. Es liegen geeignetere Präparate vor.

Bei Juckreiz aufgrund einer allergischen Reaktion ist Clemastin die geeignetere Alternative. Trockene Haut verursacht Juckreiz und kann mit rückfettenden Cremes gut behandelt werden. Auch lokale Zinkanwendungen können hilfreich sein. Statt einer austrocknenden Seife kann ein Badeöl verwendet werden.

In der Palliativmedizin kann Angst ein Ausdruck ungenügender Linderung z. B. von existenzieller Unruhe, Atemnot oder Schmerz sein. Werden diese Beschwerden gelindert, können auch die entstandene Angst und Unruhe gelindert werden. Kann keine grundlegende Ursache identifiziert und gelindert werden, sollten anxiolytische Medikamente wie z. B. kurz wirksame Benzodiazepine gegeben werden.

8.8.14 Sonstiges

Es liegt eine starke Evidenz vor, dass Hydroxyzin Verwirrtheit auslösen kann und bei Vorliegen einer Demenzerkrankung die kognitiven Funktionen negativ beeinflusst.

Für die Gabe von Hydroxyzin bei generalisierter Angsterkrankung liegt eine begrenzte Evidenz vor. Ein Vorteil dieser Substanz gegenüber Benzodiazepinen ist jedoch die Tatsache, dass keine Abhängigkeit entsteht; die klinische Wirkung hingegen ist häufig unzureichend.

Die anticholinergen Eigenschaften von Hydroxyzin sind ein wichtiger Grund, warum bei älteren Patienten diese Substanz vermieden werden sollte.

Die sedierende Wirkung von Hydroxyzin scheint nach morgendlicher Einnahme deutlicher aufzutreten als am Abend. Zu erwarten wäre das Gegenteil, da morgens die körpereigene Histaminfreisetzung höher ist. Aus diesem Grund sollte Hydroxyzin bei Juckreiz und Urtikaria nur abends verabreicht werden. Tagsüber kann ein gewisser sedierender Effekt bestehen bleiben.

8

Referenzartikel und andere Quellen

AWMF Leitlinie 051/028; S3-Leitlinie 2014 „Angststörung" der DGPPN. www.awmf.org/uploads/tx_szleitlinien/051-028l_S3_Angststörungen_2014-05_2.pdf (letzter Zugriff: 12. November 2017)

AWMF Leitlinie 053/038; S1-Leitlinie 2013 Hausärztliche Beratung „Ganz am Ende des Lebens" unter Berücksichtigung der rechtlichen Aspekte" der DEGAM. www.awmf.org/uploads/tx_szleitlinien/053-038l_S1_Ganz_am_Ende_des_Lebens_2013-09.pdf (letzter Zugriff: 12. November 2017)

AWMF Leitlinie 013/027; S2k-Leitlinie 2015 Neurodermitis [atopisches Ekzem; atopische Dermatitis]. www.awmf.org/uploads/tx_szleitlinien/013-027l_S2k_Neurodermitis_2016-06.pdf (letzter Zugriff: 12. November 2017)

Beuscart JB, Dupont C, Defebvre MM, Puisieux F. Potentially inappropriate medications (PIMs) and anticholinergic levels in the elderly: a population based study in a French region. Arch Gerontol Geriatr. 2014 Nov-Dec; 59(3): 630–635.

Conen S, Theunissen EL, Vermeeren A, Ramaekers JG. Short-term effects of morning versus evening dose of hydroxyzine 50 mg on cognition in healthy volunteers. J Clin Psychopharmacol. 2011 Jun; 31(3): 294–301.

Demenssjukdomar. SBU-rapport. 2006. ISBN 9187890992.

European Medicines Agency: New restrictions to minimise the risks of effects on heart rhythm with hydroxyzine-containing medicines. EMA/149624/2015 Mars 27.

Guaiana G, Barbui C, Cipriani A. Hydroxyzine for generalised anxiety disorder. Cochrane Database Syst Rev. 2010 Dec 8; (12): CD006815.

Sharma M, Bennett C, Cohen SN, Carter B. H1-antihistamines for chronic spontaneous urticaria. Cochrane Database Syst Rev. 2014 Nov 14; 11: CD006137.

Socialstyrelsen. Nationella riktlinjer för vård vid depression och ångestsyndrom 2010– Stöd för styrning och ledning, Stockholm: Socialstyrelsen, 2010.

Staevska M, Gugutkova M, Lazarova C et al. Night-time sedating H1-antihistamine increases daytime somnolence but not treatment efficacy in chronic spontaneous urticaria: a randomized controlled trial. Br J Dermatol. 2014 Jul; 171(1): 148–154.
Tamiya H, Yasunaga H, Matusi H et al. Hypnotics and the Occurrence of Bone Fractures in Hospitalized Dementia Patients: A Matched Case-Control Study Using a National Inpatient Database. PLoS One. 2015 Jun 10; 10(6): e0129366.
Vigne J, Alexandre J, Fobe F et al. QT prolongation induced by hydroxyzine: a pharmacovigilance case report. Eur J Clin Pharmacol. 2015 Mar; 71(3): 379–381.
Wenzel-Seifert K, Wittmann M, Haen E. QTc prolongation by psychotropic drugs and the risk of torsade de pointes. Dtsch Arztebl Int 2011; 108(41): 687–693. DOI: 10.3238/arztebl.2011.0687

8.9 Hypnotika und Sedativa N05C

Nitrazepam, Flunitrazepam, Zopiclon, Zolpidem, Zaleplon, Melatonin

Beachte: In diesem Kapitel werden nur Präparate, die in Tablettenform erhältlich sind, beschrieben.

8.9.1 Indikationen

- Vorübergehende und kurz dauernde Schlafbeschwerden. Unterstützende Behandlung über einen begrenzten Zeitraum bei chronischen Schlafstörungen (Nitrazepam, Flunitrazepam, Triazolam, Zopiclon, Zolpidem)
- Schwere, den Alltag beeinträchtigende und stressverursachende Schlafstörungen und Einschlafstörungen (Zaleplon)
- Als kurzzeitige Monotherapie bei primärer Insomnie, gekennzeichnet durch schlechte Schlafqualität bei Patienten > 55 Jahren (Melatonin)

8.9.2 Wirkmechanismus

Die Benzodiazepinderivate Nitrazepam, Flunitrazepam und Triazolam sowie die benzodiazepinverwandten Substanzen Zopiclon, Zolpidem und Zaleplon haben ähnliche Wirkmechanismen. Sie binden an und aktivieren spezifische Rezeptoren im Gehirn und Rückenmark. Die Rezeptoren sind Teil des GABA-Rezeptorkomplexes, der auch von Alkohol beeinflusst wird. GABA hemmt die Transmission mehrerer verschiedener Signalsubstanzen wie Noradrenalin, Serotonin, Dopamin und Acetylcholin. Die körpereigenen Signalsubstanzen der Benzodiazepinrezeptoren werden Endozepine genannt. Durch die Aktivierung dieser Benzodiazepinrezeptoren kommt es zu hypnotischen, muskelrelaxierenden, sedativen und antikonvulsiven Effekten. Solange sie nicht mit interagierenden Substanzen verabreicht werden, ist die Toxizität sehr gering (▶ Kap. 8.9.5).

Melatonin ist ein natürlich vorkommendes und in der Epiphyse gebildetes Hormon, strukturell verwandt mit Serotonin. Die Melatonin-Sekretion steigt kurz nach Anbruch der Dunkelheit an, erreicht seinen Gipfel zwischen 2 und 4 Uhr und nimmt im späteren Teil der Nacht ab. Melatonin ist in der Regulation des Tag-Nacht-Rhythmus beteiligt, dabei ist es assoziiert mit einem einschlaffördernden Effekt und einer erhöhten Schlafneigung.

8.9.3 Empfohlene Tagesdosen und Dosenintervalle

Schlafmittel sind nur dann indiziert, wenn andere Maßnahmen nicht helfen und wenn eine Schlafstörung das alltägliche Leben stark beeinträchtigt. Laut Empfehlungen sollten diese Substanzen bedarfsweise eingenommen werden, wenn der Patient nicht einschlafen konnte. Um eine Toleranzentwicklung und Gewöhnung zu vermeiden, sollten sie nicht jede Nacht eingenommen werden. Die Dauer der Einnahme sollte nur sehr kurz sein (max. 14 Tage; ▶Tab. 8.26).

Tab. 8.26 Dosierungsempfehlungen für Hypnotika und Sedativa

	Substanztyp	Empfohlene Dosis bei Schlafstörungen	Einnahme zu den Mahlzeiten
Nitrazepam	Benzodiazepin	2,5–5(–10) mg	Verzögert die Aufnahme
Flunitrazepam	Benzodiazepin	0,5–1(–2) mg	Verzögert die Aufnahme
Triazolam	Benzodiazepin	0,125–0,25(–0,5) mg	Verzögert die Aufnahme
Zopiclon	Benzodiazepinähnliche Substanz	3,75–7,5 mg	Angaben fehlen
Zolpidem	Benzodiazepinähnliche Substanz	5–10 mg	Angaben fehlen
Zaleplon	Benzodiazepinähnliche Substanz	5–10 mg	Verzögert die Aufnahme stark
Melatonin	Hormon	2 mg	Verzögert die Aufnahme stark

8.9.4 Nebenwirkungen

Abhängigkeit, Müdigkeit, Verwirrtheit, Unruhe, Gedächtnisstörungen, Schwindel, Geschmacksveränderungen, Mundtrockenheit, Albträume, Kopfschmerzen, Übelkeit.

Bedrohliche Nebenwirkungen

- Psychosen, Fallneigung, Atemdepression.
- Bei Triazolam sind schwere anaphylaktische Reaktionen beschrieben.

8.9.5 Wichtige Interaktionen

Antiarrhythmika

Folgende Interaktionen Typ C und D sind **für Triazolam** beschrieben:

Dronedaron Der Spiegel von Triazolam kann sich erhöhen, dadurch erhöht sich das Risiko einer verlängerten und verstärkten Sedierung. Diese Kombination sollte vermieden und eine Umstellung auf Oxazepam erwogen werden.

Antibiotika

Folgende Interaktionen vom Typ C und D sind **für Melatonin** beschrieben:

Ciprofloxacin Der Plasmaspiegel von Melatonin kann stark ansteigen. Die Wirkung von Melatonin sollte gut überwacht werden, ggf. bedarf es einer Dosisreduktion von Melatonin um 50–75 %. Eine Umstellung auf ein anderes Fluorochinolon wie Norfloxacin, Levofloxacin oder Ofloxacin sollte erwogen werden.

Folgende Interaktionen Typ C und D sind **für Triazolam** beschrieben:

Clarithromycin Der Plasmaspiegel von Triazolam erhöht sich deutlich. Dies kann die Sedierung verstärken und psychomotorische Störungen hervorrufen. Anstelle von Clarithromycin sollte Roxithromycin oder Azithromycin oder anstelle von Triazolam Oxazepam gegeben werden.

Erythromycin Der Plasmaspiegel von Triazolam erhöht sich, der Grad der Sedierung kann sich verstärken. Anstelle von Erythromycin sollte Roxithromycin oder Azithromycin oder anstelle von Triazolam Oxazepam gegeben werden.

Telithromycin Die klinische Bedeutung der Kombination von Telithromycin und Triazolam ist nicht bekannt. Erhöhte Triazolamspiegel sind zu erwarten. Anstelle von Telithromycin sollte Roxithromycin oder Azithromycin und anstelle von Triazolam Oxazepam gegeben werden.

Folgende Interaktionen Typ C und D sind **für Zopiclon** beschrieben:

Erythromycin Der Spiegel von Zopiclon erhöht sich mäßig. Die hypnotische Wirkung tritt schneller ein und wird leicht verlängert. Die Dosis von Zopiclon sollte reduziert werden; ggf. Umstellung auf Roxithromycin oder Azithromycin anstelle von Erythromycin.

Antidepressiva

Folgende Interaktionen vom Typ C und D sind **für Melatonin** beschrieben:

Fluvoxamin Erhöht die Plasmakonzentration von Melatonin. Diese Kombination sollte vermieden und auf ein anderes SSRI umgestellt werden.

Folgende Interaktionen Typ C und D sind **für Triazolam** beschrieben:

Fluvoxamin Der Plasmaspiegel von Triazolam steigt an und die Wirkung verstärkt sich. Die Dosis sollte reduziert werden. Alternativ kann ein nicht oxidierendes Benzodiazepin wie z. B. Oxazepam gegeben werden.

Antimykotika

Folgende Interaktionen vom Typ C und D sind **für Triazolam** beschrieben:

Fluconazol Der Plasmaspiegel von Triazolam erhöht sich. Dies kann psychomotorische Effekte verstärken. Die Triazolam-Dosis sollte gesenkt werden. Triazolam sollte nicht bei einer gleichzeitigen Gabe von Fluconazol in einer Dosis > 200 mg gegeben werden. Eine Umstellung von Triazolam auf Oxazepam sollte erwogen werden.

Itraconazol, Ketoconazol Der Plasmaspiegel von Triazolam erhöht sich stark. Diese Kombination sollte vermieden werden. Anstelle von Triazolam kann Oxazepam oder niedrig dosiertes Zopiclon (5 mg) gegeben werden.

Folgende Interaktionen vom Typ C und D sind **für Zopiclon** beschrieben:

Itraconazol Der Spiegel von Zopiclon erhöht sich um etwa 70 %. Eine Veränderung der sedierenden Wirkung tritt i. d. R. nicht ein, kann aber in Einzelfällen vorkommen. Während und einige Tage nach einer Behandlung mit Itraconazol sollte die Zopiclon-Dosis gesenkt werden.

Antipsychotika

Folgende Interaktionen vom Typ C und D sind **für Nitrazepam und Flunitrazepam** beschrieben:

Clozapin Die gleichzeitige Gabe kann in seltenen Fällen zu benzodiazepinassoziierten toxischen Effekten führen, z. B. schwerer Hypotension, Atemdepression, Bewusstlosigkeit sowie letalem Atemstillstand. Treten Nebenwirkungen wie starke Sedierung, Schwindel, Ataxie oder Schwäche auf, sollte diese Kombination beendet werden.

Folgende Interaktionen vom Typ C und D sind **für Triazolam** beschrieben:

Clozapin Die gleichzeitige Gabe kann in seltenen Fällen zu benzodiazepinassoziierten toxischen Effekten führen, z. B. schwerer Hypotension, Atemdepression, Bewusstlosigkeit sowie letalem Atemstillstand. Treten Nebenwirkungen wie starke Sedierung, Schwindel, Ataxie oder Schwäche auf, sollte diese Kombination beendet werden.

Anxiolytika

Folgende Interaktionen vom Typ C und D sind **für Triazolam** beschrieben:

Diltiazem Diltiazem erhöht die hypnotische Wirkung von Triazolam durch eine Hemmung des Triazolam-Stoffwechsels. Diese Kombination sollte vermieden und eine Umstellung auf Oxazepam oder niedrig dosiertes Zopiclon (5 mg) erwogen werden.

Zentral wirkende Sympathomimetika

Folgende Interaktionen vom Typ C und D sind **für Triazolam** beschrieben:

Modafinil Der Plasmaspiegel von Triazolam verringert sich bei gleichzeitiger Gabe von Modafinil deutlich. Beide Substanzen antagonisieren die Effekte der jeweils anderen Substanz. Diese Kombination sollte vermieden werden.

Weitere relevante Interaktionen

Folgende Interaktionen vom Typ C und D sind **für Triazolam** beschrieben:

Grapefruitsaft Verursacht eine dosisabhängige Erhöhung des Triazolam-Spiegels. Die sedierende Wirkung von Triazolam verstärkt sich. Diese Kombination sollte vermieden werden. Nach der letzten Einnahme von Grapefruitsaft sollte eine Wash-out-Phase von 72 Stunden eingehalten werden, bevor Triazolam wieder oral gegeben werden kann.

Folgende Interaktionen vom Typ C und D sind **für Melatonin** beschrieben:

Nikotinkonsum Rauchen reduziert die Exposition von exogen zugeführtem Melatonin um 60–70 %, daher benötigen Raucher höhere Melatonin-Dosen.

Bei sämtlichen Schlafmitteln sollte während einer aktuellen Einnahme auf **Alkoholkonsum** verzichtet werden, da Alkohol die Wirkung potenzieren kann. Schlafmittel können die sedierende Wirkung von **zentral wirksamen Arzneimitteln** wie Morphinen, Antidepressiva, Antiepileptika, sedierenden Antihistaminika und Neuroleptika potenzieren.

8.9.6 Kontraindikationen

Schlafapnoe (alle), Myasthenia gravis, schwere Leberinsuffizienz und schwere Ateminsuffizienz (Zopiclon, Zolpidem, Zaleplon), schwere Niereninsuffizienz (Zaleplon).

8.9.7 Warnhinweise

Generell sollte bei der Behandlung von Älteren und Patienten mit herabgesetzter Nieren- oder Leberfunktion, Myasthenia gravis, respiratorischer Insuffizienz, reduziertem Allgemeinzustand oder Substanzabhängigkeit Vorsicht gelten. Ebenso bei gleichzeitiger Behandlung mit Psychopharmaka oder bei Einnahme von Alkohol. Über längere Zeit bestehende Schlafstörungen bedürfen der diagnostischen Abklärung. Die Therapie mit Schlafmitteln sollte vorübergehend oder intermittierend erfolgen. Die Behandlung mit Flunitrazepam wird mit Persönlichkeitsveränderungen oder Gewaltverbrechen assoziiert. Triazolam kann schwere Gedächtnisstörungen verursachen. Zaleplon hat eine kurze Anflutungszeit und Wirkdauer und birgt daher ein erhöhtes Missbrauchspotenzial.

8.9.8 Pharmakologische Angaben

▶ Tab. 8.27.

Tab. 8.27 Pharmakologische Angaben für Hypnotika und Sedativa

	Halbwertszeit	Bei eingeschränkter Funktion der		Schwangerschaft	Stillzeit	Aktiver Metabolit
		Leber	Niere			
Nitrazepam	18–36 h	Vorsichtig dosieren	Vorsichtig dosieren	C	II	Nein
Flunitrazepam	13–19 h	Vorsichtig dosieren	Vorsichtig dosieren	C	III	Ja
Triazolam	2–4 h	Vorsichtig dosieren	Vorsichtig dosieren	C	IVb	Nein
Zopiclon	4–6 h	Vorsichtig dosieren	Geringe Bedeutung	C	IVb	Nein
Zolpidem	0,8–3,2 h	Vorsichtig dosieren	Geringe Bedeutung	C	IVb	Nein
Zaleplon	1 h	Vorsichtig dosieren	Vorsichtig dosieren	C	IVb	Nein
Melatonin	3,5–4 h	Keine Einnahme	Vorsichtig dosieren	B:1	III	Nein

8.9.9 Therapiekontrolle

Vor Beginn einer Behandlung mit einem Schlafmittel sollte zunächst ein **Schlaftagebuch** geführt werden, damit später die medikamentöse Behandlung besser ausgewertet werden kann. Die Verschreibung sollte zunächst in einer begrenzten Anzahl Tagesdosen (max. 30 Dosen) erfolgen. Bei Rezeptverlängerungen sollte darauf geachtet werden, dass eine tägliche Anwendung verhindert wird. Idealerweise sollte die Verschreibung von nur einem einzigen für den Patienten verantwortlichen Arzt ausgeführt werden.

8.9.10 Alternative Behandlungen

Schlafmittel sollten in so geringem Maß wie möglich verschrieben werden und sind nur als eine kurzfristige Unterstützung zu anderen therapeutischen Maßnahmen anzusehen. Maßnahmen zur Änderungen des Lebensstils wie Rauchstopp, Gewichtsreduktion, körperliche Bewegung, reduzierter Alkoholkonsum und Stressreduktion können alle zu einem besseren Schlaf beitragen. „Psychologische Behandlungsmethoden wie kognitive Verhaltenstherapie oder eine andere Verhaltenstherapie können dem Patienten helfen, schneller einzuschlafen und nicht lange wach zu liegen.“ (SBU 2010: [Staatlich schwedische Gesundheitsbehörde, Anm. d. Ü.]).

Viele Ältere leiden aufgrund von abendlichen oder nächtlichen Hungergefühlen unter Schlafstörungen. Die Dauer zwischen letzter Abendmahlzeit und Frühstück kann leicht 12 Stunden betragen. Eine kleine kalorienreiche Mahlzeit vor dem Zubettgehen kann ein Schlafmittel überflüssig machen.

Oxazepam weist einen einfachen Metabolismus ohne aktive Metaboliten auf und kann daher besonders bei Älteren eine gute Alternative sein. Die längere Wirklatenz kann durch eine frühere Einnahme (1 Stunde vor dem Zubettgehen) kompensiert werden.

8.9.11 Beschwerden beim Absetzen

Ein abruptes Absetzen von Benzodiazepinen und benzodiazepinverwandten Substanzen kann in verschiedenen Ausprägungen Absetzbeschwerden wie Ruhelosigkeit, Tremor, Tachykardie, Kopfschmerzen, Reizbarkeit, Unruhe, Angst, Schwitzen, Parästhesien, Konzentrationsschwierigkeiten, Albträume, Wahrnehmungsstörungen und Stimmungsschwankungen auslösen. Auch Symptome wie Verwirrtheit, Muskelkrämpfe, Halluzinationen und Delir kommen vor. Ist die Abenddosis höher als empfohlen, erhöht sich bei kurz wirksamen Benzodiazepinen und benzodiazepinähnlichen Substanzen das Risiko für Absetzbeschwerden bereits zwischen den Einnahmen. Dies kann dazu führen, dass Extradosen eingenommen werden müssen, um die Absetzreaktionen abzumildern.

8.9.12 Behandlung beenden

Bei der Behandlung von Depressionen und starken Angststörungen ist es nicht sinnvoll, eine Schlafmitteltherapie zu beenden, da die Schlafstörung hierdurch verschlechtert werden kann. Daher sollten zeitgleich mit der Medikation andere schlafhygienische Maßnahmen zur Verbesserung des Schlafs eingeleitet werden.

Um die Gefahr von Absetzbeschwerden zu verringern, sollte das in ▶ Tab. 8.28 dargestellt Schema zum Ausschleichen der Medikation verwendet werden: Man beginnt in der Spalte, die der aktuellen totalen nächtlichen Dosis entspricht (manche Patienten nehmen mehrere Dosen), und reduziert diese in wöchentlichen Intervallen. Die klinische Erfahrung zeigt, dass Substanzen mit langer Halbwertszeit schwieriger zu reduzieren sind als solche mit kurzer Halbwertszeit. Das Ziel ist, Benzodiazepine mit langer Halbwertszeit zu vermeiden, v. a. Nitrazepam und Flunitrazepam. Kann ein Patient nach 1–2 Monaten eine solche Substanz nicht absetzen, kann eine Umstellung auf Zopiclon oder ein kürzer wirksames Benzodiazepin sinnvoll sein. Bei einer hohen Nachtdosis mit Nitrazepam/Flunitrazepam sollte die Umstellung erst nach einer Dosisreduktion erfolgen.

Beachte

Für den Patienten ist es wichtig zu wissen, dass nach dem Absetzen über eine gewisse Zeit Rebound-Phänomene mit Schlafstörungen auftreten können. Durch diese Aufklärung lassen sich Unruhe und Sorgen beim Patienten hinsichtlich dieser Symptomatik verringern.

Tab. 8.28 Ausschleichschema für Hypnotika und Sedativa

	Dosis zur Nacht	1 Woche	1 Woche	1 Woche		Kommentar
Nitrazepam	10 mg	7,5 mg	5 mg	2,5 mg	0	
Flunitrazepam	2 mg	1,5 mg	1 mg	0,5 mg	0	
Triazolam	0,5 mg	0,375 mg	0,25 mg	0,125 mg	0	
Zopiclon	7,5 mg	5 mg	3,75 mg	0		
Zolpidem	10 mg	5 mg	5 mg	0		
Zaleplon	10 mg	0				Aufgrund der sehr kurzen Wirkdauer direktes Absetzen
Melatonin	2 mg	0				Direktes Absetzen, keine Absetzbeschwerden bekannt

8.9.13 Am Lebensende

Am Lebensende oder auch bei schwerer Erkrankung ist ein Absetzen einer bestehenden Behandlung mit einem Schlafmittel nicht notwendig. Vielmehr ist es wichtig, die Zufuhr sicherzustellen, um Absetzbeschwerden zu vermeiden. Ist die orale Zufuhr eines Schlafmittels bei Schluckbeschwerden, gastrointestinaler Obstruktion oder Erbrechen nicht sicher möglich, kann die Injektion eines Benzodiazepins eine sinnvolle Alternative darstellen. In der Palliativmedizin wird bei Schlafbeschwerden und nächtlicher Angst Diazepam subkutan 5–10 mg zur Nacht injiziert oder Midazolam 5 mg/ml über eine subkutan liegende Medikamentenpumpe in individueller Dosierung zugeführt.

8.9.14 Sonstiges

Die staatliche schwedische Gesundheitsbehörde SBU empfiehlt im Jahr 2010: „Entscheidet man sich für eine medikamentöse Behandlung einer Schlafstörung, sollte der Behandler in erster Linie Präparate mit gut dokumentiertem Effekt auswählen. Die kurzfristige Therapie mit Zolpidem, Zopiclon und Zaleplon – mit Benzodiazepinen verwandte Substanzen – bewirkt ein schnelleres Einschlafen und eine längere Schlafdauer verglichen mit Placebo."

Aufgrund der offensichtlichen Missbrauchsproblematik und der Assoziation mit Gewaltausbrüchen gibt es bei **Flunitrazepam** einige Befürworter für einen Entzug der Zulassung.

Bei **Zolpidem** ist ein erhöhtes Toleranz- und Abhängigkeitsrisiko beschrieben, ähnlich dem der Benzodiazepine Nitrazepam und Flunitrazepam. Diese benzodiazepinverwandten Substanzen können paradoxe Reaktionen und eine anterograde Amnesie (meist einige Stunden nach Einnahme) verursachen. Um dieses Risiko zu verringern, sollte der Patient während der folgenden 7–8 Stunden ausreichend Raum für ungestörten Schlaf haben. Die paradoxen Reaktionen werden häufiger bei Älteren beobachtet und können sich in Tobsuchtsanfällen, Halluzinationen, Schlafwandeln oder für den Patienten ungewöhnlichem Verhalten äußern.

Die Entwicklung einer Abhängigkeit entsteht häufiger unter Dauerbehandlung, bei höherer Dosierung und bei prädisponierten Personen mit früherem Alkohol- oder Drogenmissbrauch, mit Persönlichkeitsstörung oder einer anderen schweren psychischen Störung in der Anamnese.

Bei der Verordnung von Schlafmitteln zulasten der GKV gilt es, die Arzneimittelrichtlinien und die KV-spezifischen Besonderheiten im jeweiligen Bundesland zu berücksichtigen.

Referenzen

Bain KT. Management of chronic insomnia in elderly persons. Am J Geriatr Pharmacother. 2006 Jun; 4(2): 168–192.

Berry SD, Lee Y, Cai S, Dore DD. Nonbenzodiazepine sleep medication use and hip fractures in nursing home residents. JAMA Intern Med. 2013 May 13; 173(9): 754–761.

Brasure M, MacDonald R, Fuchs E, Olson CM et al. Management of Insomnia Disorder. Rockville (MD): Agency for Healthcare Research and Quality (US); 2015 Dec. Report No.: 15(16)-EHC027-EF.

Cubała WJ, Landowski J. Seizure following sudden zolpidem withdrawal. Prog Neuropsychopharmacol Biol Psychiatry. 2007 Mar 30; 31(2): 539–540.

Darker CD, Sweeney BP, Barry JM, Farrell MF, Donnelly-Swift E. Psychosocial interventions for benzodiazepine harmful use, abuse or dependence. Cochrane Database Syst Rev. 2015 May 11; 5: CD009652.

Deutsche Gesellschaft für Schlafforschung und Schlafmedizin (DGSM). S3-Leitlinie Nicht erholsamer Schlaf/Schlafstörungen. Somnologie. AWMF-Register Nr. 063/001 (August 2017). http://www.awmf.org/leitlinien/detail/ll/063-001.html (letzter Zugriff: 12. November 2017).

Dolder C, Nelson M, McKinsey J. Use of non-benzodiazepine hypnotics in the elderly: are all agents the same? CNS Drugs. 2007;21(5):389–405.

Fernández-San-Martín MI, Masa-Font R, Palacios-Soler L, Sancho-Gómez P, et al. Effectiveness of Valerian on insomnia: a meta-analysis of randomized placebo-controlled trials. Sleep Med. 2010 Jun; 11(6): 505–511.

Glass J, Lanctôt KL, Herrmann N, Sproule BA, Busto UE. Sedative hypnotics in older people with insomnia: meta-analysis of risks and benefits. BMJ. 2005 Nov 19; 331(7526): 1169.

Howard P, Twycross R, Shuster J, Mihalyo M, Wilcock A. Benzodiazepines. J Pain Symptom Manage. 2014 May; 47(5): 955–964.

Mitchell MD, Gehrman P, Perlis M, Umscheid CA. Comparative effectiveness of cognitive behavioral therapy for insomnia: a systematic review. BMC Fam Pract. 2012 May 25; 13: 40.

Puustinen J, Lähteenmäki R, Polo-Kantola P, Salo P, et al. Effect of withdrawal from long-term use of temazepam, zopiclone or zolpidem as hypnotic agents on cognition in older adults. Eur J Clin Pharmacol. 2014 Mar; 70(3): 319–329.

Roth T; Workshop Participants. Does effective management of sleep disorders reduce substance dependence? Drugs. 2009; 69 Suppl 2: 65–75.

Victorri-Vigneau C, Dailly E, Veyrac G, Jolliet P. Evidence of zolpidem abuse and dependence: results of the French Centre for Evaluation and Information on Pharmacodependence (CEIP) network survey. Br J Clin Pharmacol. 2007 Aug; 64(2): 198–209.

8.10 Nichtselektive Monoamin-Wiederaufnahmehemmer N06AA

Amitriptylin, Clomipramin, Maprotilin, Nortriptylin

8.10.1 Indikationen

- **Amitriptylin:**
  - Depressive Episode
  - Schwere oder lang andauernde depressive Episode
  - Bipolare Erkrankung mit depressiver Episode
  - Langfristige Schmerzbehandlung im Rahmen eines therapeutischen Gesamtkonzepts
- **Clomipramin:**
  - Depressive Erkrankungen
  - Zwangsstörungen, Phobien und Panikstörungen
  - Begleitsymptome einer Narkolepsie (besonders Kataplexie, Schlafparalyse und hypnagoge Halluzinationen)
  - Langfristige Schmerzbehandlung im Rahmen eines therapeutischen Gesamtkonzepts
- **Maprotilin:** Depressive Erkrankungen bei Erwachsenen
- **Nortriptylin:** Depressive Zustandsbilder jeder Ätiologie, v. a. bei vitaler Hemmung und Antriebsverarmung

8.10.2 Wirkmechanismus

- **Amitriptylin:** Ein trizyklisches Antidepressivum (TCA), das auf die monoaminergen Neuronen im ZNS wirkt. Dadurch wird die Wiederaufnahme von Serotonin und zu einem kleinen Teil auch von Noradrenalin gehemmt. Amitriptylin wirkt sowohl zentral als auch peripher anticholinerg. Neben der antidepressiven Wirkung besitzt Amitriptylin auch angstlösende Eigenschaften. Letztere treten rasch auf, die antidepressive Wirkung erst nach einer gewissen Behandlungsdauer.
- **Clomipramin:** Gehört ebenfalls zu den trizyklischen Antidepressiva (TCA); es hemmt v. a. die Wiederaufnahme von Serotonin und seinem Metaboliten 5-Hydroxytryptamin, zu einem geringeren Anteil auch die Wiederaufnahme von Noradrenalin. Wie die übrigen Antidepressiva induzieren Clomipramin und sein Metabolit Veränderungen in der Empfindlichkeit monoaminerger Rezeptoren. Außerdem wirkt es antihistaminerg und anticholinerg.
- **Maprotilin:** Gehört zu den tetrazyklischen Antidepressiva und ist ein nichtselektiver Monoamin-Oxidasehemmer. Ebenso wie die übrigen Antidepressiva induziert Maprotilin Veränderungen in der Empfindlichkeit monoaminerger Rezeptoren. Die antidepressive Wirkung entspricht derjenigen von trizyklischen Antidepressiva. Maprotilin hat eine deutliche antihistaminerge Wirkung (H1-Blockade), wodurch sich die sedierende Wirkung erklären lässt. Außerdem wirkt es zentral und peripher anticholinerg.
- **Nortriptylin:** Die demethylierte Form von Amitriptylin gehört zu den trizyklischen Antidepressiva. Es beeinflusst die monoaminergen Neuronen im ZNS und hemmt in erster Linie die Wiederaufnahme von Noradrenalin, aber auch von Serotonin. Zusätzlich zu diesen Effekten wirkt Nortriptylin zentral und peripher anticholinerg.

8.10.3 Empfohlene Tagesdosen und Dosisintervalle

Angstbeschwerden können von dieser Substanzgruppe initial verstärkt werden. Daher sollte die Behandlung mit einer niedrigen Dosis begonnen werden; sie kann während der Initialphase kurzfristig mit einem Tranquilizer ergänzt werden. Treten zu Beginn einer antidepressiven Therapie Angstbeschwerden auf, können auch in diesem Fall kurzfristig zusätzlich Anxiolytika gegeben werden (▶ Tab. 8.29).

Tab. 8.29 Dosierungsempfehlungen für nichtselektive Monoamin-Wiederaufnahmehemmer

	Dosisintervall	Einnahme zu den Mahlzeiten	Bei Depression	Bei Zwangsstörung	Chronische Schmerzen
Amitriptylin	8 h	Kein Einfluss auf die Resorption	25–50 mg 2–3 ×/d Bis max. 150 mg/d	Nicht zugelassen	10–75 mg
Clomipramin	8–24 h	Kein Einfluss auf die Resorption	25–75 mg 1–3 ×/d	25–50 mg 3 ×/d	25–50 mg 1–3 ×/d
Maprotilin	24 h	Kein Einfluss auf die Resorption	Initial 25–75(–150) mg zur Nacht	Nicht zugelassen	Nicht zugelassen
Nortriptylin	8 h	Kein Einfluss auf die Resorption	10–20 mg 3 ×/d	Nicht zugelassen	Nicht zugelassen

8

8.10.4 Nebenwirkungen

Häufige Nebenwirkungen

Amitriptylin Übelkeit, Obstipation, Mundtrockenheit, Desorientiertheit, Kopfschmerzen, Konzentrationsschwierigkeiten, Müdigkeit, Schwitzen, Gewichtszunahme, Schwindel, Tachykardie, Verlängerung des QT-Intervalls, AV-Block, Orthostasesyndrom, Potenz- und Libidostörung, Tremor, Parästhesien, Ataxie, Akkomodationsstörung, Mydriasis, Verschwommensehen.

Clomipramin Übelkeit, Mundtrockenheit, Obstipation, Sinustachykardie, Schwindel, Tremor, Kopfschmerzen, Müdigkeit, Sprachstörungen, Parästhesien, Muskelschwäche, Akkomodationsstörung, Mydriasis, Verschwommensehen, Tinnitus, Erbrechen, Diarrhö, Miktionsstörungen, Urtikaria, Lichtempfindlichkeit, Juckreiz, Orthostasesyndrom, Gewichtszunahme, Erhöhung der Transaminasen, erektile Dysfunktion, Libidostörung, Gynäkomastie, Unruhe, Angst, Agitation, Aggressivität, Verwirrtheit, Desorientiertheit, Halluzinationen, Schlafstörungen, Manie, Hypomanie, Verschlechterung depressiver Symptomatik, Gedächtnisstörung, Konzentrationsschwierigkeiten.

Maprotilin Mundtrockenheit, Übelkeit, Erbrechen, Gewichtszunahme, Angst, Unruhe, Agitation, Depression, Hypomanie, Manie, Aggressivität, Schlafstörungen, Verminderung der Libido, erektile Dysfunktion, Schwindel, Kopfschmerzen, Fieber, leichter Tremor, Myoklonus, Müdigkeit, Gedächtnisstörung, Konzentrationsschwierigkeiten, Parästhesien, Dysarthrie, Verschwommensehen, Sinustachykardie, Hautrötung, Orthostasesyndrom, Obstipation, Hautausschläge, Lichtempfindlichkeit, Urtikaria, Muskelschwäche, Miktionsstörungen.

Nortriptylin Mundtrockenheit, Obstipation, Übelkeit, Verwirrtheit, Verminderung der Libido, erektile Dysfunktion, Tremor, Schwindel, Kopfschmerzen, Konzentrationsschwierigkeiten, Parästhesien, Ataxie, Akkommodationsstörungen, Tachykardie, AV-Block, Schenkelblock, Verlängerung des QT-Intervalls, Sturzneigung, Müdigkeit, Gewichtszunahme.

Bedrohliche Nebenwirkungen

Amitriptylin Harnretention, Agranulozytose, paralytischer Ileus, Konvulsionen, Delirium, Suizidverhalten.

Clomipramin Torsade de pointes, Agranulozytose, Konvulsionen, Delirium, gastrointestinale Blutungen, Harnretention, Rhabdomyolyse, anaphylaktische Reaktionen, Hepatitis mit oder ohne Ikterus.

Maprotilin Agranulozytose, Delirium, Suizidverhalten, epileptische Anfälle, Kammerflimmern, Torsade de pointes, Hepatitis mit oder ohne Ikterus, Stevens-Johnson-Syndrom, toxische epidermale Nekrolyse, Harnretention.

Nortriptylin Agranulozytose, Delirium, Suizidverhalten, paralytischer Ileus, Konvulsionen, Harnverhalt.

8.10.5 Wichtige Interaktionen

Antiarrhythmika

Folgende Interaktionen vom Typ C und D sind **für Amitriptylin, Clomipramin, Maprotilin und Nortriptylin** beschrieben:

Propafenon Propafenon kann die Plasmakonzentration von trizyklischen Antidepressiva durch die Hemmung des Metabolismus erhöhen. Dies kann zu anticholinergen Nebenwirkungen führen. Auf die Entwicklung möglicher Nebenwirkungen sollte geachtet, EKG-Kontrollen sollten vorgenommen und der TCA-Spiegel kontrolliert werden.

8

Antidepressiva

Folgende Interaktionen vom Typ C und D sind **für Amitriptylin, Clomipramin und Nortriptylin** beschrieben:

Bupropion Die Plasmakonzentration eines TCA kann sich bei gleichzeitiger Gabe von Bupropion erhöhen; dies kann zum vermehrtem Auftreten von Nebenwirkungen führen. TCA-Spiegel-Kontrollen und Achtsamkeit auf die Entwicklung möglicher Nebenwirkungen werden empfohlen. Bei Ansetzen von Bupropion kann eine Dosisreduktion des TCA notwendig werden.

Duloxetin Die Plasmakonzentration von Amitriptylin, Clomipramin und Nortriptylin kann sich erhöhen. Dadurch erhöht sich das Risiko für monoaminerge und anticholinerge Nebenwirkungen. Ist eine gleichzeitige Einnahme erforderlich, sollte der Spiegel des aktuellen TCA kontrolliert und dessen Dosis ggf. reduziert werden. Auf möglicherweise auftretende Nebenwirkungen durch Duloxetin oder trizyklische Antidepressiva sollte aufmerksam geachtet werden.

Folgende Interaktionen vom Typ C und D sind für **Amitriptylin und Nortriptylin** beschrieben:

Fluoxetin Die Plasmakonzentration von Amitriptylin/Nortriptylin erhöht sich und damit das Risiko für serotonerge und anticholinerge Nebenwirkungen. Möglicherweise verstärkt sich die antidepressive Wirkung. Ist eine gleichzeitige Gabe notwendig, sollte die Plasmakonzentration von Amitriptylin/Nortriptylin kontrolliert und die Dosis ggf. gesenkt werden. Eine Umstellung auf ein SSRI, das CYP2D6 nicht hemmt, z. B. Citalopram, Escitalopram (das linksdrehende Enantiomer des Racemats Citalopram) oder Sertralin, kann sinnvoll sein.

Moclobemid Das Risiko für serotonerge Nebenwirkungen bis hin zum Serotoninsyndrom ist erhöht. Moclobemid kann auch die Clearance von trizyklischen Antidepressiva erhöhen, eine Kombinationsbehandlung wird nicht empfohlen. Falls eine solche Kombination dennoch für notwendig erachtet wird, sollte sorgfältig auf mögliche serotonerge Nebenwirkungen geachtet und die Plasmaspiegel von Amitriptylin oder Nortriptylin kontrolliert werden.

Paroxetin Die Plasmakonzentration von Amitriptylin/Nortriptylin erhöht sich; dies kann das Risiko für Nebenwirkungen erhöhen. Auch monoaminerge Effekte können verstärkt auftreten. Ist eine gleichzeitige Gabe notwendig, sollte die Plasmakonzentration des trizyklischen Antidepressivums kontrolliert und wenn nötig die Dosis reduziert werden.

Folgende Interaktionen vom Typ C und D sind **für Clomipramin** beschrieben:

Fluoxetin, Paroxetin Die Plasmakonzentration von Clomipramin erhöht sich und somit auch das Risiko serotonerger und anticholinerger Nebenwirkungen. Möglicherweise verstärkt sich die antidepressive Wirkung. Ist eine gleichzeitige Gabe notwendig, sollte die Plasmakonzentration von Clomipramin kontrolliert und die Dosis ggf. gesenkt werden.

Fluvoxamin Die Plasmakonzentration von Clomipramin erhöht sich bei gleichzeitiger Gabe. Clomipramin kann auch die Plasmakonzentration von Fluvoxamin erhöhen. Diese Kombination vermeiden.

Moclobemid Bei Kombination von Clomipramin mit Moclobemid erhöht sich das Risiko serotonerger Nebenwirkungen; diese Kombination möglichst vermeiden. Nach Absetzen von Moclobemid sollten mind. 24 Stunden vergehen, bevor ein SSRI oder Clomipramin angesetzt werden kann. Beim Wechsel von einem SSRI oder Clomipramin zu Moclobemid sollte eine Wash-out-Phase von 1–2 Wochen eingehalten werden. Bei einem Wechsel von Fluoxetin sollte die Wash-out-Phase aufgrund der langen Halbwertszeit 2–3 Wochen betragen.

Ticagrelor Sowohl laborchemisch als auch klinisch sollte auf Blutungszeichen geachtet werden.

Venlafaxin Das Risiko für anticholinerge und serotonerge Nebenwirkungen ist erhöht; diese sollten aufmerksam beobachtet und der Blutdruck kontrolliert werden.

Folgende Interaktionen vom Typ C und D sind **für Maprotilin** beschrieben:

Bupropion Die Plasmakonzentration von Antidepressiva kann sich bei gleichzeitiger Gabe von Bupropion deutlich erhöhen. Dies kann vermehrt zu Nebenwirkungen, aber auch zu einer erhöhten antidepressiven Wirkung führen. Wird Bupropion zusätzlich verordnet, sollte die Dosis von Maprotilin gesenkt und aufmerksam auf evtl. Nebenwirkungen geachtet werden.

Duloxetin Die Plasmakonzentration von Maprotilin kann sich erhöhen. Dadurch steigt die Gefahr monoaminerger und serotonerger Nebenwirkungen. Ist eine gleichzeitige Gabe notwendig, sollte die Plasmakonzentration von Maprotilin überwacht und eine Dosisreduktion erwogen werden. Auf mögliche Nebenwirkungen durch Maprotilin und/oder Duloxetin achten.

Fluoxetin Die Plasmakonzentration von Maprotilin erhöht sich und damit das Risiko für serotonerge und anticholinerge Nebenwirkungen. Die therapeutische Wirkung kann sich möglicherweise verstärken. Ist eine gleichzeitige Behandlung medizinisch notwendig, sollte die Plasmakonzentration von Maprotilin überwacht und eine Dosisreduktion erwogen werden.

Fluvoxamin Erhöht die Plasmakonzentration von Maprotilin, sodass eine konzentrationsabhängige Dosisreduktion von Maprotilin notwendig wird.

Moclobemid Die Plasmakonzentration von Maprotilin kann ansteigen und zu erhöhter serotonerger Wirkung führen. Auf mögliche Nebenwirkungen durch Maprotilin achten und ggf. die Maprotilin-Dosis reduzieren.

Paroxetin Die Plasmakonzentration von Maprotilin kann ansteigen und toxisch wirken. Beide Substanzen können additiv verstärkend auf Monoamine wirken. Bei einer gleichzeitigen Gabe sollte die Plasmakonzentration von Maprotilin überwacht und eine Dosisreduktion erwogen werden.

Folgende Interaktionen vom Typ C und D sind **für Nortriptylin** beschrieben:

Paroxetin Die Plasmakonzentration von Nortriptylin erhöht sich und damit das Nebenwirkungsrisiko. Beide Substanzen können additiv verstärkend auf Monoamine wirken. Bei einer gleichzeitigen Gabe sollte die Plasmakonzentration von Nortriptylin überwacht und eine Dosisreduktion erwogen werden; Verlängerung der QT-Zeit, Kombination vermeiden.

Antiepileptika

Folgende Interaktionen vom Typ C und D sind für **Amitriptylin und Nortriptylin** beschrieben:

Carbamazepin Die Plasmakonzentration von Amitriptylin/Nortriptylin kann sich verringern und somit auch die klinische Wirkung. TCA können die Krampfschwelle senken; bei gleichzeitiger Einnahme von Carbamazepin die Plasmakonzentration von Amitriptylin/Nortriptylin kontrollieren und ggf. die TCA-Dosis anpassen. Anstelle von Carbamazepin kann ggf. Lamotrigin oder Gabapentin gegeben werden.

8

Stiripentol Die Exposition von Amitriptylin/Nortriptylin kann sich erhöhen, auf Nebenwirkungen dieser Substanzen achten. Bei gleichzeitiger Gabe sollte eine TCA-Spiegel-Kontrolle erwogen werden, ggf. muss die Dosis von Amitriptylin/Nortriptylin gesenkt werden.

Valproat Die Konzentration von Amitriptylin/Nortriptylin kann sich erhöhen, dies macht das Auftreten von Nebenwirkungen wahrscheinlicher. Die Pharmakokinetik von Valproat kann sich verändern. Auf Nebenwirkungen durch Amitriptylin/Nortriptylin sollte geachtet, der Plasmaspiegel bestimmt und ggf. die TCA-Dosis gesenkt werden.

Folgende Interaktionen vom Typ C und D sind **für Clomipramin** beschrieben:

Valproinsäure Die Plasmakonzentration von Clomipramin erhöht sich bei gleichzeitiger Behandlung; dies kann zu Schlafstörungen und epileptischen Anfällen führen. Die Plasmakonzentration von Clomipramin sollte kontrolliert und die Dosis ggf. gesenkt werden.

Antihypertensiva

Folgende Interaktionen vom Typ C und D sind **für Amitriptylin, Clomipramin und Nortriptylin** beschrieben:

Clonidin TCA können die antihypertensive Wirkung von Clonidin abschwächen, wodurch erhöhte Blutdruckwerte, Schwindel, Kopfschmerzen und Tachykardie auftreten können. Bei dieser Kombination sollten Blutdruck und Puls sorgsam kontrolliert werden. Um eine ausreichende antihypertensive Wirkung beizubehalten, muss die Clonidin-Dosis ggf. erhöht werden. Anstelle von TCA sollte bei gleichzeitiger Einnahme von Clonidin ein Wechsel auf ein SSRI erwogen werden.

Antimykotika

Folgende Interaktionen vom Typ C und D sind **für Amitriptylin** beschrieben:

Fluconazol Bei gleichzeitiger Einnahme können bedrohliche Amitriptylin-Nebenwirkungen wie Verlängerung des QT-Intervalls, Torsade de pointes und Delir auftreten. Diese Kombination möglichst vermeiden, ansonsten muss die Amitriptylin-Dosis gesenkt werden. Kontrolle des Amitriptylin-Spiegels.

Terbinafin Terbinafin kann die Plasmakonzentration von Nortriptylin erhöhen (aktiver Metabolit von Amitriptylin) und das Risiko von Nebenwirkungen steigern. Bei gleichzeitiger Einnahme muss die Amitriptylin-Dosis ggf. um 50 % gesenkt werden. Kontrollen der Plasmaspiegel von Amitriptylin und Nortriptylin werden empfohlen.

Folgende Interaktionen vom Typ C und D sind **für Clomipramin** beschrieben:

Terbinafin Die Exposition von Clomipramin und seinem aktiven Metaboliten kann sich erhöhen. Kontrollen des Clomipramin-Spiegels werden empfohlen. Die Clomipramin-Dosis muss um bis zu 40 % reduziert werden. Die Indikation ist streng zu prüfen.

Folgende Interaktionen vom Typ C und D sind **für Maprotilin** beschrieben:

Terbinafin Die Exposition von Maprotilin kann sich erhöhen.

8

Folgende Interaktionen vom Typ C und D sind **für Nortriptylin** beschrieben:

Fluconazol Die Plasmakonzentration von Nortriptylin erhöht sich. Ein Fall mit Verlängerung des QT-Intervalls gefolgt von Torsade de pointes ist bei gleichzeitiger Behandlung mit Fluconazol und Nortriptylin beschrieben. Diese Kombination vermeiden.

Folgende Interaktionen vom Typ C und D sind **für Nortriptylin** beschrieben:

Terbinafin Erhöht die Plasmakonzentration von Nortriptylin und damit die Häufigkeit von Nebenwirkungen. Diese Kombination sollte vermieden werden. Ist sie dennoch notwendig, sollte die Nortriptylin-Dosis um mind. 50 % gesenkt und der Nortriptylin-Spiegel kontrolliert werden.

Antipsychotika

Folgende Interaktionen vom Typ C und D sind **für Amitriptylin** beschrieben:

Levomepromazin Die Plasmakonzentrationen von Amitriptylin und dessen Metaboliten Nortriptylin können sich erhöhen und sollten kontrolliert werden. Auf mögliche Nebenwirkungen wie verstärkte Dämpfung achten.

Folgende Interaktionen vom Typ C und D sind für **Amitriptylin und Nortriptylin** beschrieben:

Lithium Die gleichzeitige Gabe von Amitriptylin/Nortriptylin kann das Risiko der Neurotoxizität erhöhen; Tremor, epileptische Krämpfe, malignes Neuroleptikasyndrom und Serotoninsyndrom sind beschrieben. Auf Symptome dieser Zustände sollte sorgsam geachtet werden.

Folgende Interaktionen vom Typ C und D sind **für Clomipramin** beschrieben:

Haloperidol, Levomepromazin, Perphenazin, Zuclopenthixol Die Plasmakonzentration von Clomipramin und seiner Metaboliten kann sich erhöhen. Der Plasmaspiegel sollte kontrolliert und auf mögliche Nebenwirkungen durch Clomipramin geachtet werden. Gegebenenfalls muss die Clomipramin-Dosis gesenkt werden.

Lithium Die gleichzeitige Behandlung mit Lithium und einem SSRI, Venlafaxin oder Clomipramin kann das Risiko eines Serotoninsyndroms erhöhen. Der Lithiumspiegel kann sich erhöhen. Nebenwirkungen, die auf ein Serotoninsyndrom hinweisen (Verwirrtheit, Hyperreflexie, Schwindel, Ataxie, Steifigkeit in den Extremitäten, Dysarthrie, Tremor, Schwitzen), sollten aufmerksam verfolgt und der Lithiumspiegel kontrolliert werden.

Folgende Interaktionen vom Typ C und D sind **für Maprotilin** beschrieben:

Haloperidol, Levomepromazin, Perphenazin, Risperidon, Zuclopenthixol Die Plasmakonzentration von Maprotilin kann ansteigen, auf mögliche Nebenwirkungen von Maprotilin sollte geachtet werden. Die Kontrolle des Maprotilin-Spiegels wird empfohlen; ggf. Dosisreduktion.

Folgende Interaktionen vom Typ C und D sind **für Nortriptylin** beschrieben:

Haloperidol, Levomepromazin, Perphenazin, Risperidon Verlängerung der QT-Zeit, Kombination vermeiden.

Antithrombotische Mittel

Folgende Interaktionen vom Typ C und D sind **für Clomipramin** beschrieben:

Antithrombin III, Heparin, niedermolekulare Heparine Diese Kombination erhöht das Blutungsrisiko. Auf klinische Blutungszeichen achten.

Apixaban Erhöhtes Blutungsrisiko, diese Kombination sollte mit Zurückhaltung gegeben werden. Nichtserotonerge Antidepressiva wie Mirtazapin stellen eine sicherere Alternative dar.

Azetylsalizylsäure Die gleichzeitige Gabe von niedrig dosiertem ASS und einem SSRI erhöht das Risiko einer gastrointestinalen Blutung um das 5- bis 7-Fache. Bei hoch dosierter ASS-Behandlung liegt das Risiko um den Faktor 12–15 höher. Kann eine gleichzeitige Gabe nicht vermieden werden, sollte die Gabe eines PPI erwogen und es sollten Laborkontrollen durchgeführt werden, um das Risiko einer gastrointestinalen Blutung zu vermindern. Andere Antidepressiva mit geringerer Serotoninselektivität (z. B. Nortriptylin oder Mirtazapin) scheinen bei gleichzeitiger ASS-Einnahme ein geringeres gastrointestinales Blutungsrisiko aufzuweisen.

Cilostazol, Edoxaban, Rivaroxaban Bei gleichzeitiger Gabe eines Thrombozytenaggregationshemmers und eines SSRI/SNRI oder einer anderen die Serotoninwiederaufnahme hemmenden Substanz (z. B. Clomipramin oder Tramadol) kann sich das Blutungsrisiko weiter erhöhen. Sowohl laborchemisch als auch klinisch sollte auf Blutungszeichen geachtet bzw. die Kombination vermieden werden.

Clopidogrel, Dabigatran Aufgrund des erhöhten Blutungsrisikos ist bei der gleichzeitigen Gabe von direkten Thrombinhemmern und Serotonin-Wiederaufnahmehemmern Vorsicht geboten. Ist eine solche Kombination medizinisch notwendig, sollte die Gabe eines PPI erwogen werden.

Phenprocoumon Das Blutungsrisiko erhöht sich.

Prasugrel Das Blutungsrisiko erhöht sich. Die Kombination von Prasugrel mit einem Serotonin-Wiederaufnahmehemmer sollte vermieden werden. Kann eine gleichzeitige Gabe nicht vermieden werden, sollte die gastroprotektive Gabe eines PPI erwogen werden.

8

Dopamin-/Noradrenalin-Wiederaufnahmehemmer

Folgende Interaktionen vom Typ C und D sind **für Amitriptylin, Clomipramin und Nortriptylin** beschrieben:

Methylphenidat Die Plasmakonzentration einiger TCA kann sich erhöhen und damit auch die Gefahr einer Hypertonie. Der Spiegel von Amitriptylin, Clomipramin oder Nortriptylin sollte kontrolliert und auf evtl. auftretende Nebenwirkungen (wie z.B. Blutdruckveränderungen) geachtet werden; ggf. Wechsel zu einem anderen Wirkstoff.

Folgende Interaktionen vom Typ C und D sind **für Maprotilin** beschrieben:

Methylphenidat Die Plasmakonzentration von Maprotilin kann ansteigen. Auf Nebenwirkungen durch Maprotilin sollte geachtet und der Maprotilin-Spiegel kontrolliert werden.

Hormone/Neurotransmitter

Folgende Interaktionen vom Typ C und D sind **für Amitriptylin, Clomipramin und Nortriptylin** beschrieben:

Adrenalin, Noradrenalin Patienten, die mit einem TCA behandelt werden, können deutlich verstärkt auf Sympathomimetika reagieren (Hypertension, Tachykardie, Arrhythmien). Blutdruck, Puls und EKG sollten bei gleichzeitiger Gabe kontrolliert werden. Die Dosis des Sympathomimetikums muss ggf. reduziert werden.

Nebenschilddrüsen-Antagonisten

Folgende Interaktionen vom Typ C und D sind **für Amitriptylin, Clomipramin und Nortriptylin** beschrieben:

Cinacalcet Cinacalcet kann den Plasmaspiegel von Amitriptylin, Clomipramin und Nortriptylin erhöhen, der TCA-Spiegel sollte kontrolliert werden. TCA-Nebenwirkungen wie Mundtrockenheit, Harnretention, Verschwommensehen und Sedierung können gehäuft auftreten und sollten beobachtet werden; ggf. Dosisreduktion des TCA.

Folgende Interaktionen vom Typ C und D sind **für Maprotilin** beschrieben:

Cinacalcet Die Exposition von Maprotilin kann sich erhöhen; die Maprotilin-Dosis muss ggf. um die Hälfte oder mehr gesenkt werden.

NSAR

Folgende Interaktionen vom Typ C und D sind **für Clomipramin** beschrieben:

Coxibe Das Risiko gastrointestinaler Blutungen erhöht sich deutlich bei gleichzeitiger Gabe eines NSAR mit einem SSRI (inklusive Venlafaxin und Clomipramin). Kann eine gleichzeitige Gabe nicht vermieden werden, sollte die prophylaktische Gabe eines PPI erwogen und das Blutbild kontrolliert werden.

Opioide

Folgende Interaktionen vom Typ C und D sind **für Amitriptylin** beschrieben:

Tramadol Die gleichzeitige Gabe von Tramadol und anderen serotonergen Substanzen erhöht die Gefahr eines Serotoninsyndroms. Es können ggf. andere, nichtserotonerge Analgetika wie Kodein gegeben werden. Verstärkung der Müdigkeit bedenken.

Folgende Interaktionen vom Typ C und D sind **für Clomipramin** beschrieben:

Kodein Clomipramin kann die analgetische und antitussive Wirkung von Kodein verringern. Die klinische Wirkung von Kodein sollte überwacht werden. Für eine kurzzeitige Behandlung kann Buprenorphin gegeben werden, bei langfristiger Behandlung kann ein SSRI ohne Einfluss auf Kodein (z. B. Citalopram) eine sinnvolle Alternative sein.

Folgende Interaktionen vom Typ C und D sind **für Clomipramin** beschrieben:

Tramadol Clomipramin schwächt die analgetische Wirkung von Tramadol ab. Die Kombination kann ein Serotoninsyndrom auslösen und sollte vermieden werden. Anstelle von Tramadol sollte ein anderes Analgetikum gewählt werden.

Tuberkulosemittel

Folgende Interaktionen vom Typ C und D sind für **Amitriptylin und Nortriptylin** beschrieben:

Rifampicin Die Plasmakonzentration für Amitriptylin/Nortriptylin kann sich verringern. Bei gleichzeitiger Behandlung sollte die Plasmakonzentration von Amitriptylin/Nortriptylin kontrolliert werden. Gegebenenfalls muss die Dosis von Amitriptylin/Nortriptylin erhöht werden, um weiterhin therapeutische Spiegel zu erreichen.

Weitere relevante Interaktionen

Folgende Interaktionen vom Typ C und D sind **für Amitriptylin** beschrieben:

Johanniskraut (Hypericum perforatum) Sehr interaktiver Stoff. Die Plasmakonzentrationen von Amitriptylin und dessen Metabolit Nortriptylin können sich verringern.

Folgende Interaktionen vom Typ C und D sind **für Clomipramin** beschrieben:

Johanniskraut (Hypericum perforatum) Serotonerge Nebenwirkungen und das Serotoninsyndrom treten vermehrt auf. Johanniskraut wegen vielfältiger Interaktionen generell vermeiden.

8.10.6 Kontraindikationen

- Akutes Geschehen eines Myokardinfarkts oder kürzlich erlittener Infarkt
- Kardiale Reizleitungsstörung
- Gleichzeitige Behandlung mit einem MAO-Hemmer
- Engwinkelglaukom
- Harnretention

8.10.7 Warnhinweise

- Bei herabgesetzter Leberfunktion ist die Metabolisierung beeinträchtigt, bei Niereninsuffizienz die Ausscheidung reduziert.
- Bei Epilepsie sollte vor Ansetzen eines nichtselektiven MAO-Hemmers bereits eine adäquate antiepileptische Behandlung bestehen.
- Während der Initialphase der Depressionsbehandlung kann das Suizidrisiko erhöht sein.
- Patienten, die vor Behandlungsbeginn Suizidalverhalten oder starke Suizidgedanken aufwiesen, haben während der Behandlung ein erhöhtes Suizidrisiko und sollten gut überwacht werden.

- Alle Substanzen dieser Arzneimittelgruppe können orthostatische Reaktionen hervorrufen. Da ältere Patienten vermehrt zu derartigen Reaktionen neigen, besteht bei ihnen auch ein erhöhtes Sturzrisiko.
- Die Kombination von Arzneimitteln, die das QT-Intervall verlängern können, sollte vermieden werden.
- Harnretention ist eine Kontraindikation. Das Vorliegen einer Prostatahyperplasie erhöht die Wahrscheinlichkeit einer Harnretention.
- Bei einer Kombination von trizyklischen Antidepressiva und anderen anticholinerg wirkenden Substanzen können die anticholinergen Effekte verstärkt werden. Dadurch können die kognitiven Funktionen beeinträchtigt werden; v. a. bei älteren Patienten bedenken.
- Bei der Behandlung einer Depression bei Schizophrenie sollte die Medikation stets mit einem Neuroleptikum kombiniert werden, da trizyklische Antidepressiva eine psychotische Symptomatik verstärken können. Bei einer manodepressiven Psychose kann eine Verschiebung zum manischen Pol hin erfolgen. Wegen des Risikos einer QT-Verlängerung bei Behandlung mit Neuroleptika sind EKG-Kontrollen sehr wichtig.
- Bei Kombination mit anderen serotonerg wirkenden Substanzen kann ein Serotoninsyndrom mit Symptomen wie Verwirrtheit, Fieber, Ataxie, Myoklonus und Delirium auftreten (▶Kap. 8.10.5).
- Vorsicht bei chronischer Obstipation: Gefahr eines paralytischen Ileus.
- Bei Älteren können trizyklische Antidepressiva delirante Psychosen verursachen, besonders nachts. Nach Absetzen sistiert diese Symptomatik nach einigen Tagen.

8

8.10.8 Pharmakologische Angaben

▶Tab. 8.30.

Tab. 8.30 Pharmakologische Angaben für nichtselektive Monoamin-Wiederaufnahmehemmer

	Wirkdauer	Halbwertszeit	Bei herabgesetzter Funktion der		Schwangerschaft	Stillzeit	Aktiver Metabolit
			Leber	Nieren			
Amitriptylin[1]	Ein bis mehrere Tage	9–25 h	Vorsichtig dosieren	Vorsichtig dosieren	C	III	Ja
Clomipramin[2]	Ein bis mehrere Tage	21 h	Vorsichtig dosieren	Vorsichtig dosieren	C	III	Ja
Maprotilin[3]	Mehrere Tage	27–58 h	Vorsichtig dosieren	Vorsichtig dosieren	C	III	Ja
Nortriptylin[4]	Mehrere Tage	17–93 h	Vorsichtig dosieren	Vorsichtig dosieren	C	II	Nicht bekannt

[1] Amitriptylin und seine Metaboliten werden hauptsächlich über die Nieren ausgeschieden. Der Hauptmetabolit ist therapeutisch wirksam.
[2] Bei Älteren werden bereits mit geringeren Tagesdosen therapeutische Steady-State-Konzentrationen erreicht als bei jüngeren Patienten. Clomipramin sollte bei Älteren mit Vorsicht gegeben werden. Es wird hauptsächlich über die Nieren ausgeschieden.
[3] Maprotilin und sein aktiver Metabolit werden hauptsächlich über die Nieren ausgeschieden.
[4] Nortriptylin und seine Metaboliten (nicht direkt wirksam) werden hauptsächlich über die Nieren ausgeschieden.

8.10.9 Therapiekontrolle

Die klinische Bewertung einer Depression sollte vor und etwa 4 Wochen nach Behandlungsbeginn mittels eines validierten psychologischen Testverfahrens erfolgen. In der Regel werden der **Hospital Anxiety and Depression Scale** (HADS) oder **Montgomery-Asberg Depression Rating Scale** (MADRS) verwendet. Einfach, schnell einsetz- und rasch auswertbar sind der von der WHO herausgegebene „WHO-5-Fragebogen zum Wohlbefinden", der „Gesundheitsfragebogen für Patienten (PHQ-D)" sowie die „Allgemeine Depressionsskala (ADS)". Das Ergebnis wird zur Entscheidung über eine weitere Behandlung oder eine Dosisanpassung herangezogen. Suizidale oder ältere/gebrechliche Patienten werden während der ersten 4 Behandlungswochen häufiger kontrolliert, um frühzeitig ein erhöhtes Suizidrisiko oder schädliche Nebenwirkungen zu entdecken.

Als wichtiges Behandlungsziel ist eine Remission anzustreben. Sie definiert sich klinisch durch eine Punktzahl < 10 im MADRS-Test. Die Behandlung einer Depression dauert i. d. R. 6–9 Monate.

8.10.10 Alternative Behandlungen

Leichte Depressionen können außer mit Medikamenten auch mit diversen Verfahren der Psychotherapie behandelt werden. Hier wird v. a. die kognitive Verhaltenstherapie empfohlen (gute Evidenz). Auch eine aktiv abwartende Begleitung (Watchful Waiting) mit regelmäßiger Reevaluation der Symptomatik kann als Behandlungsstrategie eingeschlagen werden. Bei schwereren Depressionen lässt sich durch die Kombination von Psychotherapie und Antidepressiva häufig ein guter Behandlungserfolg erzielen.

In neueren Studien zeigte sich die beste Kosteneffektivität bei der Behandlung mit SSRI (Sertralin, Citalopram). Zeigt sich kein Behandlungserfolg durch SSRI, können SNRI (Venlafaxin oder Duloxetin) als nächster Schritt gegeben werden.

Bei Älteren sind SSRI und Mirtazapin die Mittel der ersten Wahl, sowohl in Monotherapie als auch kombiniert. Es sollte eine niedrige Initialdosis gewählt und diese langsam aufdosiert werden.

8.10.11 Beschwerden beim Absetzen

Bei abruptem Absetzen nach einer Behandlungsdauer von mehreren Monaten können tri- und tetrazyklische Antidepressiva zu Beschwerden in Form von Übelkeit, Erbrechen, Magenschmerzen, Durchfall, Schlafstörungen, Schwitzen, Angst, Reizbarkeit, Manie, Kopfschmerzen und allgemeinem Unwohlsein führen. Auch bei einem zu raschen Ausschleichen können Absetzbeschwerden auftreten, wenn auch nicht in gleichem Ausmaß wie bei einem abrupten Absetzen. Ob Absetzbeschwerden auftreten, hängt von der Behandlungsdauer, der Tagesdosis und der Eliminationsgeschwindigkeit ab. Bei TCA und Clomipramin kann es bei einer Behandlungsdauer ≥ 8 Wochen bei abruptem Absetzen zu Absetzbeschwerden kommen.

8.10.12 Behandlung beenden

▶ Tab. 8.31 zeigt einen Vorschlag für ein stufenweises Absetzen der jeweiligen antidepressiven Therapie und beruht auf klinischen Erfahrungen. Aber auch The British National Formulary (BNF) empfiehlt, dass Antidepressiva nach einer Behandlungsdauer von mind. 8 Wochen über einen Zeitraum von 4 Wochen abgesetzt werden sollten.

Tab. 8.31 Absetzschema für nichtselektive Monoamin-Wiederaufnahmehemmer

	Max. Dosis	1 Wo.	1 Wo.	1 Wo.	1 Wo.	1 Wo.	1 Wo.
Amitriptylin	25 mg 2–2–2	25 mg 1–1–2	25 mg 1–1–1	10 mg 2–1–2	10 mg 1–1–1	10 mg 1–0–1	0
Clomipramin	25 mg 2–2–2	25 mg 1–1–2	25 mg 1–1–1	10 mg 2–1–2	10 mg 1–1–1	10 mg 1–0–1	0
Maprotilin	75 mg 0–0–2	25 mg 0–0–4	25 mg 0–0–3	25 mg 0–0–2	25 mg 0–0–1	0	
Nortriptylin	25 mg 2–2–2	25 mg 1–1–2	25 mg 1–1–1	25 mg 1–0–1	25 mg 0–0–1	0	

Bei TCA kann es sinnvoll sein, das Ausschleichen gegen Ende der Absetzphase noch weiter zu verlangsamen. Entstehen während des Ausschleichens dennoch Absetzbeschwerden, sollte man zu der zuvor gegebenen Tagesdosis zurückkehren und die Dosisreduktion danach auf Schritte von 2 Wochen verlängern.

8.10.13 Am Lebensende

Die methodologische Qualität der relativ kleinen Studien zu antidepressiver Behandlung in der Palliativmedizin ist sehr unterschiedlich. Dies bedeutet jedoch nicht, dass Antidepressiva nicht depressive Symptome bei Patienten in einer späten palliativen Phase verbessern und lindern können. Dies v. a. vor dem Hintergrund, dass das Suizidrisiko hoch, die Lebensqualität herabgesetzt ist und die Adhärenz gegenüber lindernden Maßnahmen für die Grunderkrankung niedrig sein kann. Eine Depression rechtzeitig zu diagnostizieren und zu behandeln, kann von entscheidender Bedeutung sein, um am Lebensende eine rasche Verbesserung der Lebensqualität zu erreichen. Sowohl tri- als auch tetrazyklische Antidepressiva und SSRI stellen gute Behandlungsalternativen dar.

Bei einer bestehenden und wirksamen antidepressiven Therapie sollte das Medikament versuchsweise langsam auf eine niedrige Tagesdosis reduziert werden. So stellt das Medikament später, wenn es der Patient nicht mehr einnehmen kann, kein Risiko für dann entstehende Absetzbeschwerden dar. Für die Abwägung über ein weiteres Fortsetzen der Therapie werden mögliche Nebenwirkungen, Interaktionen und die Leber- und Nierenfunktion miteinbezogen; dies kann ebenso für eine niedrigere Dosierung sprechen. Bei Beenden der Behandlung sollte im Bedarfsfall ein Benzodiazepin (Diazepam oder Midazolam) gegeben werden können, notfalls als Injektion oder über eine Medikamentenpumpe.

8.10.14 Sonstiges

Epidemiologische Studien konnten ein erhöhtes Frakturrisiko unter der Einnahme von TCA und SSRI zeigen. Nicht zu unterschätzen ist auch das Sturzrisiko bei einigen Antidepressiva.

Die Gabe von serotonerg wirkenden Antidepressiva wird mit einer reduzierten Knochendichte in Verbindung gebracht. Serotoninrezeptoren finden sich auch auf Osteoblasten, Osteoklasten und Osteozyten. Beobachtungsstudien deuten auf eine komplexe Verbindung zwischen Depression, Antidepressiva und Auftreten von Frakturen hin. Ein großer Teil depressiver Patienten erhält Antidepressiva, meist SSRI. Eine Behandlung mit SSRI oder TCA erhöht das Frakturrisiko um den Faktor

2 verglichen mit nicht behandelten Patienten, auch nach einer Herausrechnung von möglichen Störfaktoren. Das Risiko steigt am stärksten zu Beginn der Behandlung, bei TCA innerhalb eines Monats nach Behandlungsbeginn.

Sowohl SSRI als auch TCA sind effektive Substanzen gegen Depression; bei TCA scheinen Nebenwirkungen häufiger aufzutreten. In Studien zeigte sich jedoch eine gleich hohe Rate an Drop-outs aufgrund von Nebenwirkungen in beiden Substanzgruppen. Nebenwirkungen, die keinen Therapieabbruch nach sich zogen, sind wiederum bei TCA häufiger. Der Leitlinie NVL Unipolare Depression ist zu entnehmen, dass es keine besonders starken oder schwachen Antidepressiva gibt und dass kein Nachweis für deren Wirkung bei leichter Depression vorliegt. Für mittelschwere Depression ist die Wirkung umstritten und nur für schwere Depressionen liegen sichere Wirksamkeitsnachweise vor.

Das Suizidrisiko ist bei SSRI und TCA auf einem gleichen, relativ niedrigen Niveau, bei Mirtazapin oder Venlafaxin hingegen etwas höher. Das höchste Suizidrisiko wird in den ersten 28 Tagen nach Behandlungsbeginn beobachtet, was die Notwendigkeit vermehrter, regelmäßiger Kontakte in dieser Phase unterstreicht.

Amitriptylin war über viele Jahre das Mittel der ersten Wahl bei neuropathischen Schmerzen. Hierfür liegt kein überzeugender wissenschaftlicher Nachweis vor, auch wenn die Erfahrungen mit Amitriptylin bei neuropathischen Schmerzen und Fibromyalgie recht positiv waren. Da Amitriptylin ein altes Präparat ist, war in den letzten Jahrzehnten der Anreiz für randomisierte Studien bei neuropathischen Schmerzen nicht gegeben. Zusammenfassend kann Amitriptylin eine mögliche Therapiealternative bei neuropathischen Schmerzen oder Fibromyalgie sein, wobei allerdings nur ein kleiner Teil der behandelten Patienten eine zufriedenstellende Schmerzlinderung erfahren wird.

Bei Personen mit Depression kann initial eine niedrigere Dosis als die Standarddosis sinnvoll sein, um v. a. bei Älteren oder bei Patienten, die durch andere Erkrankungen betroffen sind, Nebenwirkungen zu vermeiden. In einer systematischen Durchsicht von 39 Studien mit insgesamt 2.564 Studienteilnehmern konnte kein starker Beleg dafür gefunden werden, dass die Standarddosierung von TCA zu einem besseren Therapieresultat führte als eine niedrigere Dosis. Dieses Ergebnis deutet darauf hin, dass TCA niedrig dosiert gegeben werden können.

Bei Älteren können TCA delirante Psychosen auslösen, besonders während der Nacht. Nach Absetzen sistieren diese i. d. R. nach einigen Tagen.

Referenzen

Arroll B, Elley CR, Fishman T, Goodyear-Smith FA et al. Antidepressants versus placebo for depression in primary care. Cochrane Database Syst Rev. 2009 Jul 8; (3): CD007954.

British National Formulary. British Medical Association & Royal Pharmaceutical Society of Great Britain. Section 4.3: Antidepressant drugs: withdrawal. London: The Pharmaceutical Press, 2000

Coupland C, Dhiman P, Morriss R, Arthur A et al. Antidepressant use and risk of adverse outcomes in older people: population based cohort study. BMJ. 2011 Aug 2; 343: d4551.

Coupland C, Hill T, Morriss R, Arthur A et al. Antidepressant use and risk of suicide and attempted suicide or self-harm in people aged 20 to 64: cohort study using a primary care database. BMJ. 2015 Feb 18; 350: h517.

Derry S, Wiffen PJ, Aldington D, Moore RA. Nortriptyline for neuropathic pain in adults. Cochrane Database Syst Rev. 2015 Jan 8; 1: CD011209.

8

Dharmshaktu P, Tayal V, Kalra BS. Efficacy of antidepressants as analgesics: a review. J Clin Pharmacol. 2012 Jan; 52(1): 6–17.
Furukawa T, McGuire H, Barbui C. Low dosage tricyclic antidepressants for depression. Cochrane Database Syst Rev. 2003; (3): CD003197.
Guaiana G, Barbui C, Hotopf M. Amitriptyline for depression. Cochrane Database Syst Rev. 2007 Jul 18; (3): CD004186.
Laoutidis ZG, Mathiak K. Antidepressants in the treatment of depression/depressive symptoms in cancer patients: a systematic review and meta-analysis. BMC Psychiatry. 2013 May 16; 13: 140.
Leucht C, Huhn M, Leucht S. Amitriptyline versus placebo for major depressive disorder. Cochrane Database Syst Rev. 2012 Dec 12; 12: CD009138.
Moore RA, Derry S, Aldington D, Cole P, Wiffen PJ. Amitriptyline for neuropathic pain in adults. Cochrane Database Syst Rev. 2015 Jul 6; (7): CD008242.
Narayan V, Haddad PM. Antidepressant discontinuation manic states: a critical review of the literature and suggested diagnostic criteria. J Psychopharmacol. 2011 Mar; 25(3): 306–313.
Rayner L, Price A, Evans A, Valsraj K et al. Antidepressants for the treatment of depression in palliative care: systematic review and meta-analysis. Palliat Med. 2011 Jan; 25(1): 36–51.
Rizzoli R, Cooper C, Reginster JY, Abrahamsen B et al. Antidepressant medications and osteoporosis. Bone. 2012 Sep; 51(3): 606–613.
Shelton RC. Steps Following Attainment of Remission: Discontinuation of Antidepressant Therapy. Prim Care Companion J Clin Psychiatry. 2001 Aug; 3(4): 168–174.
www.leitlinien.de/nvl/depression (letzter Zugriff: 12. November 2017).

8.11 Selektive Serotonin-Wiederaufnahmehemmer (SSRI) N06AB

Fluoxetin, Citalopram, Paroxetin, Sertralin, Fluvoxamin, Escitalopram

8.11.1 Indikationen

- **Alle Präparate:** Episode einer Major Depression
- **Alle Präparate:** Zwangsstörung
- **Citalopram, Escitalopram, Paroxetin, Sertralin:** Panikstörung
- **Paroxetin, Sertralin, Escitalopram:** Soziale Phobie
- **Citalopram, Paroxetin, Sertralin:** Rezidivprophylaxe von Episoden einer Major Depression
- **Paroxetin, Escitalopram:** Generalisierte Angststörung
- **Paroxetin, Sertralin:** Posttraumatische Belastungsstörung (PTBS)
- **Fluoxetin:** Bulimie, ergänzend zu einer psychotherapeutischen Behandlung zur Reduktion von Fressattacken und Purging-Verhalten

8.11.2 Wirkmechanismus

Die pharmakologische Wirkung der SSRI entsteht durch eine potente und selektive Hemmung der Serotoninwiederaufnahme. Die antidepressive Wirkung wird mit der neuronalen Wiederaufnahmehemmung von Serotonin im zentralen Nervensystem assoziiert.

8.11.3 Empfohlene Tagesdosen und Dosisintervalle

Die Einnahme von Paroxetin erfolgt am besten zum Frühstück. Dosierungsempfehlungen ▶ Tab. 8.32.

Tab. 8.32 Dosierungsempfehlungen für SSRI

	Dosisintervall	Depression	Zwangsstörung	Panikstörung	Soziale Phobie	Empfohlene Höchstdosis bei Älteren	Einnahme zu den Mahlzeiten
Fluoxetin	24 h	20–60 mg	20–60 mg	–	–	40 mg	Kein Einfluss
Citalopram	24 h	20–40 mg	20–40 mg	20–40 mg	–	20 mg	Kein Einfluss
Paroxetin	24 h	20–50 mg	40–60 mg	40–60 mg	20–50 mg	40 mg	Möglich
Sertralin	24 h	50–200 mg	50–200 mg	50–200 mg	50–200 mg	200 mg	Kein Einfluss
Fluvoxamin	8–24 h	100–300 mg	100–300 mg	–	–	300 mg	Kein Einfluss
Escitalopram	24 h	10–20 mg	10–20 mg	5–20 mg	5–20 mg	10 mg	Kein Einfluss

8.11.4 Nebenwirkungen

Häufige Nebenwirkungen

Übelkeit, Mundtrockenheit, Somnolenz, vermehrtes Schwitzen, Tremor, Diarrhö, Anorexie, Gewichtsverlust oder -zunahme, veränderte Geschmackswahrnehmung, Schwindel, Kopfschmerzen, Asthenie, Impotenz, allgemeines Krankheitsgefühl, posturale Hypotension, Herzklopfen, Tachykardie, Parästhesien, extrapyramidale Störungen, Obstipation, Erbrechen, Bauchschmerzen, Dyspepsie, erhöhter Speichelfluss, Flatulenz, Hautausschläge, Juckreiz, Schlafstörungen, Nervosität, Angst, Konzentrationsstörungen, Agitiertheit, Traumstörungen, Libidoverminderung, Apathie, Hyperreflexie, Verwirrtheit, Gähnen, Myalgien, Miktionsstörungen, Ejakulationsstörungen, unregelmäßige Regelblutungen, Akkommodationsstörungen, Harninkontinenz.

Bedrohliche Nebenwirkungen

Hyponatriämie (besonders bei gleichzeitiger Einnahme von Diuretika), Blutungen, Harnverhalt, Verwirrtheit, Manie, Krampfanfall und erhöhtes Sturzrisiko mit Frakturgefahr (doppelt erhöhtes Risiko bei Älteren).

In seltenen Fällen kann ein Serotoninsyndrom auftreten und sich in Tremor, Krämpfen, Myoklonie, Hyperreflexie, Verwirrtheit, Halluzinationen, Koma, Hyperthermie, Tachykardie und Tachypnoe äußern.

8.11.5 Wichtige Interaktionen

Folgende Interaktionen vom Typ C und D sind **für sämtliche SSRI** beschrieben:

- **SSRI-Präparate** untereinander zu kombinieren ist nicht sinnvoll und wird nicht empfohlen. Es besteht ein erhöhtes Risiko eines Serotoninsyndroms.
- Das Risiko für gastrointestinale Blutungen erhöht sich deutlich bei gleichzeitiger Gabe von **NSAR** und einem SSRI (inklusive Venlafaxin und Clomipramin). Kann eine gleichzeitige Gabe nicht vermieden werden, sollte die Prophylaxe mit einem PPI erwogen und das Blutbild kontrolliert werden.

Anästhetika

Folgende Interaktionen vom Typ C und D sind nur **für Fluvoxamin** beschrieben:

Lidocain Die Konzentration von Lidocain erhöht sich und die Wirkdauer kann sich verlängern, das Risiko von Nebenwirkungen durch Lidocain steigt an. Blutdruck und Herzfrequenz sollten kontrolliert und die Dosis von Lidocain besonders bei oraler Einnahme ggf. reduziert werden. Bei einer Dauerbehandlung kann eine Umstellung von Fluvoxamin auf Citalopram, Escitalopram oder Sertralin sinnvoll sein.

Antiarrhythmika

Folgende Interaktionen vom Typ C und D sind **für Fluoxetin und Paroxetin** beschrieben:

Flecainid Die Konzentration von Flecainid erhöht sich wahrscheinlich. Sorgfältige EKG-Kontrollen und ggf. die Umstellung auf ein SSRI ohne CYP2D6-induzierende Wirkung (z. B. Citalopram, Escitalopram oder Sertralin) werden empfohlen.

Propafenon Die gleichzeitige Einnahme kann die Konzentration von Propafenon und somit das Risiko der Kardiotoxizität erhöhen. Die gleichzeitige Gabe sollte mit großer Vorsicht erfolgen, ggf. ist eine Dosisanpassung notwendig. Anstelle von Fluoxetin/Paroxetin sollte die Gabe von Citalopram oder Sertralin erwogen werden.

Antibiotika

Folgende Interaktionen vom Typ C und D sind **für sämtliche SSRI** beschrieben:

Linezolid Kann die Wirkung von SSRI potenzieren und damit zu einem Serotoninsyndrom führen. Diese Kombination sollte vermieden werden. Zwischen dem Absetzen eines SSRI und dem Behandlungsbeginn mit Linezolid wird eine Wash-out-Phase von 1 Woche (Citalopram, Paroxetin) bzw. 2 Wochen (übrige SSRI) empfohlen. Aufgrund der langen Halbwertszeit von Fluoxetin und seinem aktiven Metaboliten sollte der Patient nach einer Wash-out-Phase besonders wachsam auf Zeichen eines Serotoninsyndroms hin beobachtet werden.

Folgende Interaktionen vom Typ C und D sind nur **für Fluoxetin** beschrieben:

Levofloxacin Erhöhtes Risiko eines verlängerten QTc-Intervalls; ist bei Patienten mit bereits verlängertem QTc-Intervall zu vermeiden. EKG-Kontrollen sind notwendig, ggf. sollte ein anderes Antibiotikum gewählt werden, welches das QTc-Intervall nicht beeinflusst.

Antidementiva

Folgende Interaktionen vom Typ C und D sind **für Fluoxetin und Paroxetin** beschrieben:

Galantamin Die Plasmakonzentration von Galantamin kann sich bei gleichzeitiger Behandlung erhöhen. Auf Nebenwirkungen von Galantamin (Übelkeit, Schwindel) sollte geachtet und die Dosis ggf. reduziert werden; ggf. Umstellung auf Citalopram, Escitalopram oder Sertralin anstelle von Paroxetin oder Fluoxetin.

Antidepressiva

Folgende Interaktionen vom Typ C und D sind **für sämtliche SSRI** beschrieben:

Moclobemid Das Risiko serotonerger Nebenwirkungen erhöht sich bei gleichzeitiger Behandlung mit einem SSRI (und Clomipramin) mit Moclobemid. Diese Kombination sollte möglichst vermieden werden. Zwischen dem Absetzen von Moclobemid und dem Ansetzen eines SSRI (oder Clomipramin) sollten mind. 24 Stunden vergehen. Bei Umstellung von einem SSRI (oder Clomipramin) auf Moclobemid bedarf es einer Wash-out-Phase von 1–2 Wochen, bei Umstellung von Fluoxetin aufgrund der längeren Halbwertszeit von Fluoxetin von 2–3 Wochen.

Folgende Interaktionen vom Typ C und D sind nur **für Fluoxetin** beschrieben:

Bupropion Das Risiko für serotonerge Nebenwirkungen sowie für das Auslösen einer Manie erhöht sich. Bei notwendiger gleichzeitiger Einnahme bedarf es regelmäßiger Kontrollen des klinischen Effekts. Citalopram oder Sertralin beeinflussen die Konzentration von Bupropion weniger als Fluoxetin.

Folgende Interaktionen vom Typ C und D sind **für Fluoxetin und Paroxetin** beschrieben:

Amitriptylin, Clomipramin, Nortriptylin Erhöhte Konzentrationen eines trizyklischen Antidepressivums verursachen serotonerge und anticholinerge Nebenwirkungen. Ist eine gleichzeitige Einnahme notwendig, sollten die Plasmakonzentrationen kontrolliert, ggf. die Dosis gesenkt und die Umstellung auf ein SSRI ohne Einfluss auf CYP2D6 (z. B. Citalopram, Escitalopram oder Sertralin) erwogen werden.

Duloxetin Die gleichzeitige Einnahme von Duloxetin und Paroxetin/Fluoxetin kann das Risiko eines Serotoninsyndroms und anticholinerger Nebenwirkungen erhöhen. Diese Kombination sollte vermieden werden.

Maprotilin Die Plasmakonzentration von Maprotilin erhöht sich und das Risiko für serotonerge und anticholinerge Nebenwirkungen steigt an. Ist eine gleichzeitige Behandlung notwendig, sollte der Maprotilin-Spiegel kontrolliert oder eine Dosisreduktion erwogen werden.

Venlafaxin Bei gleichzeitiger Gabe dieser Substanzen erhöht sich die Frequenz anticholinerger Nebenwirkungen und es sind einige Fälle eines Serotoninsyndroms beschrieben. Diese Kombination sollte vermieden werden. Ist die Kombination eines SSRI mit Venlafaxin sinnvoll, sollte ein SSRI mit geringer Wirkung auf CYP2D6 (z. B. Sertralin oder Citalopram) gewählt werden. Auf anticholinerge und serotonerge Nebenwirkungen sollte geachtet werden.

Folgende Interaktionen vom Typ C und D sind nur **für Fluvoxamin** beschrieben:

Agomelatin Die Plasmakonzentration von Agomelatin erhöht sich dramatisch bis auf das 60-Fache. Diese Kombination sollte vermieden und ein anderes SSRI anstelle von Fluvoxamin gewählt werden.

Clomipramin Die Plasmakonzentration von Clomipramin erhöht sich bei gleichzeitiger Gabe von Fluvoxamin. Auch die Plasmakonzentration von Fluvoxamin kann durch Clomipramin erhöht werden. Diese Kombination sollte vermieden werden.

Duloxetin Die Exposition von Duloxetin erhöht sich um das 6-Fache; beide Substanzen hemmen die Wiederaufnahme von Serotonin. Das Risiko eines Serotoninsyndroms ist erhöht. Diese Kombination sollte vermieden werden.

Mirtazapin Die Konzentration von Mirtazapin kann sich erhöhen; bei gleichzeitiger Gabe sind Fälle eines Serotoninsyndroms beschrieben. Diese Kombination sollte wenn möglich vermieden werden. Auf eine mögliche serotonerge Überaktivität sollte aufmerksam geachtet werden. Ist diese Kombination notwendig, ist eine geringe Dosierung von Mirtazapin zu empfehlen.

Antiepileptika

Folgende Interaktionen vom Typ C und D sind **für Escitalopram und Citalopram** beschrieben:

Carbamazepin Verringert die Konzentration von Es-/Citalopram; dadurch kann sich die antidepressive Wirkung abschwächen. Anstelle von Carbamazepin sollte die Gabe eines anderen Antiepileptikums ohne enzyminduzierende Wirkung erwogen werden, z.B. Valproat, Gabapentin oder Lamotrigin. Gegebenenfalls ist eine Kontrolle der Serumspiegel von Es-/Citalopram sinnvoll.

Folgende Interaktionen vom Typ C und D sind nur **für Fluoxetin** beschrieben:

Carbamazepin Fluoxetin erhöht die Plasmakonzentration von Carbamazepin und Carbamazepin-10,11-Epoxid; dadurch erhöht sich das Risiko schwerer Nebenwirkungen. Die Kontrolle des Carbamazepin-Spiegels ist empfohlen.

Phenytoin Fluoxetin kann die Plasmakonzentration von Phenytoin erhöhen und Phenytoin-Nebenwirkungen begünstigen. Die Plasmakonzentration von Phenytoin sollte beim An- oder Absetzen von Fluoxetin regelmäßig kontrolliert werden. Paroxetin kann anstelle von Fluoxetin gegeben werden, da es die Plasmakonzentration von Phenytoin nicht beeinflusst. Die Dosierung von Paroxetin muss jedoch möglicherweise leicht erhöht werden, da Phenytoin die Konzentration von Paroxetin um 30–40 % senkt.

Folgende Interaktionen vom Typ C und D sind nur **für Fluvoxamin** beschrieben:

Phenytoin Die Plasmakonzentration von Phenytoin erhöht sich und damit das Risiko für Nebenwirkungen. Auf mögliche Nebenwirkungen durch Phenytoin sollte geachtet, die Plasmakonzentration von Phenytoin kontrolliert und bei Bedarf die Phenytoin-Dosis gesenkt werden. Anstelle von Fluvoxamin kann Paroxetin gegeben werden, bei einer solchen Umstellung muss die Paroxetin-Dosis ggf. erhöht werden.

Folgende Interaktionen vom Typ C und D sind nur **für Sertralin** beschrieben:

Carbamazepin Die Konzentration von Sertralin kann sich verringern, die von Carbamazepin erhöhen. Die Wirkung beider Substanzen kann durch diese Interaktion beeinflusst werden. Die Plasmakonzentration beider Substanzen sollte kontrolliert werden. Gegebenenfalls muss die Dosis von Sertralin erhöht und die von Carbamazepin reduziert werden.

Lamotrigin Die gleichzeitige Behandlung erhöht die Exposition von Lamotrigin und erhöht somit das Toxizitätsrisiko. Der Lamotrigin-Spiegel sollte kontrolliert und ggf. die Dosis von Lamotrigin oder Sertralin reduziert werden

Phenytoin Die Konzentration von Sertralin kann sich verringern, die von Phenytoin kann ansteigen. Wirkung und Serumspiegel beider Substanzen sollten kontrolliert und ggf. die Dosis von Sertralin erhöht sowie die von Phenytoin reduziert werden. Anstelle von Phenytoin können Gabapentin oder Oxcarbazepin gegeben werden, da diese eine geringere Interaktionsneigung aufweisen.

Antimykotika

Folgende Interaktionen vom Typ C und D sind **für Escitalopram und Citalopram** beschrieben:

Fluconazol Die Plasmakonzentration von Es-/Citalopram kann sich erhöhen. Auf Symptome einer serotonergen Überaktivität (Hypertension, Schlafstörungen, Hypomanie, Tremor, Kopfschmerzen, Diarrhö und vermehrtes Schwitzen) sollte geachtet und ggf. die Dosis von Es-/Citalopram reduziert werden. Anstelle von Fluconazol kann zur Behandlung einer Haut- oder Nagelmykose Terbinafin gegeben werden.

Antiparkinsonmittel

Folgende Interaktionen vom Typ C und D sind nur **für Fluoxetin** beschrieben:

Selegilin Es sind mehrere Fälle mit serotonerger Überaktivität bei Patienten mit Selegilin und Fluoxetin beschrieben. Diese Kombination sollte vermieden und ein anderes Antidepressivum anstelle von Fluoxetin erwogen werden.

Folgende Interaktionen vom Typ C und D sind nur **für Fluvoxamin** beschrieben:

Rasagilin Erhöhtes Risiko für ein Serotoninsyndrom; auch die Exposition von Rasagilin kann sich in der Kombination mit Fluvoxamin erhöhen. Diese Kombination sollte vermieden werden; alternativ kann ein anderes Antidepressivum gegeben werden.

Ropinirol Die Konzentration von Ropinirol erhöht sich wahrscheinlich deutlich. Diese Kombination sollte vermieden werden; zur Vermeidung dieser Interaktion sollte ein anderes SSRI gegeben werden.

8

Antipsychotika

Folgende Interaktionen vom Typ C und D sind **für sämtliche SSRI** beschrieben:

Lithium Die gleichzeitige Behandlung von Lithium und SSRI, Venlafaxin oder Clomipramin kann das Risiko eines Serotoninsyndroms erhöhen. Der Lithiumspiegel kann erhöht sein. Auf Symptome eines Serotoninsyndroms (Verwirrtheit, Hypomanie, Hyperreflexie, Schwindel, Ataxie, Steifigkeit in Armen und Beinen, Dysarthrie, Tremor, vermehrtes Schwitzen) sollte sorgsam geachtet und der Lithiumspiegel kontrolliert werden. Dies gilt sowohl für SSRI als auch für Venlafaxin und Clomipramin.

Folgende Interaktionen vom Typ C und D sind nur **für Fluoxetin** beschrieben:

Clozapin Die Plasmakonzentration von Clozapin erhöht sich um etwa 40 %, bei manchen Patienten jedoch auch um das Vielfache. Das Risiko für Clozapin-Nebenwirkungen steigt an. Die Plasmakonzentration von Clozapin sollte kontrolliert, die Dosis ggf. reduziert und eine Umstellung auf ein SSRI ohne Einfluss auf den Clozapin-Metabolismus erwogen werden (z. B. Sertralin, Citalopram oder Escitalopram).

Folgende Interaktionen vom Typ C und D sind **für Fluoxetin und Paroxetin** beschrieben:

Aripiprazol Die Plasmakonzentration von Aripiprazol kann sich erhöhen. Auf mögliche Nebenwirkungen von Aripiprazol sollte geachtet, die Dosis bei Bedarf gesenkt und die Umstellung auf ein SSRI ohne Einfluss auf CYP2D6 (z. B. Citalopram oder Sertralin) erwogen werden.

Haloperidol Die Plasmakonzentration von Haloperidol erhöht sich, dadurch entsteht die Gefahr extrapyramidaler Nebenwirkungen. Die Plasmakonzentration von

Haloperidol sollte kontrolliert und ggf. auf ein SSRI umgestellt werden, das CYP2D6 nicht hemmt (z.B. Citalopram).

Perphenazin Die Konzentration von Perphenazin erhöht sich und somit das Risiko für Nebenwirkungen durch Perphenazin. Der Perphenazin-Spiegel sollte kontrolliert und die Umstellung auf ein SSRI ohne CYP2D6-Einfluss erwogen werden.

Risperidon Die Plasmakonzentration von Risperidon und seinem aktiven Metaboliten (9-OH-Risperidon) erhöht sich und somit auch die Gefahr von Nebenwirkungen durch Risperidon. Auf mögliche Nebenwirkungen durch Risperidon sollte aufmerksam geachtet, die Plasmakonzentration kontrolliert und eine Umstellung auf ein SSRI ohne hemmende Wirkung auf CYP2D6 (z.B. Citalopram) erwogen werden.

Sertindol Durch die gleichzeitige Behandlung erhöht sich die Plasmakonzentration von Sertindol, wodurch sich die QTc-Zeit verlängern und das Risiko kardialer Arrhythmien ansteigen kann. Als Erhaltungsdosis sollte Sertindol niedrig dosiert werden; vor und nach Dosisänderungen sollten EKG-Kontrollen durchgeführt werden.

Zuclopenthixol Die Plasmakonzentration von Zuclopenthixol steigt an und das Risiko anticholinerger und extrapyramidaler Nebenwirkungen erhöht sich. Die Plasmakonzentration von Zuclopenthixol sollte kontrolliert und die Umstellung auf ein SSRI ohne hemmende Wirkung auf CYP2D6 (z.B. Citalopram, Escitalopram oder Sertralin) erwogen werden.

Folgende Interaktionen vom Typ C und D sind nur **für Fluvoxamin** beschrieben:

Clozapin Die Plasmakonzentration von Clozapin erhöht sich und somit auch das Risiko von Nebenwirkungen durch Clozapin. Die Kombination mit jeweils normal dosiertem Clozapin bzw. Fluvoxamin ist kontraindiziert.

Haloperidol Die Konzentration von Haloperidol steigt vermutlich an. Dies kann zu schweren Nebenwirkungen führen. Bei gleichzeitiger Behandlung mit Fluvoxamin muss die Dosis von Haloperidol reduziert werden. Anstelle von Fluvoxamin kann Citalopram gegeben werden.

Olanzapin Die Konzentration von Olanzapin erhöht sich. Der Olanzapin-Spiegel sollte kontrolliert, die Dosis bei Bedarf gesenkt und auf mögliche Nebenwirkungen geachtet werden.

Folgende Interaktionen vom Typ C und D sind nur **für Paroxetin** beschrieben:

Clozapin Die Plasmakonzentration von Clozapin erhöht sich um 30 % und somit steigt die Gefahr einer Leukopenie. Auf mögliche Nebenwirkungen von Clozapin sollte geachtet sowie Leukozytenzahl und Plasmakonzentration von Clozapin kontrolliert werden. Gegebenenfalls muss die Dosis von Clozapin gesenkt werden.

Antithrombotische Mittel

Folgende Interaktionen vom Typ C und D sind **für sämtliche SSRI** beschrieben:

Antithrombin III, Dalteparin, Danaparoid, Enoxaparin, Heparin, Tinzaparin Es besteht eine erhöhte Blutungsgefahr, die Patienten sollten auf Blutungszeichen hin kontrolliert werden.

Azetylsalizylsäure Die gleichzeitige Gabe von Azetylsalizylsäure (ASS) und einem SSRI erhöht das Risiko gastrointestinaler Blutungen um das 5- bis 7-Fache, bei höheren Dosen ASS um das 12- bis 15-Fache. Kann die gleichzeitige Gabe nicht vermieden werden, sollte prophylaktisch mit einem PPI behandelt und das Blutbild kontrolliert werden. Andere Antidepressiva mit einer geringeren Serotoninselektivität (z. B. Nortriptylin oder Mirtazapin) scheinen bei gleichzeitiger Behandlung mit ASS ein geringeres Risiko für gastrointestinale Blutungen aufzuweisen.

Phenprocoumon/Warfarin Die Plasmakonzentration von Warfarin/Phenprocoumon kann sich durch die Hemmung von CYP-Enzymen erhöhen; gleichzeitig kann sich durch eine Reduktion des Serotoningehalts in den Thrombozyten bei SSRI-Gabe die Thrombozytenaggregation verringern. Durch diese Effekte erhöht sich das Blutungsrisiko; wenn möglich sollte diese Kombination vermieden werden. Ein anderes Antidepressivum ohne Interaktion mit Warfarin (z. B. Mirtazapin) sollte erwogen werden.

Anxiolytika

Folgende Interaktionen vom Typ C und D sind **für sämtliche SSRI** beschrieben:

Buspiron Erhöhte serotonerge Wirkung und erhöhtes Risiko eines Serotoninsyndroms. Der Patient sollte auf serotonerge Nebenwirkungen hin beobachtet werden. Treten diese auf, sollte Buspiron abgesetzt werden.

Folgende Interaktionen vom Typ C und D sind nur **für Fluoxetin** beschrieben:

Alprazolam Eine mäßig gesteigerte Erhöhung der Alprazolam-Konzentration und somit ein verstärkter Alprazolam-Effekt sind beschrieben; ggf. Reduktion der Dosis von Alprazolam. Da die Halbwertszeit von Norfluoxetin lang ist, kann die hemmende Wirkung auf den Alprazolam-Metabolismus über mehrere Wochen nach dem Absetzen von Fluoxetin anhalten. Lorazepam oder Oxazepam sind sinnvolle Alternativen zu Alprazolam.

8

Folgende Interaktionen vom Typ C und D sind nur **für Fluvoxamin** beschrieben:

Alprazolam, Diazepam Die Plasmakonzentration von Alprazolam/Diazepam erhöht sich; damit verstärkt sich die psychomotorische Wirkung. Die Dosis sollte gesenkt werden, alternativ kann ein Benzodiazepin, das nicht oxidiert wird, gegeben werden (z. B. Lorazepam).

Betablocker

Folgende Interaktionen vom Typ C und D sind **für Fluoxetin und Paroxetin** beschrieben:

Metoprolol, Timolol Der Plasmaspiegel von Metoprolol/Timolol erhöht sich vermutlich. Dies kann zu Hypotension und Bradykardie führen. Herzfrequenz und Blutdruck sollten kontrolliert und eine Umstellung auf Citalopram, Escitalopram oder Sertralin anstelle von Fluoxetin/Paroxetin erwogen werden.

Propranolol Die gleichzeitige Gabe kann zu Bradykardie führen. Ein Fall eines Herzstillstands ist während der Behandlung mit Fluoxetin und Propranolol beschrieben. Blutdruck und Herzfrequenz sollten kontrolliert werden. Eine niedrige Dosierung mit Propranolol kann ausreichend sein. Ggf. Umstellung auf Citalopram, Escitalopram oder Sertralin anstelle von Fluoxetin/Paroxetin.

Folgende Interaktionen vom Typ C und D sind nur **für Fluvoxamin** beschrieben:

Propranolol Fluvoxamin kann die Plasmakonzentration von Propranolol erhöhen und die Betablockade damit verstärken. Blutdruck, Herzfrequenz und EKG sollten kontrolliert werden. Anstelle von Fluvoxamin können Citalopram, Escitalopram oder Sertralin gegeben werden.

Hormonantagonisten

Folgende Interaktionen vom Typ C und D sind **für Fluoxetin und Paroxetin** beschrieben:

Tamoxifen Durch die Gabe von Fluoxetin/Paroxetin verringert sich die Konzentration von Endoxifen (aktiver Metabolit von Tamoxifen) und somit auch die Tamoxifen-Wirkung. Diese Kombination sollte vermieden und eine Umstellung auf Citalopram, Escitalopram oder Sertralin erwogen werden.

Hypnotika und Sedativa

Folgende Interaktionen vom Typ C und D sind nur **für Fluvoxamin** beschrieben:

Melatonin Fluvoxamin erhöht die Plasmakonzentration von Melatonin. Diese Kombination sollte vermieden und eine Umstellung auf ein anderes SSRI als Fluvoxamin erwogen werden.

Folgende Interaktionen vom Typ C und D sind nur **für Fluvoxamin** beschrieben:

Triazolam Die Plasmakonzentration und die Wirkung von Triazolam erhöhen sich, die Triazolam-Dosis sollte reduziert werden. Alternativ kann ein Benzodiazepin, das nicht oxidiert wird, gegeben werden (z. B. Oxazepam).

Migränemittel

Folgende Interaktionen vom Typ C und D sind **für Fluoxetin und Paroxetin** beschrieben:

Almotriptan Bei gleichzeitiger Gabe besteht die Gefahr extensiver serotonerger Effekte, die in ein Serotoninsyndrom münden können. Zudem kann der Almotriptan-Spiegel ansteigen. Die Almotriptan-Dosis sollte gesenkt oder ein anderes Triptan ohne Interaktion mit Fluoxetin/Paroxetin wie z. B. Zolmitriptan oder Rizatriptan gegeben werden. Alternativ kann ein anderes SSRI, das die CYP2D6-Aktivität nicht beeinflusst, gegeben werden, z. B. Citalopram.

Folgende Interaktionen vom Typ C und D sind nur **für Fluvoxamin** beschrieben:

Zolmitriptan Die Konzentration von Zolmitriptan kann ansteigen und somit können sich die serotonergen Effekte verstärken. In seltenen Fällen hat die Kombination von SSRI und Triptanen zu einem Serotoninsyndrom geführt. Diese Kombination sollte vermieden und ein anderes Triptan gewählt werden, das nicht über CYP1A2 metabolisiert wird (Sumatriptan, Naratriptan, Rizatriptan, Almotriptan oder Eletriptan), oder es sollte auf ein SSRI umgestellt werden, das CYP1A2 nicht hemmt (z. B. Citalopram).

Mittel zur Behandlung der Opiatabhängigkeit

Folgende Interaktionen vom Typ C und D sind nur **für Fluoxetin** beschrieben:

Methadon Die Plasmakonzentration von Methadon kann sich bei manchen Patienten erhöhen, bei der Mehrzahl der Patienten zeigt sich jedoch keine Reaktion. Auf mögliche Nebenwirkungen sollte geachtet und die Plasmakonzentration wenn möglich kontrolliert werden. Gegebenenfalls bedarf es einer Dosisanpassung. Die Behandlung mit einem SSRI mit geringer Wirkung auf den Stoffwechsel anderer Medikamente sollte erwogen werden, z. B. Citalopram, Escitalopram oder Sertralin.

Folgende Interaktionen vom Typ C und D sind nur **für Fluvoxamin** beschrieben:

Methadon Fluvoxamin erhöht die Konzentration von Methadon und kann zu Intoxikationen führen; auf Intoxikationssymptome sollte geachtet werden. Beim An- oder Absetzen von Fluvoxamin kann eine Dosisanpassung von Methadon notwendig werden. Um Interaktionen zu vermeiden, kann von Fluvoxamin auf Citalopram, Escitalopram oder Sertralin umgestellt werden.

Nebenschilddrüsen-Antagonisten

Folgende Interaktionen vom Typ C und D sind nur **für Fluvoxamin** beschrieben:

Cinacalcet Die Konzentration von Cinacalcet kann sich erhöhen. Diese Kombination sollte wenn möglich vermieden werden. Ist eine gleichzeitige Einnahme notwendig, muss die Dosis von Cinacalcet ggf. reduziert werden. Auf Nebenwirkungen durch Cinacalcet sollte geachtet (Übelkeit, Erbrechen, Parästhesien, Schwindel, Krämpfe) und PTH sowie Kalzium im Serum kontrolliert werden.

Neuroleptika

Folgende Interaktionen vom Typ C und D sind nur **für Fluoxetin** beschrieben:

Fluphenazin Die Konzentration von Fluphenazin steigt vermutlich an; somit erhöht sich das Risiko für Nebenwirkungen wie Dystonie, extrapyramidale und anticholinerge Symptome. Auf mögliche Nebenwirkungen sollte geachtet und die Plasmakonzentration von Fluphenazin kontrolliert werden. Dosisanpassung anhand klinischer Wirkung und Plasmakonzentration.

Folgende Interaktionen vom Typ C und D sind **für Fluoxetin und Paroxetin** beschrieben:

Chlorpromazin Das Risiko der chlorpromazinbedingten Toxizität erhöht sich. Es wurden lebensbedrohliche Verlängerungen des QTc-Intervalls beschrieben. Diese Kombination sollte vermieden oder es sollten regelmäßige EKG-Kontrollen durchgeführt werden.

Opioide

Folgende Interaktionen vom Typ C und D sind **für sämtliche SSRI** beschrieben:

Tramadol Die gleichzeitige Gabe von Tramadol und anderen serotonerg wirksamen Substanzen kann die Gefahr eines Serotoninsyndroms erhöhen.

Folgende Interaktionen vom Typ C und D sind **für Fluoxetin und Paroxetin** beschrieben:

Kodein Die analgetische oder antitussive Wirkung von Kodein verringert sich deutlich. Diese Kombination sollte vermieden werden. Bei Langzeitbehandlung sollte ein SSRI gegeben werden, das die Aktivierung von Kodein zu Morphin nicht hemmt, z. B. Citalopram oder Sertralin.

Prokinetika

Folgende Interaktionen vom Typ C und D sind nur **für Fluoxetin** beschrieben:

Metoclopramid Die Konzentration von Metoclopramid kann sich erhöhen. Extrapyramidale Nebenwirkungen sind beschrieben. Auf Metoclopramid-Nebenwirkungen sollte geachtet werden. Bei gleichzeitiger Behandlung mit Fluoxetin kann eine Dosisreduktion um etwa 50 % notwendig werden.

Folgende Interaktionen vom Typ C und D sind nur **für Fluvoxamin** beschrieben:

Metoclopramid Bei dieser Kombination sind extrapyramidale Nebenwirkungen beschrieben; auf mögliche neurologische Nebenwirkungen sollte aufmerksam geachtet werden. Bei gleichzeitiger Gabe von Fluvoxamin sollte eine Dosisreduktion von Metoclopramid erwogen werden. Bei zu erwartender Dauerbehandlung mit Metoclopramid sollte Citalopram oder Escitalopram anstelle von Fluvoxamin gegeben werden.

Folgende Interaktionen vom Typ C und D sind nur **für Sertralin** beschrieben:

Metoclopramid Sowohl extrapyramidale Nebenwirkungen als auch erhöhte serotonerge Aktivität sind beschrieben, auf beides sollte aufmerksam geachtet werden. Eine Dosisreduktion von Metoclopramid sollte bei gleichzeitiger Behandlung mit Sertralin erwogen werden.

Selektive Noradrenalin-Wiederaufnahmehemmer

Folgende Interaktionen vom Typ C und D sind nur **für Fluoxetin** beschrieben:

Atomoxetin Die Plasmakonzentration von Atomoxetin erhöht sich um ein Vielfaches, daher sollte Atomoxetin langsam aufdosiert, gleichzeitig sollten Blutdruck und Herzfrequenz kontrolliert werden.

Stimulanzien und Bronchospasmolytika

8

Folgende Interaktionen vom Typ C und D sind nur **für Fluvoxamin** beschrieben:

Theophyllin Bei gleichzeitiger Gabe von Fluvoxamin erhöht sich die Konzentration von Theophyllin deutlich. Dies kann zu schweren Nebenwirkungen führen wie Übelkeit, Erbrechen, Palpitationen und Krämpfen. Diese Kombination sollte vermieden werden. Andere SSRI, z. B. Citalopram oder Sertralin, interagieren vermutlich nicht mit Theophyllin.

Tuberkulosemittel

Folgende Interaktionen vom Typ C und D sind nur **für Citalopram** beschrieben:

Rifampicin Die Plasmakonzentration von Rifampicin verringert sich und die klinische Wirkung kann nachlassen. Bei gleichzeitiger Behandlung kann die Citalopram-Dosis erhöht und bei Absetzen von Rifampicin wieder reduziert werden.

Folgende Interaktionen vom Typ C und D sind nur **für Sertralin** beschrieben:

Rifampicin Die Sertralin-Konzentration kann sich verringern. Die klinische Wirkung und der Plasmaspiegel von Sertralin sollten kontrolliert werden; ggf. muss die Sertralin-Dosis erhöht werden.

Urologika

Folgende Interaktionen vom Typ C und D sind nur **für Fluoxetin** beschrieben:

Darifenacin Die Plasmakonzentration von Darifenacin erhöht sich. Darifenacin sollte mit 7,5 mg dosiert werden. Auf anticholinerge Nebenwirkungen sollte geachtet und eine Umstellung auf Citalopram, Escitalopram oder Sertralin erwogen werden.

Folgende Interaktionen vom Typ C und D sind **für Fluoxetin und Paroxetin** beschrieben:

Dapoxetin Die Plasmakonzentration von Dapoxetin kann bis auf das Doppelte ansteigen und es können serotonerge Nebenwirkungen auftreten. Diese Kombination sollte vermieden oder die Dapoxetin-Dosis um 50 % reduziert werden.

Folgende Interaktionen vom Typ C und D sind nur **für Paroxetin** beschrieben:

Darifenacin Die Plasmakonzentration von Darifenacin kann sich erhöhen. Es wird eine initiale Dosis von 7,5 mg empfohlen; ggf. Umstellung von Paroxetin auf Citalopram, Escitalopram oder Sertralin.

Weitere relevante Interaktionen

Folgende Interaktionen vom Typ C und D sind **für sämtliche SSRI** beschrieben:

Johanniskraut (Hypericum perforatum) Es besteht ein Risiko für serotonerge Nebenwirkungen und das Aufreteten eines Serotoninsyndroms. Diese Kombination sollte vermieden werden.

8.11.6 Kontraindikationen

Die gleichzeitige Behandlung mit nichtselektiven, irreversiblen Monoaminooxidase-Hemmern (MAO-Hemmern) ist aufgrund eines erhöhten Risikos eines Serotoninsyndroms (Agitation, Tremor, Hyperthermie, Myoklonie und Verwirrtheit) kontraindiziert.

SSRI in Kombination mit reversiblen MAO-A-Hemmern (z. B. Moclobemid) oder mit dem reversiblen nichtselektiven MAO-Hemmer Linezolid sind aufgrund der Gefahr eines Serotoninsyndroms kontraindiziert.

8.11.7 Warnhinweise

Eine **eingeschränkte Leberfunktion** und eine **eingeschränkte Nierenfunktion** (▶ Kap. 8.11.8) bedürfen einer erhöhten Vorsicht und reduzierter Dosierungen entsprechend den Herstellerangaben. Dies gilt im Besonderen bei älteren Patienten.

Patienten, die mit **Antidepressiva** behandelt werden, insbesondere diejenigen mit erhöhtem Suizidrisiko, sollten in der Initialphase der Behandlung und bei Dosisänderungen gut überwacht werden. Das Suizidrisiko bleibt über eine gewisse Zeit bis zum Eintreten einer Remission bestehen und kann während der ersten Behandlungswochen eventuell durch eine ergänzende angstlösende Therapie mit Benzodiazepinen gemindert werden.

Manche Patienten mit einer **Panikstörung** können zu Beginn einer Behandlung mit Antidepressiva eine verstärkte Angstsymptomatik erleiden. Diese paradoxe Reaktion lässt i. d. R. nach den ersten beiden Wochen nach. Um diese angstverstärkende Wirkung zu minimieren, wird eine niedrige Anfangsdosis empfohlen.

Bei Patienten mit **manischen oder hypomanischen Episoden** in der Anamnese sollten SSRI mit Zurückhaltung verschrieben werden.

Treten während der SSRI-Einnahme **Krampfanfälle** auf, sollte die Therapie abgebrochen werden. Bei unkontrollierter Epilepsie sollte gänzlich auf SSRI verzichtet werden. Epilepsiepatienten sollten gut überwacht werden. Erhöht sich die Anfallsfrequenz, sollten SSRI abgesetzt werden.

Bei **Diabetikern** können SSRI den Glukosestoffwechsel beeinflussen, ggf. muss die Dosierung von Insulin oder oralen Antidiabetika angepasst werden.

Die Behandlung mit SSRI/SNRI ist mit dem Auftreten von **Akathisie** assoziiert, einem Gefühl der Ruhelosigkeit und ständiger psychomotorischer Unruhe. Dies zeigt sich häufig in den ersten Behandlungswochen. Bei diesen Patienten kann eine Dosiserhöhung diese Nebenwirkung verstärken.

Hyponatriämie ist in der Therapie mit SSRI beschrieben und beruht wahrscheinlich auf einer inadäquaten Sekretion von ADH (SIADH). Eine Hyponatriämie sistiert i. d. R. nach Absetzen des SSRI. Vorsicht sollte diesbezüglich bei Älteren, Patienten mit Leberzirrhose oder mit Medikamenten, die eine Hyponatriämie verursachen können (z. B. Diuretika), gelten. Auch Todesfälle sind durch diese Nebenwirkung beschrieben.

SSRI können eine **Mydriasis** bewirken und sollten bei Engwinkelglaukom oder anamnestischem Glaukom mit Zurückhaltung gegeben werden.

8.11.8 Pharmakologische Angaben

Citalopram, Sertralin und Fluvoxamin haben aktive Metaboliten, deren Effekt allerdings zu vernachlässigen ist. Der aktive Metabolit von Fluoxetin trägt mit seiner besonders langen Halbwertszeit vermutlich dazu bei, dass Fluoxetin selten Absetzbeschwerden aufweist (▶ Tab. 8.33).

Tab. 8.33 Pharmakologische Angaben für SSRI

	Halbwertszeit	Herabgesetzte Funktion der		Schwangerschaft	Stillzeit	Aktiver Metabolit
		Leber	Niere			
Fluoxetin	4–16 d (inkl. Metabolit)	Vorsichtig dosieren	Ohne größere Bedeutung	C	II	Ja
Citalopram	28–42 h	Vorsichtig dosieren	Vorsichtig dosieren	C	IVb	Ja
Paroxetin	10–26 h	Vorsichtig dosieren	Dosisreduktion bei GFR < 30 ml/min	C	II	Nein
Sertralin	22–36 h	Vorsichtig dosieren	Ohne größere Bedeutung	C	IVb	Ja
Fluvoxamin	17–22 h	Vorsichtig dosieren	Ohne größere Bedeutung	C	III	Ja
Escitalopram	30 h	Vorsichtig dosieren	Dosisreduktion bei GFR < 30 ml/min	C	IVa	Ja

8.11.9 Therapiekontrolle

Zur Beurteilung des Schweregrads und zur Verlaufskontrolle sollten stets psychologische Testverfahren verwendet werden. Ein gutes Beispiel solcher Tests ist in Deutschland der PHQ-D oder in Schweden die **Montgomery Åsberg Depression Rating Scale** (MADRS) für die Bewertung durch medizinisches Personal und MADRS-S für die Bewertung durch den Patienten. Auch das **Beck's Depression Inventory** (BDI) ist eine gute Alternative zur Einschätzung durch den Patienten selbst, da bei MADRS und MADRS-S häufig Verwechslungen der Beurteilungssituationen entstehen.

Kann nach 4–6 Wochen mit einer SSRI-Behandlung keine Verbesserung des Zustands beobachtet werden, ist wahrscheinlich durch das Fortsetzen der Behandlung keine weitere Verbesserung zu erwarten. Nun kann entweder als erste Wahl die Dosis bis zur höchsten verträglichen Stufe erhöht werden oder auf ein anderes Antidepressivum umgestellt werden. Der wissenschaftliche Wert eines Präparatewechsels oder einer Kombination verschiedener Substanzen ist begrenzt. Bei belastenden Nebenwirkungen oder Interaktionen sollte ein anderes SSRI oder ein SNRI versucht werden.

Wird nach erreichter Symptomfreiheit die Behandlung nicht mit gleicher Dosierung über mind. 6 oder in manchen Fällen bis zu 12 Monaten weiter fortgeführt, ist die Gefahr eines Rezidivs hoch. Treten beim Absetzen der Medikation erneut depressive Symptome auf, wird das Präparat in voller Dosierung wieder angesetzt und über 6 Monate gegeben. Danach kann erneut ein Absetzversuch unternommen werden.

8.11.10 Alternative Behandlungen

Zur Akutbehandlung von leichten und mittelschweren Depressionen sind mehrere verschiedene Psychotherapieverfahren ebenso effektiv wie trizyklische Antidepressiva (TCA) und vermutlich ebenso effektiv wie SSRI oder SNRI. Zwischen den verschiedenen Antidepressiva konnten bisher keine sicheren Unterschiede in der Behandlung von leichten bis mittelschweren Depressionen festgestellt werden. Im Durchschnitt führt jede dritte begonnene pharmakologische Behandlung zu einem unzufriedenstellenden Ergebnis, entweder durch ein Ausbleiben der Wirkung oder aufgrund von Nebenwirkungen.

Wird ein Wechsel von einem SSRI zu einem anderen SSRI oder zu einem SNRI oder TCA notwendig, kann dieser Wechsel i. d. R. ohne eine Dosisreduktion des ersten Präparats erfolgen. Vor allem bei einem Wechsel von Fluoxetin (lange Halbwertszeit) sollte jedoch zunächst die Dosis reduziert werden, bevor ein neues Präparat angesetzt wird. Dies ist notwendig, um eine serotonerge Überaktivität und Nebenwirkungen zu vermeiden. Diese Medikamentenumstellungen erfordern große Erfahrung und sollten immer fachärztlich-psychiatrisch begleitet werden.

Von den verschiedenen Psychotherapieformen ist die kognitive Verhaltenstherapie am besten dokumentiert. Psychotherapie und medikamentöse Behandlung schließen sich jedoch nicht aus. Bei schwerer Depression sind die medikamentöse Behandlung sowie eine Psychotherapie zu empfehlen.

8.11.11 Beschwerden beim Absetzen

Bei abruptem Absetzen treten bei einem relativ großen Anteil der Patienten Beschwerden auf. Dies gilt besonders bei kurzer Halbwertszeit des Präparats oder wenn zuvor hohe Dosen gegeben wurden. Auch scheint eine einmonatige Behandlungsdauer ausreichend zu sein, um bei abruptem Absetzen Beschwerden zu verursachen. Diese Symptome treten i. d. R. innerhalb von einigen Tagen auf, sind meist von geringer Intensität und lassen nach etwa 2 Wochen wieder nach. Nicht selten jedoch können diese Beschwerden sehr schwerer Natur sein und lang andauern (> 2–3 Monate). Die Ursache dieser Beschwerden ist nicht geklärt, es wird aber angenommen, dass sie auf der Umregulierung von Serotoninrezeptoren beruhen.

Hierbei können vielerlei Absetzbeschwerden auftreten: Schwindel, Parästhesien, sensorische Ausfälle, Tremor, Angst, Lethargie, Kopfschmerzen, vermehrtes Schwitzen, Schlafstörungen, Albträume, Übelkeit, Erbrechen, Reizbarkeit, Depressivität, Unruhe, grippeähnliche Symptome mit Muskelschmerzen, Müdigkeit und Frösteln – um nur die häufigsten zu nennen.

Diese Absetzbeschwerden werden leicht mit einem Depressionsrezidiv verwechselt und der Patient kann in dieser Situation leicht zu seinem gewohnten SSRI-Präparat

„zurückkehren" wollen. Treten die oben genannten Beschwerden einige Tage nach abruptem Absetzen eines SSRI auf, handelt es sich mit höchster Wahrscheinlichkeit um Absetzbeschwerden. Treten die Beschwerden hingegen 2–3 Wochen nach Beenden einer SSRI-Behandlung auf, kann es sich hierbei um ein Rezidiv derselben Erkrankung handeln, die zuvor medikamentös behandelt wurde.

Sind Absetzbeschwerden aufgetreten, ist ein Wiederansetzen des SSRI mit der letzten Dosierung und anschließend ein Ausschleichen nach dem in ▶ Tab. 8.34 dargestellten Absetzschema ratsam.

Bei unfreiwilliger Einnahmepause über einen oder mehrere Tage aufgrund eines gastrointestinalen Infekts sind ebenso Absetzbeschwerden zu beobachten. Daher ist es wichtig, eine möglichst regelmäßige Einnahme des SSRI und eine zufriedenstellende gastrointestinale Aufnahme zu gewährleisten.

Grundsätzlich gilt, dass das Risiko für Absetzbeschwerden umso höher ist, je kürzer die Halbwertszeit des Medikaments ist. Die SSRI-Substanz Fluoxetin hat eine Halbwertszeit von 2–3 Tagen und seine Metaboliten von 4–9 Tagen und verursacht daher selten Absetzbeschwerden.

Auch scheint ein gewisser Zusammenhang zu bestehen zwischen erlebten Nebenwirkungen beim Ansetzen eines SSRI einerseits und dem späteren wahrscheinlicheren Auftreten von Beschwerden beim Absetzen andererseits.

In der klinischen Praxis drängt sich der Eindruck auf, dass jüngere Patienten eher zu Problemen beim Absetzen neigen als Ältere, auch wenn dieser Unterschied wissenschaftlich nicht belegt ist. Eine geringere CYP-Enzymaktivität und die gleichzeitige Behandlung mit mehreren Medikamenten beeinflussen die Halbwertszeit eines Medikaments bei Älteren. Bei Älteren hat z. B. Citalopram eine um 30–50 % geringere Eliminationshalbwertszeit, jedoch mit großen interindividuellen Variationen. Die Tatsache, dass jüngere Patienten eher längere Reduktionsphasen benötigen als ältere, könnte also durch die kürzere Halbwertszeit erklärt werden. Zurzeit gibt es keine Evidenz dafür, Absetzprotokolle dem Alter anzupassen. Gleichzeitig ist es jedoch immer sinnvoll, die Dosisreduktion individuell zu gestalten, abhängig von der Halbwertszeit des Medikaments, dem Vorhandensein von interagierenden Substanzen und dem allgemeinen Gesundheitszustand des Patienten.

8.11.12 Behandlung beenden

Ist die Tagesdosis des betreffenden Medikaments niedrig (▶ Tab. 8.32) oder liegt die Behandlungsdauer bei höchstens 1 Monat, kann das Medikament direkt abgesetzt werden. In allen anderen Situationen sollte das Medikament jedoch vorsichtig ausgeschlichen werden, um Absetzbeschwerden zu vermeiden.

Fluoxetin mit seiner langen Halbwertszeit kann i. d. R. direkt abgesetzt werden. Bei einer Tageshöchstdosis von 60 mg ist es jedoch sinnvoll und sicherer, Fluoxetin über 2 Wochen auf 20 mg zu reduzieren und danach abzusetzen.

Exemplarische Absetzprotokolle für Citalopram, Sertralin, Fluvoxamin, Escitalopram sind in ▶ Tab. 8.34 aufgeführt. Hier wird zunächst die Spalte mit der aktuellen Tagesdosis ausgewählt und anschließend die Dosis entsprechend den vorgeschlagenen 2-Wochen-Schritten wie angeführt reduziert.

Paroxetin mit seiner kurzen Halbwertszeit und seiner großen Anzahl an Berichten über Absetzbeschwerden sollte eher in 3-Wochen-Schritten reduziert werden.

Tab. 8.34 Absetzprotokolle für selektive Serotonin-Wiederaufnahmehemmer

	Höchstdosis	2 Wo.	2 Wo.	2 Wo.	2 Wo.		Kommentar	Orale Lösung
Fluoxetin	60 mg	20 mg	0				Kann bei 40 mg direkt abgesetzt werden	4 mg/ml
Citalopram	60 mg	40 mg	30 mg	20 mg	10 mg	0	Evtl. Wechsel zu Präparat mit oraler Lösung vor dem Ausschleichen	Nicht erhältlich
Sertralin	200 mg	150 mg	100 mg	50 mg	25 mg	0	Kann mit oraler Lösung in kleineren Schritten reduziert werden	20 mg/ml
Fluvoxamin	300 mg	200 mg	150 mg	100 mg	50 mg	0	Evtl. Wechsel zu Präparat mit oraler Lösung vor dem Ausschleichen	Nicht erhältlich
Escitalopram	20 mg	15 mg	10 mg	5 mg	0		Kann mit oraler Lösung in kleineren Schritten reduziert werden	20 mg/ml
Paroxetin	50 mg	40 mg	30 mg	20 mg	10 mg	0	Kann mit oraler Lösung in kleineren Schritten reduziert werden	2 mg/ml

8.11.13 Am Lebensende

Besteht am Lebensende eine aktuelle Therapie mit einem SSRI, sollte ein mögliches Fortsetzen der Behandlung gut geplant werden. Hierbei ist es wichtig, Absetzbeschwerden an dem Tag, an dem der Patient seine Medikamente nicht mehr schlucken kann, vorzubeugen. Einige Substanzen sind als orale Lösungen erhältlich und können so leichter eingenommen werden.

Scheint der Patient nach wie vor von seinem SSRI zu profitieren, sollte das Präparat versuchsweise auf eine geringere Tagesdosis reduziert werden, z. B. Citalopram 10 mg oder Sertralin 25 mg. Sollte diese Dosierung später z. B. aufgrund von Schluckbeschwerden plötzlich nicht mehr eingenommen werden können, ist die Gefahr der Absetzbeschwerden gering. In die Entscheidung zur Fortführung einer SSRI-Therapie werden auch eventuelle Nebenwirkungen, Interaktionen und die Nieren- oder Leberfunktion miteinbezogen. Auch diese Faktoren sprechen für eine niedrigere SSRI-Dosis. Wird die Therapie beendet, sollte ein Benzodiazepin (Midazolam oder Diazepam) in Injektionsform oder als Medikamentenpumpe bereitliegen.

8.11.14 Sonstiges

Alle abhängigkeitsfördernden Substanzen beeinflussen das Belohnungssystem im Gehirn, besonders wenn Dopamin beteiligt ist. SSRI bewirken keine Dopaminerhöhung. Die Symptome, die bei Abbruch einer SSRI-Therapie auftreten können (▶Kap. 8.11.11), sind keine klassischen Symptome einer Medikamentenabhängigkeit. Daher ist es falsch, in einer SSRI-Therapie das Risiko einer Abhängigkeitsentwicklung zu sehen.

Die Dokumentationslage zum Behandlungseffekt von SSRI bei Depression bei Älteren ≤ 75 Jahren ist gut. Entsprechende Studien zu Personen > 80 Jahren fehlen. Serotonin ist nicht nur in der Signalübertragung im ZNS von Bedeutung, sondern auch am Knochenumsatz beteiligt. Einige Beobachtungsstudien konnten zeigen, dass bei SSRI-behandelten Patienten die Knochendichte niedriger und das Frakturrisiko erhöht war. Auch wenn dies keinen Zusammenhang beweist, mahnt dieser Befund zur Vorsicht bei langen Behandlungszeiten, besonders bei Patienten mit weiteren Risikofaktoren für Frakturen.

Die staatliche schwedische Arzneimittelbehörde untersuchte in einer Metaanalyse die Behauptung, Antidepressiva seien nur bei schweren Depressionen von Nutzen (Kirsch et al.). Diese Metaanalyse kam jedoch zu dem Ergebnis, dass eine Depressionsbehandlung mittels SSRI oder SNRI vielen Patienten unabhängig vom Schweregrad der Depression einen klinischen Nutzen bringen kann (Melander et al.). Die Arzneimittelbehörde änderte daraufhin ihre frühere Position zu der Frage des Effekts von Antidepressiva abhängig vom Schweregrad der Depression nicht. Bei mittelschwerer bis schwerer Depression konnten relevante Effekte unabhängig vom Schweregrad gezeigt werden. Bei Patienten mit leichter Depression sind die Daten für konklusive Schlussfolgerungen zu einem vorhandenen oder nicht vorhandenen Effekt nicht ausreichend. In einem Artikel in JAMA 2010 wird die Behauptung aufgestellt, dass der Effekt bei leichter bis mittelschwerer Depression minimal bis nicht vorhanden im Vergleich zu Placebo sei. In ihrer Analyse dieses Artikels kommt die schwedische Arzneimittelbehörde nicht zu dem Ergebnis, dass ihre Position daraufhin geändert werden müsste.

Referenzen

Anderson IM, Ferrier IN, Baldwin RC, Cowen PJ et al. Evidence-based guidelines for treating depressive disorders with antidepressants: a revision of the 2000 British Association for Psychopharmacology guidelines. J Psychopharmacol. 2008 Jun; 22(4): 343–396

Bandelow B, Reitt M, Röver C, Michaelis S et al. Efficacy of treatments for anxiety disorders: a meta-analysis. Int Clin Psychopharmacol. 2015 Jul; 30(4): 183–192.

Brown PJ, Roose SP, Fieo R, Liu X et al. Frailty and depression in older adults: a high-risk clinical population. Am J Geriatr Psychiatry. 2014 Nov; 22(11): 1083–1095.

Cipriani A, La Ferla T, Furukawa TA, Signoretti A et al. Sertraline versus other antidepressive agents for depression. Cochrane Database Syst Rev. 2010 Apr 14; (4): CD006117.

Cooney GM, Dwan K, Greig CA et al. Exercise for depression. Cochrane Database Syst Rev. 2013; (9): CD004366.

Coupland NJ, Bell CJ, Potokar JP. Serotonin reuptake inhibitor withdrawal. J Clin Psychopharmacol.1996; 16(5): 356–362.

Ensrud KE, Blackwell TL, Mangione CM, Bowman PJ et al. Central nervous system-active medications and risk for falls in older women. J Am Geriatr Soc 2002; 50: 1629–1637.

Fava GA. Can long-term treatment with antidepressant drugs worsen the course of depression? J Clin Psychiatry. 2003 Feb; 64(2): 123–133.

Fava GA, Gatti A, Belaise C, Guidi J, Offidani E. Withdrawal Symptoms after Selective Serotonin Reuptake Inhibitor Discontinuation: A Systematic Review. Psychother Psychosom. 2015 Feb 21; 84(2): 72–81.

Fournier JC, DeRubeis RJ, Hollon SD, Dimidjian S et al. Antidepressant drug effects and depression severity: a patient-level meta-analysis. JAMA. 2010 Jan 6; 303(1): 47–53.

Jacob S, Spinler SA. Hyponatremia associated with selective serotonin-reuptake inhibitors in older adults. Ann Pharmacother. 2006 Sep; 40(9): 1618–1622.

Keks N, Hope J, Keogh S. Switching and stopping antidepressants. Aust Prescr. 2016 Jun; 39(3): 76–83.

Kirsch I, Deacon BJ, Huedo-Medina TB, Scoboria A, et al. Initial severity and antidepressant benefits: a meta-analysis of data submitted to the Food and Drug Administration. PLoS Med. 2008 Feb; 5(2): e45.

Loke YK, Trivedi AN, Singh S. Meta-analysis: gastrointestinal bleeding due to interaction between selective serotonin uptake inhibitors and non-steroidal anti-inflammatory drugs. Aliment Pharmacol Ther. 2008 Jan 1; 27(1): 31–40.

Purgato M, Papola D, Gastaldon C, Trespidi C et al. Paroxetine versus other anti-depressive agents for depression. Cochrane Database Syst Rev. 2014 Apr 3; (4): CD006531.

Rayner L, Higginson IJ, Price A, Hotopf M. The Management of Depression in Palliative Care: Draft European Clinical Guidelines. London: Department of Palliative Care, Policy & Rehabilitation/European Palliative Care Research Collaborative; 2009.

Renoir T. Selective serotonin reuptake inhibitor antidepressant treatment discontinuation syndrome: a review of the clinical evidence and the possible mechanisms involved. Front Pharmacol. 2013 Apr 16; 4: 45.

Rhondali W, Reich M, Filbet M. A brief review on the use of antidepressants in palliative care. European Journal of Hospital Pharmacy 2012; 19: 41–44.

Schweiger JU, Schweiger U, Hüppe M, Kahl KG et al. Bone density and depressive disorder: a meta-analysis. Brain Behav. 2016 May 18; 6(8): e00489.

S3-Leitlinie/NVL Unipolare Depression. www.leitlinien.de/nvl/depression (letzter Zugriff: 21. Juli 2017).

8.12 Monoaminoxidase-A-Hemmer (MAO) N06AG

Moclobemid

8.12.1 Indikationen

- Medikamentös behandlungsbedürftige depressive Syndrome
- Soziale Phobie (im Rahmen eines therapeutischen Gesamtkonzepts)

8.12.2 Wirkmechanismus

Moclobemid ist ein selektiver Monoaminoxidasehemmer vom Typ A und hemmt reversibel die Monoaminoxidase (MAO) im Gehirn, die v. a. Serotonin, aber auch Noradrenalin und Dopamin metabolisiert. Dadurch werden die Konzentrationen von bestehendem Serotonin, Noradrenalin und zu einem gewissen Teil auch Dopamin erhöht. Hierdurch wirkt Moclobemid bei Depression sowie bei sozialer Phobie.

Auch wenn Moclobemid keine sedierenden Eigenschaften aufzuweisen scheint, kann sich die Schlafqualität nach einigen Tagen der Einnahme verbessern. Aufgrund der reversiblen Hemmung der MAO tritt eine Interaktion mit Tyramin weniger häufig auf als bei älteren nichtselektiven MAO-Hemmern (Tranylcypromin).

8.12.3 Empfohlene Tagesdosen und Dosisintervalle

Um das Risiko einer Interaktion mit tyraminhaltigen Lebensmitteln zu minimieren, sollte Moclobemid direkt nach dem Essen eingenommen werden. Bei Älteren sollte Moclobemid zurückhaltend eingesetzt werden (▶ Tab. 8.35).

Tab. 8.35 Dosierungsempfehlung für Moclobemid

	Dosisintervall	Depression	Soziale Phobie
Moclobemid	8–12 h	300 (Startdosis)–600 mg (ab der 2. Wo.)	300 (Startdosis)–600 mg (ab dem 4. d)

8.12.4 Nebenwirkungen

8

Häufige Nebenwirkungen

Schlafstörungen, Agitiertheit, Angst, Rastlosigkeit, Schwindel, Kopfschmerzen, Parästhesien, Hypotonie, Mundtrockenheit, Übelkeit, Erbrechen, Diarrhö, Obstipation, Ekzeme, Reizbarkeit.

Bedrohliche Nebenwirkungen

Serotoninsyndrom, Suizidalität (v. a. zu Behandlungsbeginn), Konfusion.

8.12.5 Wichtige Interaktionen

Analgetika

Folgende Interaktionen vom Typ C und D sind **für Moclobemid** beschrieben:

Tapentadol, Tramadol Diese Kombination kann zu additiven noradrenergen Effekten und zu kardiovaskulärer Toxizität führen. Diese Kombination vermeiden. Nach Absetzen von Moclobemid kann Tapentadol nach 14 Tagen angesetzt werden. Man kann davon ausgehen, dass die gleichen Interaktionen bei der Kombination mit **Tramadol** auftreten.

Antibiotika

Folgende Interaktionen vom Typ C und D sind **für Moclobemid** beschrieben:

Clarithromycin Die Plasmakonzentration von Moclobemid erhöht sich, dadurch können bedrohliche Nebenwirkungen häufiger auftreten. Bei gleichzeitiger Einnahme sollte die Moclobemiddosis um 25–50 % gesenkt werden; ggf. Gabe von Azithromycin oder Roxithromycin anstelle von Clarithromycin.

Linezolid Wegen des Risikos eines Serotoninsyndroms und einer Tyraminreaktion kontraindizierte Kombination. Wash-out-Phase von mind. 1 Woche empfohlen.

Antidepressiva

Folgende Interaktionen vom Typ C und D sind **für Moclobemid** beschrieben:

Amitriptylin, Nortriptylin Bei der Kombination mit Moclobemid besteht die Gefahr serotonerger Nebenwirkungen und eines Serotoninsyndroms. Die Elimination von Trizyklika wird durch die Gabe von Moclobemid reduziert. Diese Kombination vermeiden. Ist diese Kombination dennoch medizinisch notwendig, sollte sorgfältig auf serotonerge Nebenwirkungen geachtet und die Plasmakonzentration von Amitriptylin/Nortriptylin kontrolliert werden.

Bupropion Moclobemid kann die Wirkung von Bupropion potenzieren. Kombination ist kontraindiziert. Nach Absetzen von Moclobemid sollte eine Wash-out-Phase von 24 Stunden eingehalten werden, bevor Bupropion angesetzt wird.

Citalopram, Clomipramin, Escitalopram, Fluoxetin, Fluvoxamin, Paroxetin, Sertralin Das Risiko eines Serotoninsyndroms steigt bei Kombination eines SSRI oder von Clomipramin mit Moclobemid; diese Kombination sollte möglichst vermieden werden. Nach Absetzen von Moclobemid sollten 24 Stunden vergehen, bevor ein SSRI oder Clomipramin angesetzt werden können. Bei umgekehrtem Präparatwechsel sollte eine Wash-out-Phase von 1–2 Wochen eingehalten werden. Nach Absetzen von Fluoxetin sollte aufgrund der langen Halbwertszeit von Fluoxetin eine Wash-out-Phase von 2–3 Wochen eingehalten werden.

Duloxetin Die serotonerge Aktivität kann sich erhöhen und bis hin zu einem Serotoninsyndrom führen. Diese Kombination sollte möglichst vermieden werden. Bei gleichzeitiger Einnahme auf serotonerge Nebenwirkungen achten.

Maprotilin Die Plasmakonzentration von Maprotilin kann sich bei gleichzeitiger Einnahme von Moclobemid erhöhen. Dies kann zu erhöhter serotonerger Wirkung führen. Auf mögliche Maprotilin-Nebenwirkungen achten und ggf. die Dosis von Maprotilin senken.

Mianserin Die serotonerge Aktivität kann sich verstärken und zu einem Serotoninsyndrom führen. Diese Kombination wenn möglich vermeiden. Ist diese Kombination medizinisch notwendig, sollten serotonerge Nebenwirkungen engmaschig beobachtet werden. Nach Absetzen von Moclobemid sollten 24 Stunden vergehen, bevor Mianserin angesetzt wird. Beim Wechsel von Mianserin zu Moclobemid sollte eine Wash-out-Phase von 3 Tagen bestehen.

Mirtazapin Die gleichzeitige Gabe erhöht die Gefahr von serotonergen Nebenwirkungen und eines Serotoninsyndroms; diese Kombination sollte möglichst vermieden werden. Bei notwendiger gleichzeitiger Gabe sollte der Patient sorgfältig auf serotonerge Nebenwirkungen hin beobachtet werden. Nach Absetzen von Moclobemid sollten 3 Tage vergehen, bevor Mirtazapin angesetzt wird. Beim Wechsel von Mirtazapin zu Moclobemid wird eine Wash-out-Phase von mind. 5 Tagen empfohlen.

Venlafaxin Die gleichzeitige Gabe von Moclobemid und Venlafaxin macht das Auftreten serotonerger Nebenwirkungen und eines Serotoninsyndroms wahrscheinlicher, diese Kombination sollte möglichst vermieden werden. Müssen beide Substanzen gleichzeitig verabreicht werden, bedarf es der sorgfältigen Überwachung eventueller serotonerger Nebenwirkungen. Nach Absetzen von Moclobemid sollten 24 Stunden vergehen, bevor Venlafaxin angesetzt wird. Bei einem Wechsel von Venlafaxin zu Moclobemid sollte eine Wash-out-Phase von 3 Tagen eingehalten werden.

8

Antiparkinsonmittel

Folgende Interaktionen vom Typ C und D sind **für Moclobemid** beschrieben:

Safinamid Bei gleichzeitiger Behandlung mit Moclobemid besteht die Gefahr einer hypertensiven Krise. Diese Kombination vermeiden.

Selegilin Die gleichzeitige Gabe dieser Substanzen ist kontraindiziert. Sie kann hypertensive Krisen und ein Serotoninsyndrom auslösen. Nach Absetzen von Rasagilin/Selegilin sollten mind. 14 Tage vergehen, bevor Moclobemid angesetzt wird. Auch sollte die Verwendung eines SSRI (nicht Fluoxetin oder Fluvoxamin) anstelle von Moclobemid erwogen werden.

H2-Rezeptorantagonisten

Folgende Interaktionen vom Typ C und D sind **für Moclobemid** beschrieben:

Cimetidin Die gleichzeitige Gabe von Cimetidin erhöht die Plasmakonzentration von Moclobemid, Nebenwirkungen durch Moclobemid können häufiger auftreten. Die Moclobemid-Dosis sollte beim Ansetzen von Cimetidin halbiert werden.

Hormone/Neurotransmitter

Folgende Interaktionen vom Typ C und D sind **für Moclobemid** beschrieben:

8

Adrenalin, Dobutamin, Dopamin, Ethylephrin, Noradrenalin, Phenylephrin MAO-Hemmer können die Wirkung von Sympathomimetika verstärken und somit zu Hypertension und Tachykardie führen. Blutdruck und Puls sollten bei gleichzeitiger Einnahme kontrolliert werden. Diese Kombination sollte nur bei sorgfältig gestellter Indikation gegeben und dabei die Dosis der Sympathomimetika ggf. gesenkt werden.

Migränemittel

Folgende Interaktionen vom Typ C und D sind **für Moclobemid** beschrieben:

Triptane Die Plasmakonzentration von Triptanen erhöht sich bei gleichzeitiger Gabe von Moclobemid. Kontraindikation.

Opioide

Folgende Interaktionen vom Typ C und D sind **für Moclobemid** beschrieben:

Pethidin, Tramadol Gefahr eines Serotoninsyndroms. Diese Kombination ist kontraindiziert.

Sympathomimetika

Folgende Interaktionen vom Typ C und D sind **für Moclobemid** beschrieben:

Amphetamin, Dexamphetamin, Lisdexamphetamin, Methylphenidat Das Risiko von kardiovaskulären Nebenwirkungen kann sich erhöhen; diese Kombination sollte vermieden werden. Nach Absetzen von zentral stimulierenden Substanzen sollten 14 Tage vergehen, bevor Moclobemid angesetzt werden kann.

Folgende Interaktionen vom Typ C und D sind **für Moclobemid** beschrieben:

Atomoxetin Die gleichzeitige Einnahme kann eine hypertensive Krise auslösen; diese Kombination sollte vermieden werden. Nach Absetzen von Atomoxetin wird eine Wash-out-Phase von 2 Wochen empfohlen, bevor Moclobemid wieder angesetzt wird.

Weitere relevante Interaktionen

Folgende Interaktionen vom Typ C und D sind **für Moclobemid** beschrieben:

Ginseng Die gleichzeitige Einnahme kann Nebenwirkungen wie z. B. Insomnie, Kopfschmerzen und Tremor verursachen. Patienten mit MAO-Hemmern sollten kein Ginseng-Präparat einnehmen.

Johanniskraut (Hypericum perforatum) Erhöhtes Risiko serotonerger Nebenwirkungen und eines Serotoninsyndroms. Diese Kombination vermeiden.

8.12.6 Kontraindikationen

- Akute Verwirrtheitszustände.
- Die gleichzeitige Einnahme der folgenden Substanzen ist kontraindiziert (▶Kap. 8.12.5):
  - Triptane
  - Tramadol
  - Pethidin
  - Dextromethorphan
  - Selegilin
  - Bupropion
  - Linezolid
- Moclobemid sollte Kindern nicht verabreicht werden, da hier keine Erfahrungen vorliegen.

8.12.7 Warnhinweise

Bei herabgesetzter Leberfunktion und/oder bei Patienten, die gleichzeitig ein anderes Medikament einnehmen, das den Moclobemid-Metabolismus hemmt, sollte Moclobemid nicht oder nur mit reduzierter Tagesdosis eingenommen werden.

Bei depressiven Patienten mit schizophrenen oder schizoaffektiven Symptomen kann Moclobemid die psychotische Symptomatik verstärken. Die Behandlung mit lang wirksamen Neuroleptika sollte wenn möglich fortgesetzt werden.

Aus theoretischen pharmakologischen Überlegungen lässt sich annehmen, dass MAO-Hemmer eine hypertensive Reaktion bei Thyreotoxikose oder Phäochromozytom auslösen können. Da zu solchen Fällen keine Dokumentation vorliegt, sollte Moclobemid in diesen Fällen nur mit Vorsicht gegeben werden.

Substanzen, die den Serotoninspiegel erhöhen, sollten bei Patienten mit Moclobemid vermieden oder nur mit großer Vorsicht gegeben werden. Dies gilt besonders bei Clomipramin.

Während der Moclobemid-Behandlung sollten große Mengen an tyraminreicher Nahrung (Käse, Wein und Bier) vermieden werden.

Patienten, die vor Beginn der Behandlung Suizidgedanken haben oder anamnestisch suizidal waren, haben unter Moclobemid ein erhöhtes Risiko für Suizidversuche und sollten während der Moclobemid-Einnahme engmaschig überwacht werden.

Bei Patienten mit manisch-depressiver Psychose können sich die manischen Symptome verstärken. Depressive Patienten mit Erregungszuständen und Unruhe als Hauptsymptomatik sollten nicht mit Moclobemid behandelt werden.

8.12.8 Pharmakologische Angaben

Nach oraler Zufuhr wird Moclobemid zu 95 % aus dem Magen-Darm-Trakt resorbiert. Die max. Plasmakonzentration wird nach etwa 1 Stunde erreicht. Moclobemid wird nahezu vollständig metabolisiert und über die Niere ausgeschieden. Weniger als 1 % werden unverändert über die Niere ausgeschieden (▶Tab. 8.36).

Tab. 8.36 Pharmakologische Angaben für Moclobemid

	Wirkdauer	Halbwertszeit	Bei eingeschränkter Funktion der		Schwangerschaft	Stillzeit	Aktiver Metabolit
			Leber	Niere			
Moclobemid	Max. 24 h	3 h	Vorsichtig dosieren	Wahrscheinlich ohne Bedeutung	B:1	II	Nein

8.12.9 Therapiekontrolle

Nach 4–6 Wochen Moclobemid-Einnahme sollte die klinische Wirkung über einen validierten Fragebogen beurteilt werden. Die Behandlungsdauer einer Depression liegt i. d. R. bei 4–9 Monaten nach erfolgter Remission.

Bei der Behandlung der sozialen Phobie werden 600 mg über 8–12 Wochen gegeben, bevor die klinische Wirkung eingeschätzt werden kann.

Zu Beginn der Behandlung mit Moclobemid können Schlaflosigkeit, Nervosität oder Zittern eine Dosisreduktion oder eine symptomatische Zusatzbehandlung erforderlich machen. Treten Zeichen einer Manie oder Hypomanie auf, sollte Moclobemid ab- und eine alternative Therapie angesetzt werden.

8.12.10 Alternative Behandlungen

SSRI oder SNRI sind i. d. R. die Medikamente der ersten Wahl bei Depressionen oder sozialer Phobie. Sie sind somit eine geeignete Alternative zur Behandlung mit Moclobemid, besonders bei unzureichender therapeutischer Wirkung, auftretenden Nebenwirkungen oder Interaktionen.

Körperliche Bewegung und kognitive Verhaltenstherapie sind zudem wichtige Ergänzungen zur psychopharmakologischen Behandlung und können bei leichten Depressionen oder sozialer Phobie als Therapie ausreichend sein.

8.12.11 Beschwerden beim Absetzen

Es liegen wenige Berichte zu Absetzbeschwerden nach kontinuierlicher Moclobemid-Behandlung vor. Allerdings gibt es zahlreiche Berichte über mehr oder weniger schwere Absetzbeschwerden nach zu raschem Absetzen bei älteren, nichtselektiven MAO-Hemmern. Für diese MAO-Hemmer sind Angst, Schwitzen, Übelkeit, Muskelkrämpfe und Verwirrtheitszustände beschrieben.

In der Vergangenheit wurden Absetzbeschwerden häufig auch als Nebenwirkungen klassifiziert, weshalb es zusätzlich zu den dokumentierten Absetzbeschwerden von Moclobemid wahrscheinlich eine Dunkelziffer gibt.

Zur Behandlung von Absetzbeschwerden nach Moclobemid sind SSRI nicht geeignet; vielmehr wird empfohlen, Moclobemid in der zuvor gegebenen Tagesdosis wieder anzusetzen und danach nach dem in ▶Tab. 8.37 dargestellten Schema zu reduzieren.

8.12.12 Behandlung beenden

Erfolgte die Behandlung über mehrere Monate und mit einer Tagesdosis von 600 mg, sollte das in ▶ Tab. 8.37 angeführte Schema angewendet werden.

In anderen Situationen liegen auch Hinweise vor, dass die Therapie ohne langsames Reduzieren der Dosis abgesetzt werden kann. Treten dennoch mögliche Absetzbeschwerden auf (i. d. R. nach 1–7 Tagen), sollte Moclobemid in der letzten Tagesdosis wieder angesetzt und anschließend nach dem Schema in ▶ Tab. 8.37 reduziert werden.

Bei einem Wechsel auf ein anderes Präparat kann dieses i. d. R. nach 24 Stunden nach Absetzen von Moclobemid begonnen werden.

Tab. 8.37 Absetzschema für Moclobemid

	Max. Dosis	1. Wo.	2. Wo.	3. Wo.	
Moclobemid	300 mg 1–0–1	150 mg 1–0–1	150 mg 0,5–0–0,5	150 mg 0,5–0–0	0

8.12.13 Am Lebensende

In der Palliativmedizin sollte Moclobemid nicht höher als mit 300 mg pro Tag dosiert werden, um das Risiko für Nebenwirkungen zu minimieren und um Moclobemid notfalls rasch ohne Absetzbeschwerden absetzen zu können. Moclobemid weist ein hohes Interaktionsrisiko auf, besonders in Form von serotonergen Nebenwirkungen (▶ Kap. 8.12.5).

8.12.14 Sonstiges

Nichtselektive MAO-Hemmer wurden bereits in den 1950er-Jahren eingesetzt. Damals traten häufig Probleme bei gleichzeitiger Einnahme von tyraminhaltigen Lebensmitteln/Getränken auf (z. B. bei gereiftem Käse und Wein) und verursachten stark erhöhte Blutdruckwerte und Kopfschmerzen.

Moclobemid gehört einer neueren Generation von MAO-Hemmern an, den sog. selektiven MAO-Hemmern. Die Einnahme von Käse und Wein kann zwar weiterhin Probleme bereiten, allerdings in deutlich geringerem Ausmaß. Moclobemid ist eines der ältesten noch gebräuchlichen Antidepressiva.

Die Sturzgefahr bei Älteren aufgrund von orthostatischen Blutdruckreaktionen oder die kognitive Beeinträchtigung bei Einnahme von Moclobemid ist im Gegensatz zu den früher verwendeten, nichtselektiven MAO-Hemmern geringer.

Referenzen

Bandelow B, Reitt M, Röver C, Michaelis S et al. Efficacy of treatments for anxiety disorders: a meta-analysis. Int Clin Psychopharmacol. 2015 Jul; 30(4): 183–192.

Blanco C, Raza MS, Schneier FR, Liebowitz MR. The evidence-based pharmacological treatment of social anxiety disorder. Int J Neuropsychopharmacol. 2003 Dec; 6(4): 427–442.

Bonnet U. Moclobemide: evolution, pharmacodynamic, and pharmacokinetic properties. CNS Drug Rev. 2002 Fall; 8(3): 283–308.

Bonnet U. Moclobemide: therapeutic use and clinical studies. CNS Drug Rev. 2003 Spring; 9(1): 97–140.

8

Canton J., Scott K. M., Glue P. Optimal treatment of social phobia: systematic review and meta-analysis, Neuropsychiatr. Dis. Treat. 2012, 5: 203–215. Published online 2012 May 3. doi: 10.2147/NDT.S23317.
Curtin F, Berney P, Kaufmann C. Moclobemide discontinuation syndrome predominantly presenting with influenza-like symptoms. J Psychopharmacol. 2002 Sep; 16(3): 271–272.
Darowski A, Chambers SA, Chambers DJ. Antidepressants and falls in the elderly. Drugs Aging. 2009; 26(5): 381–394.
Davis ML, Smits JA, Hofmann SG. Update on the efficacy of pharmacotherapy for social anxiety disorder: a meta-analysis. Expert Opin Pharmacother. 2014 Nov; 15(16): 2281–2291.
Isbister GK, Hackett LP, Dawson AH, Whyte IM, Smith AJ. Moclobemide poisoning: toxicokinetics and occurrence of serotonin toxicity. Br J Clin Pharmacol. 2003 Oct; 56(4): 441–450.
Nair NP, Ahmed SK, Kin NM. Biochemistry and pharmacology of reversible inhibitors of MAO-A agents: focus on moclobemide. J Psychiatry Neurosci. 1993 Nov; 18(5): 214–225.
Papakostas GI, Fava M. A metaanalysis of clinical trials comparing moclobemide with selective serotonin reuptake inhibitors for the treatment of major depressive disorder. Can J Psychiatry. 2006 Oct; 51(12): 783–790.
S3-Leitlinie/Nationale VersorgungsLeitlinie – Unipolare Depression. Langfassung, 2. Aufl. 2015, Version 5. AWMF-Register-Nr.: nvl-005.
Youdim MB, Edmondson D, Tipton KF. The therapeutic potential of monoamine oxidase inhibitors. Nat Rev Neurosci. 2006 Apr; 7(4): 295–309.

8

8.13 Andere Antidepressiva N06AX

Agomelatin, Bupropion, Duloxetin, Mianserin, Mirtazapin, Reboxetin, Venlafaxin

8.13.1 Indikationen

- **Alle Präparate:** Episode einer Major Depression
- **Duloxetin, Venlafaxin:** Generalisierte Angststörung
- **Duloxetin:** Schmerzhafte Diabetesneuropathie bei Erwachsenen
- **Venlafaxin:** Rezidivprophylaxe von Episoden einer Major Depression, Panikstörung mit oder ohne Agoraphobie, soziale Phobie

8.13.2 Wirkmechanismus

Die Gruppe N06AX besteht aus einer heterogenen Ansammlung von antidepressiv wirksamen Substanzen, die nach ihrem Wirkmechanismus in folgende 5 Gruppen eingeteilt werden können:

1. Hemmung der Wiederaufnahme von Noradrenalin, wodurch sich auf Synapsenebene die Noradrenalin-Konzentration erhöht und die Transmission von Noradrenalin modifiziert wird. Dies ist die vermutete Erklärung, wie NARI (Noradrenalin Reuptake Inhibitor) ihre antidepressive Wirkung entfalten. **Reboxetin** ist ein solcher Noradrenalin-Wiederaufnahmehemmer, der jedoch nicht auf die Aufnahme von Dopamin wirkt. Reboxetin ist in Deutschland nach Nutzenbewertung des IQWIG und Beschluss des G-BA seit 2010 nicht mehr zulasten der GKV verordnungsfähig.

2. Eine präsynaptische α-2-Blockade zeichnet die folgenden beiden Präparate aus: **Mirtazapin** erzeugt diese Wirkung und erhöht die noradrenerge und serotonerge Neurotransmission, blockiert jedoch auch gewisse Serotoninrezeptoren (5HT2 und 5HT3). Gleichzeitig fehlen bei Mirtazapin jegliche anticholinergen Eigenschaften. Der Wirkmechanismus von **Mianserin** ist nicht vollständig geklärt. In Tierstudien zeigt sich eine Freisetzung von Noradrenalin. Die anticholinergen Eigenschaften treten i. d. R. nicht in therapeutischen Dosen, sondern erst bei Überdosierung auf.
3. **Agomelatin** ist ein selektiver Serotoninantagonist (5-HT2C) und Melatonin-Rezeptoragonist. Die erstgenannte Eigenschaft scheint für den antidepressiven Effekt verantwortlich, wobei weiterhin unklar ist, welche Rolle die 5-HT2C-Blockade spielt. Die letztgenannte Eigenschaft bewirkt einen schlafverbessernden Effekt und kann einen gestörten Tag-Nacht-Rhythmus regulieren. Ein Zulassungsantrag für Agomelatin wurde im Jahr 2006 von der Europäischen Arzneimittelagentur wegen unzureichenden antidepressiven Effekts abgelehnt und der Wirkstoff wurde 2009 im zweiten Anlauf zugelassen. Das arznei-telegramm 5/09 bewertet den Wirkstoff kritisch und beschreibt eine negative Nutzen-Schaden-Bilanz.
4. **Bupropion** und seine Metaboliten wirken wahrscheinlich über einen komplexen Wirkmechanismus auf Nikotinrezeptoren sowie hemmend auf die Dopamin- und Noradrenalin-Wiederaufnahme.
5. Folgende Substanzen werden als Serotonin- und Noradrenalin-Wiederaufnahmehemmer (SNRI) bezeichnet: **Venlafaxin** und **Duloxetin** wirken v. a. hemmend auf die Wiederaufnahme von Serotonin und Noradrenalin im zentralen Nervensystem. Auch scheint eine schwache Hemmung der Dopamin-Wiederaufnahme zu bestehen. Duloxetin scheint die Schmerzschwelle bei neuropathischen und inflammatorischen Schmerzen normalisieren zu können. Diese schmerzhemmende Wirkung von Duloxetin beruht auf einer Potenzierung der absteigenden, schmerzhemmenden Bahnen im ZNS.

8.13.3 Empfohlene Tagesdosen und Dosisintervalle

Dosierungsempfehlungen ▶ Tab. 8.38.

Tab. 8.38 Dosierungsempfehlungen für Bupropion, Duloxetin, Mianserin, Mirtazapin und Venlafaxin

	Dosisintervall	Major Depression	Generalisierte Angststörung	Einnahme zu den Mahlzeiten
Bupropion	24 h	150–300 mg		Kein Einfluss
Duloxetin	24 h	60–120 mg	30–120 mg	Beeinflusst die Absorption, jedoch ohne klinische Bedeutung
Mianserin	24 h (zur Nacht)	30–90 mg		Kein Einfluss
Mirtazapin	24 h (zur Nacht)	15–45 mg		Kein Einfluss
Venlafaxin	24 h	75–375 mg	75–225 mg	Kein Einfluss

8

8.13.4 Nebenwirkungen

Häufige Nebenwirkungen

Je nach Substanzgruppe bestehen häufige und sehr häufige Nebenwirkungen:

- **Agomelatin:** Müdigkeit, Übelkeit, Durchfall, Obstipation, vermehrtes Schwitzen, Rückenschmerzen, Kopfschmerzen, Schwindel, Schläfrigkeit, Schlafstörungen, Migräne und Angst
- **Bupropion:** Urtikaria, Schlafstörungen, Depression, Unruhe, Angst, Tremor, Konzentrationsstörung, Kopfschmerzen, Schwindel, geänderte Geschmackswahrnehmung, Mundtrockenheit, Exanthem, Juckreiz, Schwitzen und Fieber
- **Duloxetin:** Übelkeit (22 %), verminderter Appetit, Schlafstörung, Angst, Libidoverminderung, Kopfschmerzen, Schwindel, Tremor, Somnolenz, Parästhesien, Verschwommensehen, Hautrötung, Mundtrockenheit, Obstipation und Diarrhö
- **Mianserin:** Schläfrigkeit (19 %)
- **Mirtazapin:** Gewichtszunahme, Somnolenz, Kopfschmerzen, Mundtrockenheit und gesteigerter Appetit
- **Reboxetin:** Schlafstörung, Schwindel, Tachykardie, Herzrasen, posturale Hypotension, Akkomodationsstörungen, Mundtrockenheit, Obstipation, Appetitlosigkeit, Schwitzen, Miktionsstörungen, erektile Dysfunktion, schmerzhafte Ejakulation, verspätete Ejakulation, Hodenschmerzen und Schüttelfrost
- **Venlafaxin:** Kopfschmerzen (30 %), Übelkeit (20 %), Mundtrockenheit, Schwitzen, Hypercholesterinämie, Gewichtsverlust, Libidoverminderung, Schwindel, Mydriasis, Sehstörungen, erhöhter Muskeltonus, Schlafstörungen, Nervosität, Parästhesien, Sedierung, Tremor, Verwirrtheit, Persönlichkeitsveränderungen, verringerter Appetit, Obstipation, Erbrechen, Hypertonie, erektile Dysfunktion, Miktions- und Menstruationsstörungen

Bedrohliche Nebenwirkungen

- **Agomelatin:** Tödliches Leberversagen mit Notwendigkeit der Lebertranplantation
- **Mianserin, Mirtazapin, Bupropion, Venlafaxin, Duloxetin:** Krampfanfall
- **Mirtazapin, Mianserin:** Knochenmarkdepression
- **Venlafaxin, Duloxetin:** Gastrointestinale Blutungen

8.13.5 Wichtige Interaktionen

Antiarrhythmika

Folgende Interaktionen vom Typ C und D werden **für Venlafaxin** beschrieben:

Dronedaron Die Konzentration von Venlafaxin kann ansteigen und das Risiko für Nebenwirkungen erhöhen, z. B. eine Verlängerung des QTc-Intervalls. Auch Dronedaron selbst kann das QTc-Intervall verlängern, diese Kombination sollte vermieden werden.

Antibiotika

Folgende Interaktionen vom Typ C und D werden **für Agomelatin** beschrieben:

Ciprofloxacin Die Plasmakonzentration von Agomelatin erhöht sich stark. Diese Kombination sollte vermieden und ein anderes Antibiotikum gewählt werden.

Folgende Interaktionen vom Typ C und D werden **für Duloxetin** beschrieben:

Ciprofloxacin Die Plasmakonzentration von Duloxetin kann sich erhöhen; auf mögliche Duloxetin-Nebenwirkungen sollte geachtet werden. Anstelle von Ciprofloxacin sollte die Gabe von Ofloxacin, Norfloxacin, Levofloxacin oder eines anderen Antibiotikums erwogen werden.

Folgende Interaktionen vom Typ C und D werden **für Reboxetin** beschrieben:

Clarithromycin, Erythromycin Die Plasmakonzentration von Reboxetin und damit das Risiko von Nebenwirkungen erhöhen sich. Auf Nebenwirkungen sollte vermehrt geachtet und die Dosis ggf. gesenkt werden. Azithromycin oder Roxithromycin beeinflussen die Reboxetin-Konzentration vermutlich nicht und können alternativ gegeben werden.

Folgende Interaktionen vom Typ C und D werden **für Venlafaxin** beschrieben:

Clarithromycin, Erythromycin Die Plasmakonzentration von Venlafaxin erhöht sich, dies kann zu vermehrten Nebenwirkungen führen. Ist eine gleichzeitige Behandlung notwendig, sollte die Venlafaxin-Dosis anhand von Spiegelbestimmungen angepasst werden. Auf mögliche Venlafaxin-Nebenwirkungen sollte vermehrt geachtet werden. Alternativ können Azithromycin oder Roxithromycin gegeben werden.

Antidepressiva

8

Folgende Interaktionen vom Typ C und D werden **für Agomelatin** beschrieben:

Fluvoxamin Die Plasmakonzentration von Agomelatin erhöht sich dramatisch (etwa 60-fach). Diese Kombination sollte vermieden und ein anderes SSRI gewählt werden.

Folgende Interaktionen vom Typ C und D werden **für Bupropion** beschrieben:

Amitriptylin, Clomipramin, Nortriptylin Die Plasmakonzentration von trizyklischen Antidepresssiva kann ansteigen und somit das Risiko für Nebenwirkungen erhöhen. Die Plasmakonzentration des trizyklischen Antidepressivums sollte kontrolliert und eine Dosisreduktion dieses Antidepressivums bei Ansetzen von Bupropion erwogen werden.

Fluoxetin Es besteht ein erhöhtes Risiko für serotoninbedingte Nebenwirkungen und die Entwicklung einer Manie. Bei gleichzeitiger Einnahme sollte der klinische Zustand regelmäßig kontrolliert werden. Citalopram und Sertralin beeinflussen die Bupropion-Konzentration weniger stark als Fluoxetin.

Maprotilin Die Plasmakonzentration von Antidepressiva kann stark ansteigen und das Risiko für Nebenwirkungen erhöhen, aber auch den Effekt der Therapie einer behandlungsresistenten Depression verstärken. Bei zusätzlicher Gabe von Bupropion sollte eine Dosisreduktion von Maprotilin erwogen werden. Auf mögliche Nebenwirkungen sollte vermehrt geachtet werden.

Moclobemid Kann die Wirkung von Bupropion potenzieren. Diese Kombination sollte vermieden werden. Nach Absetzen von Moclobemid wird eine Wash-out-Phase von 24 Stunden empfohlen, bevor Bupropion wieder angesetzt wird.

Venlafaxin Bei einer Dauerbehandlung mit Bupropion erhöht sich vermutlich die Venlafaxin-Konzentration, Nebenwirkungen durch Venlafaxin treten somit häufiger auf. Diese Kombination wird zur Verstärkung der antidepressiven Wirkung gegeben. Die Plasmakonzentration von Venlafaxin/O-Desmethylvenlafaxin sollte kontrolliert werden, besonders, wenn mögliche Nebenwirkungen auftreten. Alternativ kann ein SSRI, das nicht über CYP2D6 metabolisiert wird, gegeben werden (z. B. Citalopram).

Folgende Interaktionen vom Typ C und D werden **für Duloxetin** beschrieben:

Amitriptylin, Clomipramin, Nortriptylin Die Plasmakonzentration von trizyklischen Antidepressiva kann ansteigen, dadurch erhöht sich das Risiko monoaminerger und anticholinerger Nebenwirkungen. Ist eine gleichzeitige Einnahme notwendig, sollte die Plasmakonzentration des trizyklischen Antidepressivums kontrolliert und eine Dosisreduktion erwogen werden. Auf Nebenwirkungen durch trizyklische Antidepressiva und Duloxetin sollte vermehrt geachtet werden.

Fluoxetin Duloxetin und Fluoxetin können gemeinsam gegeben das Risiko eines Serotoninsyndroms erhöhen. Diese Kombination sollte vermieden werden.

Fluvoxamin Die Exposition von Fluoxetin erhöht sich um das 6-Fache, beide Substanzen hemmen die Serotoninwiederaufnahme. Dadurch erhöht sich die Gefahr eines Serotoninsyndroms. Diese Kombination sollte vermieden werden.

Maprotilin Die Plasmakonzentration von Maprotilin kann ansteigen, dadurch erhöht sich das Risiko für monoaminerge und anticholinerge Nebenwirkungen. Bei gleichzeitiger Einnahme sollte der Maprotilin-Spiegel gemessen und eine Dosisreduktion erwogen werden.

Moclobemid Die serotonerge Aktivität kann sich erhöhen und zu einem Serotoninsyndrom führen. Ist eine gleichzeitige Einnahme notwendig, sollte auf serotonerge Nebenwirkungen geachtet werden.

Paroxetin Die Plasmakonzentration sowohl von Paroxetin als auch Duloxetin steigt an. Dies erhöht die Gefahr serotonerger und möglicherweise auch anticholinerger Nebenwirkungen. Diese Kombination sollte vermieden werden. Duloxetin ist ein Antidepressivum und die zusätzliche Gabe eines weiteren serotonergen Antidepressivums ist nicht sinnvoll.

Folgende Interaktionen vom Typ C und D werden **für Mianserin** beschrieben:

Moclobemid Die serotonerge Aktivität kann sich verstärken und zu einem Serotoninsyndrom führen. Diese Kombination sollte möglichst vermieden werden. Bei notwendiger gleichzeitiger Einnahme sollte der Patient auf serotonerge Nebenwirkungen hin beobachtet werden. Nach Absetzen von Moclobemid sollten 24 Stunden vergehen, bevor Mianserin angesetzt wird. Bei einer Umstellung von Mianserin auf Moclobemid sollten 72 Stunden zwischen dem Absetzen von Mianserin und dem Neuansetzen von Moclobemid vergehen.

Folgende Interaktionen vom Typ C und D werden **für Mirtazapin** beschrieben:

Fluvoxamin Die Mirtazapin-Konzentration kann ansteigen. Bei gleichzeitiger Einnahme beider Substanzen sind Fälle eines Serotoninsyndroms beschrieben. Diese Kombination sollte möglichst vermieden werden. Auf serotonerge Symptome sollte sorgfältig geachtet werden. Gegebenenfalls bedarf es bei dieser Kombination einer Dosisreduktion von Mirtazapin.

Moclobemid Die serotonerge Aktivität kann zunehmen und es kann zu einem Serotoninsyndrom kommen. Diese Kombination sollte möglichst vermieden werden. Ist eine gleichzeitige Behandlung dennoch notwendig, sollte der Patient sorgfältig auf serotonerge Nebenwirkungen hin beobachtet werden. Nach Absetzen von Moclobemid sollten 72 Stunden vergehen, bevor Mirtazapin angesetzt wird. Bei der Umstellung von Mirtazapin auf Moclobemid bedarf es einer Wash-out-Phase von mind. 5 Tagen.

Folgende Interaktionen vom Typ C und D werden **für Venlafaxin** beschrieben:

Bupropion Bei einer Dauerbehandlung mit Bupropion erhöht sich möglicherweise die Venlafaxin-Konzentration. Nebenwirkungen durch Venlafaxin treten somit häufiger auf. Diese Kombination wird zur Verstärkung der antidepressiven Wirkung gegeben. Die Plasmakonzentration von Venlafaxin/O-Desmethylvenlafaxin sollte kontrolliert werden, besonders wenn mögliche Nebenwirkungen auftreten. Alternativ kann ein SSRI, das nicht über CYP2D6 metabolisiert wird, gegeben werden (z.B. Citalopram).

Clomipramin Das Risiko für serotonerge und anticholinerge Nebenwirkungen ist erhöht. Auf diese sollte sorgsam geachtet und der Blutdruck kontrolliert werden.

Fluoxetin, Paroxetin Erhöhte Frequenz an serotonergen Nebenwirkungen und einzelne Fälle eines Serotoninsyndroms sind bei gleichzeitiger Einnahme beschrieben. Diese Kombination sollte vermieden werden. Ist die Kombination eines SSRI mit Venlafaxin indiziert, sollte ein SSRI mit geringer Wirkung auf CYP2D6 (z.B. Sertralin oder Citalopram) gewählt werden. Auf anticholinerge und serotonerge Nebenwirkungen sollte geachtet werden.

Moclobemid Die serotonerge Aktivität kann sich erhöhen und zu einem Serotoninsyndrom führen. Diese Kombination sollte möglichst vermieden oder es sollte ggf. regelmäßig auf serotonerge Nebenwirkungen geachtet werden. Nach Absetzen von Moclobemid sollten mind. 24 Stunden vergehen, bevor Venlafaxin angesetzt wird. Bei einer Umstellung von Venlafaxin auf Moclobemid bedarf es einer Wash-out-Phase von mind. 3 Tagen.

Antiepileptika

Folgende Interaktionen vom Typ C und D werden **für Agomelatin** beschrieben:

Carbamazepin Eine starke Verringerung der Agomelatin-Konzentration ist zu erwarten. Diese Kombination sollte vermieden werden.

Folgende Interaktionen vom Typ C und D werden **für Bupropion** beschrieben:

Carbamazepin Die Plasmakonzentration von Bupropion verringert sich und diejenige des aktiven Metaboliten Hydroxybupropion erhöht sich. Die Bupropion-Wirkung und die Plasmakonzentration von Bupropion und Hydroxybupropion sollten kontrolliert werden; ggf. Umstellung von Carbamazepin auf Gabapentin oder Lamotrigin.

Folgende Interaktionen vom Typ C und D werden **für Mianserin** beschrieben:

Carbamazepin, Phenobarbital, Phenytoin Die Plasmakonzentration von Mianserin verringert sich und kann subtherapeutische Werte erreichen. Mianserin kann die Krampfschwelle absenken. Gegebenenfalls bedarf es einer Dosisanpassung von Mianserin. Wenn möglich, sollte der Mianserin-Spiegel kontrolliert werden. Anstelle von Carbamazepin kann alternativ Oxcarbazepin, Lamotrigin oder Gabapentin gegeben werden.

Folgende Interaktionen vom Typ C und D werden **für Mirtazapin** beschrieben:

Carbamazepin, Phenobarbital, Phenytoin Die Plasmakonzentration von Mirtazapin verringert sich deutlich, es kann zum Therapieversagen kommen. Bei dieser Kombination sollte auf das Ausbleiben der antidepressiven Wirkung geachtet und der Mirtazapin-Spiegel kontrolliert werden. Möglicherweise bedarf es einer Dosiserhöhung von Mirtazapin. Alternativ können Lamotrigin, Gabapentin oder Valproat gegeben werden.

Folgende Interaktionen vom Typ C und D werden **für Reboxetin** beschrieben:

Carbamazepin, Phenobarbital, Phenytoin Die Plasmakonzentration von Reboxetin kann sich verringern, eine Spiegelbestimmung von Reboxetin wird empfohlen.

Antihypertensiva

Folgende Interaktionen vom Typ C und D werden **für Mirtazapin** beschrieben:

Clonidin Die gleichzeitige Behandlung kann die antihypertensive Wirkung abschwächen und zu Hypertension führen. Diese Kombination sollte vermieden werden.

Antimykotika

Folgende Interaktionen vom Typ C und D werden **für Duloxetin** beschrieben:

Terbinafin Die Plasmakonzentration von Duloxetin kann ansteigen, auf serotonerge und noradrenerge Nebenwirkungen durch Duloxetin sollte vermehrt geachtet werden. Eine Reduktion der Duloxetin-Dosis kann notwendig werden. Duloxetin sollte bei Patienten mit Terbinafin initial mit einer geringen Dosis gegeben werden. Anstelle von Terbinafin kann Itraconazol gegeben werden.

Folgende Interaktionen vom Typ C und D werden **für Reboxetin** beschrieben:

Itraconazol, Voriconazol Die Plasmakonzentration von Reboxetin und das Risiko von Nebenwirkungen erhöhen sich. Auf mögliche Nebenwirkungen sollte vermehrt geachtet und bei Bedarf die Dosis reduziert werden. Bei Hautmykosen kann alternativ Terbinafin gegeben werden.

Ketoconazol Die Plasmakonzentration von Reboxetin und das Risiko von Nebenwirkungen erhöhen sich. Auf mögliche Nebenwirkungen sollte vermehrt geachtet und bei Bedarf die Dosis reduziert werden. Bei Hautmykosen kann alternativ Terbinafin gegeben werden.

Folgende Interaktionen vom Typ C und D werden **für Venlafaxin** beschrieben:

Itraconazol Die Konzentration von Venlafaxin erhöht sich, dies kann vermehrt zu Nebenwirkungen führen. Bei gleichzeitiger Gabe sollte die Venlafaxin-Dosis anhand von Spiegelbestimmungen angepasst werden. Auf venlafaxinbedingte Nebenwirkungen sollte geachtet werden. Je nach Indikation kann auf Terbinafin, Caspofungin oder Amphotericin B umgestellt werden.

Ketoconazol Die gleichzeitige Einnahme kann zu erhöhten Venlafaxin-Konzentrationen führen. Dann sollte die Venlafaxin-Dosis anhand von Spiegelbestimmungen angepasst werden.

Voriconazol Die Plasmakonzentration von Venlafaxin erhöht sich um etwa 30 %. Bei Nebenwirkungen sollte die Venlafaxin-Dosis gesenkt werden.

Antipsychotika

Folgende Interaktionen vom Typ C und D werden **für Venlafaxin** beschrieben:

Haloperidol Die Plasmakonzentration von Haloperidol und damit das Risiko für Nebenwirkungen erhöhen sich vermutlich. Auf mögliche Nebenwirkungen von Haloperidol und Venlafaxin sollte sorgsam geachtet und die Dosis beider Substanzen ggf. gesenkt werden.

Lithium Das Risiko eines Serotoninsyndroms ist erhöht, eventuell auch das Risiko für die Entstehung einer Manie/Hypomanie. Auf Zeichen einer serotonergen Hyperaktivität (z.B. Hyperreflexie, Schwindel, Tremor, Schwitzen) sollte sorgsam geachtet und der Lithiumspiegel kontrolliert werden.

Antithrombotische Mittel

Folgende Interaktionen vom Typ C und D werden **für Bupropion** beschrieben:

Clopidogrel, Ticlopidin Können die Konzentration von Bupropion erhöhen; dadurch können bupropionbedingte Nebenwirkungen verstärkt auftreten. Eine Dosisreduktion um 25–50 % sollte erwogen und auf mögliche Nebenwirkungen vermehrt geachtet werden.

Folgende Interaktionen vom Typ C und D werden **für Duloxetin** beschrieben:

Azetylsalizylsäure Die gleichzeitige Gabe von niedrig dosierter Azetylsalizylsäure (ASS) erhöht das Risiko gastrointestinaler Blutungen um das 5- bis 7-Fache, bei höheren Dosen ASS um das 12- bis 15-Fache. Kann die gleichzeitige Gabe nicht vermieden werden, sollte prophylaktisch mit einem PPI behandelt und das Blutbild kontrolliert werden. Andere Antidepressiva mit einer geringeren Serotoninselektivität (z. B. Nortriptylin oder Mirtazapin) scheinen bei gleichzeitiger Behandlung mit ASS ein geringeres Risiko für gastrointestinale Blutungen aufzuweisen.

Folgende Interaktionen vom Typ C und D werden **für Venlafaxin** beschrieben:

Azetylsalizylsäure Die gleichzeitige Gabe von niedrig dosierter Azetylsalizylsäure (ASS) erhöht das Risiko gastrointestinaler Blutungen um das 5- bis 7-Fache, bei höheren Dosen ASS steigt das Risiko um das 12- bis 15-Fache. Kann die gleichzeitige Gabe nicht vermieden werden, sollte prophylaktisch mit einem PPI behandelt und das Blutbild kontrolliert werden. Andere Antidepressiva mit einer geringeren Serotoninselektivität (z. B. Nortriptylin oder Mirtazapin) scheinen bei gleichzeitiger Behandlung mit ASS ein geringeres Risiko für gastrointestinale Blutungen aufzuweisen.

Betablocker

Folgende Interaktionen vom Typ C und D werden **für Duloxetin** beschrieben:

Metoprolol Die Plasmakonzentration von Metoprolol kann ansteigen. Die klinische Bedeutung dieser Interaktion ist bisher nicht geklärt. Bei gleichzeitiger Gabe sollten Blutdruck und Puls kontrolliert werden.

Hormonantagonisten

Folgende Interaktionen vom Typ C und D werden **für Bupropion** beschrieben:

Tamoxifen Die Bildung von Endoxifen kann sich verringern, die Wirkung schwächt sich ab. Dadurch kann sich die onkologische Prognose verschlechtern. Diese Kombination sollte vermieden werden.

Folgende Interaktionen vom Typ C und D werden **für Duloxetin** beschrieben:

Tamoxifen Die Synthese von Endoxifen kann sich verringern, wodurch die Wirkung nachlassen kann. Eine Verschlechterung der onkologischen Behandlungsprognose ist nicht auszuschließen. Diese Kombination sollte vermieden werden. Anstelle von Duloxetin sollte die Gabe von Citalopram, Escitalopram oder Sertralin erwogen werden.

NSAR

Die gleichzeitige Behandlung erhöht die Gefahr gastrointestinaler Blutungen. Bei kontinuierlicher Gabe dieser Medikamente sollte das Blutbild kontrolliert und ein Magenschutz z. B. mit einem PPI erwogen werden.

Opioide

Folgende Interaktionen vom Typ C und D werden **für Bupropion** beschrieben:

Kodein, Tramadol Bupropion verringert die analgetische Wirkung von Tramadol/Kodein sowie die antitussive Wirkung von Kodein. Diese Kombination sollte vermieden werden. Anstelle von Kodein/Tramadol sollte ein anderes Analgetikum verabreicht werden, z. B. Morphin.

Folgende Interaktionen vom Typ C und D werden **für Duloxetin** beschrieben:

Kodein Die analgetische Wirkung von Kodein kann sich abschwächen; diese Kombination sollte vermieden werden. Bei notwendiger gleichzeitiger Gabe muss die Dosis ggf. erhöht werden. Die Umstellung auf ein anderes Analgetikum oder ein anderes Antidepressivum, das CYP2D6 nicht hemmt (z. B. Citalopram, Sertralin oder Venlafaxin), sollte erwogen werden.

Tramadol Die analgetische Wirkung von Tramadol kann nachlassen. Das Risiko eines Serotoninsyndroms ist erhöht. Diese Kombination sollte vermieden und anstelle von Tramadol ein anderes Analgetikum gewählt werden.

Folgende Interaktionen vom Typ C und D werden **für Venlafaxin** beschrieben:

Tramadol Die gleichzeitige Einnahme von Tramadol und anderen Medikamenten mit Wirkung auf Serotonin kann das Risiko eines Serotoninsyndroms erhöhen.

8

Östrogene

Folgende Interaktionen vom Typ C und D werden **für Agomelatin** beschrieben:

Ethinylestradiol Die Plasmakonzentration von Agomelatin erhöht sich stark. Auf mögliche Nebenwirkungen von Agomelatin sollte vermehrt geachtet werden. Beim An- oder Absetzen von Kontrazeptiva muss die Dosis von Agomelatin ggf. angepasst werden.

Prokinetika

Folgende Interaktionen vom Typ C und D werden **für Venlafaxin** beschrieben:

Metoclopramid Bei gleichzeitiger Behandlung mit Venlafaxin und Metoclopramid ist die Entstehung eines Serotoninsyndroms beschrieben. Eine Dosisreduktion einer oder beider Substanzen sollte erwogen werden.

Urologika

Folgende Interaktionen vom Typ C und D werden **für Duloxetin** beschrieben:

Tolterodin Die Plasmakonzentration von Tolterodin erhöht sich bei gleichzeitiger Duloxetin-Einnahme. Dies kann anticholinerge Effekte verstärken; auf diese sollte vermehrt geachtet und die Tolterodin-Dosis bei Bedarf gesenkt werden.

Weitere relevante Interaktionen

Folgende Interaktionen vom Typ C und D werden **für Duloxetin** beschrieben:

Johanniskraut (Hypericum perforatum) Es besteht die Gefahr von serotonergen Nebenwirkungen und eines Serotoninsyndroms. Diese Kombination sollte vermieden werden.

Nikotinkonsum Verringert die Duloxetin-Exposition um etwa 50 %. Duloxetin sollte individuell aufdosiert werden. Bei einem geplanten Rauchstopp sollte der Duloxetin-Spiegel kontrolliert und auf Nebenwirkungen geachtet werden.

Folgende Interaktionen vom Typ C und D werden **für Reboxetin** beschrieben:

Grapefruitsaft Die Konzentration von Reboxetin erhöht sich stark. Grapefruitsaft sollte nicht zusammen mit Reboxetin eingenommen werden.

8.13.6 Kontraindikationen

- Die gleichzeitige Behandlung mit irreversiblen Monoaminoxidasehemmern (MAO-I) ist aufgrund der Gefahr eines Serotoninsyndroms kontraindiziert. Dies gilt für die Substanzen Mianserin, Mirtazapin, Bupropion, Venlafaxin und Duloxetin.
- Bei Vorliegen einer Manie ist Mianserin kontraindiziert.
- Venlafaxin ist bei akutem Myokardinfarkt, akuter zerebrovaskulärer Erkrankung und unkontrollierter Hypertonie kontraindiziert.
- Duloxetin sollte nicht bei eingeschränkter Leberfunktion, stark eingeschränkter Nierenfunktion oder bei unkontrollierter Hypertonie gegeben werden.
- Agomelatin ist bei eingeschränkter Leberfunktion kontraindiziert.

8.13.7 Warnhinweise

SNRI (Venlafaxin und Duloxetin) können als Serotonin-Wiederaufnahmehemmer die Thrombozytenfunktion verschlechtern und das Blutungsrisiko in Haut und Schleimhäuten erhöhen. Bei Patienten mit **erhöhter Blutungsneigung** sowie Patienten mit Antikoagulanzien- und Thrombozytenhemmer-Behandlung ist Vorsicht geboten.

Bei **Diabetikern** können Antidepressiva die Stoffwechselkontrolle verschlechtern. Die Dosierung von Insulin und oralen Antidiabetika muss ggf. angepasst werden.

In der Behandlung von **depressiver Symptomatik bei Schizophrenie** können sich die psychotischen Symptome verschlechtern. Bei Patienten mit **bipolarer Erkrankung** kann es zu einer Verstärkung der manischen Symptomatik kommen.

Die Behandlung mit Antidepressiva ist mit dem Auftreten von **Akathisie** assoziiert, es kann zu Ruhelosigkeit und Sitzunruhe kommen. Akathisie wird häufig in den ersten Wochen der Behandlung mit einem Antidepressivum beobachtet.

In der Therapie mit **SNRI** kann es zum Serotoninsyndrom kommen, einem potenziell lebensbedrohlichen Zustand. Dies gilt insbesondere bei der gleichzeitigen Einnahme von anderen Substanzen, die auf das serotonerge Neurotransmittersystem wirken, wie z. B. Moclobemid, Tramadol und Lithium.

Die Behandlung mit **Bupropion** erhöht bei gleichzeitigem Vorliegen anderer, die Krampfschwelle senkender Risikofaktoren die Gefahr von Krampfanfällen. Bei Patienten mit einem oder mehreren für eine gesenkte Krampfschwelle prädisponierenden Risikofaktoren sollte Bupropion mit Vorsicht gegeben werden. Beim Vorliegen einer **epileptischen Erkrankung** sollte auch bei anderen Substanzen aus dieser Gruppe große Zurückhaltung gelten.

Im Zusammenhang mit einer **Mianserin-Therapie** wurden auch Fälle mit Knochenmarkdepression in Form von Granulozytopenie oder Agranulozytose beschrieben. Diese Reaktionen traten meist 4–6 Wochen nach Behandlungsbeginn auf und waren i. d. R. reversibel.

Duloxetin und **Venlafaxin** können eine Mydriasis und einen erhöhten Augeninnendruck verursachen; Letzterer kann zu einem akuten Engwinkelglaukom führen.

Bei der Behandlung mit **Venlafaxin** sind **tödliche kardiale Arrhythmien** beschrieben, besonders bei einer Überdosierung.

8.13.8 Pharmakologische Angaben

▶ Tab. 8.39.

Tab. 8.39 Pharmakologische Angaben für Agomelatin, Bupropion, Duloxetin, Mianserin, Mirtazapin, Reboxetin und Venlafaxin

	Halbwertszeit	Bei eingeschränkter Funktion der		Schwangerschaft	Stillzeit	Aktiver Metabolit
		Leber	Niere			
Agomelatin	1–2 h	Nicht geben	Vorsichtig dosieren	B:1	IVa	Nein
Bupropion	20 h	Kein Einfluss	Vorsichtig dosieren	B:2	IVb	Ja
Duloxetin	8–17 h	Bei Verschlechterung nicht geben	Bei GFR < 30 ml/min nicht geben	C	IVb	Nein
Mianserin	30 h	Vorsichtig dosieren	Vorsichtig dosieren	C	III	Ja
Mirtazapin	30–40 h	Vorsichtig dosieren	Vorsichtig dosieren bei GFR < 40 ml/min	C	IVb	Ja
Reboxetin	13 h	Vorsichtig dosieren	Vorsichtig dosieren	B:1	IVb	Angaben fehlen
Venlafaxin	5 h (aktiver Metabolit 11 h)	Dosisreduktion um 50 %	Dosisreduktion um 50 % bei GFR < 30 ml/min	B:3	III	Ja

8.13.9 Therapiekontrolle

Zur Beurteilung des Schweregrads und zur Verlaufskontrolle sollten stets psychologische Testverfahren angewandt werden. Nach 7–10 Tagen kann eine erste Auswertung erfolgen, u. a. zur Abschätzung der Suizidgefahr.

Suizidgedanken kommen bei Depressionen häufig vor, daher sollte die Suizidalität vor und während der medikamentösen Behandlung sorgfältig erfragt und geprüft werden. Eine klinische Verbesserung zeigt sich häufig erst nach 2–4 Wochen der Behandlung, bei Älteren eher später als bei jüngeren/mittelalten Patienten. Stellt sich eine Remission ein, sollte das Präparat über 6–12 Monate in unveränderter Dosis eingenommen werden, um das Rückfallrisiko zu verringern. Zeigt sich nach 1 Monat der medikamentösen Therapie weiterhin keine klinische Besserung, wird die Fortführung der aktuellen Therapie nur sehr unwahrscheinlich Wirkung zeigen und es sollte eine fachärztlich-psychiatrische Konsultation erfolgen.

8.13.10 Alternative Behandlungen

Zur Akutbehandlung von leichten und mittelschweren Depressionen sind mehrere verschiedene Psychotherapieverfahren ebenso effektiv wie trizyklische Antidepressiva (TCA) und vermutlich ebenso effektiv wie SSRI oder SNRI. Zwischen den verschiedenen Antidepressiva konnten bisher keine sicheren Unterschiede in der Behandlung von leichten bis mittelschweren Depressionen festgestellt werden.

Antidepressiva (TCA, SSRI, SNRI u. a. m.) sind bei Erwachsenen mit Depression effektiv (Evidenzgrad 1).

Kognitive Verhaltenstherapie wirkt bei remittierten erwachsenen Patienten nach einer depressiven Episode rezidivprophylaktisch (Evidenzgrad 1).

Lithium schützt v. a. gegen manische oder hypomanische Phasen, wirkt antisuizidal und wird aber auch zur Vermeidung von depressiven Schüben verwendet.

Valproat wird zur Behandlung der Manie und bei komplizierten Formen der bipolaren Erkrankung gegeben. Nebenwirkungen sind hier u. a. gastrointestinale Beschwerden, Gewichtszunahme, Veränderungen der Leberwerte und des Blutbilds. **Carbamazepin** wird mit sehr ähnlichen Indikationen verwendet. Hier sind gastrointestinale Beschwerden, Kopfschmerzen, Müdigkeit, Schwindel und Exantheme relativ häufige Nebenwirkungen. Sowohl Valproat als auch Carbamazepin wirken teratogen, v. a. mit Neuralrohrdefekten.

Bei refraktärer oder akuter schwerer Depression ist in manchen Fällen die **Elektrokrampftherapie** (EKT) sinnvoll.

8

8.13.11 Beschwerden beim Absetzen

Sowohl zu SSRI als auch zu anderen Antidepressiva liegen klinische Erfahrungen und Berichte zu Absetzbeschwerden vor. Meist sind diese Beschwerden leicht bis mittelschwer, sie können jedoch bei manchen Patienten schwerer ausgeprägt sein. Häufig zeigen sich diese Beschwerden in den ersten Tagen nach Absetzen der Therapie, sie können jedoch auch auftreten, wenn die Einnahme einer Dosis vergessen wurde. In der Regel sind diese Beschwerden vorübergehend und lassen nach einigen Wochen nach, in einzelnen Fällen können sie jedoch auch einige Monate andauern.

Im Nebenwirkungsregister der WHO liegen viele Berichte zu Absetzbeschwerden bei **Venlafaxin** vor: Übelkeit, Schwindel, Unruhe, Schlafstörungen, Parästhesien, Agitation, Verwirrtheit, Tinnitus und Krampfanfälle. Manche Patienten entwickelten Absetzbeschwerden nach einer vorangegangenen niedrigen Dosierung von Venlafaxin. In klinischen Studien wurden Absetzbeschwerden bei 31 % der Patienten, die mit Venlafaxin behandelt worden waren, und bei 17 %, die mit Placebo behandelt worden waren, beobachtet (während und nach dem Ausschleichen).

In einzelnen Berichten wurde nach abruptem Absetzen die Entwicklung einer Manie beobachtet, besonders nach einer Behandlung mit Venlafaxin.

Absetzbeschwerden nach Absetzen einer **Duloxetin-Therapie** sind Schwindel, Parästhesien, Schlafstörungen, Müdigkeit, Agitation, Angst, Übelkeit, Erbrechen, Tremor, Kopfschmerzen, Durchfall und starkes Schwitzen. In klinischen Untersuchungen traten Beschwerden nach abruptem Absetzen bei etwa 45 % der mit Duloxetin und bei 23 % der mit Placebo behandelten Personen auf.

Zu **Bupropion** wurden keine klinischen Untersuchungen hinsichtlich Absetzbeschwerden durchgeführt, was jedoch die Möglichkeit nicht ausschließt, dass solche

Beschwerden auftreten können. Es liegen jedoch Fallberichte vor, die nach einem abrupten Absetzen von Bupropion akute Dystonie (verzerrte Körperbewegungen, Grimassieren und bizarre Körperhaltungen) beschreiben.

Die berichteten Absetzbeschwerden bei **Mirtazapin** sind Schwindel, Angst, Kopfschmerzen und Übelkeit; sie treten seltener auf als bei SNRI.

Zu **Mianserin** und **Reboxetin** liegen keine eindeutigen Angaben zu Absetzreaktionen vor; auch hier ist die Möglichkeit dennoch gegeben.

In Studien zu **Agomelatin** konnten keine Beschwerden nach dem Absetzen registriert werden.

8.13.12 Behandlung beenden

Das Ziel des korrekten Absetzens einer medikamentösen Therapie ist die möglichst schonende Durchführung. Hierbei ist es wichtig, sowohl das Risiko eines Rezidivs der behandelten Erkrankung zu minimieren als auch Absetzbeschwerden zu vermeiden. Eine erfolgreiche Depressionstherapie sollte 6–12 Monate nach eingetretener Remission fortgeführt werden. Anschließend kann wie folgt verfahren werden:

Mianserin, Mirtazapin und Bupropion mit ihrer längeren Halbwertszeit können etwas schneller als andere Antidepressiva ausgeschlichen werden. Venlafaxin, Duloxetin und Reboxetin mit kürzerer Halbwertszeit sollten vorsichtiger ausgeschlichen werden. Zu Venlafaxin sind Absetzbeschwerden bereits nach einer 6-wöchigen kontinuierlichen Behandlung beschrieben.

Agomelatin verursacht keine Absetzbeschwerden und kann daher direkt abgesetzt werden.

Bestand die Behandlung ≤ 6–24 Wochen, kann das Ausschleichen rascher als in ▶ Tab. 8.40 beschrieben erfolgen. Dann kann jeder Schritt von 2 auf 1 Woche reduziert werden. Nach einer Behandlungsdauer von < 6 Wochen kann das Antidepressivum direkt abgesetzt werden.

Bei Auftreten von Absetzbeschwerden wird die Dosierung der zuletzt verwendeten Spalte gewählt. In einer Studie zur Auswertung von Absetzbeschwerden mittels der Checkliste **Discontinuation Emergent Signs and Symptoms** (DESS) bei Patienten mit remittierter Depression induzierte Agomelatin keine Absetzbeschwerden nach abruptem Absetzen.

Tab. 8.40 Absetzschema für Agomelatin, Bupropion, Duloxetin, Mianserin, Mirtazapin, Reboxetin und Venlafaxin

	Höchstdosis	2 Wo.	2 Wo.	2 Wo.		Kommentar	Orale Lösung
Agomelatin	100 mg	0				Keine bekannten Absetzbeschwerden	Nicht erhältlich
Bupropion	300 mg	150 mg	150 mg	0		Keine eindeutigen Angaben	Nicht erhältlich
Duloxetin	120 mg	90 mg	60 mg	30 mg	0	Häufig Absetzbeschwerden	Nicht erhältlich
Mianserin	90 mg	60 mg	30 mg	0		Keine eindeutigen Angaben	Nicht erhältlich

Tab. 8.40 Absetzschema für Agomelatin, Bupropion, Duloxetin, Mianserin, Mirtazapin, Reboxetin und Venlafaxin *(Forts.)*

	Höchstdosis	2 Wo.	2 Wo.	2 Wo.		Kommentar	Orale Lösung
Mirtazapin	45 mg	30 mg	15 mg	0		Bei Bedarf Ausschleichen in kleineren Schritten mit oraler Lösung	15 mg/ml
Reboxetin	12 mg	8 mg	4 mg	2 mg	0	Keine eindeutigen Angaben	Nicht erhältlich
Venlafaxin	225 mg	150 mg	75 mg	37,5 mg	0	Häufig Absetzbeschwerden	Nicht erhältlich

8.13.13 Am Lebensende

Wird ein Patient mit einer schweren Erkrankung mit einem der in diesem Kapitel beschriebenen Antidepressiva an seinem Lebensende behandelt, kann es sinnvoll sein, diese Therapie fortzuführen. Wichtig ist hierbei jedoch, dass an dem Tag, an dem der Patient die Tabletten nicht mehr schlucken kann, keine Absetzbeschwerden entstehen. Als Injektionsform liegt keine der genannten Substanzen vor. Wenn der Patient weiterhin von seinem Antidepressivum profitiert, sollte die Tagesdosis reduziert werden, z. B. Venlafaxin auf 37,5–75 mg oder Duloxetin auf 30 mg. Kann dann der Patient zu einem späteren Zeitpunkt die Tabletten nicht mehr schlucken, ist das Risiko für Absetzbeschwerden gering. In die Entscheidung zur Fortführung der Behandlung werden auch eventuelle Nebenwirkungen, Interaktionen und die Nieren- oder Leberfunktion miteinbezogen, die ebenso für eine niedrigere Tagesdosis oder für eine rechtzeitige Umstellung auf eine andere Substanz sprechen können. Bei abruptem Beenden der Therapie sollte ein Benzodiazepin (Midazolam oder Diazepam) in Injektionsform oder als Medikamentenpumpe bereitliegen.

8.13.14 Sonstiges

Ebenso wie bei den SSRI kann bei den SNRI (Duloxetin, Venlafaxin) die vergessene Einnahme über ein oder mehrere Tage zu starken Absetzbeschwerden führen.

Absetzbeschwerden können als ein Rückfall in die ursprüngliche Depression gedeutet werden. Diese entstehen jedoch i. d. R. einige Tage nach Absetzen eines Antidepressivums, wohingegen ein Rezidiv frühestens nach einigen Wochen zu beobachten ist.

Alle abhängigkeitsfördernden Substanzen beeinflussen das Belohnungssystem im Gehirn, besonders wenn Dopamin beteiligt ist. Substanzen aus der Gruppe der übrigen Antidepressiva bewirken jedoch keine Dopaminerhöhung. Die Symptome, die bei Abbruch einer Therapie mit einer dieser Substanzen auftreten können, sind keine klassischen Symptome einer Medikamentenabhängigkeit.

Referenzen

Baldwin DS, Montgomery SA, Nil R, Lader M. Discontinuation symptoms in depression and anxiety disorders. Int J Neuropsychopharmacol. 2007 Feb; 10(1): 73–84.

Cipriani A, Koesters M, Furukawa TA, Nosè M et al. Duloxetine versus other antidepressive agents for depression. Cochrane Database Syst Rev. 2012 Oct 17; 10: CD006533.

DEGAM. DEGAM-Praxisempfehlung Hausärztliche Versorgung von Patientinnen und Patienten mit Angst. Frankfurt a. M.: Deutsche Gesellschaft für Allgemeinmedizin und Familienmedizin (DEGAM). 2016.

DGPPN; BÄK; KBV; AWMF. S3-Leitlinie/Nationale VersorgungsLeitlinie Unipolare Depression. Langfassung. 2. Aufl. 2015, 5. Version, AWMF-Register-Nr.: nvl-005. Berlin: Deutsche Gesellschaft für Psychiatrie und Psychotherapie, Psychosomatik und Nervenheilkunde (DGPPN); Ärztliches Zentrum für Qualität in der Medizin (ÄZQ). 2015.

DGPPN; BÄK; KBV; AWMF;AkdÄ; BPtK; BApK; DAGSHG; DEGAM; DGPM; DGPs; DGRW. S3-Leitlinie/Nationale VersorgungsLeitlinie Unipolare Depression. Langfassung. Berlin, Düsseldorf: Deutsche Gesellschaft für Psychiatrie, Psychotherapie und Nervenheilkunde (DGPPN), Ärztliches Zentrum für Qualität in der Medizin (ÄZQ), Arbeitsgemeinschaft der Wissenschaftlichen Medizinischen Fachgesellschaften (AWMF). 2009.

DKPM; DGPM. S3-Leitlinie Umgang mit Patienten mit nicht-spezifischen, funktionellen und somatoformen Körperbeschwerden. AWMF-Reg.-Nr. 051–001. Langfassung. Tübingen; Berlin: Deutsches Kollegium für Psychosomatische Medizin (DKPM); Deutsche Gesellschaft für Psychosomatische Medizin und Ärztliche Psychotherapie e. V. (DGPM). 2012.

Guaiana G, Gupta S, Chiodo D, Davies SJ et al. Agomelatine versus other antidepressive agents for major depression. Cochrane Database Syst Rev. 2013 Dec 17; (12): CD008851.

Hou YC, Lai CH. Long-term duloxetine withdrawal syndrome and management in a depressed patient. J Neuropsychiatry Clin Neurosci. 2014 Winter; 26(1): E4.

Montgomery SA, Fava M, Padmanabhan SK, Guico-Pabia CJ, Tourian KA. Discontinuation symptoms and taper/poststudy-emergent adverse events with desvenlafaxine treatment for major depressive disorder. Int Clin Psychopharmacol. 2009 Nov; 24(6): 296–305.

Ogle NR, Akkerman SR. Guidance for the discontinuation or switching of antidepressant therapies in adults. J Pharm Pract. 2013 Aug; 26(4): 389–396.

Parker G, Blennerhassett J. Withdrawal reactions associated with venlafaxine. Aust N Z J Psychiatry. 1998 Apr; 32(2): 291–294.

Perahia DG, Kajdasz DK, Desaiah D, Haddad PM. Symptoms following abrupt discontinuation of duloxetine treatment in patients with major depressive disorder. J Affect Disord. 2005 Dec; 89(1–3): 207–212.

Perahia DG, Quail D, Desaiah D, Corruble E, Fava M. Switching to duloxetine from selective serotonin reuptake inhibitor antidepressants: a multicenter trial comparing 2 switching techniques. J Clin Psychiatry. 2008 Jan;69(1):95–105.

Perahia DG, Quail D, Desaiah D, Montejo AL, Schatzberg AF. Switching to duloxetine in selective serotonin reuptake inhibitor non- and partial-responders: effects on painful physical symptoms of depression. J Psychiatr Res. 2009 Feb; 43(5): 512–518.

Rhondali W, Reich M, Filbet M. A brief review on the use of antidepressants in palliative care. European Journal of Hospital Pharmacy 2012; 19: 41–44.

Stone TE, Swanson C, Feldman MD. Venlafaxine discontinuation syndrome and suicidal ideation: a case series. J Clin Psychopharmacol. 2007 Feb; 27(1): 94–95.

Tint A, Haddad PM, Anderson IM. The effect of rate of antidepressant tapering on the incidence of discontinuation symptoms: a randomised study. J Psychopharmacol. 2008 May; 22(3): 330–332.

Wang HY, Chou WJ, Huang TY, Hung CF. Acute dystonia resulting from abrupt bupropion discontinuation. Prog Neuropsychopharmacol Biol Psychiatry. 2007 Apr 13; 31(3): 766–768.

Watanabe N, Omori IM, Nakagawa A, Cipriani A et al. Mirtazapine versus other antidepressive agents for depression. Cochrane Database Syst Rev. 2011 Dec 7; (12): CD006528.

Wilson E, Lader M. A review of the management of antidepressant discontinuation symptoms. Ther Adv Psychopharmacol. 2015 Dec; 5(6): 357–368.

8.14 Antidementiva N06D

Donepezil, Rivastigmin, Galantamin, Memantin

8.14.1 Indikationen

- **Donepezil, Rivastigmin, Galantamin:** Symptomatische Behandlung bei leichter bis mittelschwerer Alzheimer-Demenz
- **Rivastigmin:** Symptomatische Behandlung bei leichter bis mittelschwerer Demenz bei Patienten mit idiopathischem Morbus Parkinson
- **Memantin:** Behandlung von Patienten mit moderater bis schwerer Alzheimer-Demenz

8.14.2 Wirkmechanismus

Bei einer Alzheimer-Demenz und bei vaskulärer Demenz ist die Acetylcholin-Konzentration deutlich reduziert. Dieser Mangel an Acetylcholin beeinträchtigt die kognitiven Funktionen negativ. **Cholinesterase-Hemmer** wirken spezifisch durch eine reversible Hemmung der Acetylcholinesterase. Bei Patienten mit Alzheimer-Demenz wird dadurch die Aktivität im cholinergen System erhöht und die kognitive Funktion verbessert sich. Die Behandlungseffekte im Vergleich zu Placebo sind jedoch mäßig und laut großen unabhängigen Studien nur bei einer Minderheit der Alzheimer-Patienten zu erwarten.

Memantin ist ein nichtkompetitiver NMDA-Rezeptorantagonist mit mäßig starker Affinität. Es moduliert den Effekt von pathologisch erhöhten Glutamat-Spiegeln, die zu neuronaler Dysfunktion führen können. Memantin verbessert über eine Stabilisierung der Glutamat-Aktivität im NMDA-Rezeptor kognitive Funktionen bei mittelschwerer/schwerer Demenz (Evidenzgrad 3).

Aus wissenschaftlicher Sicht liegen keine Anhaltspunkte vor, wonach man Cholinesterase-Hemmern oder Memantin einen den Krankheitsverlauf bremsenden Effekt zuschreiben könnte, sie wirken lediglich symptomlindernd.

8.14.3 Empfohlene Tagesdosen und Dosisintervalle

Bei oraler Einnahme zu den Mahlzeiten verzögert sich die Aufnahme von Rivastigmin um 1 Stunde. Dies hat zwar keine größere klinische Bedeutung, dennoch kann es sinnvoll sein, die Tabletten im gleichen zeitlichen Abstand zu den Mahlzeiten einzunehmen. Bei unsicherer Tabletteneinnahme oder bei gastrointestinalen Absorptionsproblemen kann die Verabreichung als Depotpflaster eine sinnvolle Alternative sein (▶ Tab. 8.41).

Tab. 8.41 Dosierungsempfehlungen für Antidementiva

	Dosisintervall	Empfohlene Tagesdosis	Einnahme zu den Mahlzeiten
Donepezil	24 h	5–10 mg (abends)	Ohne Einfluss
Rivastigmin (Kapsel, Lösung)	12 h	3–12 mg	Verzögert die Aufnahme
Rivastigmin (Depotpflaster)	24 h	4,6–9,5 mg	–

Tab. 8.41 Dosierungsempfehlungen für Antidementiva *(Forts.)*			
	Dosisintervall	**Empfohlene Tagesdosis**	**Einnahme zu den Mahlzeiten**
Galantamin	12 h (Tablette, orale Lösung) 24 h (Depotkapsel)	8–24 mg	Ohne Einfluss
Memantin	24 h (Tablette, orale Lösung)	20 mg (beginnend mit 5 mg und allmählicher Steigerung)	Ohne Einfluss

8.14.4 Nebenwirkungen

Häufige Nebenwirkungen

Bei Cholinesterase-Hemmern treten im Vergleich zu vielen anderen Arzneimitteln relativ häufig Nebenwirkungen auf. Daher wird die Behandlung mit diesen Substanzen nicht selten abgebrochen.

- **Donepezil:** Übelkeit, Erbrechen, Magen-Darm-Beschwerden, Anorexie, Erkältung, Halluzinationen, Agitation, Aggressivität, Synkope, Schwindel, Schlaflosigkeit, Exantheme, Juckreiz, Harninkontinenz, Muskelkrämpfe, Kopfschmerzen, Müdigkeit, Schmerzen, Stürze
- **Rivastigmin:** Übelkeit (38 %), Erbrechen (23 %), Anorexie, Verwirrtheit, Agitation, Tremor, Schwindel, Schlaflosigkeit, Kopfschmerzen, Bauchschmerzen, dyspeptische Beschwerden, Diarrhö, Lustlosigkeit, vermehrtes Schwitzen, Müdigkeit, Asthenie, Gewichtsverlust
- **Galantamin:** Übelkeit, Erbrechen, Müdigkeit, Asthenie, Krankheitsgefühl, Gewichtsverlust, Sturzgefahr, Halluzinationen, Depression, Bradykardie, Hypertension, Synkope, Schwindel, Tremor, Kopfschmerzen, Schläfrigkeit, Muskelspasmen, verringerter Appetit, Anorexie, Hyperhidrosis, Bauchschmerzen, Diarrhö, dyspeptische Beschwerden
- **Memantin:** Schwindel, Verstopfung, Somnolenz, Hypertonie, Dyspnoe

Bedrohliche Nebenwirkungen

- **Donepezil, Galantamin, Rivastigmin:** Störungen der Leberfunktion, Krampfanfälle, Depression, AV-Block, Vorhofflimmern, Sinusbradykardie, gastrointestinale Blutungen
- **Memantin:** Verwirrtheit, psychotische Reaktionen, Pankreatitis, Herzinsuffizienz, venöse Thromboembolien

8.14.5 Wichtige Interaktionen

Allgemeinanästhetika

Folgende Interaktionen vom Typ C und D sind nur **für Memantin** beschrieben:

Ketamin Bei Kombination von Memantin und (Es-)Ketamin erhöht sich die Gefahr pharmakologisch bedingter Psychosen. Diese Kombination sollte vermieden werden.

Antibiotika

Folgende Interaktionen vom Typ C und D sind nur **für Donepezil** beschrieben:

Clarithromycin, Erythromycin Die Plasmakonzentration von Donepezil kann sich erhöhen, v. a. bei Patienten, die keine CYP2D6-Aktivität aufweisen. Auf Nebenwirkungen durch Donepezil (Schwindel, Übelkeit und Kopfschmerzen) sollte geachtet werden. Gegebenenfalls muss die Dosis von Donepezil gesenkt oder ein anderes Antibiotikum wie Roxithromycin oder Azithromycin gegeben werden.

Antidepressiva

Folgende Interaktionen vom Typ C und D sind nur **für Galantamin** beschrieben:

Fluoxetin, Paroxetin Die Plasmakonzentration von Galantamin kann ansteigen. Auf Nebenwirkungen durch Galantamin (v. a. Übelkeit und Schwindel) sollte geachtet und ggf. die Galantamin-Dosis gesenkt werden. Eine Umstellung auf Citalopram, Escitalopram oder Sertralin anstelle von Paroxetin/Fluoxetin sollte erwogen werden.

Antimykotika

Folgende Interaktionen vom Typ C und D sind nur **für Donepezil** beschrieben:

Itraconazol, Ketoconazol, Posaconazol, Voriconazol Die Plasmakonzentration von Donepezil kann ansteigen, v. a. bei Patienten ohne CYP2D6-Aktivität (genetisch bedingt oder durch gleichzeitige Gabe eines CYP2D6-hemmenden Medikaments). Auf Nebenwirkungen durch Donepezil (Schwindel, Kopfschmerzen, Übelkeit) sollte geachtet werden. Gegebenenfalls muss die Donepezildosis gesenkt werden. Alternativ sollte die Umstellung auf ein anderes Antimykotikum erwogen werden, z. B. Fluconazol, Caspofungin oder Amphotericin B.

8

8.14.6 Kontraindikationen

- **Rivastigmin, Galantamin:** schwer eingeschränkte Leberfunktion
- **Galantamin:** schwer eingeschränkte Nierenfunktion (GFR < 9 ml/min)
- **Donepezil:** bekannte Überempfindlichkeit gegen Piperazinderivate

8.14.7 Warnhinweise

Donepezil, Rivastigmin, Galantamin: Die gleichzeitige Gabe von Substanzen, die auf das cholinerge System wirken, sollte vermieden werden. In diesem Zusammenhang sollte bei vorliegendem Sick-Sinus-Syndrom oder Überleitungsstörungen (sinuatrialer Block, AV-Block), bei aktiven Magen- oder Duodenalgeschwüren (die Sekretion der Magensäure erhöht sich), Asthma/COPD, Obstruktion der unteren Harnwege und Blasenkrämpfen Vorsicht gelten. Alzheimer-Patienten können an Gewicht verlieren, Cholinesterase-Hemmer sind bei diesen Patienten mit Gewichtsverlust assoziiert.

Herz: Aufgrund ihrer Wirkmechanismen können Cholinesterase-Hemmer vagoton auf die Herzfrequenz wirken, z. B. in Form von Bradykardie. Das Risiko solcher Effekte sollte besonders bei Patienten mit Sick-Sinus-Syndrom, anderen supraventrikulären kardialen Überleitungsstörungen, bei Patienten mit Medikamenten, die die Herzfrequenz signifikant reduzieren (Digitalis, Betablocker), oder bei Patienten mit unkontrollierter Elektrolytstörung (z. B. Hyperkaliämie, Hypokaliämie) beachtet werden. Besondere Vorsicht muss in der Zeit nach einem Herzinfarkt, bei neu aufgetretenem Vorhofflimmern, AV-Block II° oder höher, instabiler Angina pectoris oder Herzinsuffizienz NYHA-Stadium III–IV gelten.

Neurologische Störungen: Bei Cholinesterase-Hemmern wird angenommen, dass sie ein Potenzial zur Auslösung von generalisierten Krampfanfällen haben. Eine Krampfneigung kann ebenso Ausdruck einer Alzheimer-Erkrankung sein. Bei prädisponierten Personen können extrapyramidale Beschwerden induziert oder hervorgerufen werden.

Memantin: Bei Patienten, die an Epilepsie leiden, früher einen Krampfanfall erlitten hatten oder bei denen eine Prädisposition für ein Krampfleiden vorliegt, sollte zurückhaltend mit Memantin behandelt werden. Zur Behandlung bei Herzinsuffizienz oder nach einem Herzinfarkt liegen keine ausreichenden Daten vor.

8.14.8 Pharmakologische Angaben

▶ Tab. 8.42.

Tab. 8.42 Pharmakologische Angaben für Antidementiva

	Halbwertszeit	Eingeschränkte Funktion der		Schwangerschaft	Stillzeit	Aktiver Metabolit
		Leber	Niere			
Donepezil	70 h	Vorsichtig dosieren	Ohne Bedeutung	B:2	IVa	Ja
Rivastigmin	1 h	Vorsichtig dosieren	Vorsichtig dosieren	B:3	IVa	Ja
Galantamin	8–10 h	Vorsichtig dosieren	Normale Dosierung bei GFR › 9 ml/min	B:3	IVa	Nein
Memantin	60–100 h	Vorsichtig dosieren	Bei GFR 5–29 ml/min ½ Dosierung	C	IVa	Nein

8.14.9 Therapiekontrolle

Im Vergleich zu Kontrollgruppen trägt der **Uhrentest** zur Diagnosestellung in hohem Maße bei (Evidenzstärke 2); die **Cambridge Cognitive Examination** (CAMCOG) trägt in einem mittleren Maß dazu bei (Evidenzstärke 2). Nur eine Studie zum kognitiven **Mini Mental Test** (MMT) konnte inkludiert werden, weshalb die Evidenz hier unzureichend ist (nach SBU, staatliche schwedische Behörde zur Sicherstellung von Qualitätsstandards in der Medizin).

Der MMT ist jedoch in der Demenzdiagnostik weitverbreitet und wird als ein wichtiges Diagnose- und Verlaufsmessinstrument angesehen. Vor Beginn einer Therapie mit einem **Cholinesterase-Hemmer** sollten ein MMT, ein Uhrentest und ein einfacher Test der Funktionseinstufung, z. B. **Activities of Daily Life** (ADL), erhoben werden, um später den Behandlungseffekt so genau wie möglich beurteilen zu können. Diese Messungen werden durch die Beobachtungen von Angehörigen, Pflegenden und des behandelnden Arztes ergänzt. Während der Eindosierungsphase wird das Auftreten von Nebenwirkungen sorgsam registriert, um ggf. die Dosis oder die Geschwindigkeit der Aufdosierung anpassen zu können. 3–6 Monate nach Erreichen der Zieldosis wird der Behandlungseffekt ausgewertet und entschieden, ob die Behandlung mit dem Cholinesterase-Hemmer weitergeführt werden kann. Hat sich der Zustand verbessert oder ist er unverändert geblieben, kann eine Fortführung diskutiert werden. Verschlechtert sich der Zustand weiterhin oder sind beträchtliche Nebenwirkungen, Interaktionen oder andere Komplikationen aufgetreten, wird die Behandlung beendet.

Ist nach 6–12 Monaten unter der gegebenen Zieldosis der Therapieerfolg weiterhin unsicher, kann ein probatorisches Absetzen mit Angehörigen und Pflegepersonal diskutiert werden.

Bei Vorliegen einer schweren Demenz können Cholinesterase-Hemmer Verhaltensauffälligkeiten und den Kontakt zu den Angehörigen verbessern. Dies kann bedeuten, dass die Medikation mit dem Umzug in ein Pflegeheim nicht notwendigerweise abgesetzt werden muss.

Bei **Memantin** tritt eine mögliche positive Wirkung auf die kognitive Leistung relativ rasch ein und eine erste Auswertung kann bereits nach 1 Monat nach erreichter Zieldosis erfolgen. Die Therapieauswertung erfolgt auf dieselbe Weise wie bei einem Cholinesterase-Hemmer. Hat sich der Zustand verbessert oder ist er unverändert geblieben, kann eine Fortführung diskutiert werden. Verschlechtert sich der Zustand weiterhin oder sind beträchtliche Nebenwirkungen, Interaktionen oder andere Komplikationen aufgetreten, wird die Behandlung beendet.

Ebenso wie bei den Cholinesterase-Hemmern liegen keine Langzeitstudien vor, die zeigen könnten, welche Behandlungsdauer positive Effekte aufweist.

8.14.10 Alternative Behandlungen

8

Die nicht medikamentöse Behandlung in Form von **guter Pflege und Betreuung** ist von sehr großer Bedeutung. Dies wird auch durch die guten Studienresultate unterstrichen, die Placebogruppen im Vergleich zu Cholinesterase-Hemmern erzielen.

Ein Fortschreiten der Erkrankung kann verzögert werden, indem ältere Menschen ein **aktives Leben** führen können (Evidenzstärke 2).

Zwar gibt es einen Zusammenhang zwischen einem Mangel an Vitamin B_{12} oder Folsäure und Demenz, es liegt jedoch kein wissenschaftlicher Beleg dafür vor, dass eine Substitution dieser Substanzen die kognitive Funktion verbessert. Wird jedoch ein **Vitaminmangel** festgestellt, sollte dieser behandelt werden, um die Entwicklung von Mangelsymptomen zu verhindern (▶ Kap. 3.5).

SSRI können die Ausprägung von Verhaltensauffälligkeiten verringern, die Evidenz zum Therapieeffekt ist jedoch begrenzt. Vor allem können Beschwerden wie Reizbarkeit und Angstsymptomatik durch SSRI gelindert werden. **Citalopram** wirkt auf die emotionale Kontrolle bei Demenz. Dieser Effekt tritt im Gegensatz zur antidepressiven Therapie i. d. R. schnell ein.

Falls **Benzodiazepine** unumgänglich sind, sollte vorzugsweise **Oxazepam** gegeben werden, da diese Substanz eine mittellange Halbwertszeit und keinen aktiven Metaboliten hat und wenig Nebenwirkungen aufweist. Benzodiazepine sollten nur bei Bedarf gegeben werden. Bei länger dauernder Therapie liegen keine Anhaltspunkte für positive Effekte vor, Nebenwirkungen wie Müdigkeit und kognitive Störungen bleiben bestehen. **Diazepam** ist aufgrund der sehr langen Halbwertszeit bei dementen Patienten **ungeeignet.**

Um eine Behandlung mit Ginkgo biloba oder Omega-3-Fettsäuren bei Alzheimer-Demenz empfehlen zu können, ist die wissenschaftliche Datenlage zu schwach.

8.14.11 Beschwerden beim Absetzen

In manchen Fällen können einige Tage nach Absetzen einer Therapie mit Cholinesterase-Hemmern Beschwerden in Form von deutlich verschlechterter kognitiver Leistung, deutlichen Schlafbeschwerden oder Agitation auftreten. Vermutlich bedingt durch die lange Halbwertszeit von **Donepezil,** zeigen sich hier Absetzbeschwerden nach etwa 5–6 Tagen, wohingegen sie bei **Rivastigmin** oder **Galantamin** bereits nach 1–2 Tagen auftreten können. Durch ein rasches Wiederansetzen der Behandlung lassen sich die Beschwerden i.d.R. lindern.

In der Klinik zeigt sich, dass ein **schrittweises Reduzieren** eine sichere Methode darstellt, eventuelle Absetzbeschwerden zu verringern und eine mögliche Verschlechterung nach Absetzen zu vermeiden.

Auch nach Absetzen von **Memantin** lässt sich manchmal eine Verschlechterung der Demenzsymptomatik beobachten. Einige Fallrapporte beschreiben Absetzbeschwerden in Form von starken Schlafstörungen und aggressivem Verhalten, die bereits wenige Tage nach Absetzen von Memantin auftraten. Auch diese Beschwerden lassen sich durch ein rasches Wiederansetzen von Memantin lindern.

8.14.12 Behandlung beenden

8

Cholinesterase-Hemmer sollten abgesetzt werden, wenn der Behandlungseffekt ausbleibt oder negative Wirkungen auftreten. Wird die Therapie probatorisch abgesetzt, um den erzielten Behandlungseffekt zu beurteilen, sollte die Dosis zunächst über 4 Wochen halbiert und der Patient während dieser Zeit sorgfältig beobachtet werden. Treten Zeichen der Verschlechterung auf (i.d.R. innerhalb einiger Tage), sollte ein Wiederansetzen der Behandlung erwogen und diskutiert werden. Tritt nach 4 Wochen mit halbierter Dosierung keine Verschlechterung auf, kann der Cholinesterase-Hemmer komplett abgesetzt werden. Während des probatorischen Absetzens (inklusive 4 Wochen nach Absetzen) sollte die Therapie jederzeit rasch wieder angesetzt werden können, um mögliche Funktionseinschränkungen zu vermeiden.

Bei einem probatorischen Absetzen von **Memantin** sollte die Beurteilung des Therapieerfolgs 4 Wochen nach dem endgültigen Absetzen erfolgen. Zeigt sich eine Verschlechterung der Symptomatik, wird die Behandlung schnellstmöglich wieder angesetzt.

Während dieser Zeit sollten die Angehörigen und das Pflegepersonal gut über Symptome einer Krankheitsverschlechterung informiert sein, damit sie diese rasch melden können und der Patient in einer entsprechenden Situation ebenso rasch mit ei-

Tab. 8.43 Absetzschema für Antidementiva

	Alternative 1	**Alternative 2**	
	Unzureichende Wirkung, Nebenwirkungen, Kontraindikationen o.Ä.	**Probatorisches Absetzen bei zweifelhafter Wirkung**	
Donepezil Rivastigmin Galantamin	Direktes Absetzen	½ Dosierung über 4 Wo.	Komplettes Absetzen, falls keine Verschlechterung eintritt
Memantin	Direktes Absetzen	Direktes Absetzen	Wiederaufnahme der Therapie falls Verschlechterung innerhalb von 4 Wo.

nem Alternativplan behandelt werden kann. Das Schema in ▶ Tab. 8.43 fasst die Alternativen beim Absetzen zusammen.

Nicht selten werden Patienten über mehrere Jahre medikamentös gegen Demenz behandelt. Es liegt jedoch keine placebokontrollierte Studie über eine Behandlungsdauer von mehr als 6–12 Monaten vor. Daher kann es bei einer Gabe über mehrere Jahre schwierig sein zu beurteilen, ob das Medikament einen Nutzen bringt und ob sich die Nebenwirkungen nach 1 Jahr verändern. Ist diese Frage nicht eindeutig zu beantworten, sollte in erster Linie ein probatorisches Absetzen erwogen werden.

8.14.13 Am Lebensende

Für Demenzkranke am Lebensende liegen keine Belege vor, dass das Fortsetzen einer Behandlung mit einem Cholinesterase-Hemmer oder Memantin positive Effekte aufweist. Die Behandlung sollte nach Absprache mit den Angehörigen beendet werden. Dies gilt besonders, wenn der Patient während der meisten Zeit des Tages bettlägrig ist, unter Schluckbeschwerden leidet und kognitiv schwer beeinträchtigt ist.

Auch andere Substanzen sollten überprüft und nur solche beibehalten werden, die eindeutig symptomlindernd wirken. Kann der Patient diese symptomlindernde Medikation nicht mehr oral zu sich nehmen, kann diese auch mittels Depotpflaster, Injektionen und Medikamentenpumpen verabreicht werden. Häufige Injektionen sollten jedoch vermieden werden.

Um eine gleichmäßige Dosisverteilung über den Tag zu erreichen und wiederholte Injektionen zu vermeiden, ist eine subkutane Verabreichung mittels einer Medikamentenpumpe am geeignetsten. Auf diese Weise können Opioide (z. B. Morphin) gegen Schmerzen/Dyspnoe, Benzodiazepine (z. B. Midazolam) gegen Angst/Unruhe, Metoclopramid oder niedrig dosiertes Haloperidol gegen Übelkeit/Erbrechen und Furosemid gegen Lungenödem/periphere Ödeme gegeben werden. Auch können mehrere Medikamente in dieser Pumpe gemischt verabreicht werden.

8.14.14 Sonstiges

Donepezil kann bei Alzheimer-Demenz über 6–12 Monate gegeben die globale und die kognitive Funktion verbessern oder aufrechterhalten (Evidenzstärke 2). Bei **Rivastigmin** gilt dies für die kognitive Funktion (Evidenzstärke 2). Laut inkludierender Studien wurde bei 57–75 % der Patienten, die mit einer aktiven Substanz behandelt wurden, eine Stabilisierung oder Verbesserung der Symptomatik erreicht, verglichen mit 42–56 % der Placebopatienten, folglich kein allzu imponierendes Behandlungsresultat.

Im Fall eines Ansprechens auf die Medikation zeigt sich im Vergleich zur erwarteten Krankheitsentwicklung eine Verzögerung der kognitiven Verschlechterung während einiger Monate bis zu 1 Jahr. Vor diesem Hintergrund und im Hinblick auf die hohe Frequenz an Nebenwirkungen ist eine Auswertung und Dokumentation des Behandlungserfolgs sehr wichtig.

Mehrere Arzneimittelgruppen, z. B. **Benzodiazepine** oder **anticholinerg wirkende Substanzen,** verursachen unerwünschte Wirkungen auf die kognitive Funktion (Evidenzstärke 1).

Die Therapie mit **Memantin** hat einen begrenzten Effekt auf die globale und kognitive Funktion bei Personen mit mittelschwerer bis schwerer Alzheimer-Demenz (Evidenzstärke 3).

8

Aktuell liegt keine Studie vor, die zeigen konnte, wie im Vorhinein diejenigen Personen ermittelt werden könnten, die von einer medikamentösen Behandlung profitieren oder die keine Verbesserung oder auch Verzögerung ihrer kognitiven Verschlechterung zu erwarten haben. Die Entwicklung einer Alzheimer-Demenz zeigt einen interindividuell unterschiedlichen Verlauf. Auch bei Patienten ohne Memantin oder Cholinesterase-Hemmer können die Symptome über mehrere Monate stabil bleiben.

Es liegt kein wissenschaftlicher Beleg dafür vor, dass **Cholinesterase-Hemmer** bei Verwirrtheit wirken.

Das einzige Neuroleptikum, das eine hinnehmbare Wirkung auf Verhaltensstörungen bei Demenz zeigen konnte, ist **Risperidon.** Diese Wirkung ist jedoch begrenzt. Hierbei liegt die optimale Dosis bei 1 mg, mit individuellen Unterschieden, weshalb zunächst die niedrigstmögliche Dosis angestrebt werden sollte. Nebenwirkungen sind hier v. a. Müdigkeit und extrapyramidale Symptome, aber auch Hypotonie und Unterschenkelödeme kommen vor.

Die Behandlung mit **Neuroleptika** zeigte in Untersuchungen eine Erhöhung von zerebrovaskulären Erkrankungen und der Mortalität. Eine prospektive Studie zeigt, dass die Gruppe der Neuroleptika zu einer stark erhöhten Langzeitmortalität führt. Daher sollten Neuroleptika bei Dementen ausschließlich mit strenger Indikation und dann nur in der kürzestmöglichen Dauer gegeben werden.

8

Referenzen

Abraham I, Rimland JM, Lozano-Montoya I, Dell'Aquila G, Vélez M et al. Simulated presence therapy for dementia: a systematic review protocol. BMJ Open. 2016 May 11; 6(5): e011007.

Ballard C, Hanney ML, Theodoulou M, Douglas Setal et al; for the DART-AD investigators. The dementia antipsychotic withdrawal trial (DART-AD): long-term follow-up of a randomised placebo-controlled trial. Lancet Neurol. 2009; 8: 151–157.

Birks J. Cholinesterase inhibitors for Alzheimer's disease. Cochrane Database Syst Rev. 2006 Jan 25; (1): CD005593.

Birks JS, Grimley Evans J. Rivastigmine for Alzheimer's disease. Cochrane Database Syst Rev. 2015 Apr 10; (4): CD001191.

Birks J, Harvey RJ. Donepezil for dementia due to Alzheimer's disease. Cochrane Database Syst Rev. 2006 Jan 25; (1): CD001190.

Birks J, McGuinness B, Craig D. Rivastigmine for vascular cognitive impairment. Cochrane Database Syst Rev. 2013 May 31; (5): CD004744.

Butler R, Radhakrishnan R. Dementia. BMJ Clin Evid. 2012 Sep 10; 2012.

Gauthier S. Managing discontinuation syndrome in patients with dementia. J Psychiatry Neurosci. 2006 Jan; 31(1): 72.

Hansen RA, Gartlehner G, Webb AP, Morgan LC et al. Efficacy and safety of donepezil, galantamine, and rivastigmine for the treatment of Alzheimer's disease: a systematic review and meta-analysis. Clin Interv Aging. 2008;3(2): 211–225.

Hogan DB. Long-term efficacy and toxicity of cholinesterase inhibitors in the treatment of Alzheimer disease. Can J Psychiatry. 2014 Dec; 59(12): 618–623.

Kwak YT, Han IW, Suk SH, Koo MS. Two cases of discontinuation syndrome following cessation of memantine. Geriatr Gerontol Int. 2009 Jun; 9(2): 203–205.

Malouf R, Grimley Evans J. Folic acid with or without vitamin B_{12} for the prevention and treatment of healthy elderly and demented people. Cochrane Database Syst Rev. 2008 Oct 8; (4): CD004514.

McShane R, Areosa Sastre A, Minakaran N. Memantine for dementia. Cochrane Database Syst Rev. 2006 Apr 19; (2): CD003154.

Olin J, Schneider L. Galantamine for Alzheimer's disease. Cochrane Database Syst Rev. 2002; (3): CD001747.

Overshott R, Karim S, Burns A. Cholinesterase inhibitors for delirium. Cochrane Database Syst Rev. 2008 Jan 23; (1): CD005317.

Parsons C, Hughes CM, Passmore AP, Lapane KL. Withholding, discontinuing and withdrawing medications in dementia patients at the end of life: a neglected problem in the disadvantaged dying? Drugs Aging. 2010 Jun 1; 27(6): 435–449.

Qaseem A, Snow V, Cross JT Jr, Forciea MA et al; American College of Physicians/American Academy of Family Physicians Panel on Dementia. Current pharmacologic treatment of dementia: a clinical practice guideline from the American College of Physicians and the American Academy of Family Physicians. Ann Intern Med. 2008 Mar 4; 148(5): 370–378.

Schmidt R, Hofer E, Bouwman FH, Buerger K et al. EFNS-ENS/EAN Guideline on concomitant use of cholinesterase inhibitors and memantine in moderate to severe Alzheimer's disease. Eur J Neurol. 2015 Jun; 22(6): 889–898.

Singh S, Dudley C. Discontinuation syndrome following donepezil cessation. Int J Geriatr Psychiatry. 2003 Apr; 18(4): 282–284.

9 Respirationstrakt

Klaus Herlan

9.1 Acetylcystein R05CB01

Acetylcystein

9.1.1 Indikationen

- Chronische Bronchitis (Brausetabletten)
- Zystische Fibrose (Inhalationslösung)
- Paracetamol-Intoxikation (Injektionslösung)

9.1.2 Wirkmechanismus

Dem bei Lungenerkrankungen **oral verabreichten Acetylcystein** als Brausetablette fehlt die Evidenz hinsichtlich einer schleimlösenden Wirkung. Ob ein anderer Wirkungsmechanismus bei oral verabreichtem Acetylcystein bei chronischer Bronchitis vorliegt, ist nicht nachgewiesen.

Inhalatives Acetylcystein entfaltet seinen mukolytischen Effekt, indem es durch seine freie Sulfhydrylgruppe über eine Reduktionsreaktion ein Aufbrechen der freien Sulfhydrylgruppe im Mukoproteinkomplex bewirkt.

Bei einer Paracetamol-Intoxikation bewirkt **injiziertes Acetylcystein** durch seinen Metaboliten Cystein eine Stimulation der Glutathionsynthese in der Leber. Paracetamol bildet in der Leber einen zytotoxischen Metaboliten. Bei zugelassener Paracetamol-Dosierung werden die Leberzellen durch Glutathion geschützt. Bei einer Überdosierung jedoch kann der Glutathionvorrat verbraucht werden und es kommt zum Zelltod und zur Leberschädigung. Wird nun Acetylcystein zugeführt, kann der hepatozelluläre Schutz wiederhergestellt und die Leberschädigung verhindert werden. Dazu muss Acetylcystein innerhalb von 15 Stunden verabreicht werden.

9.1.3 Empfohlene Tagesdosen und Dosisbereiche

Zur Dosierung bei einer Paracetamol-Intoxikation siehe die spezifischen Verordnungen in den Herstellerangaben oder lokalen Therapieempfehlungen (▶ Tab. 9.1).

Tritt bei einer Inhalation ein Bronchospasmus auf, muss die Behandlung unmittelbar abgebrochen werden. Weiter bedarf es der Gabe eines bronchodilatierenden Medikaments und anderer notwendiger Akutmaßnahmen.

Tab. 9.1 Dosierungsempfehlungen für Acetylcystein

	Darreichungsform	Dosisintervall	Chronische Bronchitis	Zystische Fibrose
Acetylcystein	Brausetablette	8 h	200 mg 2–3 ×/d	–
	Inhalationslösung	6–8 h	300–600 mg/d	150–600 mg/d

9.1.4 Nebenwirkungen

Häufige Nebenwirkungen

Diarrhö, Übelkeit.

Ernsthafte Nebenwirkungen

Bronchospasmus, Angioödeme.

9.1.5 Wichtige Interaktionen

Antiepileptika

Folgende Interaktionen vom Typ C und D sind **für parenterales Acetylcystein** beschrieben:

Carbamazepin Acetylcystein kann in hohen Dosen die Carbamazepin-Konzentration und damit dessen Effekt verringern. Die Carbamazepin-Dosis sollte daher erhöht und der Carbamazepin-Spiegel kontrolliert werden.

Expektoranzien

Für **Acetylcystein-Brausetabletten** sind keine Interaktionen vom Typ C oder D beschrieben, vermutlich aufgrund der sehr geringen Bioverfügbarkeit.

9.1.6 Kontraindikationen

Überempfindlichkeit für Acetylcystein.

9.1.7 Warnhinweise

Inhalatives Acetylcystein sollte bei Patienten mit Asthma oder mit einem früher erlittenen Bronchospasmus nur vorsichtig verabreicht werden.

Wird Acetylcystein über einen Nebulator inhaliert, kann reichlich dünnes Sekret entstehen; bei geschwächter Hustenkraft muss dieses abgesaugt werden, um einen **Sekretstau** und eine **Atemwegsobstruktion** zu vermeiden.

9.1.8 Pharmakologische Angaben

Acetylcystein hat eine sehr geringe orale Bioverfügbarkeit (< 5 %), da es einem starken First-Pass-Effect unterliegt, bei dem Acetylcystein schnell in der Leber zu Cystein umgewandelt wird. Es erreicht seine max. Plasmakonzentration innerhalb 1 Stunde, die Halbwertszeit liegt bei etwa 2 Stunden. Ob es einen Metaboliteffekt gibt, ist nicht geklärt. Nach oraler Gabe konnte Acetylcystein in Plasma, Sekret oder bronchioalveolärer Flüssigkeit nicht nachgewiesen werden (▶ Tab. 9.2).

Tab. 9.2 Pharmakologische Angaben für Acetylcystein

	Darreichungsform	Wirkdauer	Halbwertszeit	Herabgesetzte Funktion der Leber	Herabgesetzte Funktion der Niere	Schwangerschaft	Stillzeit	Aktiver Metabolit
Acetylcystein	Brausetablette	Unklar	Ca. 2 h für den Metabolit Cystein	Ohne Einfluss	Ohne Einfluss	B:1	IVa	Unklar
	Inhalation	Unklar	Unklar	Ohne Einfluss	Ohne Einfluss	B:1	IVa	Unklar

Die mukolytische Wirkung entsteht über ein Aufbrechen der Disulfidbrücken der Mukoproteinkomplexe. Nach Inhalation entsteht bereits nach 1 Minute ein schleimlösender Effekt und die max. Wirkung tritt nach etwa 10 Minuten ein.

Bei Acetylcystein wurde keine kognitive Beeinträchtigung oder ein erhöhtes Sturzrisiko nachgewiesen.

9.1.9 Therapiekontrolle

Acetylcystein als Brausetablette hat keinen nachgewiesenen schleimlösenden Effekt bei Lungenerkrankungen; bei dieser Indikation sollte die Behandlung beendet werden.

Es gibt jedoch eine gewisse Evidenz dafür, dass inhaliertes Acetylcystein bei Patienten mit COPD zähen Schleim lösen helfen kann. Falls ein positiver Effekt eintritt, ist dieser bereits nach einer oder einigen Gaben mit richtiger Inhalationstechnik zu erwarten. Ist die Wirkung nach einigen regelmäßigen Behandlungen zweifelhaft, sollte die Therapie beendet werden. Tritt hiernach eine Verschlechterung ein, sollte die Inhalationstherapie wieder aufgenommen und kritisch neu bewertet werden.

9.1.10 Alternative Behandlungen

Bei COPD können die Brausetabletten bei starken Problemen mit zähem Sekret durch vernebelte Acetylcystein-Lösung ersetzt werden. Laut den Richtlinien der schwedischen Gesundheitsbehörde ist diese Therapie jedoch nur gering priorisiert. Am wichtigsten ist in erster Linie eine gute Basisbehandlung entsprechend den nationalen Behandlungsrichtlinien. Hierin enthalten sind die Behandlung von Nikotinabhängigkeit und die optimierte medikamentöse Behandlung mit Anticholinergika, β-2-Mimetika und inhalativen Steroiden.

9.1.11 Beschwerden beim Absetzen

Absetzbeschwerden treten nicht auf.

9.1.12 Behandlung beenden

Eine Therapie mit Brausetabletten und Inhalationslösung kann ohne die Gefahr von Absetzbeschwerden direkt beendet werden.

9.1.13 Am Lebensende

In der Palliativmedizin findet Acetylcystein eine begrenzte Verwendung. Bei starken Beschwerden mit zähem Sekret in den unteren Atemwegen kann die Inhalation mit Acetylcystein in manchen Fällen hilfreich sein. Wichtig ist hierbei, dass der Patient den aufgrund der niedrigeren Viskosität freigesetzten Schleim selbstständig ausreichend abhusten kann und ein Absauggerät zur eventuellen Unterstützung bereitsteht. Bei den ersten Inhalationen wird eine verdünnte Lösung mit 25 % Acetylcystein und 75 % isotoner Kochsalzlösung gemischt und auf das für den Nebulator notwendige Volumen aufgefüllt. Diese Verdünnung ist notwendig, um die Gefahr für plötzliche Schleimprobleme oder Bronchospasmen zu verringern. Bei nicht ausreichendem Effekt kann die Acetylcystein-Konzentration bei den nächsten Inhalationen schrittweise erhöht werden.

Acetylcystein als Brausetablette sollte in der Palliativmedizin aufgrund des nicht nachgewiesenen Effekts und eventueller Nebenwirkungen wie Übelkeit und Diarrhö nicht verwendet werden. Außerdem werden durch eine Acetylcystein-Behandlung 300–600 mg Natrium pro Tag zugeführt, was bei Herz- oder Niereninsuffizienz sehr ungünstig ist.

9.1.14 Sonstiges

Einige relativ kleine und ältere, placebokontrollierte klinische Studien konnten eine Wirkung von oralem Acetylcystein bei COPD nachweisen. Es gibt hingegen auch neuere Studien, die diesen Effekt nicht bestätigen konnten.

In einigen europäischen Ländern werden Mukolytika wie Acetylcystein häufig aufgrund der Auffassung verschrieben, dass diese Substanzgruppe eine starke und wichtige Wirkung habe. In Großbritannien und Australien hingegen herrscht die gegenteilige Auffassung und die Verschreibungszahlen sind gering.

Unter leitliniengerechter Therapie reduziert sich das Problem der Exazerbationen und damit auch die Notwendigkeit einer mukolytischen Therapie. Zur Unterstützung dieser Tatsache belegen verschiedene Untersuchungen seit dem Jahr 2000 eine abnehmende Häufigkeit an Exazerbationen.

In den schwedischen nationalen Richtlinien zur Behandlung von COPD und Asthma hat die Therapie mit Acetylcystein bei COPD bei wiederholten Exazerbationen und erhöhter Schleimproduktion die niedrigste Priorität. Entscheidend für diese Empfehlung ist der sehr hohe Schweregrad des Zustands und der geringe Effekt dieser Maßnahme auf Exazerbationen.

Bei Asthma haben Expektoranzien, Mukolytika und Antitussiva keinen dokumentierten Effekt. Husten deutet bei Asthmatikern häufig auf ein unzureichend eingestelltes Asthma hin.

In Deutschland sind die Arzneimittelrichtlinien und die in der Fachinformation aufgeführten Indikationen zu beachten. Die Verordnung von lediglich apothekenpflichtigen Präparaten bei akuten Beschwerden ist nicht zulasten der GKV möglich.

Referenzartikel und andere Quellen

Decramer M, Rutten-van Mölken M, Dekhuijzen PN et al. Effects of N-acetylcysteine on outcomes in chronic obstructive pulmonary disease. Lancet. 2005 Apr 30–May 6; 365(9470): 1552–1560.

GOLD 2015. Global Strategy for the Diagnosis, Management and Prevention of COPD, Global Initiative for Chronic Obstructive Lung Disease (GOLD). www.goldcopd.org Accessed 2015 (letzter Zugriff: 12. November 2017).

Jansson C, Ställberg B, Hesselmar B. Astma och KOL. Läkemedelsboken 2014.

Moldéus P, Cotgreave IA. N-acetylcysteine. Methods Enzymol. 1994; 234: 482–492. Review.

Nationellt vårdprogram för KOL. www.slmf.se/kol (letzter Zugriff: 12. November 2017).

Poole P, Chong J, Cates CJ. Mucolytic agents versus placebo for chronic bronchitis or chronic obstructive pulmonary disease. Cochrane Database Syst Rev. 2015 Jul 29; 7: CD001287.

Rushworth GF, Megson IL. Existing and potential therapeutic uses for N-acetylcysteine the need for conversion to intracellular glutathione for antioxidant benefits. Pharmacol Ther. 2014 Feb; 141(2): 150–159.

Sadowska AM. N-Acetylcysteine mucolysis in the management of chronic obstructive pulmonary disease. Ther Adv Respir Dis. 2012 Jun; 6(3): 127–135.

Samuni Y, Goldstein S, Dean OM, Berk M. The chemistry and biological activities of N-acetylcysteine. Biochim Biophys Acta. 2013 Aug; 1830(8): 4117–4129.
Sandilands EA, Bateman DN. Adverse reactions associated with acetylcysteine. Clin Toxicol (Phila). 2009 Feb; 47(2): 81–88.
Socialstyrelsen. Nationella Riktlinjer för vård vid Astma och KOL 2014. Remissversion.

9

10 Anhang

▶ Tab. 10.1 gibt einen Überblick über Wirkstoffe, Handelsnamen (Auswahl), deren Verfügbarkeit als Generikum, Wirkstoffgruppen und ATC-Codes.

Tab. 10.1 Wirkstoffe, Handelsnamen (Auswahl), deren Verfügbarkeit als Generikum, Wirkstoffgruppen und ATC-Codes[1]

Wirkstoff	Handelsnamen (Auswahl)	Verfügbarkeit als Generikum	Wirkstoffgruppe	ATC-Code
Aceclofenac	Beofenac®	nein	NSAR	M01A
Acetazolamid	Diamox®, Glaupax® Acemit®	nein	Glaukommittel	S01E
Acetylcystein	Fluimucil®, Bromuc®	ja	Expektoranzien	R05C
Adrenalin	Suprarenin®	ja	Hormone/ Neurotransmitter	C01CA
Alendronat	Fosamax®	ja	Bisphosphonate	M05BA
Alendronat + Cholecalciferol	Fosavance®	ja	Bisphosphonate	M05BA
Alfacalcidol	Bondiol®	ja	Vitamine	A11CC
Alfuzosin	Alfunar®, Urion®, UroXatral®	ja	Mittel bei BPH	G04C
Aliskiren	Rasilez®	nein	Mittel mit Wirkung auf das Renin-Angiotensin-System/ Renin-Inhibitoren	C09XA
Allopurinol	Cellidrin®, Zyloric®	ja	Gichtmittel	M04A
Almotriptan	Almogran®	ja	Migränemittel	N02C
Alprazolam	Xanax®, Tafil®	ja	Anxiolytika	N05B
Amilorid/ Diuretikum	Diaphal® Amiloretik®	ja	Diuretika/kaliumsparende Mittel	C03EA
Amiodaron	Cordarex®	ja	Antiarrhythmika	C01BD
Amitriptylin	Saroten®	ja	Antidepressiva/ trizyklische Antidepressiva	N06A
Amlodipin	Norvasc®	ja	Kalziumkanalblocker	C08C
Amoxicillin	Amoxypen®	ja	Antibiotika/ Penicilline	J01C
Amoxicillin-Clavulansäure	Augmentan®	ja	Antibiotika/ Penicilline	J01C
Ampicillin	Binotal®	ja	Antibiotika/ Penicilline	J01C

Tab. 10.1 **Wirkstoffe, Handelsnamen (Auswahl), deren Verfügbarkeit als Generikum, Wirkstoffgruppen und ATC-Codes**[1] *(Forts.)*

Wirkstoff	Handelsnamen (Auswahl)	Verfügbarkeit als Generikum	Wirkstoffgruppe	ATC-Code
Apixaban	Eliquis®	nein	Antithrombotische Mittel/NOAK	B01AF
Aprepitant	Emend®	nein	Antiemetika	A04A
Argatroban	Argatra®	nein	Antithrombotische Mittel	B01AF
Aripiprazol	Abilify®	ja	Antipsychotika	N05A
Atazanavir	Reyataz®	nein	Antivirale Mittel	J05A
Atenolol	Tenormin®	ja	Betablocker	C07A
Atorvastatin	Sortis®	ja	Lipidsenker/Statine	C10AA
Avanafil	Spedra®	nein	Urologika/Mittel bei erektiler Dysfunktion	G04BE
Azathioprin	Imurek®	ja	Immunsuppressiva	L04A
Azetylsalizylsäure	Aspirin®	ja	Antithrombotische Mittel/Thrombozytenaggregationshemmer	B01AC
Bendroflumethiazid	Dociretic®, pertenso®	nein	Diuretika/Thiazide	C03A
Betamethason		ja	Glukokortikoide	H02AB
Bezafibrat	Cedur®	ja	Lipidsenker/Fibrate	C10AB
Bisacodyl	Dulcolax®	ja	Mittel gegen Obstipation/Laxanzien	A06AB
Bisoprolol	Concor®	ja	Betablocker	C07A
Bromocriptin	Pravidel®	ja	Gynäkologika/Prolactinhemmer	G02CB
Buflomedil	Bufedil®	nein	Periphere Vasodilatatoren	C04A
Bumetanid	Burinex®	nein	Diuretika/Schleifendiuretika	C03C
Buprenorphin	Temgesic®, Norspan®, Bupensan®	ja	Opioide	N02A
Bupropion	Elontril®, Zyban®	ja	Antidepressiva/andere	N06A
Calcitriol	Rocaltrol®, Decostriol®	ja	Vitamine	A11CC

Tab. 10.1 Wirkstoffe, Handelsnamen (Auswahl), deren Verfügbarkeit als Generikum, Wirkstoffgruppen und ATC-Codes[1] *(Forts.)*

Wirkstoff	Handelsnamen (Auswahl)	Verfügbarkeit als Generikum	Wirkstoffgruppe	ATC-Code
Candesartan	Atacand®, Blopress®	ja	Mittel mit Wirkung auf das Renin-Angiotensin-System/AT1-Blocker	C09C
Capsofungin	Cancidas®	nein	Antimykotika	J02AX
Captopril	Lopirin®, Tensobon®	ja	Mittel mit Wirkung auf das Renin-Angiotensin-System/ACE-Hemmer	C09A
Carbamazepin	Tegretal®	ja	Antiepileptika	N03A
Carvedilol	Dilatrend®, Querto®	ja	Betablocker	C07AG
Cefpodoxim	Orelox®, Podomexef®	ja	Antibiotika/ Cephalosporine	J01DD
Celecoxib	Celebrex®	ja	NSAR/COX-2-Hemmer	M01AH
Chinidin/ Verapamil	Cordichin®		Antiarrhythmika	C018DA81
Chloroquin	Resochin®	nein	Antiprotozoika	P01BA
Chlorprothixen	Truxal®	ja	Antipsychotika	N05A
Cholecalciferol	Vigantoletten®, Dekristol®	ja	Vitamine	A11CC
Cilostazol	Pletal®	ja	Antithrombotische Mittel/Thrombozytenaggregationshemmer	B01AC
Cimetidin	Tagamet®	ja	H2-Rezeptor-antagonisten	A02BA
Cinacalcet	Mimpara®	nein	Nebenschilddrüsen-Antagonisten	H05B
Ciprofloxacin	Cibrobay®	ja	Antibiotika/ Chinolone	J01M
Citalopram	Cipramil®	ja	Antidepressiva/ SSRI	N06AB
Clarithromycin	Klacid®	ja	Antibiotika/ Makrolide	J01FA
Clindamycin	Sobelin®	ja	Antibiotika/andere	J01FF
Clodronat	Ostac Bonefos®	ja	Bisphosphonate	M05BA
Clomethiazol	Distraneurin®		Hypnotika und Sedativa	N05C

Tab. 10.1 Wirkstoffe, Handelsnamen (Auswahl), deren Verfügbarkeit als Generikum, Wirkstoffgruppen und ATC-Codes[1] *(Forts.)*

Wirkstoff	Handelsnamen (Auswahl)	Verfügbarkeit als Generikum	Wirkstoffgruppe	ATC-Code
Clomipramin	Anafranil®	ja	Antidepressiva/ MAO-Hemmer	N06AA
Clonidin	Catapresan®	ja	Antihypertensiva	
Clopidogrel	Iscover®, Plavix®	ja	Antithrombotische Mittel/Thrombozytenaggregationshemmer	B01AC
Clozapin	Leponex®, Elcrit®	ja	Antipsychotika	N05A
Colestyramin	Quantalan®	ja	Lipidsenker/ Gallensäure bindende Mittel	C10AC
Crizotinib	Xalkori®	nein	Antineoplastische Mittel	L01XE
Cyclosporin	Sandimmun®, Immunosporin®	ja	Immunsuppressiva	L04AD
Dabigatran	Pradaxa®	nein	Antithrombotische Mittel/NOAK	B01AE
Dalteparin	Fragmin®	nein	Antithrombotische Mittel/Heparine	B01AB
Danaparoid	Orgaran®	nein	Antithrombotische Mittel/Heparine	B01AB
Dapoxetin	Priligy®	nein	Urologika/andere	G04B
Darbepoetin alfa	Aranesp®	nein	Anämika	B03
Darifenacin	Emselex®	nein	Urologika/Harninkontinenzmittel	G04BD
Darunavir	Prezista®	nein	Antivirale Mittel/ Proteasehemmer	J05AE
Dasatinib	Sprycel®	nein	Antineoplastische Mittel	L01XE
Dexamethason	Fortecortin®	ja	Glukokortikoide	H02AB
Dexibuprofen	Deltaran®, Dolomagon®	nein	NSAR	M01AE
Dexketoprofen	Sympal®	nein	NSAR	M01AE
Diazepam	Valium®	ja	Anxiolytika	N05BA
Diclofenac	Voltaren®	ja	NSAR	S01BC
Didanosin	Videx®	nein	Antivirale Mittel	J05AF
Digoxin	Lanicor®	ja	Herzglykoside	C01A
Dihydrotachysterol	A. T. 10®, Atiten®		Vitamine	A11CC

Tab. 10.1 Wirkstoffe, Handelsnamen (Auswahl), deren Verfügbarkeit als Generikum, Wirkstoffgruppen und ATC-Codes[1] *(Forts.)*

Wirkstoff	Handelsnamen (Auswahl)	Verfügbarkeit als Generikum	Wirkstoffgruppe	ATC-Code
Diltiazem	Dilzem®	ja	Kalziumkanalblocker	C08DB
Diphenhydramin	Vivinox®, Dolestan®	ja	Antihistaminika	
Dipyridamol/ ASS	Aggrenox®		Antithrombotische Mittel/Thrombozytenaggregationshemmer	B01AC
Domperidon	Motilium®	ja	Prokinetika	A03F
Donepezil	Aricept®	ja	Antidementiva	N06D
Doxazosin	Cardular®	ja	Antiadrenerge Mittel	C02CA
Doxycyclin	Doxyderma®	ja	Antibiotika/ Tetrazykline	J01A
Dronedaron	Multaq®	nein	Antiarrhythmika	C01B
Duloxetin	Cymbalta®, Yentreve®	ja	Antidepressiva/ andere Urologika/andere	N06AX G04BX
Dutasterid	Avodart®	nein	Mittel bei BPH	G04C
Edoxaban	Lixiana®	nein	Antithrombotische Mittel/NOAK	B01AF
Efavirenz	Sustiva®, Atripla®	nein	Antivirale Mittel	J05AG
Eisen(II)-Gluconatkomplex	Ferrlecit®, Lösferron®	ja	Eisenhaltige Zubereitungen	B03A
Eisen(II)-Glycinsulfat	Ferro sanol®	nein	Eisenhaltige Zubereitungen	B03A
Eisen(III)-hydroxiddextrankomplex	Cosmofer®	patentgeschütztes Analogpräparat	Eisenhaltige Zubereitungen	B03A
Eisen(III)-hydroxidpolymaltosekomplex	Ferinject®	nein	Eisenhaltige Zubereitungen	B03A
Eletriptan	Relpax®	patentgeschütztes Analogpräparat	Migränemittel	N02C
Empagliflozin	Jardiance®	nein	Antidiabetika	A10B
Enalapril	Pres®	ja	Mittel mit Wirkung auf das Renin-Angiotensin-System/ACE-Hemmer	C09A

Tab. 10.1 Wirkstoffe, Handelsnamen (Auswahl), deren Verfügbarkeit als Generikum, Wirkstoffgruppen und ATC-Codes[1] *(Forts.)*

Wirkstoff	Handelsnamen (Auswahl)	Verfügbarkeit als Generikum	Wirkstoffgruppe	ATC-Code
Enoxaparin	Clexane®, Levenox®	nein	Antithrombotische Mittel/Heparine	B01AB
Enoxazin	Enoxor®	nein	Antibiotika/ Chinolone	J01M
Entacapon	Comtess®	ja	Antiparkinson-mittel/dopaminer-ge Mittel	N04B
Enzalutamid	Xtandi®	nein	Antiandrogene	L02BB
Eplerenon	Inspra®	ja	Diuretika/kalium-sparende Mittel	C03D
Epoetin alfa	Erypo®	ja	Andere Antianämi-ka	B03X
Epoetin beta	NeoRecormon®	nein	Andere Antianämi-ka	B03X
Epoetin zeta	Retacrit®, SILAPO®	nein	Andere Antianämi-ka	B03X
Eprosartan	Teveten®	ja	Mittel mit Wirkung auf das Renin-Angiotensin-Sys-tem/AT1-Blocker	C09C
Erythromycin	Erythrocin®	ja	Antibiotika/ Makrolide	J01FA
Escitalopram	Cipralex®	ja	Antidepressiva/ SSRI	N06AB
Esomeprazol	Nexium® mups	ja	Protonen-pumpenhemmer	A02BC
Estramustin	cellmustin®, Estracyt®	nein	Antineoplastische Mittel	L01X
Etidronat	Didronel®	ja	Bisphosphonate	M05BA
Etoposid	Etomedac®, Vepesid®	ja	Antineoplastische Mittel	L01C
Etoricoxib	Arcoxia®, Exinef®	ja	NSAR/COX-2-Hemmer	M01AH
Exenatid	Bayetta®	nein	Antidiabetika	
Famotidin	Pepdul®	ja	H2-Rezeptor-antagonisten	A02BA
Felodipin	Modip®, Munobal®, Delmuno®	ja	Kalzium-kanalblocker	C08C
Fenofibrat	Lipanthyl®, Lipidil®, Normalip®	ja	Lipidsenker/ Fibrate	C10AB

Tab. 10.1 Wirkstoffe, Handelsnamen (Auswahl), deren Verfügbarkeit als Generikum, Wirkstoffgruppen und ATC-Codes[1] *(Forts.)*

Wirkstoff	Handelsnamen (Auswahl)	Verfügbarkeit als Generikum	Wirkstoffgruppe	ATC-Code
Fentanyl	Durogesic® Pflaster, Actiq® (Tabletten)	ja	Opioide	N01AH
Ferrosulfat	Eryfer®	ja	Eisenhaltige Zubereitungen	B03A
Fesoterodin	Toviaz®	nein	Urologika/Harninkontinenzmittel	G04BD
Finasterid	Proscar®	ja	Mittel bei BPH	G04C
Flecainid	Tambocor®	ja	Antiarrhythmika	C01B
Fluconazol	Diflucan®	ja	Antimykotika	J02AC
Fludrocortison	Astonin®	nein	Mineralokortikoide	H02AA
Flunitrazepam	Rohypnol®	ja	Hypnotika und Sedativa/Benzodiazepine	N05CD
Fluorouracil	Ribofluor®	ja	Antineoplastische Mittel	L01BC
Fluoxetin	Fluctine®	ja	Antidepressiva/SSRI	N06AB
Flupentixol	Fluanxol®	ja	Antipsychotika	N05AF
Flurbiprofen	Dobendan®		NSAR	M01AE
Fluvastatin	Locol®	ja	Lipidsenker/Statine	C10AA
Fluvoxamin	Fevarin®	ja	Antidepressiva/SSRI	N06AB
Folsäure	Folsan®	ja	Vitamine	B03BB
Fondaparinux	Arixtra®	nein	Antithrombotische Mittel/andere	B01A
Formoterol	Foradil®, Oxis®	ja	Inhalative Sympathomimetika	R03A
Fosamprenavir	Telzir®	nein	Antivirale Mittel	J05AE
Fosinopril	Dynacil®, Fosinorm®	ja	Mittel mit Wirkung auf das Renin-Angiotensin-System/ACE-Hemmer	C09A
Furosemid	Lasix®	ja	Diuretika/Schleifendiuretika	C03C
Gabapentin	Neurontin®	ja	Antiepileptika/andere	N03AX
Galantamin	Reminyl®	ja	Antidementiva	N06D

10

Tab. 10.1 Wirkstoffe, Handelsnamen (Auswahl), deren Verfügbarkeit als Generikum, Wirkstoffgruppen und ATC-Codes[1] *(Forts.)*

Wirkstoff	Handelsnamen (Auswahl)	Verfügbarkeit als Generikum	Wirkstoffgruppe	ATC-Code
Gefitinib	Iressa®	nein	Antineoplastische Mittel	L01XE
Gemfibrozil	Gevilon®	ja	Lipidsenker/Fibrate	C10AB
Gentamycin	Refobacin®	ja	Antibiotika Aminoglykoside	J01FA
Glibenclamid	Euglucon®	ja	Antidiabetika	A10B
Glimepirid	Amaryl®	ja	Antidiabetika	A10B
Glycerolnitrat/ Nitroglyzerin	Nitrolingual®	ja	Organische Nitrate	C01DA
Granisetron	Kevatril®, Axigran®	ja	Antiemetika	A04A
Haloperidol	Haldol®	ja	Antipsychotika	N05AD
Hydrochlorothiazid	Esidrix®, Diumelusin®	ja	Diuretika/Thiazide	C03A
Hydrocortison	Hydrocortison®	ja	Glukokortikoide	H02AB
Hydromorphon	Palladon®	ja	Opioide	N02A
Hydroxychloroquin	Quensyl®	ja	Aminochinoline	P01BA
Hydroxyzin	AH 3®, Atarax®	nein	Anxiolytika	N05B
Ibandronat	Bonviva®, Bondronat®	ja	Bisphosphonate	M05BA
Ibrutinib	Imbruvica®		Antineoplastische Mittel	L01XE
Ibuprofen	Aktren®, Brufen®, Dolormin®	ja	NSAR	M01AE
Iloprost	Ilomedin®	nein	Antihypertensiva zur Behandlung der pulmonalen Hypertonie	B01AC
Imatinib	Glivec®	ja	Antineoplastische Mittel	L01XE
Indapamid	Natrilix®	ja	Diuretika/ Schleifendiuretika	C03B
Indinavir	Crixivan®	nein	Antivirale Mittel	J05AE
Indometacin	Amuno®	ja	NSAR	S01BC
Ipilimumab	Yervoy®	nein	Antineoplastische Mittel/monoklonale Antikörper	L01XC

Tab. 10.1 Wirkstoffe, Handelsnamen (Auswahl), deren Verfügbarkeit als Generikum, Wirkstoffgruppen und ATC-Codes[1] *(Forts.)*

Wirkstoff	Handelsnamen (Auswahl)	Verfügbarkeit als Generikum	Wirkstoffgruppe	ATC-Code
Irbesartan	Aprovel®, Karvea®	ja	Mittel mit Wirkung auf das Renin-Angiotensin-System/AT1-Blocker	C09C
Isoniazid	tebesium®	nein	Tuberkulosemittel	J04A
Isosorbid-dinitrat	Isoket®	ja	Organische Nitrate	C01DA
Isosorbid-mononitrat	Ismo®	ja	Organische Nitrate	C01DA
Ispaghula (Flohsamen)	Mucofalk®, Agiocur®	ja	Mittel gegen Obstipation/Quellmittel	A06AC
Ispaghula + Sennosid	Agiolax®		Laxanzien	A06AB
Isradipin	Vascal®, Lomir®	nein	Kalzium-kanalblocker	C08C
Itraconazol	Sempera®	ja	Antimykotika	J02AC
Ivabradin	Procorolan®	nein	If-Kanal-Hemmer	
Kaliumchlorid	Kalinor Brause®, Rekawan®	ja	Mineralstoffe	A12B
Kaliumcitrat	Klüo®, Kalium Verla®	nein	Mineralstoffe	A12B
Kalziumacetat	Phosphosorb®, Calcet®	ja	Mineralstoffe	A12A
Ketamin	Ketanest®	nein	Allgemein-anästhetika	N01A
Ketoprofen	Gabrilen®, Alrheumun®	nein	NSAR	M01AE
Lacosamid	Vimpat®	nein	Antiepileptika	N03A
Lactitol	Importal®		Mittel gegen Obstipation/Laxanzien	A06AD
Lactulose	Bifiteral®, Lactuflor®	ja	Mittel gegen Obstipation/Laxanzien	A06AD
Lamotrigin	Lamictal®	ja	Antiepileptika	N03A
Lansoprazol	Agopton®, Lanzor®	ja	Protonenpumpen-hemmer	A02BC
Lercanidipin	Carmen®, Corifeo®	ja	Kalzium-kanalblocker	C08C
Levodopa/ Benserazid	Madopar®	ja	Antiparkinson-mittel/dopaminerge Mittel	N04B

Tab. 10.1 Wirkstoffe, Handelsnamen (Auswahl), deren Verfügbarkeit als Generikum, Wirkstoffgruppen und ATC-Codes[1] *(Forts.)*

Wirkstoff	Handelsnamen (Auswahl)	Verfügbarkeit als Generikum	Wirkstoffgruppe	ATC-Code
Levofloxacin	Tavanic®	ja	Antibiotika/ Chinolone	J01M
Levome-promazin	Neurocil®	ja	Antipsychotika	N05A
Levothyroxin	Euthyrox®, Eferox®	ja	Schilddrüsen-präparate	H03A
Lidocain	Xylocain®	ja	Anästhetika	N01B
Linezolid	Zyvoxid®	ja	Antibiotika/andere	J01XX
Liothyronin	Thybon®	nein	Schilddrüsen-präparate	H03A
Lisinopril	Acerbon®, Coric®	ja	Mittel mit Wirkung auf das Renin-Angiotensin-System/ACE-Hemmer	C09A
Lithium	Quilonum®	nein	Antipsychotika	N05AN
Lopinavir	Kaletra®		Antivirale Mittel	J05AR
Lorazepam	Tavor®	ja	Anxiolytika	N05BA
Losartan	Lorzaar®	ja	Mittel mit Wirkung auf das Renin-Angiotensin-System/AT1-Blocker	C09C
Lovastatin	Mevinacor®	ja	Lipidsenker/Statine	C10AA
Macrogol	Movicol®, Endofalk®	ja	Mittel gegen Obstipation/Laxanzien	A06AD
Maprotilin	Ludiomil®	ja	Antidepressiva/ MAO-Hemmer	N06AA
Melatonin	Circadin®	nein	Hypnotika und Sedativa	N05C
Meloxicam	Mobec®	ja	NSAR/COX-2-Hemmer	M01AC
Melperon	Eunerpan®	ja	Antipsychotika	N05AD
Melphalan	Alkeran®	ja	Antineoplastische Mittel	L01A
Memantin	Axura®, Ebixa®	ja	Antidementiva	N06D
Mepivacain	Mecain®	ja	Anästhetika	N01BB
Mercaptopurin	Purinethol®	nein	Antineoplastische Mittel	L01BB
Metformin	Glucophage®, Mescorit®, Siofor®	ja	Antidiabetika	A10B

Tab. 10.1 Wirkstoffe, Handelsnamen (Auswahl), deren Verfügbarkeit als Generikum, Wirkstoffgruppen und ATC-Codes[1] *(Forts.)*

Wirkstoff	Handelsnamen (Auswahl)	Verfügbarkeit als Generikum	Wirkstoffgruppe	ATC-Code
Methadon	Methaddict®, Methaliq®	ja	Mittel zur Behandlung der Opiatabhängigkeit	N07BC
Methotrexat	Lantarel®	ja	Antirheumatika/andere	M01CX
Methylphenidat	Ritalin®	ja	Zentral wirkende Sympathomimetika	N06BA
Methylprednisolon	Urbason®	ja	Kortikosteroide	D07A
Metoclopramid	Gastronerton®, Paspertin®	ja	Prokinetika	A03F
Metoprolol	Beloc ZOK®, Prelis®, Lopresor®	ja	Betablocker	C07A
Metronidazol	Clont®	ja	Antibiotika	
Mianserin	Tolvin®	ja	Antidepressiva/andere	N06A
Midazolam	Dormicum®	ja	Hypnotika und Sedativa/Benzodiazepine	N05CD
Mirtazapin	Remergil®	ja	Antidepressiva/andere	N06A
Moclobemid	Aurorix®	ja	Antidepressiva/MAO-Hemmer	N06A
Modafinil	Vigil®	ja	Zentral wirkende Sympathomimetika	N06BA
Moxifloxacin	Avalox®	ja	Antibiotika/Chinolone	J01M
Moxonidin	Cynt®, Physiotens®	ja	Antiadrenerge Mittel	C02AC
Nabumeton	Relifex®, Arthaxan®	nein	NSAR	M01A
Naproxen	Aleve®, Dolormin®	ja	NSAR	M01AE
Naratriptan	Naramig®, Formigran®	ja	Migränemittel	N02C
Nelfinavir	Viracept®	nein	Antivirale Mittel	J05AE
Nevirapin	Viramune®	ja	Antivirale Mittel	J05AG
Nifedipin	Adalat®, Norvasc®, Modip®, Lomir®	ja	Kalziumkanalblocker	C08C
Nikotinsäureamid	Nikotinsäureamid Jenapharm®		Vitamine	A11HA

Tab. 10.1 Wirkstoffe, Handelsnamen (Auswahl), deren Verfügbarkeit als Generikum, Wirkstoffgruppen und ATC-Codes[1] *(Forts.)*

Wirkstoff	Handelsnamen (Auswahl)	Verfügbarkeit als Generikum	Wirkstoffgruppe	ATC-Code
Nimodipin	Nimotop®	ja	Kalzium-kanalblocker	C08C
Nitrazepam	Mogadan®	ja	Hypnotika und Sedativa/Benzodiazepine	N05CD
Norfloxacin	Barazan®, Firin®	ja	Antibiotika/ Chinolone	J01M
Nortriptylin	Nortrilen®	nein	Antidepressiva/ MAO-Hemmer	N06AA
Ofloxacin	Tarivid®	ja	Antibiotika/ Chinolone	J01M
Olanzapin	Zyprexa®	ja	Antipsychotika	N05A
Omeprazol	Antra®	ja	Protonenpumpen-hemmer	A02BC
Ondansetron	Zofran®	ja	Antiemetika	A04A
Oxazepam	Adumbran®	ja	Anxiolytika	N05BA
Oxybutynin	Dridase®, Kentera®	ja	Urologika/Harn-inkontinenzmittel	G04BD
Oxycodon	Oxygesic®	ja	Opioide	N02A
Oxycodon + Naloxon	Targin®	nein	Opioide	N02A
Paliperidon	Invega®, Trevicta®, Xeplion®	nein	Antipsychotika	N05A
Palonosetron	Aloxi®	ja	Antiemetika	A04A
Pamidronat	Aredia®, Pamifos®	nein	Bisphosphonate	M05BA
Pantoprazol	Pantozol®, Rifun®	ja	Protonenpumpen-hemmer	A02BC
Parecoxib	Dynastat®	nein	NSAR/COX-2-Hemmer	M01AH
Paroxetin	Seroxat®	ja	Antidepressiva/ SSRI	N06AB
Pergolid	Parkotil®	ja	Antiparkinson-mittel/dopaminerge Mittel	N04B
Perindopril	Coversum®	ja	Mittel mit Wirkung auf das Renin-Angiotensin-System/ACE-Hemmer	C09A
Perphenazin	Decentan®	ja	Antipsychotika	N05A

Tab. 10.1 Wirkstoffe, Handelsnamen (Auswahl), deren Verfügbarkeit als Generikum, Wirkstoffgruppen und ATC-Codes[1] *(Forts.)*				
Wirkstoff	**Handelsnamen (Auswahl)**	**Verfügbarkeit als Generikum**	**Wirkstoffgruppe**	**ATC-Code**
Pethidin	Dolantin®	nein	Opioide	N02A
Phenobarbital	Luminal®, Luminaletten®	ja	Antiepileptika	N03A
Phenprocoumon	Marcumar®	ja	Antithrombotische Mittel/Vitamin-K-Antagonisten	B01AA
Phenylbutazon	Ambene®	nein	NSAR	M01A
Phenytoin	Zentropil®	ja	Antiepiletika	N03AB
Pindolol	Visken®	nein	Betablocker	C07A
Piroxicam	Felden®	ja	NSAR	S01BC
Posaconazol	Noxafil®	nein	Antimykotika	J02AC
Pramipexol	Sifrol®	ja	Antiparkinsonmittel/dopaminerge Mittel	N04B
Prasugrel	Efient®	nein	Antithrombotische Mittel/Thrombozytenaggregationshemmer	B01AC
Pravastatin	Pravasin®	ja	Lipidsenker/Statine	C10AA
Prednisolon	Decortin®	ja	Glukokortikoide	H02AB
Prednison	Lodotra®, Rectodelt®		Glukokortikoide	H02AB
Pregabalin	Lyrica®	ja	Antiepileptika und Schmerztherapeutika und Anxiolytika	NN03A-X03A
Probenecid		nur generisch	Gichtmittel	M04A
Propafenon	Rytmonorm®	ja	Antiarrhythmika	C01B
Propranolol	Dociton®	ja	Betablocker	C07A
Pyrazinamid	Pyrafat®	ja	Tuberkulosemittel	J04A
Quetiapin	Seroquel®	ja	Antipsychotika	N05A
Quinapril	Accupro®	ja	Mittel mit Wirkung auf das Renin-Angiotensin-System/ACE-Hemmer	C09A
Rabeprazol	Pariet®	ja	Protonenpumpenhemmer	A02BC
Raltegravir	Isentress®	nein	Antivirale Mittel	J05A

10

Tab. 10.1 Wirkstoffe, Handelsnamen (Auswahl), deren Verfügbarkeit als Generikum, Wirkstoffgruppen und ATC-Codes[1] *(Forts.)*

Wirkstoff	Handelsnamen (Auswahl)	Verfügbarkeit als Generikum	Wirkstoffgruppe	ATC-Code
Ramipril	Delix®, Vesdil®	ja	Mittel mit Wirkung auf das Renin-Angiotensin-System/ACE-Hemmer	C09A
Ramucirumab	Cyramza®	nein	Antineoplastische Mittel/monoklonale Antikörper	M01XC
Ranitidin	Zantic®, Sostril®	ja	H2-Rezeptorantagonisten	A02BA
Rasagilin	Azilect®	ja	Antiparkinsonmittel/dopaminerge Mittel	N04B
Reboxetin	Edronax®, Solvex®	nein	Antidepressiva/andere	N06A
Rifabutin	Mycobutin®	nein	Tuberkulosemittel	J04A
Rifampicin	Eremfat®	nein	Tuberkulosemittel	J04A
Risedronat	Actonel®	ja	Bisphosphonate	M05BA
Risperidon	Risperdal®	ja	Antipsychotika	N05A
Ritonavir	Norvir®	nein	Antivirale Mittel	J05A
Rivastigmin	Exelon®	ja	Antidementiva	N06D
Rivaroxaban	Xarelto®	nein	Antithrombotische Mittel/NOAK	B01AF
Rizatriptan	Maxalt®	ja	Migränemittel	N02C
Rufinamid	Inovelon®	nein	Antiepileptika	N03A
Selegilin	Antiparkin®	ja	Antiparkinsonmittel/dopaminerge Mittel	N04B
Sennaglykoside	Midro®, Darmol®		Mittel gegen Obstipation/Laxanzien	A06AB
Sertindol	Serdolect®	nein	Antipsychotika	N05A
Sertralin	Zoloft®, Gladem®	ja	Antidepressiva/SSRI	N06AB
Sevelamer	Renvela®, Renagel®	ja	Mittel zur Behandlung der Hyperkaliämie und Hyperphosphatämie	V03AE
Sildenafil	Viagra®	ja	Urologika/Mittel bei erektiler Dysfunktion	G04BE

Tab. 10.1 Wirkstoffe, Handelsnamen (Auswahl), deren Verfügbarkeit als Generikum, Wirkstoffgruppen und ATC-Codes[1] *(Forts.)*

Wirkstoff	Handelsnamen (Auswahl)	Verfügbarkeit als Generikum	Wirkstoffgruppe	ATC-Code
Simvastatin	Zocor®	ja	Lipidsenker/Statine	C10AA
Sitagliptin	Januvia®, Xelevia®	nein	Antidiabetika	A10B
Solifenacin	Vesikur®, Vesicare®	nein	Urologika/Harninkontinenzmittel	G04BD
Somatostatin	Sandostatin®	ja	Hypothalamushormone	H01C
Sorafenib	Nexavar®	nein	Antineoplastische Mittel	L01XE
Sotalol	Sotalex®	ja	Betablocker	C07A
Spironolacton	Aldactone®, Osyrol®	ja	Diuretika/kaliumsparende Mittel	C03D
Sterculiagummi			Mittel gegen Obstipation/Quellmittel	A06AC
Stiripentol	Diacomit®	nein	Antiepileptika	N03A
Sumatriptan	Imigran®	ja	Migränemittel	N02C
Sunitinib	Sutent®		Antineoplastische Mittel	L01XE
Tacrolimus	Prograf®, Advagraf®, Crilomus®	ja	Immunsuppressiva	L04A
Tadalafil	Cialis®	nein	Urologika/Mittel bei erektiler Dysfunktion	G04BE
Tamoxifen	Nolvadex®	ja	Hormonantagonisten/Antiöstrogene	L02BA
Tamsulosin	Alna®, Omnic ocas®	ja	Mittel bei BPH	G04C
Telaprevir	Incivo®	nein	Antivirale Mittel	J05AE
Telithromycin	Ketek®	nein	Antibiotika/Makrolide	J01FA
Telmisartan	Micardis®	ja	Mittel mit Wirkung auf das Renin-Angiotensin-System/AT1-Blocker	C09C
Terazosin	Flotrin®, Heitrin®	ja	Mittel bei BPH	G04C
Terbinafin	Lamisil®	ja	Antimykotika	D01A
Theophyllin	Solosin®, Euphylong®	ja	Xanthine	R03DA

10

Tab. 10.1 Wirkstoffe, Handelsnamen (Auswahl), deren Verfügbarkeit als Generikum, Wirkstoffgruppen und ATC-Codes[1] *(Forts.)*

Wirkstoff	Handelsnamen (Auswahl)	Verfügbarkeit als Generikum	Wirkstoffgruppe	ATC-Code
Ticagrelor	Brilique®	nein	Antithrombotische Mittel/Thrombozytenaggregationshemmer	B01AC
Ticlopidin	Tiklyd®	ja	Antithrombotische Mittel/Thrombozytenaggregationshemmer	B01AC
Tinzaparin	Innohep®	nein	Antithrombotische Mittel/Heparine	BB01A-B01AB
Tipranavir	Aptivus®	nein	Antivirale Mittel	J05AE
Tolterodin	Detrusitol®	ja	Urologika/Harninkontinenzmittel	G04BD
Torasemid	Torem®, Unat®	ja	Diuretika/Schleifendiuretika	C03C
Tramadol	Tramal®	ja	Opioide	N02A
Triamcinolon	Volon A®	ja	Glucocorticoide	H02AB
Triazolam	Halcion®	nein	Hypnotika und Sedativa/Benzodiazepine	N05CD
Trimipramin	Stangyl®	ja	Antidepressiva/MAO-Hemmer	N06AA
Tropisetron	Novoban®	nein	Antiemetika	A04A
Trospiumchlorid	Spasmex®, Spasmolyt®	nein	Urologika/Harninkontinenzmittel	G04BD
Valproat	Convulex®, Ergenyl®, Orfiril®	ja	Antiepileptikum	N03A
Valsartan	Diovan®	ja	Mittel mit Wirkung auf das Renin-Angiotensin-System/AT1-Blocker	C09C
Vardenafil	Levitra®	nein	Urologika/Mittel bei erektiler Dysfunktion	G04BE
Venlafaxin	Trevilor®	ja	Antidepressiva/andere	N06A
Verapamil	Isoptin®	ja	Kalziumkanalblocker	C08C
Vitamin B_1 (Thiamin)			Vitamine	A11D

Tab. 10.1 Wirkstoffe, Handelsnamen (Auswahl), deren Verfügbarkeit als Generikum, Wirkstoffgruppen und ATC-Codes[1] *(Forts.)*

Wirkstoff	Handelsnamen (Auswahl)	Verfügbarkeit als Generikum	Wirkstoffgruppe	ATC-Code
Vitamin B_2 (Riboflavin)			Vitamine	A11H
Vitamin B_6 (Pyridoxin)			Vitamine	A11H
Vitamin B_{12} (Cyanocobolamin)			Vitamine	B03BA
Vitamin C (Ascorbinsäure)			Vitamine	A11G
Vitamin E (Tocopherol)			Vitamine	A11H
Voriconazol	Vfend®	ja	Antimykotika	J02AC
Warfarin	Coumadin®	nein	Antithrombotische Mittel/Vitamin-K-Antagonisten	B01AA
Xipamid	Aquaphor®	ja	Diuretika/Schleifendiuretika	C03B
Zaleplon	Sonata®	nein	Hypnotika und Sedativa	N05C
Ziconotid	Prialt®	nein	Andere Analgetika und Antipyretika	N02B
Zidovudin/ Lamivudin	Combivir®	nein	Antivirale Mittel	J05AF
Ziprasidon	Zeldox®	ja	Antipsychotika	N05A
Zolmitriptan	Asco Top®	nein	Migränemittel	N02C
Zopiclon	Ximovan®	ja	Hypnotika und Sedativa	N05C
Zolpidem	Bikalm®, Stilnox®	ja	Hypnotika und Sedativa	N05C
Zuclopenthixol	Ciatyl-Z® Clopixol®	nein	Antipsychotika	N05A

[1] kein Anspruch auf Vollständigkeit

Register